# GRUNDRISS

DER

# PHYSIOLOGIE

## DES MENSCHEN

FÜR STUDIERENDE DER MEDIZIN
UND PRAKTISCHE ÄRZTE

VON

PROF. DR. MED. J. STEINER

NEUNTE VERBESSERTE UND VERMEHRTE AUFLAGE

MIT ZAHLREICHEN ABBILDUNGEN

LEIPZIG
VERLAG VON VEIT & COMP.
1906

Druck von Metzger & Wittig in Leipzig.

## Vorwort zur ersten Auflage.

Bei der Abfassung des vorliegenden Grundrisses hat der Verfasser sich die Aufgabe gestellt, die wesentlichen Tatsachen der Physiologie des Menschen im Zusammenhange in elementarer und leicht faßlicher Form darzustellen. Was er dabei zu erreichen wünschte, wäre, diese Disziplin dem Verständnisse des Anfängers näher zu bringen, sowie dem Vorgerückteren eine schnelle und leichte Orientierung bezüglich Rekapitulation zu ermöglichen.

Die vielfach übliche Namensnennung der Autoren ist zum Teil beschränkt worden; der dadurch gewonnene Raum konnte für die unter dem Text angebrachten Literaturangaben von grundlegenden Arbeiten verwendet werden. Sollte daher hier und da ein Autorenname vermißt werden, so muß der Verfasser um freundliche Nachsicht bitten.

Erlangen, im September 1877.

**Der Verfasser.**

## Vorwort zur dritten Auflage.

Die neue Auflage erscheint insofern in verbesserter Form, als das Kapitel „Gehirn" vollständig neu bearbeitet und gefaßt worden ist. Dies konnte geschehen, nachdem durch mehrjährige Arbeit auf diesem Gebiete eine gewisse Konsolidierung erzielt worden ist. Ähnliches gilt für die Lehre von der Resorption. Im allgemeinen kann ein kurzes Buch, wie das vorliegende, nicht jede neue Erscheinung der Literatur aufnehmen, sondern muß den Bestand zu wahren suchen und eine Klärung der Ansichten abwarten.

In der ganzen Anlage ist das Buch dasselbe geblieben.

Auch diesmal bin ich durch spontane Äußerungen aus dem Kreise der Interessenten unterstützt worden; allen Gönnern des Buches meinen verbindlichsten Dank.

Heidelberg, Winter 1886.

**J. Steiner.**

## Vorwort zur neunten Auflage.

Entsprechend dem Fortschreiten der Wissenschaft ist die neue Auflage in fast allen Teilen einer eingehenden Umarbeitung unterzogen worden. Die Embryologie hat mein Freund Prof. Solger in Greifswald bearbeitet, wofür ich ihm hier verbindlichst Dank sage.

Die Literaturangaben unter dem Texte sind vermehrt worden, weil sich ihre Nützlichkeit für den Unterricht erwiesen hat.

Cöln, Frühling 1906.

**J. Steiner.**

# Inhalt.

# Einleitung.

Die Physiologie ist die Wissenschaft vom Leben. Unter Leben versteht man die Gesamtheit derjenigen Erscheinungen, welche den Organismen eigentümlich sind. Organismen nennt man die belebten Wesen, Pflanzen und Tiere. Demnach zerfällt die Physiologie in die Pflanzenphysiologie, Phytophysiologie, und in die Tierphysiologie, Zoophysiologie. Als Teil der Naturwissenschaft ist die Physiologie eine empirische oder Erfahrungswissenschaft.

Die Physiologie stellt sich die Aufgabe, die Lebenserscheinungen der Organismen und die Gesetze, nach denen sie sich vollziehen, zu erforschen. Zur Erreichung dieses Zweckes stellt sie Beobachtungen an, die aber allein nur selten zur Erkenntnis der Lebenserscheinungen führen. Daher bedient sie sich in ausgedehntem Maße des Versuches, um die Bedingungen, unter denen Veränderungen eintreten und die Ursachen derselben zu ergründen, die Erscheinungen zu zergliedern (Analyse) und wieder nach einheitlichen Gesichtspunkten zu ordnen (Synthese). Diese Versuche werden, sofern sie mit Eingriffen in das Leben der Tiere verbunden sind, als Vivisektion bezeichnet. Mit Hilfe von Beobachtung und Versuch bei gleichzeitiger Kenntnis des Baues des Organismus, den die Anatomie lehrt, und seiner stofflichen Zusammensetzung, die wir durch die Chemie erfahren, sind wir zu der Erkenntnis gelangt, daß die Lebenserscheinungen das Produkt von gesetzmäßig ineinander greifenden Kräften sind.

Insofern als die „Physik" schlechthin sich mit dem Studium der Kräfte beschäftigt, welche den unbelebten Körpern eigen sind, könnte die Physiologie, die es mit den in den belebten Körpern wirksamen Kräften zu tun hat, als „organische Physik" aufgefaßt werden. Von diesem Standpunkte aus war man zu dem Begriff zweier Arten von Kräften gekommen: die eine Art sollte den unbelebten, die andere den belebten Körpern eigentümlich sein. Indem man die in den Organismen wirksamen Kräfte als Kräfte sui generis behandelte, ließ man von dieser „Lebenskraft“ („Vitalität“ von vis vitalis) die Fähigkeit der Organismen, zu leben und tätig zu sein, abhängen. Diese Annahme („Vitalismus“) war ein unheilvoller Irrtum, welcher endlich von ausgezeichneten Forschern wie HALLER, JOHANNES MÜLLER, THOMSON, JOULE, ROBERT MAYER, HELMHOLTZ, C. LUDWIG, E. BRÜCKE, E. DU BOIS-REYMOND u. a. beseitigt worden ist durch die Erkenntnis, daß alle Erscheinungen in der Natur, sowohl in der unbelebten wie in der belebten, sich nach unveränderlichen Gesetzen vollziehen und von einer Verschiedenheit der Kräfte und Gesetze nicht die Rede sein kann.

LAVOISIER[1] stellte Ende des achtzehnten Jahrhunderts das Prinzip von der Konstanz der Materie oder von der Unzerstörbarkeit des Stoffes auf. Er folgerte aus der von den Philosophen auf erkenntnistheoretischem Wege gewonnenen, die Grundlage alles philosophischen Denkens bildenden Überzeugung von der Unvergänglichkeit des Stoffes die Unveränderlichkeit des Gewichtes der Materie. Dies wird in der Chemie in der Weise ausgedrückt, daß man sagt: Bei chemischen Reaktionen geht Materie weder verloren, noch wird sie gewonnen. Gegen die Mitte des neunzehnten Jahrhunderts wurde durch ROBERT MAYER[2] und H. HELMHOLTZ[3] das Prinzip von der Erhaltung der Energie entdeckt. Dasselbe sagt aus, daß die Summe aller der Kräfte, welche in einem System tätig sind, auf das von außen her keine Einwirkungen stattfinden, immer dieselbe bleibt, oder daß in einem solchen Systeme niemals neue Kräfte entstehen oder vorhandene verschwinden können, sondern daß nur eine Umsetzung der Kräfte in eine andere Form stattfinden kann. Da das Weltall als ein solches von außen unbeeinflußtes System anzusehen ist, so findet auf die Gesamtheit desselben dieses Gesetz ebenfalls seine Anwendung. Mit anderen Worten: Die Energie der Welt kann verschiedene Formen annehmen, aber ihre Größe bleibt bei allen Veränderungen immer dieselbe: Energie kann weder erzeugt noch zerstört werden.

---

[1] LAVOISIER, Oeuvres. Paris 1862. T. II.

[2] J. R. MAYER, Bemerkungen über die Kräfte der unbelebten Natur. LIEBIGS Annalen, Bd. XLII. 1842. Die Mechanik der Wärme. (Gesamtausgabe seiner Schriften.) Stuttgart 1867.

[3] H. HELMHOLTZ, Über die Erhaltung der Kraft etc. Berlin 1847. (1889 als Nr. 1 von OSTWALDS „Klassiker der exakten Wissenschaften“ neu gedruckt.)

Die Modalitäten, unter denen die Energie (oder Kraft) auftreten kann, zerfallen in zwei Kategorien; die eine Form ist die Energie der Lage oder Anordnung, die potentielle Energie, die andere die Energie der Bewegung, die kinetische Energie. Die erste repräsentiert Kräfte, welche zwar vorhanden sind, jedoch ohne Arbeit zu leisten, die zweite solche, die in Arbeitsleistung tatsächlich begriffen sind. Ein einfaches Beispiel wird am besten die Definition erläutern. Ein Rammklotz, der in einer bestimmten Höhe schwebend gehalten wird, stellt, da er jeden Augenblick in Bewegung geraten kann, eine bestimmte Summe von potentieller Energie dar; die Bewegungsursache bildet die Schwere des Rammklotzes oder, was dasselbe heißt, seine Anziehung durch die Erde. Sobald die der Schwere entgegenwirkende Kraft, welche den Klotz auf seiner Höhe erhält, zu wirken aufhört, setzt sich derselbe gegen die Erde hin in Bewegung, schlägt auf den einzurammenden Pfahl und treibt denselben bis zu einer bestimmten Tiefe in die Erde ein. Der gegen die Erde bewegte Klotz repräsentiert die kinetische Energie, denn der Klotz bewegt sich selbst und setzt den Pfahl in Bewegung, dem er einen Teil seiner Bewegung mitteilt. Wird der Rammklotz durch entsprechende Vorrichtungen zu seiner Höhe wieder emporgezogen, so haben wir damit von neuem eine Energie der Lage, die in Energie der Bewegung übergehen kann.

Die hier auftretenden Bewegungen müssen indes nicht jedesmal sichtbare Bewegungen, d. h. Bewegungen der Masse sein, sondern es sind ebenso häufig unsichtbare Bewegungen: Wenn in unserem Beispiele der herunterfallende Rammklotz statt auf den Pfahl auf einen unverletzbaren Felsen aufschlägt, so entsteht keine Bewegung, sondern durch den heftigen Stoß entsteht Wärme: Die Energie ist in Wärme umgesetzt. Am häufigsten erscheint die kinetische Energie in Form von Wärme bei der Entstehung chemischer Verbindungen. Zwei Atome, die in gewisser Entfernung voneinander stehen, und die durch ihre chemische Verwandtschaft das Bestreben haben, sich miteinander zu verbinden, repräsentieren eine potentielle Energie von bestimmter Größe. Sobald dieselben gegeneinander in Bewegung geraten, geht diese in jene über, welche verschwunden zu sein scheint, wenn die Atome sich erreicht haben. In der Tat ist sie nicht verschwunden, sondern hat sich in Wärme umgesetzt, deren Entstehung bei jeder chemischen Verbindung eine anerkannte Tatsache ist. Umgekehrt ist es bei der chemischen Zersetzung, wenn Atome voneinander getrennt werden. Dabei wird Wärme gebunden, wie man sich früher ausdrückte, tatsächlich aber ist Wärme verschwunden und hat sich in potentielle Energie umgesetzt.

Um die Kräfte messen zu können, muß eine bestimmte **Krafteinheit** vorhanden sein, mit der ein für allemal gerechnet werden kann. Wird ein Gewicht auf eine gewisse Höhe gehoben, so erfordert dies eine bestimmte Arbeitsleistung. Die Arbeit, welche erforderlich ist, um 1 kg 1 m hoch zu heben, ist als Maßeinheit angenommen und wird als Meterkilogramm (mkg) bezeichnet. Allgemein ausgedrückt ist das Kraftmaß $= p\,h$, wenn $p$ das Gewicht und $h$ die Höhe bedeutet, bis zu welcher dasselbe gehoben wird, oder $= m\,g\,h$, wenn $m$ die Masse und $g$ die Schwere bedeutet. Der Ausdruck $m\,g\,h$ repräsentiert eine Summe von potentieller Energie, die wir numerisch in die kinetische Energie zu übertragen haben. Geht die eine in die andere über, indem das Gewicht von seiner Höhe frei herunterfällt, so ist die Kraft, mit der es am Boden ankommt, oder seine Endgeschwindigkeit $v = \sqrt{2gh}$, d. h. gleich der Quadratwurzel aus dem doppelten Produkt der Fallhöhe und der Schwere. Ferner ist $v^2 = 2g\,h$ und $m\,v^2 = 2m\,g\,h$ oder $m\,g\,h = \frac{1}{2}mv^2$, also ist die der Lageenergie $m\,g\,h$ entsprechende Bewegungsenergie $= \frac{1}{2}m\,v^2$. Im allgemeinen ist die Wirkung, welche ein in Bewegung begriffener Körper auf einen zweiten ausübt, dem er seine Bewegung mitteilt, abhängig von seiner Bewegungsenergie; dieselbe ist demnach, wenn die ganze Kraft übertragen werden kann, gleich der halben Masse des Körpers multipliziert mit dem Quadrat seiner Geschwindigkeit. Für die Übertragung der mechanischen Arbeit in Wärme ist weiterhin gefunden worden, daß eine **Wärmeeinheit** (große oder Kilogramm-Kalorie), d. h. diejenige Wärmemenge, welche nötig ist, um 1 kg Wasser von 0° auf 1° C. zu erwärmen, gleich ist 424 Kilogrammmeter (Joule).

Trotz dieser Gleichheit, die bezüglich des Stoffes und der Energie in der unbelebten und belebten Natur vorhanden ist, besteht doch zwischen beiden ein kardinaler Unterschied, der uns über die Natur eines Objektes, ob unbelebt oder belebt, niemals in Zweifel läßt. Während nämlich ein unbelebter Körper mehr oder weniger unabhängig von seiner Umgebung existieren kann, ist das für den belebten Körper unmöglich; dieser lebt, indem er fortwährend aus Luft und Boden Stoffe in sich aufnimmt und in Teile seines Körpers verwandelt, andere Stoffe aber an die Umgebung wieder abgibt. Das Vermögen eines Organismus, Stoffe in Teile seines Körpers zu verwandeln, nennt man das **Assimilationsvermögen**, und den ganzen chemischen Vorgang der Stoffaufnahme, Assimilation und Stoffabgabe den Stoffwechsel. Der Organismus, der sich in einer Umgebung befindet, welche ihm die Mittel zur Unterhaltung seines Stoffwechsels nicht bietet, oder der aus inneren Gründen nicht imstande ist, seinen Stoffwechsel zu unterhalten, muß untergehen, muß sterben, denn auf dem Stoffwechsel beruht das Leben. Für unsere Erkenntnis bildet der Stoffwechsel allein die Grenze zwischen den beiden Reichen; durch ihn vermögen wir zu beurteilen, wo die unbelebte, die tote Natur aufhört und das Reich der Organismen, der belebten Wesen beginnt.

## Erste Abteilung.

# Allgemeine Physiologie.

Die allgemeine Physiologie beschäftigt sich mit der Analyse der den Organismen gemeinsamen Lebenserscheinungen.

Die belebten Wesen, Pflanzen und Tiere, unterscheiden sich von der unbelebten Welt wesentlich durch den Stoffwechsel (Stoffumsatz), sind aber selbst voneinander durch die besondere Art des Stoffwechsels verschieden. Früher glaubte man, daß allein die Tiere willkürliche Bewegungen ausführen, jetzt weiß man, daß auch Pflanzen auf Reize Bewegungen zeigen, wie der Blattschluß der Mimosa pudica, der Dionaea muscipula und andrer Insekten fangenden Pflanzen lehrt; ja man kennt sogar Pflanzen, welche Ortsbewegungen ausführen (Algensporen). Auch das Wärmebildungsvermögen der Tiere könnte kein charakteristisches Merkmal abgeben, da in den Blütenkolben einiger Pflanzen zu gewissen Zeiten nicht unerhebliche Wärmemengen gebildet werden. Es ist die verschiedene Art des Stoffwechsels, welche Pflanze und Tier voneinander unterscheidet.

Die Pflanzen nehmen aus Luft und Boden unorganische Substanzen, vornehmlich Wasser, Kohlensäure, Ammoniak und gewisse Salze, als Nährstoffe auf; unter den Salzen sind von besonderer Wichtigkeit die stickstoffhaltigen Verbindungen, wie die salpetrigsauren Salze, die leicht zerfallen und als eines ihrer Zersetzungsprodukte Ammoniak bilden. Diese Substanzen werden assimiliert, im Pflanzenkörper in organische Stoffe umgewandelt; es bilden sich Kohlehydrate, Eiweißstoffe, Fette und ätherische Öle (progressive Stoffmetamorphose). Die Kohlehydrate sind organische Verbindungen, die neben Kohlenstoff Sauerstoff und Wasserstoff in demselben Verhältnis enthalten, wie diese Wasser bilden. Die Eiweißstoffe enthalten neben Kohlenstoff, Sauerstoff und Wasserstoff noch Stickstoff, sind im ganzen sehr hoch zusammengesetzt, ihr Molekül ist sehr atomreich und relativ niedrig oxydiert, sie können also noch viel Sauerstoff aufnehmen. Unter dem Einfluß des Sonnenlichts wird durch das Blattgrün (Chlorophyll) das aus der Atmosphäre aufgenommene

Kohlensäuregas zerlegt, der Kohlenstoff wird zurückgehalten und der der Tierwelt unentbehrliche Sauerstoff an die Atmosphäre abgegeben. Daneben — und zwar bei Nacht ausschließlich — findet der umgekehrte Prozeß statt: es nimmt das Blattgrün Sauerstoff auf und gibt dafür Kohlensäure ab.

So werden die Nährstoffe der Pflanze, welche niedrig zusammengesetzte, aber hoch oxydierte Verbindungen darstellen, wenn sie zu Pflanzenbestandteilen assimiliert werden, umgekehrt in hoch zusammengesetzte und niedrig oxydierte Verbindungen übergeführt. Der Stoffwechsel der Pflanze stellt im wesentlichen einen synthetischen Vorgang, einen Reduktions- oder Desoxydationsprozeß dar, bei dem die kinetische Energie der Sonnenstrahlen in potentielle Energie umgesetzt wird.

Die Synthese, durch welche die Pflanze aus unorganischen Stoffen organische bilden kann, sichert derselben einerseits eine Existenz fern von allen organischen Wesen und lehrt uns anderseits, daß die ersten Organismen, welche auf der Erdoberfläche sich entwickelt haben, nur Pflanzen gewesen sein können.

Anders verhält es sich mit dem Stoffwechsel der Tiere. Die Tiere sind nicht imstande, wie die Pflanze aus unorganischen Stoffen synthetisch organische zu bilden. Die Nährstoffe der Tiere entstammen mittelbar (Fleischfresser) oder unmittelbar (Pflanzenfresser) dem Pflanzenreich, sind also teils stickstofflose Körper (Fette und Kohlehydrate), teils stickstoffhaltige (Eiweißstoffe), welche nach und nach in einfachere unorganische Stoffverbindungen durch Verbrennung, d. h. durch Vereinigung mit dem aus der Luft eingeatmeten Sauerstoff, verwandelt werden (regressive Stoffmetamorphose). Die Endprodukte der Oxydation, der Vereinigung des Sauerstoffes mit anderen Stoffen, sind Wasser, Kohlensäure, etwas Ammoniak und einige Salze (Harnstoff u. a.), die bei weiterer Zersetzung Ammoniak geben. Der Stoffwechsel der Tiere beruht somit auf der Analyse zusammengesetzter Verbindungen und repräsentiert im wesentlichen einen Oxydationsprozeß, durch den potentielle Energie (die Affinität [zwischen den einzelnen Elementen wirkende Anziehungskraft] des Kohlenstoffs und Stickstoffs zum Sauerstoff) in kinetische Energie (Wärme und Bewegung) verwandelt wird. Die von den Tieren ausgeschiedenen Substanzen dienen von neuem den Pflanzen zur Nahrung; es findet ein Kreislauf des Stoffes statt.

Die Pflanze bedarf zu ihrer Erhaltung ebenso der Aufnahme von Sauerstoff, wie das Tier; in einer Kohlensäureatmosphäre geht sie bald zugrunde (Saussure). Sie nimmt Sauerstoff auf und gibt Kohlensäure ab: sie atmet, besitzt die Fähigkeit der Oxydation. Aber dieser Teil ihres Stoffwechsels tritt im Vergleich zu jenem andern, der mit Reduktion einhergeht, stark zurück.

Im Prinzip ist also die Pflanze gleichsam ein Tier, das mit Organen ausgestattet ist, in denen Reduktionsprozesse in großem Maßstabe ausgeführt werden (E. Pflüger).

Im Jahre 1837 machte M. J. Schleiden die Entdeckung, daß die Zelle das Grundorgan ist, aus dem sich der Körper aller Gewächse aufbaut. Infolge davon hatte man in dem Aufbau der Pflanzen aus Zellen das unterscheidende Merkmal gegenüber den Tieren angenommen, bis Th. Schwann[1] 1839 nachwies, daß die Zelle das gemeinsame Bauelement der Organismen ist, daß sich auch der Tierkörper aus Zellen, von denen alle Lebenserscheinungen ausgehen, zusammensetzt. Die sich von der Pflanzenzelle durch ihre größere Beweglichkeit auszeichnende, zumeist nur mikroskopisch wahrnehmbare, mit selbständigem Leben begabte tierische Zelle besteht aus einer zähflüssigen, eiweißartigen Substanz, die „Plasma" oder „Protoplasma" genannt wird. Die Merkmale der Zelle sind: 1) die Fähigkeit der Nahrungsaufnahme und des dadurch bedingten Wachstums, 2) die Möglichkeit der Teilung, durch welche sie sich vervielfältigen und fortpflanzen kann, und 3) die Fähigkeit, sich von der Stelle zu bewegen, indem sie aus ihrem Leibe Fortsätze, die sie beliebig ausstrecken und wieder in ihren Leib einziehen kann, aussendet, und mit deren Hilfe sie einerseits Stoffe aus der Umgebung in sich aufnimmt, anderseits Ortsbewegungen ausführt. Das Wesen und die Natur der Zelle scheint nicht sowohl in ihrer Gestalt, als vielmehr in der noch völlig rätselhaften Substanz, aus der sie besteht, dem Protoplasma, gegeben zu sein. Das Plasma mancher Zellen ist zum Schutze gegen äußere Einwirkungen mit einer Haut, der Zellmembran, umgeben. Fast immer ist ein meist runder, einem Bläschen ähnelnder Körper, der Zellkern, darin zu finden.

Man hat in jüngster Zeit wiederholt versucht, die Bewegungen und andre Lebensvorgänge des Protoplasmas physikalisch-chemisch zu erklären, wobei man von ähnlichen Erscheinungen an Emulsionen von öligen und wäßrigen Substanzen ausgeht und das Protoplasma als eine Art ganz feinen Schaumes auffaßt.[2] Andere Forscher lassen das Protoplasma aus feinsten Körnchen (Granula) entstehen,[3] oder schreiben ihm eine äußerst verwickelte Struktur zu.

Als ein weiterer großer Fortschritt ist die Entdeckung zu verzeichnen, daß jedes mehrzellige Tier sich aus dem Ei entwickelt, welches eine einfache Zelle darstellt. Eine Anzahl niederster, einfachster Organismen bestehen während ihres

[1] Th. Schwann, Mikroskopische Untersuchungen über die Übereinstimmung in der Struktur und dem Wachstum der Tiere und Pflanzen. Berlin 1839.

[2] Bütschli, Untersuchungen über mikroskopische Schäume und das Protoplasma. Leipzig 1892.

[3] R. Altmann, Die Elementarorganismen und ihre Beziehungen zu den Zellen. Zweite Auflage. Leipzig 1894.

ganzen Lebens nur aus einer Zelle, stellen also einzellige Wesen dar. Dahin gehören die Gregarinen, Acineten, Infusorien usw., von denen uns die Amöben am bekanntesten sind. Man nennt nach Ernst Haeckel diese einzelligen Tiere „Protozoën", im Gegensatz zu der Mehrzahl der übrigen Tiere, welche sich weiter entwickeln zu höheren Formen, wie Mollusken, Fische, Säugetiere usw., die in ihrer Gesamtheit nach demselben Autor als „Metazoën" bezeichnet werden.

Durch die Tatsache der Entwicklung der Tiere aus der Eizelle werden wir zu der Frage geführt, ob die vielen auf der Erde vorhandenen Tierarten gesondert, jedesmal aus der entsprechenden Zelle in irgend einer Periode unserer Erde entstanden sind und starr ihre Art seit jener Zeit bis auf uns erhalten haben, oder ob nur eine oder mehrere Arten in jener Zeit gebildet wurden, aus denen sich in irgend einer Weise die große Zahl der jetzt vorhandenen Arten nacheinander entwickelt hat. Für die letztere Annahme sprechen namentlich folgende Beobachtungen: 1) Die einzelnen Arten sind nicht streng voneinander geschieden, sondern man findet zwischen denselben Übergangsformen von so schwankender Natur, daß ihre Zugehörigkeit zu der einen oder anderen Art oft höchst zweifelhaft ist. 2) Die Tatsache, daß jedes Ei in seiner Entwickelung zum ausgewachsenen Individuum eine Reihe von Formen durchläuft, die mehr oder weniger gleich sind den Formen, welche die tiefer stehenden Arten dauernd darstellen. 3) Die vergleichende Anatomie lehrt uns eine Fülle von Organen kennen, die bei nahe verwandten Arten auf verschiedener Höhe stehen, woraus sich schließen läßt, daß sie in einer Umwandlung begriffen sind. 4) Die Paläontologie zeigt, daß die morphologisch tiefer stehenden Organismen auch der Zeit nach, d. h. in den verschiedenen geologischen Schichten, früher erscheinen, als die auf jene zu beziehenden höher organisierten Formen. Diese Tatsachen finden die natürlichste Erklärung in Lamarcks Anschauung, die derselbe in seiner Philosophie zoologique (1809) niedergelegt hat. Lamarck verneint die Beständigkeit der Arten und vertritt die Anschauung, daß Arten aus einer oder mehreren Stammformen nacheinander durch allmähliche Entwickelung infolge einer Umwandlung der Formen entstanden sind. Diese Lehre wird die „Deszendenztheorie oder Transmutationslehre" genannt.

Die Deszendenztheorie hatte wenig Anerkennung gefunden, bis Charles Darwin[1] 50 Jahre später dieselbe physiologisch begründet und das Zustandekommen jener Umbildung erklärt hat durch seine

[1] Charles Darwin, On the origin of species by means of natural selection. London 1859. Übers. von Bronn. Stuttgart 1860.

„Selektionstheorie oder die Lehre von der natürlichen Zuchtwahl“, die heute kurzweg die „DARWINsche Theorie“ genannt wird. Nach ihr vererben einzelne Individuen auf ihre Nachkommenschaft Eigenschaften, die sie in dem durch die ungeheure Vermehrungsfähigkeit entbrannten Kampfe ums Dasein sich erworben, und wodurch sie sich ihrer Umgebung besser anzupassen vermocht haben. Diese widerstandsfähigeren Individuen sind besonders geeignet, ihre Art zu erhalten und fortzupflanzen (es findet also eine natürliche Auslese statt). Werden von den nachfolgenden Geschlechtern die ererbten Anlagen immer weiter entwickelt, so müssen nach DARWIN durch die Anpassung und die Vererbung bei natürlicher Zuchtwahl (als welche die Fortpflanzung der bestorganisierten siegreichen Individuen bezeichnet wird) im Verlauf ungeheurer Zeiträume neue Arten entstehen können.

Demnach läßt sich die Entwickelung der verschiedenen Gruppen des Tierreiches in Form eines oder mehrerer Stammbäume anordnen. Man bezeichnet diese Entwickelung als „Stammesentwickelung“, „Phylogenie“ (φῦλον, Stamm), im Gegensatz zur Entwickelungsgeschichte des Individuums, der „Keimesgeschichte“ oder „Ontogenie“ (E. HAECKEL). Aus der oben unter 2) angegebenen Tatsache folgert HAECKEL, daß die Ontogenie eine in kurzer Zeit ablaufende Rekapitulation der Phylogenie darstellt („Biogenetisches Grundgesetz“).[1]

Neuerdings hat der Botaniker HUGO DE VRIES[2] den Nachweis geführt, daß neue Arten bei gewissen Organismen, statt sich langsam zu entwickeln, sehr rasch, „stoßweise“ entstehen können („Mutationstheorie“).

Verfolgt man die Entwicklung des Säugetieres, speziell des Menschen aus der Eizelle, so sieht man, daß sich die Eizelle durch Teilung vervielfältigt („Furchungsprozeß“). Dabei bildet sich eine dünne, durchsichtige, von der Dotterflüssigkeit erfüllte Blase, die „Keimblase“, auf welcher sich der Fruchthof mit dem Primitivstreifen, der Uranlage des Gehirns, entwickelt. Der Fruchthof geht in drei Keimblätter auf, deren äußeres, das Ektoderm, die ersten Anlagen des Zentralnervensystems erzeugt, während aus dem inneren, dem Entoderm, die Darmepithelien usw., aus dem mittleren, dem Mesoderm, das Skelett, die Muskeln usw., hervorgehen.

Eine besondere Phase in der Entwickelung des Embryo, nicht nur bei den Säugetieren, sondern bei allen Wirbeltieren ist das Auftreten der sogenannten „Wirbelsaite“, Chorda dorsalis, welche die erste Anlage des Achsenskelettes bildet, bei den niederen Wirbeltierformen aber ein bleibendes Gebilde darstellt.

---

[1] E. HAECKEL, Generelle Morphologie der Organismen. 2 Bde. Berlin 1866.

[2] H. DE VRIES, Die Mutationstheorie. 2 Bde. Leipzig 1903.

Ebenso bedeutsam ist die Bildung des „Visceralskelettes", d. i. eines am Kopfende des Embryo entstehenden Systems von Kiemenbögen, die sich bei niederen Wirbeltieren erhalten, bei den höheren aber sich in späteren Entwicklungsstadien großenteils zurückbilden und verschwinden.

Das niederste Wirbeltier, also der niederste Fisch, Amphioxus lanceolatus der Lanzettfisch, bietet ein interessantes Beispiel für die Beständigkeit der Chorda dorsalis. Die vorübergehenden Kiemenbögen im Säugetierembryo erinnern an die bleibenden Kiemen der Fische und mancher Amphibien (Perennibranchiaten).

---

Man teilt den völlig entwickelten Säugetierleib aus praktischen Gründen in zwei Systeme von Organen ein und bezeichnet das eine (alle auf die Ernährung, Atmung und Fortpflanzung sich beziehenden Funktionen umfassend) als „vegetatives", das andere (die Muskeltätigkeit und die Sinnesempfindungen oder die Physiologie der Reize umfassend) als „animales" Organsystem. Zu dem erstern gehören demnach: a) der Ernährungsapparat, zu welchem rechnet: *α*) der ganze Verdauungskanal mit allen seinen Anhängen, darunter die Verdauungsdrüsen (Leber, Pankreas usw.) und die Atmungsorgane (Lungen), *β*) das Gefäßsystem, *γ*) das Nierensystem; b) der Fortpflanzungsapparat: die Geschlechtsorgane und deren Anhänge. Zu dem animalen Organsysteme gehören: a) der Sinnesapparat, der besteht *α*) aus der Hautdecke, *β*) dem Nervensystem und *γ*) den Sinnesorganen; b) der Bewegungsapparat, der zusammengesetzt ist: *α*) aus den passiven Bewegungsorganen, dem Skelett, und *β*) den aktiven Bewegungsorganen, den Muskeln.

Der Stoffwechsel, auf dessen regelmäßigem Ablauf das normale Leben des Individuums beruht, wird durch den Ernährungsapparat unterhalten. Das Zentrum, den Hauptherd des gesamten Ernährungsprozesses bildet die Quelle des Lebens, das Blut, das gelöst alle diejenigen Bestandteile enthält, welche entweder in den verschiedenen Geweben des Körpers schon vorhanden sind, oder aus denen sich Gewebsbestandteile bilden können. Das flüssige Blut entsteht in den Blutgefäßen, einem in sich geschlossenen System von Röhren, die sich fast in allen Geweben finden. Durch ein Pumpwerk, das tätige Herz, wird das Blut in stetiger Strömung erhalten und durch alle Teile des Körpers getrieben. Auf dem Wege durch die Gewebe gibt das Blut durch die dünnen, porösen Gefäßwände diejenigen Bestandteile an die Gewebsflüssigkeit ab, welche diese zur Ernährung bedarf, nämlich Wasser, in diesem gelöste Substanzen, wie Eiweiß usw., und Sauerstoffgas; dafür gibt dieselbe an das Blut Kohlensäure und die Substanzen zurück, welche für sie unbrauchbar sind oder durch den

Stoffwechsel ihrer Zellen unbrauchbar geworden sind (Stoffe der regressiven Metamorphose). Durch Absonderung und Aufsaugung findet demnach ein steter Austausch statt. Von den unbrauchbar gewordenen Stoffen befreit sich das Blut wieder, indem es sie in bestimmte Organe, wie Lungen und Nieren, leitet, von denen sie mit der entsprechenden Wassermenge, welche ebenfalls das Blut verläßt, durch Abfuhrkanäle an die Körperoberfläche und nach außen abgeführt werden (Lungen-, Nieren- und Hautausscheidung). Um den stetigen Verlust des Blutes zu ersetzen, müssen demselben Stoffe zugeführt werden, wie sie im Blute vorhanden sind, oder die sich in Blutbestandteile verwandeln können. Diese Substanzen befinden sich in den Nahrungsmitteln, Wasser, Brot, Fleisch usw., und in der Luft (Sauerstoff), aber einerseits nicht rein, sondern gemischt mit Bestandteilen, die das Blut nicht brauchen kann, und andererseits in ungelöstem Zustande, während das Blut nur gelöste Substanzen aufnimmt. Dieses Geschäft, die brauchbaren Bestandteile der Nahrungsmittel von den unbrauchbaren zu sondern und die ersteren in den gelösten Zustand überzuführen, versieht der Darmkanal; in diesen werden die Nahrungsmittel eingeführt und in demselben durch die Verdauungssäfte, welche seine Verdauungsdrüsen (Leber, Pankreas usw.) liefern, sowie durch die Bewegungen seiner Wände in den geforderten Zustand übergeführt. Diese flüssigen Nahrungsmittel gelangen nun in das Blut teils dadurch, daß sie von Blutgefäßen, die sich in der Darmwand selbst befinden, aufgenommen, resorbiert werden, teils in der Weise, daß sie von den ebenfalls in der Darmwand gelegenen Anfängen der Chylusgefäße, eines Kanalsystems, das weiterhin in das Gefäßsystem mündet, aufgesaugt werden. Diesen ganzen Vorgang nennt man die Verdauung. Der Sauerstoff, welchen das Blut fortwährend an die Gewebe abgibt, wird demselben durch die Lungenatmung aus der Atmosphäre wieder zugeführt: bei jeder Einatmung dringt ein Luftstrom in die Lungen, die ein reiches, sehr oberflächlich gelegenes Blutgefäßnetz enthalten, um durch die Gefäßwände in das Blut zu gelangen, während hier gleichzeitig die aus den Geweben vom Blute aufgenommene Kohlensäure in die Lungenalveolen gelangt, aus denen sie durch jede Ausatmung fortgeschafft und der Atmosphäre übergeben wird. So findet ein regelmäßiger Gaswechsel zwischen den Gasen des Blutes und denen der Gewebe einerseits, sowie zwischen denen des Blutes und der Atmosphäre anderseits statt; er stellt einen integrierenden Bestandteil des Stoffwechselvorganges dar und wird Atmung genannt.

Die Vorgänge des Stoffwechsels sind verbunden mit fortwährenden chemischen Prozessen, bei denen große Mengen von Wärme erzeugt werden, durch welche der Körper stetig erwärmt wird und eine bestimmte Eigentemperatur erhält, die beim Menschen und den anderen Säugetieren von 37 bis 39° C. schwankt. Insofern als die Wärme eine besondere Form von Energie ist, bezeichnet man ihre Bildung als eine Leistung des Organismus.

Daneben ist der Körper befähigt, auch mechanische Arbeit zu leisten, und zwar durch seinen aktiven und passiven Bewegungsapparat. Der letztere, das Skelett, welches aus vielen Knochen kompliziert zusammengesetzt ist, besteht aus der Wirbelsäule, welche die feste Stütze des ganzen Körpers bildet, und ihren Anhängen, dem Schädel, der auf dem Kopfende der Wirbelsäule beweglich angebracht ist, und den zwei Extremitätenpaaren, von denen das untere Paar die Wirbelsäule stützt und mit Hilfe der aktiven Bewegungsorgane, der Muskeln, den Körper fortbewegt, während das obere Paar, das sehr frei beweglich am Rumpfe aufgehängt ist, ebenfalls mit Hilfe der Muskeln Lasten tragen und mechanische Arbeit zu leisten vermag.

Durch seine Sinnesorgane tritt der Körper in Berührung zu der Außenwelt. Die äußeren Reize werden von besonderen nervösen Apparaten aufgenommen. Die einfachste Art der Wahrnehmung äußerer Dinge und des eigenen Körpers besteht in einer direkten Berührung, Betastung. Namentlich in den vorderen Fingergliedern befinden sich Nervenenden, durch welche die Tasterregungen fortgeleitet und im Großhirn als Tastempfindungen zum Bewußtsein gebracht werden. Auf diese Weise können selbstverständlich nur diejenigen Dinge wahrgenommen werden, welche unmittelbar erreichbar sind. Demgegenüber läßt uns das höchstentwickelte Sinnesorgan, das Auge, Dinge wahrnehmen, die viele Millionen Meilen entfernt im Weltraume sich befinden, wenn sie nur hinreichend viel Licht in unser Auge senden. Durch das Licht nämlich wird die im Auge gelegene Endausbreitung des Sehnerven, die Netzhaut oder Retina, erregt; diese Erregung, im Sehnerven fortgeleitet, wird im Gehirn zum Bewußtsein gebracht und vermittelt so die Wahrnehmung leuchtender Gegenstände. Zwischen diesen beiden Sinnen stehen in bezug auf die Höhe ihrer Entwickelung das Gehörorgan, das Riech- und Schmeckorgan. Das Gehörorgan wird durch Schallwellen erregt, die Riech- und Schmeckorgane, Nase und Zunge, werden durch bestimmte chemische Substanzen erregt und geben uns ganz spezifische Empfindungen, die z. B. mit süß oder sauer schmecken, mit brenzlich oder aromatisch riechen bezeichnet werden.

Außer den Sinnesnerven, welche von den Sinnesorganen ausgehen, kommen von der Haut noch zahlreiche Nerven, welche Schmerzempfindungen vermitteln. Alle diese Nerven, als Gefühlsnerven bezeichnet, enden im Zentralnervensystem, und zwar im Großhirn, wohin sie entweder direkt oder indirekt gelangen; im letzteren Falle steigen sie durch das Rückenmark dorthin auf. Das Großhirn ist das Organ des Willens, des Denkens und Empfindens; in ihm entstehen alle jene Kräfte, welche als Seelenkräfte bezeichnet werden. Insofern als der Wille sich durch die willkürlichen Bewegungen äußert, müssen notwendig Nerven vom Großhirn entweder direkt oder auf dem Umwege durch das Rückenmark zu den aktiven Bewegungsorganen, den Muskeln, gelangen, welche jenen die Impulse zu ihrer Tätigkeit übermitteln.

Die Fortpflanzung des Individuums geschieht durch die Organe der Fortpflanzung. Die reife, aus dem Eierstock des Weibes losgelöste Eizelle, wird innerhalb der Geschlechtsorgane durch den männlichen Samen befruchtet und entwickelt sich im Fruchtbehälter, dem Uterus, um nach vollendeter Entwicklung von demselben ausgestoßen zu werden.

Zweite Abteilung.

# Spezielle Physiologie.

Erster Abschnitt.

## Der Stoffwechsel.

### Einleitung.

#### Die chemischen Bestandteile des Körpers.

Die Grundstoffe oder Elemente, aus welchen der menschliche Körper zusammengesetzt ist, sind folgende 16: Kohlenstoff, Stickstoff, Wasserstoff, Sauerstoff, Schwefel, Phosphor, Chlor, Jod, Fluor, Silicium, Kalium, Natrium, Magnesium, Calcium, Mangan, Eisen.

Zink, Blei, Quecksilber, Arsen sind, wenn sich dieselben im Organismus in Spuren vorfinden, nur als zufällige Bestandteile zu betrachten, die auf irgend eine Weise in den Körper gelangt und dort zurückgehalten worden sind.

Von den angeführten Elementen kommen in freiem Zustande im Organismus nur vor:

1) Der Sauerstoff $O_2$, welcher aus der äußeren Luft in freiem Zustande durch die Atmung fortwährend aufgenommen wird. Er findet sich in allen Flüssigkeiten des Körpers, vorzüglich aber im Blute, entweder einfach gelöst oder locker chemisch gebunden. Er ist durchaus notwendig zur normalen Erhaltung aller tierischen Gewebe, in denen er zur Verbrennung (Oxydation) ihrer Bestandteile verwendet wird bei einer Temperatur, bei der er außerhalb des Körpers sich inaktiv verhält.

2) Der Stickstoff $N_2$ wird ebenfalls durch die Atmung aus der atmosphärischen Luft aufgenommen; er findet sich namentlich in den Lungen, im Darmkanal und im Blut. Nur in letzterem ist er gelöst, sonst befindet er sich in gasförmigem Zustande.

Physiologisch ist er unseren jetzigen Kenntnissen nach durchaus indifferent. Er verläßt den Körper durch Lunge, Niere, Darm und Haut. Dasselbe gilt von den übrigen Gasen, die in der Luft nur in sehr geringen Mengen vorhanden sind (Argon, Helium usw.).

Verbindungen.

Viel zahlreicher sind die Verbindungen, welche sich im Körper aller belebten Wesen finden. Man unterscheidet dieselben

I. als unorganische und II. als organische oder kohlenstoffhaltige Verbindungen.

- I.
  - A. Wasser.
  - B. Säuren.
  - C. Salze.
- II.
  - A. stickstoffhaltige
    - a) Einfache Eiweißstoffe (Proteïne);
    - b) Zusammengesetzte Eiweißstoffe (Proteïde);
    - c) Nukleoalbumine;
    - d) Protamine;
    - e) Eiweißähnliche Stoffe (Albuminoide);
    - f) Zersetzungsprodukte der Eiweißstoffe (Produkte der regressiven Metamorphose);
    - g) Produkte des intermediären Stoffwechsels (S. 27).
  - B. stickstofffreie
    - a) Kohlehydrate;
    - b) Fette;
    - c) stickstofffreie Säuren.

## I. Unorganische Verbindungen.

Zu den unorganischen im Tierkörper vorkommenden Verbindungen zählen:

### A. Das Wasser.

Das Wasser, $H_2O$, bildet den Hauptbestandteil des Körpers, der zu 70 % daraus besteht. Es befindet sich nicht allein in den Flüssigkeiten, deren flüssigen Aggregatzustand es bedingt, sondern auch in allen Geweben, denen es den festweichen Zustand verleiht. Der größte Teil des Wassers wird dem Körper von außen als solches durch Getränke und Speisen zugeführt, doch bildet sich eine kleine Menge offenbar auch im Körper durch Oxydation des Wasserstoffes der organischen Verbindungen. Das Wasser wird durch Nieren, Haut, Lunge und Darm ausgeschieden, und zwar der Hauptteil durch die Nieren im Harn, weniger durch die Lungen und Exkremente; die geringste Wasserausscheidung findet durch die Haut im Schweiße statt, doch sind diese Verhältnisse durch äußere

Umstände leicht veränderlich. Die physiologische Bedeutung des Wassers ist ganz hervorragend; es ist das im Körper wirksame Lösungsmittel und vermittelt den Stoffwechsel.

### B. Säuren.

Von den Säuren kommen im freien Zustande im Organismus vor:

1) Kohlensäure, Kohlendioxyd, $CO_2$. Sie findet sich in den Lungen und dem Darme als Gas, im Blute und in den meisten tierischen Flüssigkeiten locker chemisch gebunden. Sie wird im Körper selbst gebildet; der vom Blute aufgenommene Sauerstoff wird zur Oxydation organischer Stoffe verbraucht, wobei Kohlensäure entsteht. Ein Teil dürfte auch von Spaltungsvorgängen (s. unten) herrühren. Die Kohlensäure verläßt den Körper vornehmlich durch die Lungen mit der ausgeatmeten Luft; geringe Mengen entweichen durch die Haut, die Niere und den Darm. Sie ist ein sogenannter Auswurfstoff, d. h. ein Stoff, der fortwährend aus dem Körper entfernt wird. Eingeatmet wirkt Kohlensäure sehr giftig.

2) Chlorwasserstoff (Salzsäure), HCl, ist ein Bestandteil des Magensaftes und hat eine wesentliche Funktion bei der Magenverdauung (s. diese).

Schwefelsäure, $H_2SO_4$, ist in dem Speichel und dem Magensafte von Dolium galea, einer großen Schneckenart des Mittelmeeres, gefunden worden (zu ca. 3 %).

### C. Salze.

Die Salze sind zum Teil in Lösung, zum Teil aber auch in fester Form abgelagert (Knochen). Der bei der Verbrennung des Tierkörpers als Asche verbleibende Rückstand besteht im wesentlichen aus Salzen. Ihre physiologische Bedeutung geht aus der Tatsache ihres Vorkommens in allen Geweben hervor. Sie werden dem Organismus von außen durch die Nahrung zugeführt und in wenig verändertem Zustande, namentlich durch den Harn, wieder abgeschieden. Die wichtigsten sind:

1) Natriumchlorid, Chlornatrium, Kochsalz, NaCl. Es kommt in allen tierischen Flüssigkeiten, hauptsächlich im Blut und im Harn, vor und zwar unter allen anorganischen Salzen in größter Menge.

2) Kaliumchlorid, Chlorkalium, KCl. Es ist ein steter Begleiter des Chlornatriums, aber in geringerer Menge vorhanden, nur in den roten Blutkörperchen und den Muskeln überwiegt es

die Natriumverbindung. Die Menge desselben muß indes innerhalb kleiner Grenzen konstant bleiben, da Kaliumsalze direkt ins Blut injiziert heftige Herzgifte sind, was bei den Natriumverbindungen nicht der Fall ist.

3) Calciumfluorid, Fluorcalcium, $CaF_2$, ist in den Knochen und dem Schmelz der Zähne nachgewiesen.

4) Kohlensaure Salze oder Karbonate des Kalium, Natrium, Calcium, Magnesium usw. $K_2CO_3$, $Na_2CO_3$, $CaCO_3$, $MgCO_3$.

5) Phosphorsaure Salze oder Phosphate des Natrium, Kalium, Calcium, Magnesium usw. $Na_3PO_4$, $K_3PO_4$, $Ca_3(PO_4)_2$, $Mg_3(PO_4)_2$. Die kohlensauren und phosphorsauren Salze stammen vornehmlich aus der Nahrung und finden sich überall im Körper in größerer oder geringerer Menge vor. Am reichlichsten vertreten sind sie in dem Knochengewebe, wo sie die sog. Knochenerde bilden.

6) Schwefelsaure Salze oder Sulfate des Natrium und Kalium, $Na_2SO_4$, $K_2SO_4$. Sie kommen in geringen Mengen fast überall vor und fehlen nur in der Milch, der Galle und dem Magensaft. Sie stammen nicht allein aus der Nahrung, sondern ein Teil derselben wird auch im Körper selbst gebildet als Oxydationsprodukt der schwefelhaltigen Proteïne.

7) Kieselsaure Salze oder Silikate als Bestandteile des Bindegewebes (H. Schulz).

## II. Organische Verbindungen.[1]

### A. Stickstoffhaltige Verbindungen (Eiweißstoffe, Proteïnstoffe).

Eiweißstoffe nennt man eine Anzahl in allen Pflanzen und Tieren vorkommender Verbindungen, welche nach ihrem chemischen und physiologischen Verhalten zusammengehören. Den Namen Eiweißstoffe haben sie vom Eiweiß der Vogeleier (Albumen ovi) erhalten, was zu der Benennung „Albuminstoffe" geführt hat; Proteïnstoffe (von *πρωτεύειν* den ersten Rang einnehmen) wurden sie wegen ihrer Bedeutung für den Aufbau der Lebewesen benannt. Sie bilden die Hauptmasse der festen und flüssigen Bestandteile des tierischen Leibes. Sie sind sehr kompliziert zusammengesetzt und ihre Molekularformeln sind sehr groß; sie enthalten sämtlich Kohlenstoff, Wasserstoff, Stickstoff und Sauerstoff, die meisten auch Schwefel; einige daneben Phosphor oder Eisen. Sie sind ge-

[1] Hammarsten, Lehrbuch d. physiolog. Chemie. 5. Aufl. Wiesbaden 1904. Otto Cohnheim, Chemie d. Eiweißkörper. 2. Aufl. Braunschweig 1904.

ruch- und geschmacklos, linksdrehend[1] (mit Ausnahme der Peptone) und kolloidal (außer Hämoglobin und Nukleoproteïden), d. h. sie diffundieren nicht durch tierische Membranen. Einige von ihnen sind in Wasser löslich; alle aber lösen sich in salzhaltigen, schwach alkalischen oder in sauren Lösungen.

1. Zum Nachweis der Eiweißstoffe dienen entweder Fällungsreaktionen oder Farbenreaktionen.

a) Fällungsreaktionen der Eiweißstoffe. Aus (schwach angesäuerten) Lösungen werden die Eiweißkörper abgeschieden: a) durch Kochen, b) durch starke Mineralsäuren in der Kälte (Salpetersäure usw.), c) durch Salze der Schwermetalle (Bleiacetat usw.), d) durch absoluten Alkohol (bei Anwesenheit von etwas Säure und Salz), e) durch Essigsäure und wenig Ferrocyankalium, f) durch Gerbsäure- oder Pikrinsäure in essigsaurer Lösung, g) durch neutrale Salze (NaCl, $MgSO_4$, $Na_2SO_4$), namentlich Ammonsulfat $(NH_4)SO_4$ in gesättigter Lösung, die etwas angesäuert ist.

Die nativen oder genuinen Eiweißstoffe besitzen die Eigenschaft, beim Erhitzen ihrer Lösungen zu gerinnen, können aber nicht mehr in ihre Muttersubstanz zurückverwandelt werden, sondern bleiben dauernd verändert (denaturiert oder transformiert).

b) Farbenreaktionen der Eiweißstoffe. Eiweißstoffe werden a) mit starker Salpetersäure erhitzt, gelb gefärbt (Xanthoproteïnreaktion), b) mit Millons Reagens (Lösung von salpetersaurem Quecksilberoxydul, welches Salpetrigsäure enthält) gekocht färben sie sich rot, c) mit Natronlauge und einigen Tropfen Kupfersulfatlösung erwärmt violett (Biuretreaktion).

2. Spaltungsprodukte der Eiweißstoffe. Wenn man Eiweißstoffe mit starken Mineralsäuren oder starken Alkalien kocht oder der Verdauung durch Trypsin unterwirft, so entstehen einfachere Verbindungen, die teils sauren, teils basischen Charakter haben.

a) Saure Spaltungsprodukte. Es sind:

*α*) Leucin, Amidokapronsäure, $C_6H_{13}NO_2 = C_5H_{10}(NH_2)COOH$; findet sich als natürlicher Bestandteil im Pankreas, in der

[1] Viele anorganische und organische Verbindungen, die deshalb optisch aktiv genannt werden, besitzen die Eigenschaft, die Schwingungsebene eines polarisierten Lichtstrahles aus ihrer ursprünglichen Lage nach rechts oder links zu drehen. Man bezeichnet sie dementsprechend als rechts- oder linksdrehend. Die Größe der Drehung der Polarisationsebene einer Verbindung ist für jeden Stoff eine feste Größe, eine Konstante; sie ist ein wichtiges Hilfsmittel zur Charakterisierung der Stoffe und zur Prüfung auf ihre Reinheit.

Milz, der Leber, der Schilddrüse, den Speicheldrüsen, Nieren, Nebennieren und dem Gehirn; ist ein regelmäßiges Verdauungsprodukt des Eiweißes im Darm, sowie ein ständiges Fäulnisprodukt desselben.

β) Tyrosin, Oxyphenylamidopropionsäure (Biderivat des Benzols), $C_9H_{11}NO_3 = C_6H_4<^{OH}_{C_2H_3(NH_2)COOH}$, findet sich stets in Begleitung des Leucin.

γ) Asparaginsäure, Amidobernsteinsäure, $COOH \cdot CH_2 \cdot CH(NH_2) \cdot COOH$.

δ) Glykokoll, Leimzucker (Amidoessigsäure), $C_2H_5NO_3 = CH_2(NH_2)COOH$, in Wasser löslich, schmeckt süß und bildet sich bei der Zersetzung von Glykochol- und Hippursäure und bei der Spaltung von Leim.

b) Basische Spaltungsprodukte; nämlich:

α) Lysin, Diamidokapronsäure, $C_5H_9 \cdot (NH_2)_2COOH$.

β) Arginin, $C_6H_{14}N_4O_2 = NH_2 \cdot C(NH) \cdot NH \cdot (CH_2)_3 \cdot CH(NH_2)COOH$, zerfällt bei der Fäulnis in Kadavern und gibt beim Kochen mit Barytwasser Harnstoff und Ornithin (Diamidovaleriansäure).

γ) Histidin, $C_6H_9N_3O_2$.

Diese drei Körper werden als Hexonbasen zusammengefaßt (A. Kossel).

3. Die elementare Zusammensetzung der Eiweißstoffe. Sie enthalten $C = 50 \cdot 6—54 \cdot 5\%$, $H = 6 \cdot 5—7 \cdot 3\%$, $N = 15 \cdot 0$ bis $17 \cdot 6\%$, $O = 21 \cdot 5—23 \cdot 5\%$, $S = 0 \cdot 3—2 \cdot 0\%$; einige auch P zu $0 \cdot 42—0 \cdot 85\%$ und Fe zu $0 \cdot 43\%$.

4. Kristallisierbarkeit des Eiweißes. Es ist gelungen, Eiweißkristalle aus Pflanzen- wie aus Eiereiweiß (Hofmeister) und Serumeiweiß (Gürber), namentlich aus Blutkörperchen (Funke) herzustellen.

Die dem Körper fertig gebildet durch die Pflanzennahrung zugeführten Eiweißstoffe werden unter der Einwirkung von Pepsin oder Trypsin in Peptone umgewandelt, die von dem Körper in bisher unbekannter Weise zur Blut- und Gewebebildung verwendet werden. Ihre weiteren Schicksale sind sehr verschieden. Zunächst bilden sich aus ihnen durch Synthese wahrscheinlich Eiweißstoffe von noch viel komplizierterer Zusammensetzung, z. B. Hämoglobin (s. unten). Als ihre nächsten Derivate (Abkömmlinge) betrachtet man die Albuminoide (s. unten); verschiedene Beobachtungen machen es wahrscheinlich, daß Fette und Zuckerbildner (Glykogen) aus ihnen im Körper entstehen können. Endlich werden sie in einfachere Verbindungen zerlegt, deren Endprodukte teils stickstoffhaltig als Harnstoff (s. unten), teils stickstofflos als Kohlensäure und Wasser den Körper verlassen.

Man kann folgende Gruppen unterscheiden:

I. Einfache Eiweißstoffe (Proteïne).

Sie kommen nur gelöst vor und zirkulieren im Blut und in der Lymphe. Dahin gehören:

1) Albumine; in Wasser löslich, ebenso in verdünnten Salzlösungen, Säuren und Alkalien, werden weder durch Halbsättigung mit Ammonsulfat noch durch Dialyse gefällt; man unterscheidet:

a) Serumalbumin, welches einen Hauptbestandteil aller Ernährungsflüssigkeiten, des Blutes, der Lymphe, des Chylus usw. bildet, gerinnt bei 67° und ist gefällt in überschüssiger Säure leicht löslich.

b) Eieralbumin (Ovalbumin), im Eiweiß der Vogeleier, gerinnt bei 56° und ist in überschüssiger Säure schwerer löslich.

c) Laktalbumin (Milchalbumin), in der Milch enthalten, ebenfalls dem Serumalbumin sehr nahestehend, gerinnt bei 72—84°.

d) Myogen (Muskelalbumin), im Muskel enthalten, gerinnt bei 56—65°.

2) Globuline, unlöslich in Wasser und in verdünnten Säuren, löslich in verdünnten Neutralsalzen und Alkalien; sie unterscheiden sich von den Albuminen auch dadurch, daß sie durch Halbsättigung mit Ammonsulfat und teilweise durch Dialyse gefällt werden. Dazu zählen:

a) Serumglobulin, reichlich im Blute, weniger im Chylus und der Lymphe enthalten; die Lösungen gerinnen bei 75°.

b) Eierglobulin, aus Eiereiweiß gewonnen, dem vorigen sehr ähnlich.

c) Fibrinogen (Metaglobulin), findet sich in allen tierischen Flüssigkeiten (im Blute, in dem Chylus, der Lymphe und den Höhlenflüssigkeiten), welche entweder bei ruhigem Stehen von selbst oder auf Zusatz einiger Tropfen der aus frisch geronnenem Blut ausgepreßten Flüssigkeit gerinnen; ist Muttersubstanz des Fibrins (s. Blut). Es gerinnt beim Erwärmen seiner neutralen Lösungen bei 53—56°.

d) Krystallin, Bestandteil der Kristalllinse des Auges, gerinnt bei 63—72°.

e) Myosin (Muskelglobulin), der spontan gerinnbare (50—52°) Eiweißkörper des Muskels; zersetzt Wasserstoffsuperoxyd.

3) Albuminate, unlöslich in Wasser, leicht löslich in verdünnten Säuren und Alkalien; die Lösungen gerinnen beim Kochen nicht, werden aber durch Neutralisation gefällt. Dazu rechnen:

a) Alkalialbuminat, das man durch Einwirkung von Ätzkali auf Eiweißstoffe erhält.

b) Acidalbumin, dargestellt durch Lösung von Eiweiß in konzentrierter HCl.

4) Albumosen und Peptone; sie sind das Endprodukt der Verdauung im Magen und Darm; in Wasser leicht löslich, durch die Siedhitze so wenig fällbar, wie durch die anderen Fällungsmittel der Eiweißstoffe. Jene bilden ein Zwischenprodukt der Verdauung, das durch die Siedhitze nicht mehr gefällt wird, wohl aber noch durch die anderen Fällungsmittel der Eiweiße (s. Verdauung).

### II. Zusammengesetzte Eiweißstoffe (Proteïde).

Die hierher gehörigen Stoffe, welche man als Verbindung von Eiweißstoffen mit einer anderen organischen Gruppe ansieht, ergeben bei der Zersetzung Eiweiß und jenen anderen Körper, welcher nicht Eiweiß ist.

1) Hämoglobin, = Eiweiß + Hämochromogen, bildet den Hauptbestandteil der roten Blutkörperchen und zerfällt in Eiweiß und den eisenhaltigen Farbstoff Hämochromogen. Mit Sauerstoff verbindet es sich zu Oxyhämoglobin, das in Eiweiß und den eisenhaltigen Farbstoff Hämatin zerfällt.

2) Nukleoproteïde = Eiweiß + Nukleïnsäure, Bestandteil hauptsächlich des Zellkernes.

Die Nukleïnsäuren liefern beim Kochen mit verdünnten Säuren Phosphorsäure und die Nukleïnbasen Xanthin, Hypoxanthin, Guanin, Adenin.

Das bekannteste Nukleoproteïd ist das Nukleohiston, aus Kalbsthymus dargestellt, P- und S-haltig, in verdünnten Alkalien und Alkalikarbonaten löslich; beim Erhitzen seiner Lösung spaltet sich geronnenes Eiweiß ab (Kossel u. Lilienfeld).

Para- oder Pseudonukleïn ist ein Körper, der bei der Spaltung keine Nukleïnbasen, sondern nur Phosphorsäure gibt.

3) Glykoproteïde = Eiweiß + Kohlehydrate oder einem Derivat derselben, Bestandteile, in welche die Glykoproteïde bei ihrer Zersetzung zerfallen. Dahin gehören:

a) Mucine, durch Essigsäure aus ihren kolloidalen Lösungen fällbare Schleimstoffe, Bestandteil der schleimigen Sekrete und des Bindegewebes, namentlich des fötalen (Whartonsche Sulze), denen sie die fadenziehende Beschaffenheit verleihen. Der Niederschlag ist im Überschuß von Essigsäure unlöslich.

b) Mukoide, zu denen gehören das in Ovarialcystenflüssigkeiten vorkommende Pseudomucin, das im Knorpel vorkommende

Chondromukoid u. a. Sie sind durch Essigsäure aus ihren Lösungen nicht fällbar und weichen in ihrem physikalischen Verhalten von den Mucinen ab.

### III. Nukleoalbumine.

Die Nukleoalbumine sind Verbindungen von Eiweißstoffen und Phosphorsäure; sie sind in Wasser fast unlöslich, leicht löslich mit Hilfe von etwas Alkali. Sie finden sich besonders als Bestandteil der Nahrung wachsender Organismen (Milch usw.), in Sekreten und in den Zellen (A. Kossel). Sie unterscheiden sich von den Proteïnen durch ihren P-Gehalt und von den P-haltigen Proteïden dadurch, daß sie bei ihrer Spaltung keine Nukleïnbasen liefern (A. Kossel). Bei der Pepsinverdauung spaltet sich ein phosphorhaltiger Komplex ab, den man Paranukleïn nennt. Sie enthalten stets etwas Eisen. Dahin gehören:

a) Kaseïn, der Eiweißkörper der Milch (s. diese).

b) Vitellin, in Kochsalz löslicher Bestandteil des Eigelbs, ist lecithinhaltig.

### IV. Protamine.

Dahin gehören Salmin, Clupeïn, Scombrin, Sturin usw., stickstoffreiche Körper, von denen zuerst das Salmin im Sperma des Salms von Miescher gefunden worden ist, während die anderen Substanzen im Sperma des Herings, der Makrele, des Störs usw. später entdeckt wurden. Sie gleichen den Eiweißkörpern darin, daß sie bei der Spaltung die Hexonbasen liefern; sie unterscheiden sich von ihnen dadurch, daß unter ihren Spaltungsprodukten keine Monamidosäuren und keine Kohlehydrate auftreten.

Die „Protamintheorie“ betrachtet die Protamine als die einfachsten Eiweißstoffe oder als Kern aller Eiweißstoffe. An den Kern lagern sich andere Gruppen (Monamidosäuren, Kohlehydratgruppen, schwefelhaltige Gruppen) in Seitenketten an (A. Kossel).

### V. Eiweißähnliche Stoffe (Albuminoide).

Die Albuminoide stehen durch ihre chemische Zusammensetzung und ihre chemischen Reaktionen zu den Eiweißstoffen in naher Beziehung. Sie sind Bestandteile der Gewebe (Horn, Knorpelzellen, Bänder, Sehnen usw.).

1) Kollagen, oder leimgebende Substanz, bildet die Hauptmenge der Bindegewesfibrillen und der die Knochenkörperchen umgebenden organischen Substanz. Auch ist es der Hauptbestandteil des Knorpels. Durch Gerbsäure wird es zum Schrumpfen gebracht und in Leder verwandelt. Das Kollagen ist unlöslich in kaltem Wasser,

verdünnten Säuren und Alkalien, quillt aber in verdünnten Säuren auf. Kollagen geht bei anhaltendem Kochen mit Wasser in Leim über.

2) Leim, Glutin, quillt in kaltem Wasser auf, ist in heißem Wasser löslich; beim Erkalten erstarrt die Lösung gallertartig. Leim wird durch Gerbsäure gefällt.

3) Keratin, Hornstoff, schwefelhaltig, ist der Hauptbestandteil der Epidermis, der Nägel, Haare usw.

4) Elastin bildet das elastische Gewebe (Lig. nuchae usw.) der Horngewebe, und wird daraus durch Kochen mit Wasser usw. gewonnen. Das Elastin quillt in Wasser auf, ist aber selbst nach mehrtägigem Kochen darin unlöslich, löst sich nur in konzentrierter Kalilauge; die neutralisierte Lösung wird durch Gerbsäure gefällt.

VI. Zersetzungsprodukte der Eiweißstoffe (Produkte der regressiven Metamorphose).

Zu denselben zählen:

1) Harnstoff, $CO<^{NH_2}_{NH_2}$, Biamid der Kohlensäure ($CO<^{OH}_{OH}$ = Kohlensäure [hyp. Hydrat.]; $CO<^{NH_2}_{NH_2}$ = Biamid der Kohlensäure, Karbamid oder Harnstoff), kommt in großer Menge in dem Harn von Säugetieren, bei Urämie in sämtlichen tierischen Geweben und Flüssigkeiten vor, in Spuren im Schweiß, im Blut usw., ist kristallisierbar und in Wasser leicht löslich.

Harnstoff ist die erste organische Substanz, welche aus einer unorganischen Verbindung synthetisch dargestellt wurde (Wöhler 1828), und zwar durch Erhitzen von cyansaurem Ammoniak, wobei eine Umlagerung der Atome eintritt:

$$\underset{\text{Cyans. Ammonium}}{CN\cdot OH\cdot NH_3} = \underset{\text{Harnstoff}}{CO<^{NH_2}_{NH_2}}.$$

2) Purinderivate.[1] Zu ihnen gehören Harnsäure und die Nukleïnbasen Xanthin, Hypoxanthin, Guanin und Adenin (aus dem Pflanzenreiche Koffeïn und Theobromin). Alle diese Substanzen gehen auf eine gemeinsame Atomgruppe zurück, den Purinkern, welcher aus 5 C- und 4 N-Atomen in zwei ringförmigen Gruppen angeordnet ist. Die einfachste Kombination des Skelettes ist die H-Verbindung, das Purin. Läßt man in das Purin ein, zwei oder drei Atome O eintreten, so entstehen daraus der Reihe nach Hypoxanthin, Xanthin und Harnsäure, die deshalb den rationellen Namen Oxypurine bzw. Mono-, Di- und Trioxypurine führen. Die Strukturen sind also folgende:

[1] Emil Fischer, Synthesen in der Purin- u. Zuckergruppe. Braunschweig 1903.

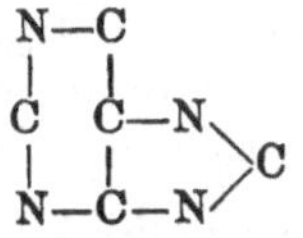
Purinkern

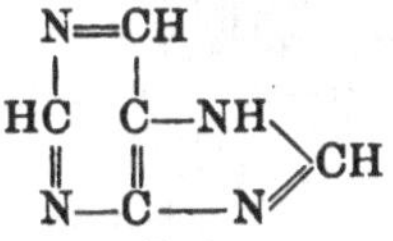
Purin

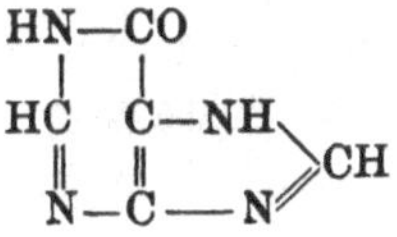
Hypoxanthin

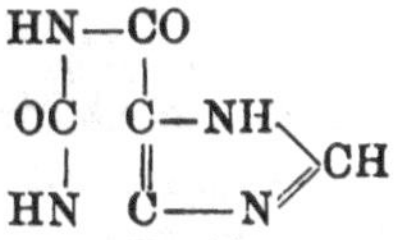
Xanthin

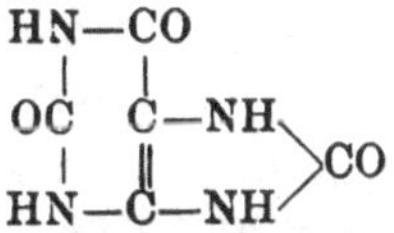
Harnsäure

Wird in dem Purin ein H durch $NH_2$ ersetzt, so entsteht das Adenin und durch weiteren Eintritt eines O das Guanin (Aminopurine). Endlich entstehen Koffeïn und Teïn durch Eintritt von ein bezw. zwei Methylgruppen in das Xanthin, welche also sind Mono- und Dimethylxanthin.

a) Harnsäure, $C_5H_4N_4O_3$, eine schwache zweibasische Säure, findet sich spärlich im Harn der Fleischfresser, reichlich in den Exkrementen der Vögel, Schlangen usw., auch in den Harn- und Nierensteinen, bei Gicht, Pneumonie usw. Sie ist eine Verwandte des Harnstoffes, in den sie leicht übergeht (z. B. bei Behandlung mit Salpetersäure in Alloxan und Harnstoff) und steht anderseits den Xanthinstoffen sehr nahe, aus denen sie durch Oxydation hervorgeht und neben welchen sie aus den Nukleïnen entsteht.

b) Nukleïnbasen (Xanthinstoffe), Zersetzungsprodukte des Zellkernes, welche in den Geweben, die arm an Zellkernen sind, wie z. B. die Muskeln, im freien Zustande erscheinen, während sie in den Organen, wo die Zellen unverändert geblieben sind, wie z. B. in den Drüsen, nicht frei vorhanden, sondern noch an andere Atomgruppen (Nukleïne) gebunden sind. Daher findet man das an Leukocyten reicher gewordene leukämische Blut auch reich an Xanthinstoffen, welche im normalen Blute nur spurweise auftreten (A. Kossel).

Dahin gehören:

α) Xanthin, $C_5H_4N_4O_2$, kommt im Pankreas, in der Milz, der Leber, der Thymusdrüse, im Gehirn und in den Muskeln vor; spurweise auch im Harn.

β) Hypoxanthin; $C_5H_4N_4O$, erscheint in den gleichen Geweben wie Xanthin; außerdem aber auch im Knochenmark und in der Milch. Reichlicher kommt es im Blut und Harn bei Leukämie vor.

γ) Guanin, ($C_5H_5N_5O$), wird in zellreichen Organen gefunden, in den Fischschuppen als irisierende Kristalle vom Guaninkalk.

δ) Adenin, ($C_5H_5N_5$), zuerst in der Pankreasdrüse gefunden (KOSSEL), findet sich in allen kernhaltigen Zellen, in größter Menge im Sperma vom Karpfen und in der Thymusdrüse.

3) Kreatin, $C_4H_9N_3O_2$, kommt in den Muskeln, hauptsächlich in denen der Vögel, im Gehirn und im Blute vor. Mit Säure gekocht, verliert es Wasser und geht in Kreatinin über.

4) Kreatinin, $C_4H_7N_3O$, Bestandteil des Harns, Anhydrid des Kreatins, geht durch Einwirkung von Basen unter Wasseraufnahme wieder in Kreatin über.

Setzt man einer verdünnten Kreatininlösung einige Tropfen einer verdünnten Nitroprussadnatriumlösung und dann einige Tropfen Natronlösung zu, so wird die Flüssigkeit rubinrot und rasch wieder gelb (WEYLsche Reaktion).

5) Allantoin, $C_4H_6N_4O_3$, findet sich im Harn neugeborener Kinder, sowie im Harn Schwangerer, auch im Harn Erwachsener nach dem Gebrauch von Gerbsäure, kann aus der Harnsäure durch Oxydation mit Bleisuperoxyd dargestellt werden.

6) Taurin, $C_2H_7NSO_3$ (Amidoäthylsulfosäure), ($C_2H_4[OH]SO_3H$ = Oxyäthylsulfosäure, $C_2H_4[NH_2]\cdot SO_3H$ = Amidoäthylsulfosäure), Bestandteil der Taurocholsäure, als deren Zersetzungsprodukt im Darme sie auftritt.

7) Hippursäure, $C_9H_9NO_3$, ihrer chemischen Konstitution nach als Amidoessigsäure zu betrachten, in der ein Atom Wasserstoff durch das einwertige Radikal Benzoyl ersetzt ist: $CH_2\cdot NH_2\cdot CO_2H$ = Amidoessigsäure, $CH_2\cdot NH(C_7H_5O)\cdot CO_2H$ = Hippursäure, kommt reichlich im Pferdeharn vor, nur in geringer Menge im menschlichen Harn. Beim Durchgang von Benzoësäure, Zimtsäure, Chinasäure usw. durch den Organismus werden dieselben in Hippursäure verwandelt und als solche im Harn ausgeschieden. Sie ist im Körper an Basen gebunden und bildet sich aus Benzoësäure, $C_6H_5\cdot COOH$, und Glykokoll, in welche sie auch beim Kochen mit Säuren oder Alkalien zerfällt.

8) Leucin, Tyrosin, Glykokoll, die oben als künstliche Spaltungsprodukte schon näher charakterisiert worden sind, kommen ebenso auch als natürliche Zersetzungsprodukte vor.

9) Phenol (Karbolsäure), $C_6H_5(OH)$, Hydroxyl des Benzol, in Wasser wenig löslich, leicht löslich in Alkohol, in weißen Nadeln kristallisierend. Findet sich in kleiner Menge im Harn.

10) Kresol, Methylsubstitutionsprodukt des Phenol, $C_6H_4(OH)(CH_3)$.

11) Indol, $C_8H_7N$, findet sich in den Fäces; in Wasser sehr schwer löslich.

12) Skatol, $C_9H_9N$, in Wasser noch schwerer löslich als Indol, bildet eine weiße kristallinische Substanz. Der Fäkalgeruch rührt hauptsächlich vom Skatol und Indol her.

Diese vier Körper entstehen bei der Fäulnis von Eiweiß sowohl außerhalb des Körpers, wie im Darme während der Verdauung. Ihre Entstehung bei der Fäulnis ist um so merkwürdiger, als sie schon in geringen Mengen antiseptisch wirken.

Die fünf letzten Substanzen werden auch den sogenannten aromatischen Verbindungen zugezählt.

13) Indifferente stickstoffhaltige Verbindungen. Die Harnpigmente: Urobilin, Indigblau u. a. (s. Harn).

Anhang. — Die Enzyme oder die ungeformten Fermente (über geformte Fermente s. später „Fermentation") spielen bei der Gärung, manchen Fäulnisprozessen und der Verdauung eine wichtige Rolle. Sie sind eigentümliche Stoffe, welche in äußerst geringen Mengen imstande sind, erhebliche Mengen von anderen Substanzen zu zersetzen oder zu spalten, ohne dabei mit jenen Produkten irgend eine bleibende Verbindung einzugehen (s. Verdauung). Man unterscheidet drei Gruppen solcher Enzyme:

1) Diastatische, amylolytische oder zuckerbildende Enzyme. Typus: Malz- und Speicheldiastase oder Ptyalin, welche Stärke, Glykogen u. a. in Zuckerarten verwandeln.

2) Proteolytische oder eiweißverdauende Fermente. Typus: Pepsin, Trypsin, welche die Eiweiße in Peptone umwandeln;

3) Steatolytische oder fettspaltende Enzyme spalten unter $H_2O$-Aufnahme neutrale Fette in Glyzerin und Fettsäuren.

## VII. Körper des intermediären Stoffwechsels.

Die Verbindungen, welche hier angeführt werden, sind zum Teil in Sekreten enthalten, welche in den Darm gelangen, um dort gewisse Aufgaben zu erfüllen, wonach sie in größerer oder geringerer Menge wieder ins Blut aufgenommen werden (intermediärer Stoffwechsel). Anderseits sind es Körper, welche stickstoffhaltig sind, aber zu keiner der übrigen Klassen in näherer Beziehung stehen.

1) Die Gallensäuren. Sie kommen als Natronsalze in der Galle vor. Es sind:

a) Glykocholsäure, $C_{26}H_{43}NO_6$. Sie entsteht als gepaarte Verbindung aus der stickstofffreien Cholalsäure, $C_{24}H_{40}O_5$, und Glykokoll, in welche Bestandteile sie auch durch Kochen mit Alkalien zerfällt.

b) Taurocholsäure, $C_{26}H_{45}NO_7S$, ebenfalls als gepaarte Verbindung aus der Cholalsäure und dem Taurin (s. oben) entstanden, in die es durch Kochen mit Wasser zerlegt werden kann.

2) Der eisenhaltige Blutfarbstoff Hämatin, Spaltungsprodukt des Oxyhämoglobins.

3) Die Gallenfarbstoffe, denen die Galle ihre Farbe verdankt: Bilirubin, Biliverdin, Billifuscin u. a.

4) Das Melanin (schwarzes Pigment) erscheint im Körper in Form sehr kleiner Körnchen, namentlich als schwarzes Pigment in den Pigmentzellen der Clorioidea des Auges, ferner im Lungengewebe und in den Bronchialdrüsen, sowie in sehr geringer Menge im Rete Malpighi. Es stammt aus dem Blutfarbstoff.

5) Das Cholestearin, $C_{26}H_{43}HO$, wahrscheinlich ein einwertiger Alkohol, ist in geringer Menge im Blut und in allen anderen Körperflüssigkeiten enthalten, am reichlichsten in der Galle und der Nervensubstanz; es ist in Wasser unlöslich, in Seifen, flüssigen Fetten und den gallensauren Alkalien löslich.

6) Das Lecithin, $C_{44}H_{90}NPO_9$, kommt in allen tierischen Flüssigkeiten und besonders in der Gehirn- und Nervensubstanz, der Thymusdrüse, im Sperma und Eiter, im Eidotter, auch in den elektrischen Organen des Rochen vor; es ist namentlich Bestandteil des Zellprotoplasma. Das Lecithin ist eine wachsartige, aber bröckelige, nicht deutlich kristallinische Masse, die in Alkohol, Chloroform, Schwefelkohlenstoff, Benzol, fetten Ölen löslich ist. In Wasser quillt es zu einer kleisterartigen Masse auf (Myelinformen) und zersetzt sich beim Stehen sehr leicht unter Auftreten von saurer Reaktion. Beim Kochen mit Barytwasser oder mit Säuren zerfällt es in Cholin, Glyzerinphosphorsäure[1] und Fettsäuren (Stearinsäure).

7) Cholin, $C_5H_{15}NO_2$, kommt nur als Zersetzungsprodukt des Lecithins vor. Bei der Fäulnis unter Luftabschluß entstehen als Endprodukte Methylamin, Ammoniak, Kohlensäure und Sumpfgas (Hasebroek).

8) Cerebrin, N-haltiger, P-freier, aus der frischen Gehirnmasse dargestellter Stoff, welcher in siedendem Alkohol löslich ist. Beim Kochen mit verdünnten Säuren spaltet sich der sogenannte Gehirnzucker, *d*-Galaktose, ab; charakteristischer Bestandteil des Nervenmarkes, in heißem Alkohol ziemlich löslich.

9) Protagon, N- und P-haltiger Körper, ebenfalls aus Gehirnmasse dargestellt, ist in 85% Alkohol bei 45° C. lösbar, scheidet sich beim Erkalten in Gruppen von Kristallnadeln aus.

---

[1] Die Glyzerinphosphorsäure [Glyzerin = $C_3H_5(OH)_3$, Glyzerinphosphorsäure = $C_3H_5\begin{cases}(OH_2)\\ O\cdot PO_3H_2\end{cases}$] bildet sich beim Mengen von Glyzerin mit Metaphosphorsäure; beim Erhitzen mit Wasser zerfällt sie in Glyzerin und Phosphorsäure.

## B. Stickstofffreie Verbindungen.[1]

### a) Kohlehydrate.

Als Kohlehydrate bezeichnet man Verbindungen, die in der Natur, namentlich im Pflanzenreich weit verbreitet neben Kohlenstoff Wasserstoff und Sauerstoff in dem Verhältnis der Zusammensetzung des Wassers enthalten, also doppelt so viel Wasserstoff wie Sauerstoff. Man unterscheidet sie als Monosaccharide, Disaccharide, Trisaccharide und Polysaccharide (von Saccharum, Zucker), die ihrer chemischen Natur nach aldehyd- oder ketonartige Derivate mehrwertiger Alkohole (Aldosen oder Ketosen) sind.

I. Die Monosaccharide, $C_6H_{12}O_6$, auch Glukosen, Monosen, Hexosen genannt, d. h. Zucker mit 6 Atomen Kohlenstoff (die ganze Reihe geht von 2—9!), worunter namentlich die Dextrose (Traubenzucker, Glukose) und die Lävulose (Fruchtzucker, *d*-Fruktose), von denen erstere eine aus dem sechswertigen Alkohol Sorbit hervorgegangene Aldose, die andere eine Ketose des isomeren Mannits ist, aus denen sie durch gelinde Oxydation entstehen, von physiologischem Interesse sind.

Die Monosaccharide zeichnen sich durch folgende Eigenschaften aus: 1) Durch ihre direkte Gärungsfähigkeit, wobei sie unter dem Einflusse des Hefepilzes in Alkohol und Kohlensäure gespalten werden; 2) durch leichte Oxydierbarkeit; sie reduzieren beim Erwärmen in alkalischer Lösung gewisse Metalloxyde (wie Kupfer-, Wismut- und Quecksilberoxyd), eine Eigenschaft, durch welche sie leicht erkennbar sind; 3) durch ihr Verhalten zu essigsaurem Phenylhydrazin, welches mit den wäßrigen Lösungen jener erst Hydrazone und weiterhin Osazone gibt (diese letzteren bilden kristallinische Verbindungen, welche je nach der Zuckerart sich durch Schmelzpunkt, Löslichkeit und optisches Verhalten voneinander unterscheiden, somit zur Unterscheidung der einzelnen Zuckerarten dienen können); 4) durch ihre Wirkung auf die Ebene des polarisierten Lichtstrahles, welche sie nach rechts oder links ablenken: Dextrose-Lävulose (von dexter rechts, laeve links); 5) durch ihre Kristallisierbarkeit; 6) durch ihre leichte Löslichkeit in Wasser, sowie Schwerlöslichkeit in Alkohol und 7) durch ihren süßen Geschmack.

1) Traubenzucker, $C_6H_{12}O_6$, Dextrose, *d*-Glukose, Harnzucker, kommt reichlich im Honig und in süßen Früchten vor; in geringer Menge im Blut, in dem Chylus und der Lymphe. Im Harn wird er bei Diabetes ausgeschieden. Derselbe geht folgende Gärungen ein:

[1] S. oben Emil Fischer usw.

a) die alkoholische Gärung unter dem Einflusse von Hefepilzen (Saccharomyceten), wobei er in Alkohol und Kohlendioxyd gespalten wird: $C_6H_{12}O_6 = 2\,C_2H_6O + 2\,CO_2$;

b) die Milchsäure- und schleimige Gärung; jene entsteht bei dem Sauerwerden der Milch durch Einwirkung von Bakterien, wobei der Traubenzucker in Milchsäure zerfällt: $C_6H_{12}O_6 = 2\,C_3H_6O_3$; diese verwandelt den Traubenzucker unter nicht näher festgestellten Bedingungen in Milchsäure und eine schleimige, gummiartige Substanz.

Nachweis des Traubenzuckers. 1) TROMMERs Probe: Man versetzt die zuckerhaltige Flüssigkeit mit überschüssiger Kali- oder Natronlauge und fügt tropfenweise so lange eine verdünnte Lösung von Kupfervitriol (Kuprisulfat) hinzu, als der entstehende Niederschlag von Kupferoxydhydraten sich wieder auflöst. Erhitzt man dann allmählich bis zum Sieden, so fällt rotes Kupferoxydul oder gelbes Kupferoxydulhydrat aus. 2) MOOREs Zuckerprobe: Fügt man zu der Flüssigkeit Ätzkali- oder Natronlauge bis zur stark alkalischen Reaktion, so färbt sie sich beim allmählichen Erhitzen bis zum Sieden gelb, dunkelbraun bis schwarz. 3) BÖTTGERs Probe: Man versetzt die Flüssigkeit mit Wismutoxyd oder basisch salpetersaurem Wismutoxyd, dazu im Überschuß eine konzentrierte Lösung von kohlensaurem Natron oder Ätzkali und erhitzt bis zum Sieden; der Niederschlag färbt sich durch Reduktion des Wismuts schwarz.

2) Fruchtzucker, Lävulose, *d*-Fruktose, findet sich in den meisten süßen Früchten (auch im Honig) neben Traubenzucker, ist linksdrehend, vergärt mit Hefe und reduziert wie Traubenzucker.

II. Die Disaccharide, Hexobiosen, welche aus dem Zusammentritt zweier Moleküle Hexosen unter Austritt von 1 Mol. Wasser entstehen, haben die Formel $C_{12}H_{22}O_{11}$ und umfassen folgende Gruppen:

1) Rohrzucker, Saccharose, $C_{12}H_{22}O_{11}$, findet sich im Safte vieler Pflanzen, namentlich des indischen Zuckerrohrs und der einheimischen Runkelrübe, ist in Wasser löslich und kristallisierbar. Die wäßrige Lösung ist rechtsdrehend. Beim Kochen mit verdünnter Säure verwandelt er sich in Invertzucker (Gemenge gleicher Teile Dextrose und Lävulose), so genannt, weil infolge des stärkeren spezifischen Drehungsvermögens der Lävulose eine Umdrehung (nach links) stattfindet. (Eine solche Inversion kommt auch im Darmkanal vor.) Der Rohrzucker verhält sich indifferent gegen die gewöhnlichen Reduktionsproben und essigsaures Phenylhydrazin; er ist gärungsfähig erst nach der Inversion.

Der Rohrzucker hat eine große Bedeutung als Nahrungs- und Genußmittel.

2) Milchzucker, Laktose, $C_{12}H_{22}O_{11} + H_2O$, lenkt die Ebene des polarisierten Lichts nach rechts ab, verhält sich aktiv gegenüber den beim Traubenzucker genannten Metalloxyden und dem essigsauren Phenylhydrazin. Er ist nicht direkt gärungsfähig, geht aber unter dem Einfluß gewisser Spaltpilze in die Milchsäuregärung, unter dem Einfluß gewisser Hefepilze in die Alkoholgärung über. (Auf diesem Verhalten beruht die Bereitung von Kumys aus Stutenmilch und von Kefir aus Kuhmilch, kohlensäurereichen, alkoholischen Flüssigkeiten, welche reichliche Mengen von Milchsäure enthalten, die bei der Zersetzung des Milchzuckers durch das Milchsäurebakterium entsteht.)

3) Malzzucker, Maltose, $C_{12}H_{22}O_{11} + H_2O$, entsteht bei der Einwirkung des Malzfermentes Diastase auf Stärke neben Dextrin (Branntweinbereitung, Bierbereitung), sowie bei der Verdauung des Menschen und der Tiere aus der pflanzlichen Stärke durch die amylolytischen Fermente des Speichels und des Pankreassaftes. Er vergärt leicht mit Hefe und ist aktiv gegen die Metalloxyde und Phenylhydrazin; er ist viel stärker rechtsdrehend als der Traubenzucker, aber sein Reduktionsvermögen ist geringer.

III. Die Polysaccharide, Amylosen, welche durch Zusammentreten mehrerer Hexosen unter $H_2O$-Austritt entstehen, haben keinen süßen Geschmack; ihre allgemeine Formel ist $(C_6H_{10}O_5)_x$. Dahin zählen:

1) Die Stärkegruppe $(C_6H_{10}O_5)_x$, zu welcher zählt:

a) Stärke, Amylum, in Wasser unlöslich, quillt in kochendem Wasser zu Kleister auf; färbt sich mit Jod blau und geht beim Kochen mit verdünnten Säuren in Dextrose, durch Einwirkung von Malzdiastase in Dextrin, bzw. Maltose über; sie ist im Pflanzenreich weit verbreitet.

b) Glykogen, tierisches Stärkemehl, ist in Wasser leicht löslich, rechtsdrehend, wird durch diastatische Enzyme in Maltose übergeführt. Es ist ein regelmäßiger Bestandteil der Leber und der Muskeln. Wird durch Jod braun gefärbt.

2) Die Gummigruppe, von der hier interessiert Dextrin (Stärkegummi), das sich aus Stärke durch gelindes Rösten bildet und sich mit Jod rot färbt.

3) Die Zellulosegruppe, wohin gehört Zellulose, unlöslich in allen Agentien, nur löslich in Kupferoxydammoniak, geht beim Kochen mit Schwefelsäure in Traubenzucker über. Wie die Stärke im Pflanzenreiche weit verbreitet, wo sie die Rohfaser, den Hauptbestandteil der Zellwände der Pflanzen, bildet.

b) Fette.

Die Fette sind in allen Flüssigkeiten (im Harn nur bei Chylurie) enthalten, entweder in geringer Menge gelöst oder fein verteilt (Emulsion), wie im Chylus und in der Milch; in großer Menge findet sich Fett im Fettgewebe und im Knochenmark abgelagert. Reines Fett ist farblos, reagiert neutral, ist in Wasser unlöslich, leicht löslich in Äther und Schwefelkohlenstoff. Ihrer chemischen Beschaffenheit nach sind die Fette Triglyceride, d. h. zusammengesetzte Äther des dreiatomigen Alkohols Glyzerin mit den Fettsäuren. Durch Erhitzen mit Alkalien werden sie in Glyzerin und Fettsäuren gespalten („verseift"). Das Ranzigwerden tritt beim Stehen der Fette in Berührung mit atmosphärischer Luft ein und beruht auf der Bildung flüchtiger Fettsäuren.

Die im Körper vorkommenden Fette sind im wesentlichen:

1) Stearin, $C_3H_5(C_{18}H_{35}O_2)O_3$.
2) Palmitin, $C_3H_5(C_{16}H_{31}O_2)O_3$.
} Schmelzpunkt bei ca. 70° C.

3) Oleïn, $C_3H_5(C_{18}H_{33}O_2)O_3$, das bei gewöhnlicher Temperatur flüssig ist, erstarrt bei — 6° C. zu kristallinischen Nadeln.

c) Stickstofffreie Säuren.

Die hier zu nennenden Säuren sind größtenteils Fettsäuren (leichtlöslich in Alkohol und Äther, unlöslich in Wasser), und zwar:

1) Ameisensäure, $CH_2O_2$; sie soll im Schweiße, Blute, Pankreas und in den Muskeln vorkommen.

2) Buttersäure, $C_4H_8O_2$, in der Butter an Glyzerin gebunden; im freien Zustande ist sie im Schweiße, im Dickdarminhalt und den festen Exkrementen gefunden worden.

3) Kapron-, Kapryl-, Kaprinsäure ebenfalls mit Glyzerin in der Butter frei, im Schweiß und den Fäces nach Fleischkost vorhanden.

4) Palmitin- und Stearinsäure in Verbindung mit Glyzerin Bestandteil des Fettes im Fettgewebe. Frei nur in pathologischen Produkten: zersetztem Eiter, in den Sputis von Lungengangrän.

5) Ölsäure, an Glyzerin gebunden, kommt in den meisten Fetten des Tierkörpers vor.

Die beiden folgenden Säuren zählen nicht zu den Fettsäuren:

1) Gärungsmilchsäure, $CH_3—CH \cdot OH—CO \cdot OH$ (Oxypropionsäure), kommt teils frei, teils als milchsaures Salz in der Milch, im Chylus, sowie im Dünn- und Dickdarminhalt vor; sie ist optisch inaktiv.

2) Fleischmilchsäure, $CH_2 \cdot OH—CH_2—CO \cdot OH$, der Gärungs- oder inaktiven Milchsäure isomer und von ihr dadurch unterschieden, daß sie die Polarisationsebene nach rechts ablenkt (Rechtsmilchsäure); sie findet sich in der Galle und im Muskelsafte als Alkalisalz.

## Erstes Kapitel.

# Blut und Blutbewegung.

Blut ist die Flüssigkeit, welche in einem weitverzweigten System von Röhren, den Blutgefäßen, den Tierkörper durchströmt und den stofflichen Verkehr der einzelnen Körperbestandteile mit der Außenwelt und untereinander vermittelt. Es enthält alle diejenigen Stoffe in Lösung, aus welchen der Körper gebildet wird. Diese Stoffe sickern durch die porösen Blutgefäßwände und ergießen sich in die Gewebe, denen sie als Ernährungsmaterial dienen. Die stetigen Verluste, die das Blut auf diese Weise erleidet, ersetzt es durch die Aufnahme neuer Stoffe aus der aufgenommenen Nahrung und aus der Luft. Endlich werden von dem Blut die durch den Stoffwechsel unbrauchbar gewordenen Gewebsbestandteile aufgenommen und in bestimmte Organe, namentlich die Nieren und Lungen, geleitet, um als Auswurfstoffe aus dem Körper entfernt zu werden. So findet in dem Blute ein ständiger Wechsel seiner Bestandteile statt.

Im allgemeinen müssen alle diejenigen Stoffe, welche von dem Körper in seinem Nutzen verwendet oder aus demselben entfernt werden sollen, in einer solchen Verfassung sich befinden, daß sie in das große Sammelbecken, das Blutgefäßsystem, aufgenommen werden können; die ersteren namentlich aus dem Verdauungskanal, die letzteren aus den Geweben.

Eine ernährende Flüssigkeit wie das Blut besitzen fast sämtliche Tierklassen bis hinunter zu den niederen Wirbellosen, mit Ausnahme der einzelligen Organismen, der Protozoën.

### § 1. Das Blut.[1]

Das Blut des Menschen und der übrigen Wirbeltiere (mit Ausnahme des niedersten Wirbeltieres, des Amphioxus lanceolatus) ist rot und selbst in dünnen Schichten undurchsichtig, hat einen salzig-süßlichen Geschmack, verbreitet einen eigentümlich faden Geruch, reagiert schwach alkalisch und hat ein spezifisches Gewicht von im Mittel 1·055. Bei den warmblütigen Tieren, den Säuge-

[1] Vgl. F. Hoppe-Seyler, Physiologische Chemie, Abschnitt „Blut". 1879. A. Rollet, Blut und Blutbewegung in Hermanns Handbuch der Physiologie. Bd. VI. 1880.

tieren (einschließlich Mensch) und den Vögeln, ist in unserem Klima die Temperatur des Blutes höher als die der umgebenden Luft, sie schwankt innerhalb enger Grenzen zwischen 37—43° C. Diese von der äußeren Temperatur unabhängige Körperwärme heißt Eigenwärme; sie beträgt in allen Zonen gleichmäßig beim Menschen 37—38° C.; beim Hunde häufig 38—39° C.; bei den Vögeln 41—43° C. Bei den Amphibien, Fischen, sowie den Wirbellosen entfernt sich die Temperatur des Blutes nur wenig von der des umgebenden Mediums.

Unter den Wirbellosen besitzen viele Ringelwürmer, wie der Regenwurm, rotes Blut; sonst ist das Blut der Wirbellosen farblos oder gelblich, grün, violett und bläulich.

Das aus der Ader in ein Gefäß gelassene Blut der Wirbeltiere gerinnt nach 2—10 Minuten, indem es von der Oberfläche und Peripherie her zu einer gallertartigen Masse wird, die nach und nach immer fester wird und endlich in zwei Teile, einen flüssigen und einen festen, geschieden ist. Der flüssige Teil, das Blutwasser, Serum, ist schwachgelblich und enthält den Eiweißstoff und die Blutsalze in Wasser gelöst. Der feste Teil wird der Blutkuchen, Placenta sanguinis, genannt; durch seine Zusammenziehung preßt er das noch in ihm verborgene Blutwasser aus; derselbe enthält alle übrigen Blutbestandteile.

### Die Blutkörperchen.

Das Blut, welches dem unbewaffneten Auge als eine homogene Flüssigkeit erscheint, enthält, wie zuerst beim Menschen LEEUWENHOECK (1673) mit Hilfe des Mikroskopes festgestellt hat, zellartige Gebilde, denen es seine rote Farbe verdankt; sie werden Blutkörperchen genannt und schwimmen in der Blutflüssigkeit, dem Blutplasma. Man unterscheidet zwei Arten Blutkörperchen: die roten und die weißen oder farblosen; die letzteren sind spärlicher vertreten.

Die roten Blutkörperchen (Erythrocyten). Die roten Blutkörperchen des Menschen sind runde, in der Mitte schwach verdünnte bikonkave) Scheiben ohne Kern und ohne Hülle (Membran); sie zeigen nur einen einfachen Begrenzungskontur. Sie erscheinen im durchfallenden Lichte grünlich, in dicker Schicht rot gefärbt; sie haben einen Durchmesser von im Mittel 0·0033 und eine Oberfläche von 0·00062 qmm. Im Mikroskop von oben gesehen stellen sie platte Scheiben dar, die aber, durch Anstoßen ins Rollen gebracht und von der schmalen Kante aus gesehen, wie biskuitförmige Stäbchen erscheinen, woraus ihre bikonkave Gestalt erkannt worden ist. Ein Kern wird dadurch vorgetäuscht, daß die vom Spiegel des Mikroskops durch sie fallenden Lichtstrahlen am Rande der Scheibe stärker gebrochen werden; sie gehen dadurch dem Auge zum Teil verloren und lassen den Rand dunkler erscheinen, als das Zentrum, in welchem keine so starke Brechung und demnach kein solcher Verlust an Licht stattfindet.

Die Blutkörperchen der Säugetiere sind von gleicher Beschaffenheit wie die des Menschen, nur etwas kleiner; beim Affen ebenso groß, größer nur beim Elefanten. Eine Ausnahme unter den Säugern machen das Kamel und das Lama, deren Blutkörperchen nicht rund, sondern oval sind. Bei den Vögeln sind sie länglich oval, nicht bikonkav, sondern gewölbt, und mit einem Kern versehen. Bei den Reptilien und Amphibien kommen die größten Blutkörperchen vor; sie sind ebenfalls oval, aber breiter; ihre Fläche ist etwas abgeplattet und sie besitzen gleichfalls einen deutlichen Kern; am größten sind sie beim Proteus anguineus, wo sie schon mit unbewaffnetem Auge als kleine Pünktchen wahrgenommen werden können. Bei der Mehrzahl der Fische sind die Blutzellen rundlich oval, kernhaltig, nicht viel länger als breit, während merkwürdigerweise eine Gruppe der niedrigsten Fische, die Neunaugen, Blutkörperchen haben, außerordentlich ähnlich denen des Menschen, sogar schwache bikonkave Scheiben, nur etwas größer.[1]

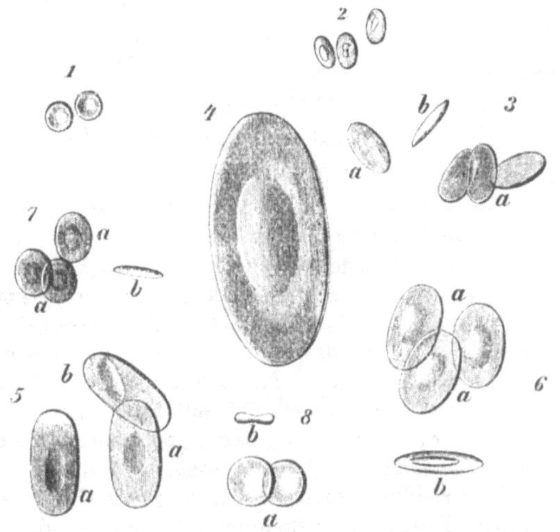

Fig. 1. Rote Blutkörperchen (nach Frey).
1) Mensch. 2) Kamel. 3) Taube. 4) Proteus. 5) Wassersalamander. 6) Frosch. 7) Cobitis. 8) Ammocoetes.
Bei *a* Ansicht von der Fläche, bei *b* die seitliche.

In einem sehr frühen Stadium des Embryonallebens besitzen auch die roten Blutkörperchen der Säugetiere einen Kern.

Physikalische Eigenschaften der roten Blutkörperchen. Läßt man eine Portion frisch aus der Ader entleerten Blutes in einem hohen Glasgefäß stehen, so sinken, besonders wenn die Gerinnung sehr langsam geschieht oder noch besser, wenn man das Blut durch Schlagen von dem gerinnenden Stoffe befreit, die roten Blutkörperchen nach und nach vollständig zu Boden; darüber bleibt eine klare durchsichtige, leicht gelbliche Flüssigkeit, das Serum, stehen, welches von roten Blutkörperchen vollständig frei ist. Das Senkungsvermögen beruht darauf, daß das spezifische Gewicht

[1] Milne Edwards, Physiologie et Anatomie comparée Bd. I.

der roten Blutkörperchen (1·096) ein höheres ist, als das der Blutflüssigkeit (1·017). Die auf dem Boden des Gefäßes befindlichen Blutkörperchen sind aneinander geklebt und erscheinen in geldrollenähnlicher Anordnung; übt man bei der Betrachtung unter dem Mikroskop auf das Deckgläschen einen Druck aus, so verändern sie ihre Form, erhalten ihre ursprüngliche Gestalt aber wieder, wenn der Druck aufhört. Ganz ebenso sind sie imstande, sich unter verschiedenartigster Formveränderung durch sehr enge Kanäle hindurchzuzwängen, ohne ihre natürliche Form einzubüßen. Man schließt daraus, daß ihre Oberfläche sehr klebrig und ihre Substanz weich und elastisch ist. Die Trennung der roten Blutkörperchen vom Plasma bzw. dem Serum geschieht am einfachsten durch Zentrifugieren (Ehrlich), bei welchem Verfahren die Flüssigkeit fortgeschleudert wird und die trockne Substanz zurückbleibt.

Der Bau der roten Blutkörperchen kann durch physikalische und chemische Mittel verändert oder selbst zerstört werden. Zu jenen zählen wiederholtes Gefrieren und Wiederauftauenlassen des Blutes, die Entladungsschläge einer Elektrisiermaschine, sowie Induktions- und konstante Ströme (Rollett, Neumann). Zu diesen zählen Chloroform, Äther, die Alkalisalze der Gallensäuren (v. Dusch), sowie Wasser, bei dessen Zusatz die Blutkörperchen quellen und eine kuglige Gestalt annehmen. Endlich tritt der gefärbte Inhalt in die umgebende Flüssigkeit aus, in der er sich auflöst, während das Gerüst des Körperchens, das Stroma, unsichtbar wird, aber durch Jodtinktur oder ganz verdünnte Chromsäure sichtbar gemacht werden kann.

Unverändert erhalten sich dagegen die roten Blutkörperchen in isotonischen Lösungen neutraler Alkalisalze, d. h. solchen Lösungen, deren Spannung gleich ist der im Inneren des Körperchens herrschenden Spannung. Von diesen Salzen sei das Kochsalz hervorgehoben, dessen isotonische Lösung für Froschblut bei 0·6 %, für das Blut des Menschen bei 0·9 % liegt.

Dieselbe Lösung der roten Blutkörperchen erfolgt auch innerhalb der Blutgefäße, wenn man in dieselben genügende Mengen jener Substanzen einführt: immer erscheint danach blutiger Harn, der aber frei von roten Blutkörperchen ist.

Zahl, Volum und Oberfläche der roten Blutkörperchen. Nach den Zählungen von K. Vierordt[1], H. Welcker[2] und Malassez[3] sind in einem Kubikmillimeter menschlichen Blutes bei Männern etwa 5 Millionen, bei Frauen etwa 4·5 Millionen Blutkörperchen enthalten. Ihre Zahl nimmt nach der Mahlzeit, nach wiederholten Aderlässen und nach längerem Hunger ab; ebenso bei Frauen während der Schwangerschaft sowie in gewissen Krankheiten, der Chlorose und der Leukämie.

Die Zahl der roten Blutkörperchen beim Fötus, namentlich in den früheren Stadien der Entwickelung ist sehr gering und nimmt im Laufe der Entwicke-

[1] Vierordt, Archiv f. physiologische Heilkunde Bd. XI. 1852.

[2] H. Welcker, Henle und Pfeufers Zeitschrift Bd. XX. 1863.

[3] Malassez, Archiv v. Brown-Séquard usw. 1874.

lung ganz allmählich zu. Im allgemeinen erreicht das Blut des Ungeborenen niemals die Zahl der Blutkörperchen des mütterlichen Blutes. Dagegen weisen die Neugeborenen so viel Blutkörperchen auf, wie die Mutter (Cohnstein u. Zuntz).

Der Rauminhalt eines roten Blutkörperchens beträgt nach Welckers annähernder Bestimmung 0·000000072 cmm; seine Oberfläche 0·00012 qmm. Die in 1 Kubikmillimeter Blut enthaltenen Blutkörperchen besitzen demnach eine Gesamtoberfläche von 640 qmm und für die Blutkörperchen des gesamten Körperblutes des Menschen (dessen Menge zu ca. 5 Liter angesetzt) berechnet sich eine Oberfläche von 3200 qm. Werden in einer Sekunde 176 ccm Blut in die Lunge eingetrieben, so beträgt die Gesamtoberfläche der pro Sekunde in die Lunge eintretenden Blutkörperchen 81 qm. Diese große Oberfläche der roten Blutkörperchen steht in nächster Beziehung zur Atmung.

Die Zählung der Blutkörperchen wird so ausgeführt, daß man ein kleines, genau bestimmtes Blutvolumen mit einer ebenfalls genau gemessenen Menge einer die Körperchen nicht zerstörenden Flüssigkeit (s. S. 36) verdünnt. Davon wird eine kleine Menge in ein kalibriertes Kapillarröhrchen aufgenommen, danach auf einen Objektträger ausgebreitet; alsdann werden die Blutkörperchen unter dem Mikroskop gezählt (Vierordt, Welcker, Malassez).

Chemische Bestandteile der roten Blutkörperchen. Der Farbstoff der roten Blutkörperchen, das Hämoglobin, das in dem Gerüste des Körperchens, dem Stroma, eingebettet liegt, liefert als nächste Spaltungsprodukte Eiweiß (96 %) und den eisenhaltigen Farbstoff Hämochromogen. Charakteristische Eigenschaften des Hämoglobins sind: 1) die Fähigkeit, Sauerstoff chemisch zu binden; 2) das spektroskopische Verhalten; 3) die Kristallisierbarkeit (Funke).[1] Die entstehenden rhombischen Kristalle heißen „Blutkristalle“.

Hämoglobin nimmt leicht Sauerstoff auf, gibt diesen aber ebenso leicht an andere oxydierbare Stoffe wieder ab. Mit dem Sauerstoff der eingeatmeten Luft in der Lunge gesättigtes Hämoglobin geht in die lockere chemische Verbindung Oxyhämoglobin über. Mit dem Blute den einzelnen Organen des Körpers zugeführt, gibt Oxyhämoglobin seinen Sauerstoff an die Gewebe ab und verwandelt sich wieder in dunkelrotes reduziertes Hämoglobin. Auch außerhalb des Körpers erhält man Oxyhämoglobin sehr leicht durch Schütteln einer Hämoglobinlösung mit Luft; beim Schütteln des Blutes mit feiner Eisenfeile verliert es seinen Sauerstoff. Ebenso

[1] Funke, Zeitschr. f. rat. Medizin 1851.

wird der Sauerstoff an den luftleeren Raum abgegeben, wie auch an sauerstofffreie Gasgemenge, wenn z. B. Blut mit Stickstoff oder Wasserstoffgas geschüttelt wird. Endlich wird der Sauerstoff auch von Blutbestandteilen selbst aufgezehrt (O-Zehrung des Blutes), denn Blut, das unter Luftabschluß längere Zeit steht, verliert den-

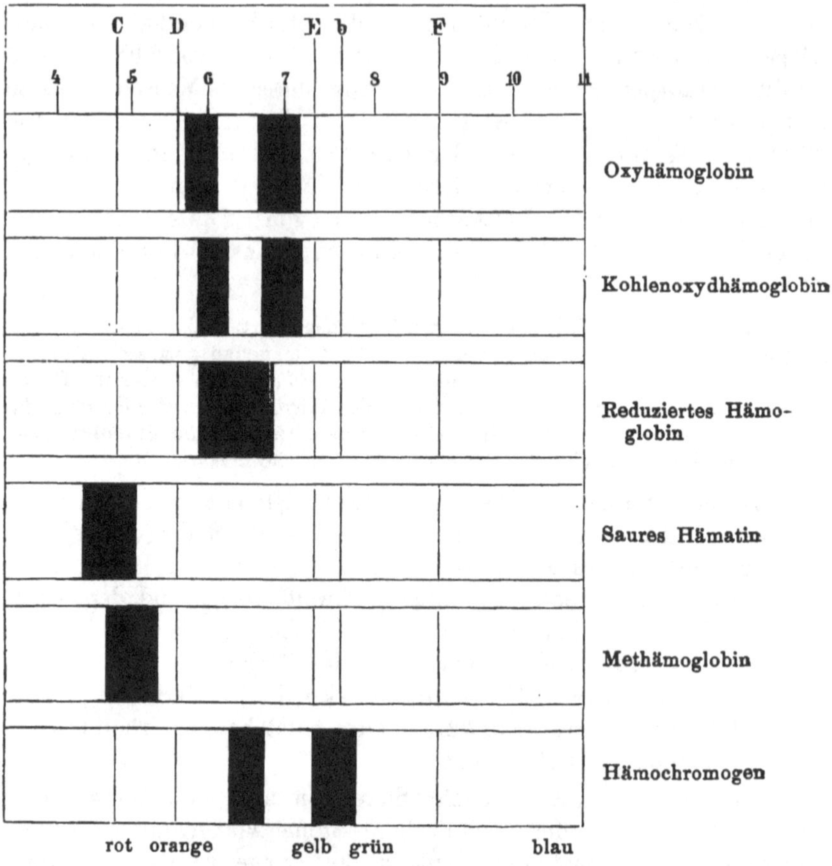


Fig. 2. Absorptionsspektra der Blutfarbstoffe.

selben vollständig an leicht reduzierende Substanzen, die teils im lebenden Blute vorhanden sind, zum Teil aber sich beim Stehen des Blutes bilden.

Die Menge des Hämoglobins im Menschenblute beträgt 13·8% beim Manne und 12·6% beim Weibe. Ein Gramm Hämoglobin nimmt bei 0° und 760 mm Hg-Druck 1·59 ccm O auf (Hüfner). Entsprechend der obigen Angabe über die Blutkörperchenzahl des fötalen und mütterlichen Blutes ist jenes im allgemeinen ärmer an Hämoglobin, als dieses. Trotzdem enthält das einzelne Blutkörperchen beim Fötus ¼ mehr Hämoglobin, als bei der Mutter (Cohnstein u. Zuntz).

Festere Verbindungen mit dem Hämoglobin, als die des Oxyhämoglobin es ist, gehen Kohlenoxyd (L. Meyer) und Stickoxyd (L. Hermann) ein. Diese Gase können sich der Reihe nach Volum für Volum ersetzen und bilden dem Oxyhämoglobin isomorphe Kristalle (s. unten).

Eine Lösung von Oxyhämoglobin zeigt bei der Untersuchung im Spektroskop zwei Absorptionsstreifen zwischen den Fraunhoferschen Linien D und E (Hoppe-Seyler); setzt man Schwefelammonium oder andere Reduktionsmittel einer Oxyhämoglobinlösung zu, so erhält man einen, dem Hämoglobin eigentümlichen breiten Absorptionsstreifen, der ebenfalls zwischen D und E liegt: Stokes Absorptionsband. Durch Schütteln der reduzierten Lösung mit Luft oder Sauerstoff entstehen wieder die beiden Absorptionsstreifen des Oxyhämoglobins. Bei Einleiten von Kohlenoxyd, wodurch der Sauerstoff aus dem Blute verdrängt und das Oxyhämoglobin zu Kohlenoxydhämoglobin wird, erhält man zwei ähnliche Absorptionsstreifen, die einander näher liegen als beim Oxyhämoglobin, indem sich der Streifen von D deutlich gegen E nähert (s. Fig. 2), und durch Reduktionsmittel nicht verschwinden.

Die größere Festigkeit der Kohlenoxydhämoglobinverbindung gegenüber dem Oxyhämoglobin ist in forensischen Fällen von Wichtigkeit. Während man nämlich das Blut gewöhnlicher Leichen sauerstofffrei findet, weil nach dem Tode der Sauerstoff in der obenerwähnten Weise verbraucht worden ist, erscheint dagegen im Blute mit Kohlenoxyd Vergifteter das Hämoglobin in Verbindung mit Kohlenoxyd — Differenzen, die einerseits die spektroskopische Untersuchung unterscheiden lehrt, anderseits die Tatsache, daß Kohlenoxydhämoglobin durch reduzierende Agentien nicht reduziert werden kann (Hoppe-Seyler).

Obgleich das CO-Hämoglobin eine festere Verbindung als Oxyhämoglobin ist, gelingt es trotzdem durch anhaltendes Hindurchleiten von Sauerstoff bzw. Luft, das Kohlenoxydhämoglobin wieder in Oxyhämoglobin überzuführen (Eulenberg, Donders), wenn noch ansehnliche Mengen von Oxyhämoglobin im Blute enthalten sind.

Die Kristallisierbarkeit des Hämoglobins ist den Blutarten aller Gefäßprovinzen, sowie aller Tiere, aber in verschieden hohem Maße eigen. Hämoglobin kristallisiert schwerer als Oxyhämoglobin. Das Hämoglobin des Meerschweinchenblutes kristallisiert am leichtesten, am schwersten das des Schweineblutes.

Die Kristalle des Hämoglobins sind prismatisch oder tafelförmig und gehören dem rhombischen System an; eine Ausnahme davon macht das Eichhörnchenblut, dessen Hämoglobin in hexagonalen Tafeln kristallisiert (s. Fig. 3). Die Kristalle, welche nur bei Temperaturen unter 0° haltbar sind, erscheinen hell zinnoberot oder ziegelfarben und lösen sich leicht in Wasser und Alkalien, ohne in letzterer Lösung ihre Kristallisationsfähigkeit einzubüßen; aus der wäßrigen Lösung werden sie durch Hitze gefällt.

Was den Eisengehalt des Hämoglobins betrifft, so enthalten 100 Teile Hundehämoglobin nach HOPPE-SEYLER 50·85 C, 7·32 H, 16·11 N, 21·84 O, 0·38 S, **0·43 Fe**; im Hämoglobin von Schwein und Rind sind Eisen und Schwefel so verteilt, daß auf 1 Atom Fe 2 Atome S kommen. Auf 1 Molekül Hämoglobin kommt im Oxyhämoglobin 1 Molekül Sauerstoff.

Das im Hämoglobin enthaltene Eisen erscheint bei der Verbrennung des Hämoglobins oder des Gesamtblutes in der Asche als reines Eisenoxyd. Unter der Voraussetzung, daß alles Eisenoxyd der Blutasche aus dem Hämoglobin stammt, läßt sich durch Bestimmung des Eisens der Blutasche der Gehalt des Blutes an Hämoglobin quantitativ bestimmen. Bezeichnet $m$ das Eisen in der Asche von 100 Teilen Blut, so ist, unter Benutzung der Eisenprozente des Hundehämoglobins, der Prozentgehalt des Butes an Hämoglobin:

$$x = \frac{100 \cdot m}{0 \cdot 43}.$$

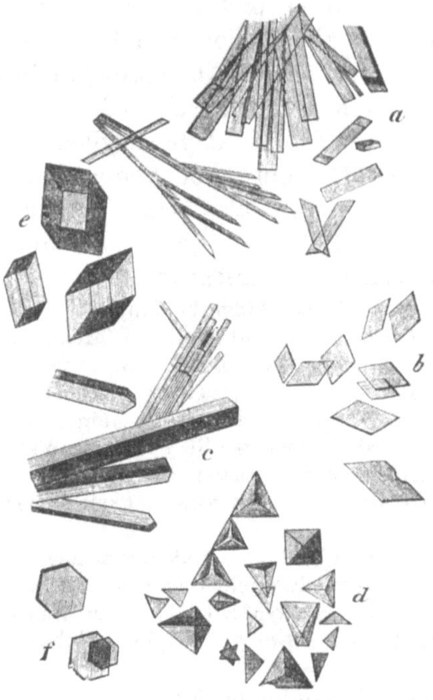


Fig. 3. Hämoglobinkristalle (nach RANVIER). *a* und *b* Mensch, *c* Katze, *d* Meerschweinchen, *e* Hamster, *f* Eichhorn.

Zersetzungsprodukte des Hämoglobins und Oxyhämoglobins. Die Zersetzung des Hämoglobins tritt schon spontan ein, wenn man es in einer wohlverschlossenen Flasche bei einer Temperatur über 0° stehen läßt, aber um so langsamer, je niedriger die Temperatur ist; ferner beim Erhitzen, beim Zusatz von Säuren oder Basen. Das Hämoglobin zerfällt in Eiweiß und Hämochromogen, das im Spektrum zwei Absorptionsstreifen zwischen $D$ und $b$ zeigt. Das Eiweiß ist ein Globulin nahestehender Körper: Globin. Hämatin, das Spaltungsprodukt des Oxyhämoglobins, kommt ebensowenig wie das Hämochromogen für sich im Körper vor, ist ein amorphes, schwarzbraunes oder blauschwarzes Pulver; es ist unlöslich in Wasser, Alkohol und Äther, leicht löslich in Alkalien, Säuren und angesäuertem Äther. Das Hämatin in saurer Lösung zeigt im Spektroskope einen Absorptionsstreifen in C. Das gut kristallisierende salzsaure Hämatin wird Hämin genannt; seine Darstellung bildet ein sicheres Mittel zum Nachweis von Blut überhaupt (TEICHMANNsche Blutprobe). — Läßt man Blut in dünnen Schichten an der Luft stehen oder behandelt man dasselbe mit oxydierenden Agentien (z. B. Kaliumpermanganat), so bildet sich ein rotbrauner Farbstoff, der Methämoglobin genannt wird (HOPPE-SEYLER). Derselbe ist kristallinisch, enthält dieselbe Menge Sauerstoff wie das Oxyhämoglobin, aber fester gebunden, so daß er weder durch das Vakuum, noch durch CO austreibbar ist, und hat ein Spektrum gleich dem des sauren Hämatins. Durch Fäulnis oder reduzierende Stoffe wird eine Methämoglobinlösung zu Hämoglobin reduziert (Hüfner u. Otto). Solange das Oxyhämoglobin sich in den unversehrten Blutkörperchen befindet, tritt die Bildung von Methämoglobin nicht ein (v. Mering). — Bleibt Blut, das aus den Gefäßen in die umliegenden Gewebe ausgetreten ist, dort längere Zeit liegen, so bildet sich in dem Blutextravasat ein in orangefarbigen Tafeln kristallisierender Farbstoff: Hämatoidin (Virchow), der mit Bilirubin, dem Farbstoff der Galle, identisch sein soll.

Außer Hämoglobin enthalten die roten Blutkörperchen noch Globulin, Lecithin und Spuren von Cholestearin; von unorganischen Verbindungen enthalten sie vorwiegend Kalisalze und Phosphate, im Gegensatz zum Plasma, wo die Natronverbindungen vorherrschen; endlich Wasser.

Die weißen Blutkörperchen. Die zweite Art von Blutkörperchen, die farblosen oder weißen Blutkörperchen, auch Leukocyten genannt, sind 1770 von Hewson entdeckt worden; dieselben sind mattgrau mit fein granulierter Membran, von kugeliger Gestalt und im Blute der Säugetiere stets wesentlich größer, als die roten; von den länglichrunden Formen der roten Blutkörperchen der übrigen Wirbeltiere unterscheiden sie sich allein schon durch ihre kugelige Gestalt. Sie besitzen überall einen deutlichen, unregelmäßig zerschlitzten polymorphen Kern; andere ein stark granuliertes Protoplasma mit mehreren Kernen (polymorphkernige und polynukleäre Leukocyten). Ihre Oberfläche scheint eine gewisse Klebrigkeit zu besitzen; denn man sieht dieselben, wo sie in größerer Zahl vorkommen, zu runden Haufen ziemlich fest verklebt. Ein so ausgesprochenes Senkungsvermögen wie die roten Blutkörperchen besitzen sie nicht, denn beim Stehen des Blutes bleiben sie zunächst oben im Serum und senken sich erst nach längerer Zeit. Die farblosen Blutkörper finden sich überall im Blut der Wirbeltiere neben den roten; ihr Verhältnis zu den letzteren beträgt nach den Zählungen von Welcker, Moleschott, Marfels u. a. 1 : 350—500.

Die Zahl der weißen Blutkörperchen schwankt in verschiedenen Zuständen außerordentlich: im Alter nimmt ihre Zahl ab; bei Frauen ist sie kleiner als bei Männern, nur während der Schwangerschaft und Menstruation nimmt sie zu. Im nüchternen Zustande ist sie am kleinsten, am größten nach einer eiweißreichen Mahlzeit. Unter pathologischen Verhältnissen, bei der von Virchow zuerst beobachteten und Leukämie genannten Krankheit steigt ihre Zahl so, daß sich ihr Verhältnis zu den roten auf 1 : 21—7 stellt.

Eine besonders wichtige und interessante Eigenschaft der weißen Blutkörperchen ist ihre Fähigkeit, ihre Gestalt zu verändern und Bewegungen auszuführen: Erwärmt man einen Tropfen eben entleerten Säugetierblutes auf dem heizbaren Objekttisch bis zu ca. 38° C., so fängt das weiße Blutkörperchen an, Fortsätze, wie kleine Füßchen, auszustrecken und mittels derselben Lokomotionen auszuführen. Diese Bewegungen werden wegen ihrer Ähnlichkeit mit den Bewegungen der einzelligen Amöben „amöboide" genannt; ganz wie diese Amöben können sie mit ihren Fortsätzen Fett- und Pigmentkörnchen erfassen und ihrem Protoplasma einverleiben: man sieht sie dann mit Fett- oder Farbstoff beladen umherschwimmen (Phagocyten).

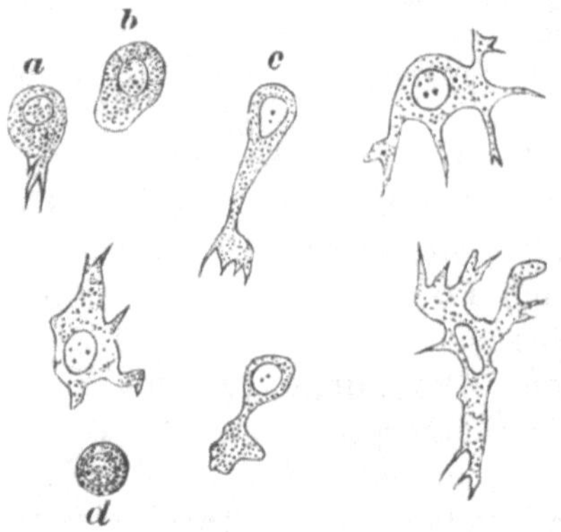

Fig. 4. Formen eines weißen Blutkörperchens während seiner amöboiden Bewegungen (nach KRAUSE). Vergr. $^{1000}/_{800}$.

*a* Beginn der Bewegung, Ausstreckung eines Buckels. *b* Aussendung hyaliner Fortsätze. *c* Der Kern hat eine birnförmige Gestalt angenommen. *d* Das Körperchen tot.

Vermöge dieser amöboiden Bewegungen können die weißen Blutkörperchen, wie WALLER und COHNHEIM[1] entdeckt haben, die Blutgefäße verlassen, indem sie die anscheinend unverletzte Gefäßwandung namentlich der Kapillaren durchdringen und den kreisenden Blutstrom verlassen, um Wanderungen (Diapedesis) in dem umliegenden Gewebe auszuführen (Wander- oder Eiterzellen), ein Vorgang, der, besonders im ersten Stadium der Entzündung beobachtet, von großer Bedeutung für diesen Prozeß ist.

Neben den Leukocyten findet man im Blute in geringer Zahl weiße Blutkörperchen, die so groß oder nur wenig größer als die roten Blutkörperchen sind und nur einen Kern besitzen, der die Zelle fast ganz ausfüllt. Sie werden Lymphocyten genannt und machen großenteils keine amöboiden Bewegungen.

Die weißen Blutkörperchen der verschiedensten Art zeichnen sich durch eine große Affinität zu Anilinfarben aus (Eosin, Methylenblau u. a.), durch welche ihre Bestandteile mehr oder weniger lebhaft gefärbt werden.

Die Blutplättchen. Ein in neuerer Zeit aufgefundenes Formelement des Blutes sind die Blutplättchen (BIZZOZERO): blasse, farblose, klebrige Scheibchen von runder Form und geringerer Größe als die roten Blutkörperchen. Sie bestehen aus einer Verbindung von Eiweiß und Nukleïn, sollen Derivate des Zellkerns sein und in bestimmter Beziehung zur Blutgerinnung stehen (KOSSEL u. LILIENFELD).

Das Blut der Wirbellosen, wie das des niedersten Wierbeltieres, des Amphioxus, enthält keine roten, sondern nur denen der Wirbeltiere identische weiße Blutkörperchen.

[1] COHNHEIM, Über Entzündung und Eiterung. VIRCHOWS Archiv Bd. 40. 1867.

## Das Blutplasma.

Unter Blutplasma, Liquor sanguinis, versteht man das Blut minus Blutkörperchen. Man erhält reines Blutplasma von Tieren, deren Blut sehr langsam gerinnt (Pferd), namentlich wenn man die Gerinnung durch Temperaturerniedrigung noch mehr verlangsamt oder durch einfache Zentrifugierung. Das Blutplasma stellt eine klare, durchsichtige, fast wasserhelle Flüssigkeit (die roten Blutkörperchen liegen auf dem Boden) von schwach alkalischer Reaktion dar, die sich bei der Gerinnung stärker zusammenziehen kann als der Blutkuchen, und welche die Speckhaut (Crusta phlogistica) als oberste Schicht des Gerinnsels bildet; in ihr sind neben dem geronnenen Körper nur weiße Blutkörperchen vorhanden. Diese seine Gerinnungsfähigkeit ist die auffallendste Eigenschaft des Plasma.

Die Gerinnung des Blutes. Die Gerinnung des Blutes ist eine Erscheinung, deren Ursache wesentlich im Blutplasma zu suchen ist. Dies lehrt schon ein Versuch von Joh. Müller, in welchem das Filtrat eines durch Zuckerlösung verdünnten Froschblutes gerinnt, dessen Blutkörperchen auf dem Filter zurückgeblieben waren. Die Gerinnung beruht auf der Ausscheidung eines unlöslichen Eiweißkörpers, des Blutfaserstoffes oder Fibrins, aus dem Plasma.

Es gibt eine Reihe von Einflüssen, welche die Gerinnung befördern: 1) der Kontakt mit fremden Körpern und der Luft, sowie die Bewegung, daher tritt sie früher ein beim Schütteln und Quirlen oder Schlagen des Blutes (durch Schlagen des Blutes verschafft man sich fibrinfreies, sogenanntes „defibriniertes" Blut; das Fibrin, das in Fäden gerinnt, bleibt an den schlagenden Stäben haften); 2) höhere Temperaturen (37—38° C.) (Hewson); 3) der Zusatz von Lymphdrüsenleukozyten oder der eines kochsalzhaltigen Wasserextraktes aus Lymphdrüsen, Hoden oder Thymus (Wooldridge). Der wirksame Bestandteil dieses Wasserextraktes ist das oben (S. 23) erwähnte Nukleohiston. — Verzögert wird die Blutgerinnung: 1) durch Zusatz von Alkalien, ebenso durch Zusatz konzentrierter neutraler Alkalisalze, wie kohlensaurer, phosphorsaurer, schwefelsaurer Alkalien und Erden usw.; 2) durch Zusatz von Peptonen (Schmidt-Mülheim); 3) durch Zusatz von Fettseifen (J. Munk); 4) durch Auffangen in Öl; 5) richtet man bei Hunden die Blutzirkulation so ein, daß das Blut nicht durch Leber und Därme, sondern nur durch Kopf und Brusteingeweide fließt, so büßt es die Gerinnungsfähigkeit ein (Pawlow, Bohr); 6) durch niedrige Temperaturen (Davy). 7) Fängt man das Blut durch eingefettete Kanülen in Gefäßen auf, die mit Vaselin ausgegossen sind, so daß alle Adhäsion an den Gefäßwänden vermieden wird, so gerinnt das Blut nicht (Freund). 8) Entzieht man dem Blute die Kalksalze durch Zusatz von Natriumoxalat, so verliert es seine Gerinnbarkeit vollständig, um sie auf Zusatz von Chlorcalciumlösung wieder zu erlangen (Arthus u. Pagès).

Das Fibrin ist unlöslich: in Wasser, Alkohol und Äther; löslich: in Alkalien unter Bildung von Alkalialbuminat; ferner in Lösungen von Neutralsalzen, wie 6—8 % salpetersaures und schwefelsaures Natron; in verdünnten Säuren, besonders bei 60 ° C., zu Syntonin oder Acidalbumin. Ein charakteristischer Unterschied des Faserstoffes gegenüber den anderen Eiweißkörpern ist gegeben durch die Form seiner Gerinnung in Fäden. Die Menge des Fibrins ist angesichts der Tatsache, daß es das ganze Blut fest macht, sehr gering, es beträgt nur 0·1—0·3 %.

Das farblose Blut der Wirbellosen hat ebenfalls die Fähigkeit zu gerinnen, der Blutkuchen ist aber bei weitem weniger fest und preßt aus sich kein Serum aus; z. B. gerinnt das Blut bei den Krustaceen noch ganz gut, aber in den niederen Klassen, wo das Blut sehr wässerig wird, ist die Gerinnungsfähigkeit außerordentlich gering und hört endlich ganz auf.

Nach der Entdeckung von Al. Schmidt[1] ist der Faserstoff im Blute nicht präformiert, bildet sich vielmehr aus einem in Lösung befindlichen Eiweißkörper, dem Fibrinogen, einer Globulinsubstanz, welche aus dem Plasma durch Zusatz des mehrfachen Volumens konzentrierter Magnesiumsulfatlösung ausfällbar, dagegen löslich ist in 5—10 % Kochsalzlösung, sowie in sehr verdünnten Ätz- und kohlensauren Alkalien. Solche Fibrinogenlösungen halten sich bei Zimmertemperatur bis zur Fäulnis, ohne zu gerinnen. Setzt man denselben aber einen Tropfen defibrinierten Blutes oder Blutserum hinzu oder ein mit Wasser ausgewaschenes und von Blutfarbstoff freies Blutgerinnsel, so tritt sehr bald eine Gerinnung ein. Es handelt sich hierbei um einen Fermentprozeß, welcher durch das Fibrinferment oder das Thrombin eingeleitet wird, welches aus den farblosen Blutkörperchen stammt, die bei dem Gerinnungsprozesse selbst zerfallen. Hierbei ist aber noch die Anwesenheit von Kalksalzen notwendig, denn das Blut gerinnt nicht mehr, wenn man aus demselben die Kalksalze entfernt hat.

Da die Menge Fibrin, welche bei der Gerinnung entsteht, stets kleiner ist als die Menge Fibrinogen, aus der sich jenes bildet, so ist auch möglich, daß die Fibringerinnung ein Spaltungsvorgang ist (Dénis), bei dem das lösliche Fibrinogen seiner Hauptmenge nach in das unlösliche Fibrin und zum kleineren Teile in eine in Lösung bleibende Proteïnsubstanz gespalten wird.

Die Frage, weshalb das Blut in den Blutgefäßen selbst nicht gerinne, ist von E. Brücke[2] dahin beantwortet worden, daß der lebenden Gefäßwand gewisse gerinnungswidrige Eigenschaften zukommen, wie folgende zwei Versuche lehren. Läßt man ein mit Blut gefülltes Schildkrötenherz, dessen Ausführungskanäle unterbunden sind, weiter arbeiten, so ist das Blut in demselben noch

---

[1] Al. Schmidt, Archiv f. Anat., Physiol. u. wissensch. Medizin. 1861 u. 1862.
[2] E. Brücke, Vorlesungen über Physiologie Bd. I. S. 83.

nach 7—8 Tagen flüssig, während das aus einem zweiten Herzen entleerte, unter Quecksilber aufgefangene Blut sehr bald gerinnt. Wird ferner ein Stück eines Blutgefäßes durch ein Glasrohr ersetzt, so gerinnt das Blut sehr schnell. Man folgert daraus, daß der lebenden Gefäßwand ein gerinnungshemmender Einfluß zukommt. Nach dem oben erwähnten Versuche, wonach Blut in eingefetteten Gefäßen nicht gerinnt (Freund), muß man schließen, daß der Eintritt einer Adhäsion zwischen dem Blute und dessen Formelementen einerseits und einer Fremdsubstanz andererseits den Anstoß zur Gerinnung gibt.

Unter besonderen Umständen kommt es auch im Blutgefäße selbst zur Gerinnung, und zwar 1) wenn die innere Oberfläche durch pathologische Veränderungen rauh und uneben oder durch Verletzung in ihrer Kontinuität unterbrochen worden ist; 2) bei eintretendem Stillstand des Blutes nach Unterbindung des Gefäßes (Thrombusbildung), wo die zentralen Teile des Blutstromes dem Einfluß der Gefäßwand entzogen sind; und 3) nach Injektion von aufgelöstem Blut in das Gefäßsystem (Naunyn), wobei wahrscheinlich die Fibringeneratoren in fertiger Form injiziert werden.

Die Gerinnung des Blutes hat für den Körper insofern eine praktische Bedeutung, als durch dieselbe Blutungen aus nicht zu großen Gefäßen spontan gestillt werden, indem das geronnene Blut, wie ein Pfropf, das verletzte Gefäß verschließt.

Das Blutserum. Das Blutserum ist Blut ohne Blutkörperchen und ohne Fibrin, wie man es als diejenige Flüssigkeit erhält, welche Blut oder noch besser reines Plasma bei ihrer Gerinnung aus sich auspressen. Es ist eine klare, weißlich-gelbe Flüssigkeit von alkalischer Reaktion und einem spezifischen Gewicht von ca. 1028, in der organische und unorganische Substanzen in Lösung enthalten sind. Von den organischen finden sich darin 8—10 % Eiweißkörper, und zwar 1) Serumeiweiß, das den Hauptbestandteil der Eiweiße des Serums ausmacht; es gerinnt bei 70—75° C. und wird durch die Alkalien des Blutes in Lösung erhalten; 2) Reste von Serumglobulin, das durch Verdünnung und Behandlung mit Kohlensäure gewonnen wird; 3) Natronalbuminat, das man nach Entfernung des Serumglobulins durch Neutralisation mit verdünnter Essigsäure erhält. Ferner finden sich im Serum: 4) Fette, und zwar neutral in feinsten Tröpfchen oder durch die Alkalien des Blutes verseift; daneben 5) Lecithin und Fettsäurecholestearinester durch die Seifen in Lösung erhalten; indes ist ihre Menge sehr gering; endlich 6) Kreatin, Harnstoff, Harnsäure, Karbamin- und Milchsäure; die Säuren sind alle an Alkali gebunden. Auch etwas Traubenzucker (Glykose) ist normal (0·1—0·15 %), und zwar etwa gleichviel im arteriellen wie im venösen Blute (v. Mering). Von den unorganischen Bestandteilen enthält das Serum vorzüglich Chlorverbindungen und Natronsalze; den Hauptteil bildet Kochsalz, daneben sind vorhanden phosphorsaures Natron, kohlensaures Natron und phosphorsaure Erden.

Hierbei ist aufmerksam gemacht worden (Maly), daß die im Blute vorhandenen kohlensauren und phosphorsauren Salze, welche die alkalische Reaktion des Blutes bedingen, obgleich sie Lackmus bläuen, theoretisch doch als saure Salze aufzufassen sind. Dieselben, namentlich das Natriumdiphosphat und das Natriumbikarbonat, $PO\begin{matrix}OH\\ONa\\ONa\end{matrix}$, $CO\begin{matrix}OH\\ONa\end{matrix}$, enthalten nämlich je ein Hydroxyl, durch welches sie Basen zu binden vermögen. Andererseits enthält das Blut auch saure Salze, denn das Natriumdiphosphat wird in verdünnter Lösung durch $CO_2$ zu saurem Monophosphat ($NaH_2PO_4$), das neben dem alkalisch reagierenden Natrium bicarbonicum bestehen kann.

Das Blutserum besitzt gewisse Substanzen von eiweißartiger Natur, welche Bakterien und fremde Zellen zu zerstören befähigt sind (bakterizide und globulizide Wirkung). Diese Funktion des Serums ist bei den verschiedenen Tierarten verschieden ausgebildet. Jedenfalls besitzt das Individuum hierin eine Schutz- und Abwehrvorrichtung gegen eindringende Infektionsträger. Man nennt diese Substanzen Alexine (von *αλέξειν*, abwehren).

Ähnliche Substanzen entstehen nach gewissen Infektionskrankheiten im Blutserum, welche das Individuum für die gleiche Krankheit unempfänglich, immun, machen. Diese Immunität erhält auch ein niemals erkranktes Individuum, wenn man ihm jenes immune Blutserum in genügender Menge injiziert (Behring u. Kitasato).

## Unterscheidung von Tier- und Menschenblut.

Um Tier- und Menschenblut voneinander zu unterscheiden, was bisher nicht möglich war, dient folgende biologische Methode. Man injiziert einem Kaninchen mehrere Tage nacheinander einige Kubikzentimeter Menschenblut intraperitoneal, wonach das Blutserum des Kaninchens nur mit Menschenblutlösung einen Niederschlag hervorruft, während sämtliche von anderen Tieren stammende Blutlösungen beim Zusatz dieses Serums klar bleiben (A. Wassermann, Uhlenhuth).

Streng genommen lehrt diese Methode nur die Unterscheidung von Tier- und Mensch eneiweiß. Zur Vervollständigung der Bluterkennung gehört noch der Nachweis des roten Blutfarbstoffes, der in den meisten Fällen leicht zu führen ist.

## Die Farbe des Blutes.

Seine rote Farbe verdankt das Blut nur dem in den roten Blutkörperchen eingeschlossenen roten Farbstoff; im übrigen aber erscheint es undurchsichtig, weil alles Licht von den konkaven Flächen der Blutkörperchen reflektiert wird. Das Blut besitzt also den Charakter einer „Deckfarbe“, d. h. es läßt selbst in dünner

Schicht die Fläche, die es bedeckt, nicht durchscheinen. Sobald aber die Blutkörperchen aufgelöst sind und der Farbstoff aus ihnen ausgetreten ist, wird das Blut in dünnen Schichten durchsichtig, aber im auffallenden Lichte dunkler, weil ein großer Teil des Lichtes durch die Lösung hindurchgeht: es erscheint dann „transparent“ oder „lackfarben“ (ROLLETT).

Im linken Herzen und den Arterien ist das Blut hellrot, im rechten Herzen und den Venen dunkelrot. Dieser Farbenunterschied beruht auf dem verschiedenen Gasgehalt des Blutes: das arterielle Blut enthält nämlich vorwiegend Sauerstoff, das venöse Blut Kohlensäure; denn wenn man außerhalb des Körpers Blut mit Sauerstoff oder Kohlensäure imprägniert, so wird das erstere hellrot, das letztere dunkelrot. Die dunklere Farbe des venösen Blutes rührt indes nicht von der Anwesenheit der Kohlensäure, sondern von der Abwesenheit des Sauerstoffes her, denn die Entfernung des Sauerstoffes aus dem Blute genügt, um die dunkle Farbe hervorzurufen. Das sauerstofffreie Blut ist noch von einer anderweitigen Farbenveränderung begleitet, es wird nämlich dichroitisch und erscheint dadurch in dicker Schicht dunkelrot, in dünner grünlich. Kohlenoxydblut ist ziegelrot, während schwefelwasserstoffhaltiges Blut fast schwarz erscheint.

Die verschiedene Farbe des Blutes bei den Wirbellosen haftet nicht an den morphologischen Elementen, sondern kommt allein dem Serum zu und ist häufig ganz zufällig, da sie von der Farbe der Nahrung dieser Tiere abhängt, so daß man die Farbe des Blutes willkürlich mit der Fütterung ändern kann.

## Die Blutmenge.

Die Menge des im Körper enthaltenen Blutes wird nach der Methode von H. WELCKER[1], die auf der Färbekraft des Blutes beruht, bestimmt. Man entzieht dem Tiere einige Kubikzentimeter Blut $= b$, verdünnt dieses mit einem gemessenen Volumen Wasser $w$ und erhält so eine Probeflüssigkeit von bestimmter Färbung. Hierauf wird das Tier getötet, das aus den Blutgefäßen ausfließende Blut gesammelt, der Rest durch Ausspritzen der Gefäße mit physiologischer Kochsalzlösung und Auspressen des zerhackten Gewebes gewonnen. Diese Quantitäten $y$ werden ebenfalls mit gemessenen Wasservolumen $w^1$ so lange verdünnt, bis eine gleiche Menge in gleich dicker Schicht in durchfallendem Lichte dieselbe Farbe zeigt, wie die Probeflüssigkeit. Nun ist $y = \frac{b}{w} \cdot w^1$ und die gesamte Blutmenge des Tieres $x = b + \frac{b}{w} \cdot w^1$.

[1] H. WELCKER, Prager Vierteljahrschrift 1854. Bd. IV. S. 63.

Auf diese Weise findet WELCKER die Blutmenge des Menschen $= {}^1/_{13}$ des Körpergewichtes, die eines neugeborenen Kindes $= {}^1/_{19}$, die der Hunde $= {}^1/_{13}$, der Kaninchen $= {}^1/_{18}$, der Vögel $= {}^1/_{11}-{}^1/_{13}$ des Körpergewichtes, also das Verhältnis etwas größer als bei den Säugetieren, dagegen kleiner als bei den Amphibien $= {}^1/_{17}$; auffallend klein ist es bei den Fischen, wo es nur ${}^1/_{63}$ beträgt.

Quantitative Bestimmung des Hämoglobins. Wie die Blutmenge, so wird auch das Hämoglobin quantitativ auf kolorimetrischem Wege bestimmt. Man stellt eine Oxyhämoglobinlösung von bestimmter Konzentration $n$ als Normallösung dar und untersucht, wieviel Wasser $w$ einer bekannten Blutmenge $b$ zugesetzt werden muß, bis in gleicher Schicht Farbengleicheit mit der Normallösung eintritt. Es muß sich verhalten die gesuchte Hämoglobinlösung

$$x : n = b + w : b, \quad \text{also}$$

$$x = \frac{n\,(b + w)}{b}.$$

(Hämatinometer von HOPPE-SEYLER und Hämometer von FLEISCHL.) Am vollkommensten ist die spektrophotometrische Methode, bei welcher die Bestimmung durch einen besonderen Apparat, das Spektrophotometer, geschieht (VIERORDT, HÜFNER, D'ARSONVAL). Die Bestimmung durch den Eisengehalt des Hämoglobins s. S. 40.

## Die Blutgase.

Das Gesamtblut enthält: 1) Sauerstoff, und zwar locker chemisch gebunden durch das Hämoglobin der roten Blutkörperchen als Oxyhämoglobin; 2) Kohlensäure, die teils physikalisch absorbiert, teils chemisch gebunden ist. Daneben 3) Stickstoff, physikalisch absorbiert, ohne jede Bedeutung für die vegetativen Vorgänge im Organismus (das Nähere s. in der Atmungslehre).

## Quantitative Zusammensetzung des Blutes.

Für die quantitative Zusammensetzung des menschlichen Blutes erhielt C. SCHMIDT folgende Zahlen:

| | Menschenblut (Mann) | | Menschenblut (Frau) | |
|---|---|---|---|---|
| | Blutkörperchen 51·30 | Serum 48·69 | Blutkörperchen 39·62 | Serum 60·37 |
| Wasser | 34·96 | 43·90 | 27·25 | 55·19 |
| Feste Stoffe | 16·33 | 4·76 | 12·36 | 5·17 |
| Organ. Stoffe | 15·95 | 4·38 | 12·01 | 4·67 |
| Anorgan. Stoffe | 0·37 | 0·41 | 0·35 | 0·50 |
| $K_2O$ | 0·15 | 0·01 | 0·14 | 0·02 |
| $Na_2O$ | 0·02 | 0·16 | 0·06 | 0·19 |
| $P_2O_5$ | 0·06 | 0·00 | 0·06 | 0·22 |

## § 2. **Die Blutbewegung.**[1]

Allgemeines. Das Blut befindet sich, um seine oben bezeichnete Aufgabe erfüllen zu können, in fortwährender strömender Bewegung innerhalb der Blutbahn. Insofern als das Blut während seiner Bewegung immer wieder an den Ort zurückkehrt, von dem es ausgegangen ist, bezeichnet man diese Bewegung als den „Kreislauf des Blutes". Die Haupttriebfeder für den Kreislauf bildet die rhythmische Tätigkeit des Herzens, das deshalb als das Zentrum des Kreislaufes zu betrachten ist.

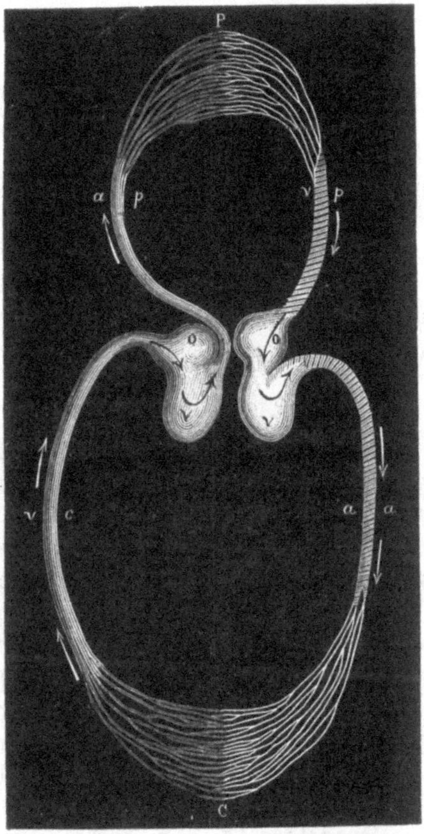

Fig. 5. Schematische Darstellung des Kreislaufes bei den warmblütigen Tieren.

Beim Menschen bilden die Kreislaufsorgane ein in sich geschlossenes Röhrensystem, das Blutgefäßsystem, welches vielfach verzweigt und mit elastischen Wandungen versehen ist. Das Herz teilt den Kreislauf in den mit Unrecht sogenannten großen und kleinen Kreislauf; mit Unrecht deshalb, weil das Blut seinen Kreislauf erst beendet, wenn es den Weg durch den großen und kleinen Kreislauf einmal zurückgelegt hat. Doch wird aus praktischen Gründen diese Unterscheidung beibehalten.

Der große Kreislauf oder der Körperkreislauf führt den Strom, welcher seinen Weg durch den ganzen Körper nimmt, von der linken Herzkammer ausgeht und in den rechten Vorhof einmündet. Der kleine Kreislauf oder der Lungenkreislauf nimmt seinen Weg ausschließlich durch die Lungen, geht von der rechten Herzkammer aus und mündet in den linken Vorhof. Im Herzen treten diese beiden

[1] R. Tigerstedt, Lehrbuch der Physiologie des Kreislaufes. Leipzig 1893. Derselbe, Lehrbuch der Physiologie des Menschen. 2. Aufl. Leipzig 1902.

Kreise miteinander in Verbindung und schließen damit erst den großen Ring zum Gesamtkreislauf.

Die Gefäße, welche das Blut vom Herzen fortführen, heißen die Arterien oder Schlagadern, diejenigen, welche das Blut zum Herzen zurückführen, die Venen oder Blutadern; Arterien und Venen sind miteinander durch die sehr feinen, sogenannten Haargefäße oder Kapillaren verbunden. Die Entdeckung des Kreislaufs verdankt man William Harvey (1619).

Der Wert dieser drei Gefäßabschnitte, Arterien, Kapillaren und Venen, ist ein sehr verschiedener; während die Arterien und Venen wesentlich nur zu- und abführende Kanäle darstellen, erfüllt das Blut allein in den feinen, dünnwandigen Kapillaren seine physiologische Aufgabe des Austausches seiner flüssigen und gasigen Bestandteile gegen die Umgebung. Die beiden Kapillarsysteme unterscheiden sich wesentlich dadurch voneinander, daß in den Körperkapillaren das helle arterielle Blut in dunkles venöses, in den Lungenkapillaren umgekehrt das zuströmende dunkle venöse in helles arterielles umgewandelt wird.

### I. Das Herz und seine Tätigkeit.

Das Herz des Menschen ist ein muskulöses Hohlorgan, das durch die Herzscheidewand, Septum cordis, in zwei Abschnitte, die man auch als rechtes und linkes Herz bezeichnet, geteilt ist. In dem ersteren ist das Blut dunkelrot, venös, in dem letzteren hellrot, arteriell. Jeder dieser beiden Teile besteht wieder aus dem Vorhof und dem Ventrikel, die durch das Ostium venosum miteinander in Verkehr stehen. So enthält das Herz vier voneinander getrennte Räume, die beiden Vorhöfe und die beiden Herzkammern, deren Kapazität nahezu gleich ist; sie beträgt je 8 Kub.-Zoll, also die Kapazität des ganzen Herzens 32 Kub.-Zoll (Krause). Die Wände der vier Herzhöhlen sind von verschiedener Stärke: die beiden Vorhöfe sind viel dünnwandiger als die Ventrikel, in denen die Muskelbündel in mehreren Lagen übereinander liegen; der linke Ventrikel ist etwa noch einmal so dick als der rechte. Die Scheidewand der Kammern hat gleiche Dicke mit der linken Kammerwand.

Die Muskeln des Herzens sind quergestreift und bilden miteinander vielfache Anastomosen. Ihr Verlauf ist ein sehr komplizierter: jedenfalls entspringen sie alle vom Annulus fibrocartilagineus und es gehen die Muskeln des einen Vorhofes oder der einen Kammer auf den anderen Vorhof oder die andere Kammer über, während nach Kent und Gaskell Muskelbrücken von den Vorhöfen zu den Ventrikeln führen (Blockfasern). Die weitere Untersuchung ergibt noch folgendes: Die Vorhöfe haben 1) ein System bogenförmiger Muskeln, welche von dem vorderen Umfange des Annulus zu dessen hinterem Umfange verlaufen; 2) ein System von Muskeln, die in horizontaler Richtung auf den vorigen rechtwinkelig stehen, und zwar entweder um einen Vorhof oder um beide gemeinschaftlich herumgehen, so daß sie im letzten Falle Achtertouren beschreiben. Die Muskelfasern des Ventrikels entspringen ebenso vom Annulus fibrocartilagineus; man unterscheidet: 1) Muskeln, die vom Annulus in die Papillarmuskeln umbiegen und in die Chordae tendineae sich inserieren; 2) Muskeln, die zum Annulus zurückkehren.

Einen sehr wichtigen Teil des Herzens bildet sein Klappenapparat. Der innere Überzug des Herzens, das Endocardium, stülpt sich im Ostium venosum da, wo es in den Vorhof übergeht, in die Höhle des Ventrikels ein und bildet eine Falte (zweiblätterig), welche durch Faserzüge aus dem fibrösen Annulus circularis (Ann. fibrocartilagineus) eine dicke mittlere Lage und damit eine Verstärkung erhält. Diese nach abwärts gerichtete Falte denke man sich in Zipfel geschnitten, so hat man die Klappen, welche durch die Chordae tendineae, sehnige Fäden an den Mm. papillares, befestigt sind. Diese Befestigung gleicht vollkommen derjenigen, welche der freie Rand eines am Mastbaum fixierten Segeltuches durch Taue erhält, weshalb die Klappen, welche die Funktion von Ventilen verrichten, als Segelventile bezeichnet werden. Im rechten Ostium ist die Klappe dreizipfelig, Valvula tricuspidalis, im linken ist sie zweizipfelig, Valvula bicuspidalis s. mitralis. An der Wurzel der beiden Gefäße, welche das Blut aus den Ventrikeln fortführen, befinden sich ebenfalls Klappen, welche halbmondförmig sind und vollkommen den Wagentaschen gleichen; man nennt sie Valvulae semilunares, halbmondförmige Klappen oder Taschenventile.

Das Herz löst seine Aufgabe, das in den Blutgefäßen eingeschlossene Blut in ein und derselben Richtung in Bewegung zu setzen, durch abwechselnde Verengerung und Erweiterung seiner Höhlen, und zwar so, daß die Verengerung durch allseitige Kontraktion, die Erweiterung durch das Aufhören dieser Kontraktion herbeigeführt wird. Der nähere Vorgang dabei ist der, daß die beiden Ventrikel im Ruhezustande durch die venöse Öffnung vom Vorhof aus sich mit Blut füllen, um dasselbe vermittelst ihrer Kontraktion durch die arterielle Öffnung in die Gefäßbahn, die Arteria pulmonalis und die Aorta, zu pressen, während das Blut sich den Rückweg in den Vorhof sperrt, indem es selbst das Ventil schließt. In gleicher Weise wird die Rückkehr des Blutes in die Ventrikel durch die am Anfang jener beiden Gefäße befindlichen

Ventile verhindert. So sind es nur die Ventrikel, welche im Sinne von Druckpumpen die Bewegung des Blutes unterhalten, während die Vorhöfe als Reservoirs dienen, um die Ventrikel ausreichend mit Blut zu speisen.

Herzschlag und Zeitverhältnisse desselben. Wird das Herz eines lebenden Säugetieres bloßgelegt, so sieht man an demselben eine Reihe von Erscheinungen auftreten und in derselben Zeit wiederkehren, deren einmaligen Ablauf man den Herzschlag nennt. Diese Erscheinungen bestehen in abwechselnder Zusammenziehung und Erschlaffung der einzelnen Herzteile. Die aktive Zusammenziehung einer Herzabteilung heißt die Systole, die Erschlaffung die Diastole; die Dauer eines Herzschlages umfaßt die Zeit zwischen zwei aufeinanderfolgenden Systolen der Ventrikel. Die Bewegungen der korrespondierenden Abteilungen beider Herzen, des rechten und des linken, geschehen synchron: es kontrahieren sich beide Vorhöfe oder beide Ventrikel gleichzeitig. Die Tätigkeit der Vorhöfe und Ventrikel ist alternierend: es kontrahieren sich erst die Vorhöfe, und zwar geht diese Kontraktion von der Einmündungsstelle der Venen aus, darauf, während jene erschlaffen, folgt die Kontraktion der Ventrikel, endlich tritt eine kurze Phase gleichzeitiger Erschlaffung ein, worauf sich von neuem, während der Ventrikel noch in Ruhe verharrt, der Vorhof zusammenzieht usw.

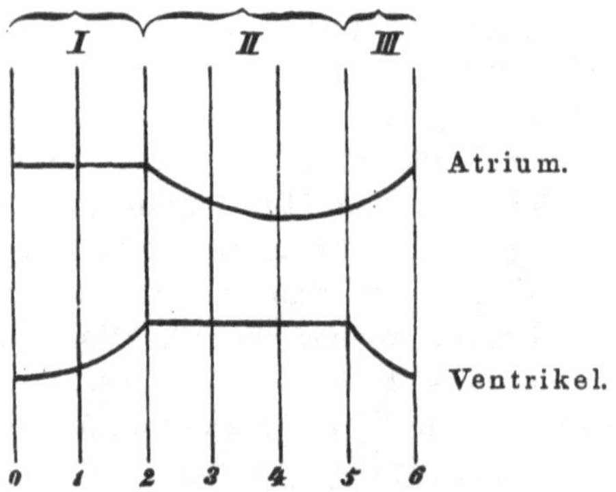

Fig. 6. Zeitverhältnisse des Herzschlages.

Genauer sind die Zeitverhältnisse während eines Herzschlages von Kürschner[1] ermittelt worden. Nach demselben teilt man die Dauer eines Herzschlages in drei bzw. sechs Abschnitte und findet, daß in den ersten zwei Sechsteln der Vorhof in Tätigkeit ist, während der Ventrikel ruht; in den nächsten vier Sechsteln ist Ruhe des Vorhofes, während der Ventrikel davon nur in den ersten drei Sechsteln in Tätigkeit ist. In dem letzten Sechstel befindet sich demnach das ganze Herz in Ruhe, was man als Herzpause be-

[1] Kürschner, „Herztätigkeit" in Wagners Handwörterbuch der Physiologie. Bd. II. 1850.

zeichnet. Das Schema in Fig. 6 erläutert den Vorgang der Zeitverhältnisse während eines Herzschlages: der horizontale Strich bedeutet die Systole, der Bogen die Diastole; die senkrechten Striche markieren die sechs Zeitabschnitte. Die Dauer eines Herzschlages beträgt beim erwachsenen Menschen ca. 0·86 Sekunden, wovon 0·37 auf die Systole und 0·48 auf die Diastole entfallen (Edgren).

Man beobachtet die Herztätigkeit am leichtesten beim Frosche nach Entfernung der vorderen Brustwand; um beim Säugetier dasselbe tun zu können, muß man künstliche Atmung unterhalten.

Bewegung des Blutes durch das Herz und Funktion der Klappen. Während der gemeinschaftlichen Diastole von Vorhof und Ventrikel strömt in beide aus den Venen Blut ein; indes füllen sich beide Herzabteilungen nur mäßig, weil der Druck, unter dem das Blut aus den Venen fließt, ein sehr geringer ist. Mit dem Eintritt der Vorhofssystole, durch welche der Druck in dem Vorhof erhöht wird, sucht das Blut nach allen Punkten niederen Druckes auszuweichen; als solche kommen in Betracht die Atrioventrikularöffnung und die Veneneinmündungsstelle. In die Venen kann aber nichts zurückströmen, weil der Rückfluß durch eine stark entwickelte zirkuläre Muskellage um die Veneneinmündungsstelle beschränkt wird (Ludwig), und weil die Zusammenziehung des Vorhofes von den Venen nach dem Ventrikel hin stattfindet, doch findet eine Unterbrechung des Blutstromes aus den Venen nach dem Vorhof statt (Wachsmuth, Donders). So fließt das ganze Blut durch das Ostium venosum in den Ventrikel, der sich stärker mit Blut füllt, und zwar so lange, bis die nächste Kammersystole folgt. Sobald diese eingetreten und der Druck im Ventrikel bedeutend gesteigert ist, sucht das Blut nach dem Vorhof, wo ein niederer Druck herrscht, zurückzukehren und staut allseitig gegen die Ventrikularfläche der Klappenzipfel an, welche dadurch einander genähert werden und die Vorhofsöffnung verschließen. Das Zurückschlagen der Klappenzipfel in den Vorhof verhindert ihre Befestigung durch die Chordae tendineae an den Papillarmuskeln, deren gleichzeitig mit der Ventrikelwand eintretende Verkürzung die Ränder der Klappenzipfel aneinanderdrängt, da die Sehnenfäden zweier entsprechender Seiten der Zipfel sich zu einem Papillarmuskel begeben, wodurch offenbar die Schlußfähigkeit des Ventiles erheblich gesteigert wird (Reid, Donders). Daher bleibt dem Blute nur noch der Ausweg in die Arterien, in welche es auch unter hohem Drucke mit gleichzeitiger Eröffnung der am Anfang derselben befindlichen Semilunarklappen hineingetrieben wird. Hört die Systole auf, so sucht das in der Arterie unter hohem Drucke befindliche Blut in den Ventrikel zurückzukehren, fängt sich aber in den Taschen der Valvulae semilunares, die es von der Wand, der sie anlagen, gegen die Lichtung der Arterie drängt, und schließt damit die Arterie vom Ventrikel ab, bis die nächste Kammersystole diesen Verschluß wieder sprengt.

Man kann das Zustandekommen des Schlusses der beiden Klappenapparate des Herzens beobachten, wenn man durch die Aorta oder die Art. pulmonalis eines ausgeschnittenen Rinderherzens, dessen Vorhöfe entfernt sind, ein hohes Glasrohr in den Ventrikel einschiebt und dasselbe, nachdem es in vertikaler Stellung entsprechend befestigt ist, mit Wasser füllt. Man sieht dann deutlich, wie sich durch das in den Ventrikel unter Druck einströmende Wasser die Klappen schließen (Baumgarten). Um den Schluß der Semilunarklappen zu sehen, wird die Aorta samt den Klappen aus dem Herzen herausgeschnitten, in ihr peripheres Ende ein Glasrohr eingebunden und dasselbe mit Wasser gefüllt, wodurch die Klappen sich stellen und das Ausfließen des Wassers verhindern, also vollkommen geschlossen sind.

Die Koronararterien, welche das Herz mit Blut versorgen, entspringen häufig, aber nicht immer, in dem Sinus Valsalvae so tief, daß ihre Einmündungsstellen während der Systole von den Klappen gedeckt sind; infolgedessen können sie während der Systole nicht mit Blut versorgt werden. Letzteres geschieht also nur während der Diastole, wodurch die Ausdehnung des Ventrikels unterstützt werden müßte (Brücke, Selbststeuerung des Herzens). Doch wird sowohl diese Tatsache als ihr Wert für die Herztätigkeit bestritten (Hyrtl, Ceradini).

Form- und Lageveränderung des Herzens bei seiner Tätigkeit. Während jeder Systole verkürzt sich das Herz in der Richtung von der Basis nach der Spitze, verschmälert sich in der Richtung von rechts nach links, wird dagegen in der Richtung von vorn nach hinten dicker. Diese Verdickung kommt dadurch zustande, daß die während der Diastole elliptische Basis des Herzens, deren großer Durchmesser von rechts nach links liegt, durch die Systole kreisrund geworden ist. Die Formveränderung ruft eine Lageveränderung des Herzens hervor, die darin besteht, daß die Herzspitze sich nach vorn erhebt, indem nämlich die Achse des Herzens, welche in der Diastole mit der Basis einen stumpfen Winkel bildet, sich bei der Systole rechtwinkelig gegen die jetzt kreisrunde Basis des Herzens stellt (C. Ludwig).[1] Innerhalb des Thorax, wo das Herz der vorderen Brustwand selbst anliegt, kann diese Lageveränderung der Herzspitze nur gering sein, wird jedenfalls aber ein Hervordrängen dieses Teiles der Thoraxwand zur Folge haben.

Das Herz erfährt noch eine Lageveränderung durch eine Drehung um seine Längsachse von links nach rechts (Kürschner), wodurch die halbe Schrauben-

[1] C. Ludwig, Zeitschrift f. rationelle Medizin. 1849. Bd. 7.

windung, zu welcher Art. pulmonalis und Aorta von rechts nach links gedreht sind, abgewickelt wird. Doch ist das Zustandekommen dieser Drehung innerhalb des Thorax sehr zweifelhaft.

Der Herzstoß. Betrachtet man die vordere Brustwand eines Menschen oder legt den Finger im fünften Interkostalraume etwas innerhalb der Mammilarlinie (einer Geraden, welche vertikal durch die Brustwarze gezogen zu denken ist), an die Brustwand an, so sieht man eine periodisch wiederkehrende Erschütterung derselben oder fühlt ein mehr oder weniger starkes Anstoßen gegen den Finger. Diese ganze Erscheinung wird der Herz- oder Spitzenstoß genannt.

Der Herzstoß fällt mit der Systole zusammen, wird am meisten da gefühlt, wo die Herzspitze liegt und wird bei jeder Inspiration, namentlich wenn sie recht tief ist, schwächer. Die Ursache des Herzstoßes liegt in jener Form- und Lageveränderung, welche das Herz bei jeder Systole erfährt: in der Verdickung des Herzens und der Erhebung der Herzspitze, wodurch ein Hervordrängen der korrespondierenden Stelle der Brustwand entstehen muß (Ludwig). Nach Gutbrod und J. Skoda[1] ist der Herzstoß die Folge des „Rückstoßes", den das Herz im Moment der Systole erfährt, wenn die Ventrikel sich in die Gefäße entleeren, ähnlich, wie eine abgefeuerte Kanone zurückschnellt. Es ist wahrscheinlich, daß beide Momente beim Zustandekommen des Herzstoßes wirksam sind.

Herztöne. Wenn man das Ohr an die vordere Brustwand anlegt, so hört man zwei Töne, die sogenannten Herztöne, welche durch folgende Kennzeichen charakterisiert und voneinander unterschieden sind: 1) der erste Ton ist dumpf und langgedehnt, der zweite ist heller und kürzer; 2) der erste Ton ist synchron mit der Systole des Ventrikels, der zweite mit dem Beginn der Diastole; 3) der erste Ton ist am deutlichsten wahrzunehmen an der Herzspitze in der Mammillarlinie des fünften Interkostalraumes, der zweite über den Ursprüngen der großen Gefäße im dritten Interkostalraum; 4) man hört die Töne auch am bloßgelegten Herzen nach Fortnahme der vorderen Thoraxwand.

Der zweite Ton entsteht durch die Schwingungen, in welche die halbmondförmigen Klappen durch die plötzliche Anspannung im Augenblick ihres Schlusses geraten (Rouanet, Williams). Der erste Ton wurde ebenfalls von den Schwingungen abgeleitet, in welche die Valvulae venosae beim Schluß geraten (Kiwisch), doch wird derselbe noch im ausgeschnittenen und blutleeren Herzen wahr-

[1] J. Skoda, Auskultation u. Perkussion. Wien 1839. 6. Aufl. Wien 1864.

genommen (LUDWIG und DOGIEL); LUDWIG hat ihn deshalb als Muskelton gedeutet, welcher bei der Systole des Herzens, wie bei der Zusammenziehung der Skelettmuskeln entsteht. Indes wird der erste Ton, wenn man durch das venöse Ostium einen Finger in den Ventrikel einführt und das Zustandekommen des Klappenschlusses hindert, etwas undeutlicher (WILLIAMS), so daß wohl beide Momente bei der Entstehung des ersten Tones mitwirken.

Die Registrierung der Herztätigkeit erfolgt durch den Kardiografen, dessen Beschreibung im Anhang folgt. Die so gewonnenen Kurven nennt man Kardiogramme und zwar bezeichnet man die nach dem einen Verfahren gewonnene Kurve als Herzdruckkurve, die andere als Herzstoßkurve. Dieselben zeigen einen im wesentlichen übereinstimmenden Verlauf von gleicher zeitlicher Dauer.

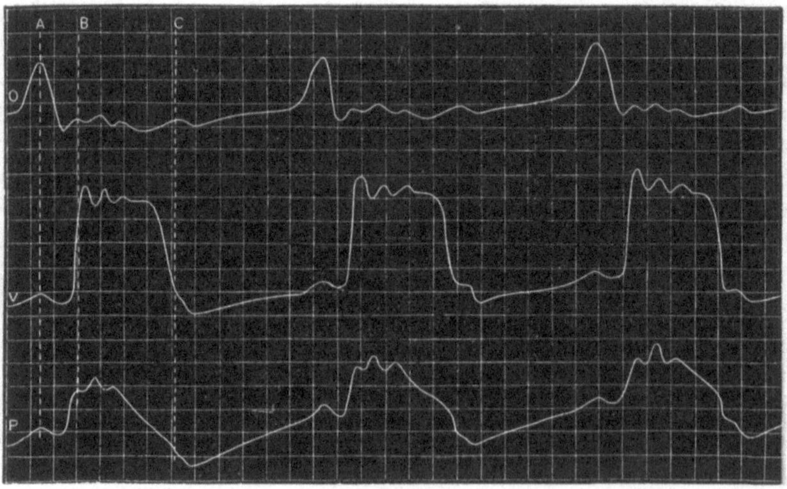


**Fig 7. Kurven des Druckes in dem rechten Vorhofe (*O*), in der rechten Kammer (*V*) und des Herzstoßes (*P*), Pferd; nach CHAUVEAU und MAREY.**

Fig. 7 zeigt Druck- und Stoßkurve vom Pferde; Fig. 8 eine Herzstoßkurve von einem Menschen, dessen Herz durch pathologische Prozesse freigelegt war.

An der in Fig. 8 wiedergegebenen Kurve des Herzventrikels (*Vd*) entspricht die ganze Phase der Erhebung der Systole und die darauf folgende Phase des Tiefstandes der Kurve der Diastole, entsprechend der Zu- und Abnahme des Druckes während der Systole und entsprechend einem niederen Drucke während der Diastole.

Die Kurve markiert nirgends die Tätigkeit der Herzklappen, doch ist nach dem Früheren gewiß, daß der Schluß der Atrioventrikularklappen bei Beginn der Kammersystole oder sogar vor derselben erfolgt, so daß man denselben gerade an die Stelle der Kurve zu verlegen hat, wo die systolische Erhebung beginnt. Wenn die Systole weiter ansteigt, so wird der Druck schließlich so groß werden, daß er jenen in der Aorta eben übertrifft — das ist ohne Zweifel der Moment, wo der Ventrikeldruck die Öffnung der Semilunarklappen erzwingt, deren Schluß bei abnehmendem Drucke im Ventrikel wieder erfolgt, wenn der Aortendruck den des Ventrikel um ein Minimum übersteigt. Diese beiden Druckdifferenzen

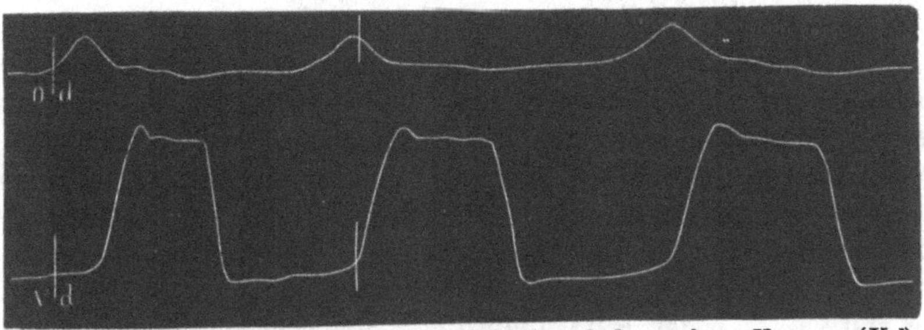


Fig. 8. Kurven aus dem rechten Vorhofe (*O d*) und der rechten Kammer (*V d*) beim Menschen; nach FRANCK.

können durch das Differentialmanometer bestimmt werden (HÜRTHLE) und es fällt hiernach die Öffnung der Semilunarklappen in die höchste systolische Erhebung der Kurve da, wo sie in das systolische Plateau übergeht. Man nennt die Zeit, welche zwischen dem Schluß der Atrioventrikularklappen und der Öffnung der Semilunarklappen liegt, die Anspannungs- oder Verschlußzeit; sie beträgt für den Menschen 0·05 bis 0·1 Sekunden. Der Schluß der Semilunarklappen liegt in der Kurve unmittelbar hinter dem Punkte, wo sie von dem systolischen Plateau steil abfällt, wohin auch der zweite Herzton in eine Entfernung von 0,02 Sekunden zu verlegen ist. Man nennt die Zeit zwischen der Öffnung und dem Schluß der Semilunarklappen die Austreibungszeit, welche ca. 0,2 Sekunden beträgt.

## Die Innervation des Herzens.[1]

Bringt man ein ausgeschnittenes Froschherz unter eine mit Wasserdämpfen erfüllte Glasglocke und schützt es so vor Verdunstung, so pflegt dasselbe noch viele Tage spontan fortzuschlagen. Auch das ausgeschnittene Herz der Warmblüter kann, obgleich es weniger

[1] Th. W. ENGELMANN, Das Herz und seine Tätigkeit im Lichte myogener Forschung. Leipzig 1904.

widerstandsfähig ist, mehrere Stunden in voller Leistungsfähigkeit erhalten werden, wenn es durch Speisung mit Blut künstlich ernährt wird.

Daraus folgt unmittelbar, daß die Quelle für die Herzreize und der Mechanismus der Koordination in das Herz selbst zu verlegen sind. Diese Quelle kann weiter nur das intrakardiale Nervensystem (neurogene Theorie [A. W. Volkmann]) oder die Herzmuskelsubstanz selbst sein (myogene Theorie [Engelmann]). Man hat erstere Theorie jetzt verlassen und sieht die Beweise für die Richtigkeit der myogenen Theorie in folgenden Tatsachen: 1) Es pulsieren auch solche Teile des Herzens, welche nachweisbar frei von Ganglienzellen sind, z. B. vom übrigen Herzen abgetrennte Partien der großen Hohlvenen, des Sinus venosus, des Bulbus cordis des Frosches, sowie unter gewissen Bedingungen auch die Herzspitze; 2) die Herzen gewisser höherer Wirbellosen (Tunikaten, Mollusken, Arthropoden) pulsieren sehr regelmäßig, obgleich sie durchaus frei von Ganglienzellen sind; 3) beim Embryo des Hühnchens sieht man das Herz schon 36 Stunden nach der Bebrütung pulsieren, während die erste Anlage der Herzganglien erst am sechsten Tage gefunden wird (His jr.). Ebenso sah man das Herz eines menschlichen Embryo von kaum 3 Wochen schon schlagen, während die Anlage der Herzganglien erst am Ende der vierten oder Anfang der fünften Woche gefunden wurde (Ed. Pflüger). Die Muskelzellen, von denen die normalen Erregungen ausgehen, liegen im Sinusgebiet (das beim Warmblüterherzen morphologisch und physiologisch nicht scharf vom Vorkammerbereich geschieden ist), welches in allen seinen Teilen automatischer Reizerzeugung fähig ist, denn legt man eine Ligatur zwischen Sinus und Vorhof, so stellen dieser und die Kammer ihre Pulsation ein, während der Sinus ungestört weiterpulsiert (Stannius). Und wird die Sinusgegend galvanisch erwärmt, so tritt eine Beschleunigung des Pulses ein, welche ausbleibt bei gleicher Erwärmung der übrigen Herzteile (W. H. Gaskell).

Wenn auch im entwickelten Herzen eine Arbeitsteilung sich so entwickelt hat, daß das dünnwandig gebliebene Sinusgebiet die Herzreize produziert, während Vorkammer und namentlich Kammer mit der Zunahme der Wanddicke den Sitz der mechanischen Kraftentwickelung übernehmen, so haben die letzteren die Fähigkeit der Automatie doch nicht ganz verloren, sondern sich in den Blockfasern erhalten, die aber in der Norm nicht zur Geltung kommen können, weil sie von den im Sinusgebiete in schnellerer Folge ausgehenden Erregungen überholt werden. Wenn jene Erregungen aber, wie in dem Stanniusschen Versuche, fortfallen, so treten nach einiger

Zeit in der Kammer spontane Herzschläge auf, die sich von den normalen durch langsameres Tempo und dadurch unterscheiden, daß der Kontraktionsverlauf antiperistaltisch ist, d. h. von Kammer zu Vorkammer fortschreitet.

Was die Entstehung der Reize anbetrifft, welche die Automatie unterhalten, so können es aus naheliegenden Gründen weder das Blut noch die Gewebsflüssigkeiten selbst sein, welche nur die chemischen und physikalischen Bedingungen für die erregenden Prozesse liefern, sondern es werden die Reize innerhalb der Muskelelemente durch Stoffwechselvorgänge erzeugt: es sind die Reize also Stoffwechselprodukte (ähnliche automatische Reizerzeugung findet man in den kontraktilen Gebilden bei den Flimmerzellen, den Spermien und beweglichen Protoplasmen). In dieser Beziehung weiß man, daß Calcium, Kalium, Natrium, eventuell auch Kohlensäure für die dauernde Erhaltung der Herztätigkeit notwendig sind und Sauerstoff, sowie organisches Nährmaterial zeitweise zugeführt werden müssen (C. Ludwig).

Die weitere Frage nach der Koordination der Herzbewegung, d. h. nach der zweckmäßigen Zusammenziehung der korrespondierenden Herzabteilungen und nach der zweckmäßigen Aufeinanderfolge der Vorkammer- und Kammersystolen fällt zusammen mit der Frage nach der Fortleitung der motorischen Erregung im Herzen. Nach den neueren histologischen Untersuchungen steht fest, daß die Muskelsubstanz des Herzens aus zusammenhängenden verzweigten Ketten einkerniger membranloser Zellen besteht, zwischen deren kontraktilen Leibern die engste Verbindung herrscht, so daß eine wirkliche Kontinuität der Substanz zwischen den benachbarten Zellen vorhanden ist. Da auch Muskelbrücken von den Vorkammern auf die Kammern übergehen (bzw. beim Frosch vom Sinus zu den Atrien und vom Ventrikel zum Bulbus cordis), so bildet tatsächlich die Muskelsubstanz des Herzens dauernd ein einziges von den venösen bis zu den arteriellen Ostien zusammenhängendes Organ, in welchem sich der Reiz durch seine Muskelleitung fortpflanzen kann. Lehrreich für diese Ansicht ist der folgende Versuch: Wenn man eine Herzkammer durch Zickzackschnitte beliebiger Richtung in eine Anzahl durch schmale Muskelbrücken zusammenhängende Stücke zerschneidet und beliebige Stücke (mechanisch) reizt, so kontrahiert sich immer erst dieses und dann der Reihe nach die anderen. Legt man diesen Versuch zweckmäßig an, so lehrt er noch weiter, daß die Reihenfolge der Bewegungen sich umkehren und von Kammer zur Vorkammer erfolgen kann, wie die myogene Theorie voraussieht.

Man kann auch bei Fröschen und Schildkröten die vom Sinus

längs der Vorkammern zur Kammer führenden Nerven und Ganglien zerstören, ohne damit die normale Koordination der Herzabteilungen zu unterbrechen. Schließlich ergeben zeitmessende Versuche, daß die Fortpflanzungsgeschwindigkeit der Erregung im Herzen viel geringer ist als jene in den Nerven desselben Tieres, aber von gleicher Ordnung mit der Geschwindigkeit seiner Muskelleitung.

Diese Muskelzellen zeigen noch weitere auffallende Eigenschaften, durch welche der Rhythmus der Herztätigkeit eine einfache Erklärung findet. Die bedeutungsvollste ist die, daß jeder Reiz, der überhaupt wirksam ist, stets die maximale Wirkung erzeugt, d. h. daß jeder wirksame Reiz die größtmögliche Leistung hervorbringt (Bowditch und Kronecker). Wenn mit der größten mechanischen Leistung auch der in den Muskelfasern zeitlich vorhandene verfügbare Energievorrat völlig verbraucht wird, so darf man erwarten, daß durch jede Systole eine vorübergehende Erschöpfung der Muskelzellen an Arbeitsmaterial eintreten muß. In der Tat hat man beobachtet, daß ein sonst wirksamer Reiz, wenn er das Herz während der Systole trifft, unwirksam bleibt. Dieser Zeitraum wird als refraktäres Stadium (Marey) bezeichnet und diese Erscheinung allein erklärt schon die periodisch-rhythmische Tätigkeit des Herzens, das nach jeder Systole erst neuen Energievorrat anhäufen muß, um zu einer neuen Systole übergehen zu können. Hieraus aber folgt weiter, daß der Herzmuskel niemals in einen echten Tetanus geraten kann, durch den sonst eine zeitweise Unterbrechung der Zirkulation eintreten könnte, sowie weiter die Notwendigkeit, daß die normalen motorischen im Sinusgebiete entstehenden Reize (Herings Ursprungsreize) nicht kontinuierlich, sondern nur periodisch zu den Kammern herabfließen.

Während ein Reiz, der das Herz in der Systole trifft, unwirksam bleibt, erzeugt jeder in der Diastole einsetzende Reiz eine „Extrakontraktion" (Extrasystole), welche ceteris paribus um so größer ist, je später in der Diastole der Reiz trifft. Die Herzpause, welche auf die Extrasystole folgt, ist länger, als die auf eine reguläre Systole folgende Pause zu sein pflegt (Mareys kompensatorische Pause). Im Sinusgebiete fehlt die Erscheinung der kompensatorischen Pause.

Wenn man ein Säugetierherz mit tetanisierenden Induktionsströmen reizt, so verschwinden die rhythmischen Kontraktionen, und es treten dafür höchst unregelmäßige wellenförmige Bewegungen der Kammermuskeln auf, bei welchen kein Blut aus dem Ventrikel ausgetrieben wird: Herzdelirium (Ludwig). Dauert diese Reizung zu lange und werden die Ströme verstärkt, so stirbt das Tier.

Gewisse chemische Körper beeinträchtigen, bzw. vernichten die Herztätigkeit mehr oder weniger: Gallensäuren und deren Salze (Roehrig), Chloroform (Scheinesson), Digitalis (Traube), Kalisalze (Traube, Rosenthal).

Hemmungsnerv des Herzens. Wiewohl die Herzbewegungen automatisch angeregt werden, so gibt es doch Momente, welche von außen her die Tätigkeit des Herzens beeinflussen und seinen Rhythmus zu ändern vermögen. Zunächst ist es der N. vagus, dessen elektrische Reizung, wie die Gebr. Weber entdeckt haben,[1] eine Verringerung der Schlagzahl oder einen Stillstand des Herzens in Diastole hervorrufen kann: es hemmt also dieser Nerv die Tätigkeit des Herzens, weshalb derselbe als „Hemmungsnerv" des Herzens bezeichnet wird. Während die Reizung des einen Vagus genügt, um jene Hemmung zu erzeugen, bleibt die Durchschneidung eines Vagus ohne Einfluß auf die Herzfrequenz; erst die doppelseitige Vagusdurchschneidung erzeugt eine Beschleunigung, die bei den verschiedenen Tieren verschieden groß ist. Daraus folgt: 1) daß das in der Medulla oblongata gelegene Vaguszentrum fortwährend Erregungen in der Bahn des N. vagus zum Herzen sendet und dessen Tätigkeit zügelt oder „reguliert" („Tonus" des Vaguszentrums); 2) daß die tonische Erregung einer Seite allein ausreicht, um das Herz in seiner Tätigkeit zu hemmen.

Die hemmende Wirkung des Vagus ist bei allen Wirbeltieren und selbst bei einigen Wirbellosen (Octopus, Helix u. a.) nachgewiesen worden, doch ist der Vagustonus sehr verschieden und zwar erscheint er am stärksten beim Menschen, dem Hunde und der Katze, viel geringer beim Kaninchen und ist so gut wie gar nicht vorhanden beim Frosche, bei dem die doppelseitige Vagusdurchschneidung gar keine Vermehrung des Herzschlages hervorruft.

Bei Neugeborenen scheint die hemmende Wirkung des Vagus noch zu fehlen (Soltmann), worauf wohl die hohe Pulsfrequenz bei denselben zu beziehen ist.

Mit der Herabsetzung der Pulsfrequenz durch die Vagusreizung ist aber auch verbunden eine Verringerung der Hubhöhe des Herzmuskels bzw. der Stärke des Herzschlages, so daß mit jener zugleich ein Sinken des Blutdruckes eintritt.

Der Vagustonus wird erhöht 1) durch jedes Steigen des Blutdruckes in der Schädelhöhle· treten endlich Ernährungsstörungen ein, so ist umgekehrt eine Vermehrung des Pulses die Folge, welcher zur Norm wieder zurückkehrt, wenn der Hirndruck normal wird (François-Frank, Leyden); 2) psychische Einflüsse, wie Schreck u. a. können durch Vagusreizung Herzstillstand herbeiführen; 3) reflektorisch durch Reizung gewisser Unterleibsfasern, die auf sympathischen Bahnen verlaufen. Klopft man einen Frosch stark auf den Magen

[1] Ed. Weber, Handwörterbuch der Physiologie 1846. Bd. III.

(Klopfversuch), so steht das Herz still (Goltz); waren vorher beide Vagi am Halse durchschnitten, so bleibt der Stillstand aus. Denselben Einfluß auf das Herz hat die Reizung des zentralen Endes des Bauchstranges des N. sympathicus; nach vorausgegangener Durchschneidung beider Vagi am Halse ist die Reizung ohne Erfolg (J. Bernstein). Es handelt sich in beiden Versuchen um dieselben Bahnen.

Der Vagustonus wird herabgesetzt, die Pulszahl steigt: 1) durch Sinken des Blutdruckes in der Schädelhöhle; 2) durch Anämie des Gehirnes bei Kompression der beiden Carotiden (Cooper u. Magendie).

Der Vagustonus wird ferner noch reflektorisch beeinflußt 1) durch Reizung des zentralen Endes des einen Vagus, während der andere unversehrt ist (v. Bezold); die Schlagzahl wird herabgesetzt; 2) bei Reizung des Magens, Aufblasung des Magens (Mayer u. Pribram) und der Gallenblase (Simanowsky); 3) bei Reizung sensibler Nerven, und zwar gibt schwache Reizung Beschleunigung, starke Reizung Herabsetzung der Pulszahl (Simanowsky); 4) Aufblasung der Lunge, sowie jede intrabronchiale Drucksteigerung (Gesang, leichte Rede, forcierte Atmung u. dgl.) geben Vermehrung der Herzpulse (Hering, Sommerbrodt.)

Einige Gifte üben einen sehr deutlichen Einfluß auf den Vagus aus: 1) Muscarin erregt die Vagusenden im Herzen und kann Herzstillstand verursachen (Schmiedeberg u. Koppe); 2) Atropin lähmt die Vagusenden im Herzen und ruft Beschleunigung der Herztätigkeit hervor (v. Bezold); 3) Nikotin wirkt erst erregend und dann lähmend (J. Rosenthal); 4) Curare lähmt den Vagus, namentlich in größerer Dosis (Cl. Bernard, Kölliker u. a.); 5) Digitalis erregt das Vaguszentrum und setzt dadurch die Schlagzahl des Herzens herab (Traube); 6) Blausäure wirkt erst anregend und dann lähmend auf das Vaguszentrum (Preyer).

Beschleunigungsnerv des Herzens. Reizt man die Med. oblongata oder den unteren Teil des durchschnittenen Halsmarkes, so tritt eine Beschleunigung der Herztätigkeit ein (v. Bezold), die unabhängig von der Herzbeschleunigung ist, welche durch die gleichzeitige Erregung der im Halsmark verlaufenden Gefäßnerven hervorgerufen wird, denn sie tritt noch ein, wenn nach Durchschneidung der beiden Nn. splanchnici, in denen ein großer Teil dieser Gefäßnerven verläuft, dieser Einfluß aufgehoben ist. Diese Fasern kommen aus der Med. oblongata, wo sie ihr Zentrum haben, laufen im Rückenmark herunter und verlassen dasselbe oberhalb des zweiten Brustwirbels durch die Rami communicantes, um in das erste Brustganglion, von da in den Plexus cardiacus und zum Herzen zu gelangen (M. u. E. Cyon). Dieser Nerv wird als „Beschleunigungsnerv“ oder „N. accelerans“ bezeichnet.

Mit der Beschleunigung ist jedesmal verbunden eine Zunahme der Kontraktionsgröße des Herzens.

Bei gleichzeitiger Reizung der Hemmungs- und Beschleunigungsnerven sieht man am Herzen nur die Wirkung der Vagusreizung eintreten, die Wirkung der Akzeleransreizung ist vollkommen ausgelöscht (BOWDITCH). Dagegen wirkt die Akzeleransreizung, wenn sie durch einen Vagusreiz unterbrochen wurde, nach dem Verschwinden desselben ebenso weiter, wie wenn der Vagusreiz gar nicht vorhanden gewesen wäre (N. BAXT). Daraus folgt, daß die beiden Nerven keine Antagonisten sind, sondern daß sie an zwei verschiedenen Punkten das Herz angreifen.

Es ist möglich, daß das Herz vier verschiedene zentrifugale Nerven besitzt, nämlich hemmende und beschleunigende, sowie schwächende und verstärkende Nerven.

Der verschiedene Effekt der reflektorischen Reizung sensibler Nerven erklärt sich am einfachsten aus der Annahme, daß dadurch die hemmenden und die beschleunigenden Herzfasern gereizt werden, bei starker Reizung jene, welche diese überwinden (TIGERSTEDT).

Zentripetaler Nerv des Herzens. Der N. depressor ist ein Nerv, welcher aus dem Halsvagus und dem N. laryngeus superior entspringend (Kaninchen) zum Plex. cardiacus verläuft. Reizung seines pheripheren Endes bleibt ohne Wirkung, dagegen verursacht die Reizung seines zentralen Endes eine Blutdruckherabsetzung und eine Verringerung der Pulszahl. Werden vorher beide Halsvagi durchschnitten, so bleibt die Pulszahl zwar unverändert, die Blutdruckherabsetzung tritt trotzdem ein (LUDWIG u. CYON). Es handelt sich um einen vom Herzen in der Bahn des N. depressor ausgelösten Reflex (Herzreflex) auf das Vagus- und Gefäßzentrum in der Med. oblongata. Das letztere wird in der Weise beeinflußt, daß eine reflektorische Erweiterung der Blutgefäße hervorgerufen wird, die sich in jener Drucksenkung offenbart.

Der gleiche Nerv ist auch für die anderen Säugetiere und selbst den Menschen aufgefunden worden; seine peripheren Enden befinden sich in der Kammerwand (WOOLDRIDGE).

Einen Tonus besitzt der N. depressor nicht, denn seine doppelseitige Durchschneidung läßt Herzschlag und Blutdruck unbeeinflußt; seine Wirkung tritt nur ein, wenn dies unter besonderen Bedingungen notwendig ist, z. B. bei sehr hohem Druck im Aortensystem, also zur Regulierung.

## II. Die Blutgefäße und die Bewegung des Blutes in denselben.

Die Blutgefäße. Arterien, Kapillaren und Venen sind vielfach verästelte Röhren mit mehr oder weniger elastischen und zum Teil kontraktilen Wandungen. Die Verästelung beginnt an der Aorta, nimmt gegen die Kapillaren hin zu, wo sie am größten ist, um in den Venen wieder abzunehmen; die Zweige dieser letzteren sammeln sich zu größeren Stämmen, die als obere und untere

Hohlvene in den rechten Vorhof münden. Die Verästelung geschieht dichotomisch, und zwar in der Weise, daß die Summe der Querschnitte zweier Äste, welche aus einem Stamme hervorgegangen sind, größer ist als der Querschnitt des Stammes selbst.

Eine Ausnahme hiervon findet sich nur an der Teilungsstelle der Aorta in die Art. iliacae, deren gemeinsamer Querschnitt geringer ist als der der Aorta.

Die Elastizität kommt nicht allein den Arterien und Venen, sondern auch den Kapillaren zu, doch ist sie am meisten in den Arterien entwickelt, deren Wand in ihrer mittleren Lage (Tunica media) elastische Elemente besitzt, die in den großen Arterien viel reichlicher, als in den kleineren enthalten sind. In den Venen ist die Entwickelung der elastischen Elemente eine geringere als in den Arterien, doch ist ihre Dehnbarkeit eine sehr große, weil ihre Wände sehr dünn sind. Kontraktilität besitzen nur die Arterien und Venen; erstere in viel höherem Grade als die letzteren. Sie verdanken diese Eigenschaft glatten Muskelfasern, die ringförmig in der mittleren Haut liegen und namentlich in den kleineren Arterien zu hoher Entwickelung gelangt sind (neustens sind auch in den Kapillaren glatte Muskelfasern gesehen worden [Sig. Meyer]). Unter dem Einflusse von Nerven (s. unten) können die Muskeln in Tätigkeit geraten und je nach ihrem Kontraktionszustande die Gefäße verengern oder erweitern und so die Blutverteilung in den Gefäßen beeinflussen. Doch hat diese Eigenschaft der Gefäße, ihre Lichtung selbständig verengern und erweitern zu können, mit der Blutbewegung selbst nichts zu tun. In vielen Venen sind Klappen vorhanden, die den Blutstrom nur in der Richtung zum Herzen passieren lassen.

Die Blutbewegung. Bringt man das Pumpwerk, welches das Blut in Bewegung erhält, das Herz, auf irgend eine Weise (durch Reizung des peripheren Vagusendes) zum Stillstand, so hört in kurzer Zeit auch die Bewegung des Blutes in den Gefäßen auf; es tritt ein Ruhezustand ein, der dadurch ausgezeichnet ist, daß das Blut überall unter gleichem Drucke steht. Ein gewisser Druck ist aber vorhanden, weil die in den Blutgefäßen enthaltene Blutmenge größer ist, als das Gefäßsystem fassen kann, wenn seine Wände sich in elastischem Gleichgewichte befinden (Brunner). Sobald das Herz seine Tätigkeit wieder beginnt und durch die erste Systole eine bestimmte Blutmenge in die Arterien wirft, wird der Druck in denselben erheblich steigen und eine Druckdifferenz gegen die übrigen Teile des Gefäßsystems entstehen, die zur Folge hat, daß das Blut, welches, wie jede Flüssigkeit, das Bestreben hat, die Druckdifferenz auszugleichen, in Bewegung gerät und von den Punkten höheren Druckes (Arterien) zu den Punkten niederen Druckes (Kapillaren und Venen) zu strömen beginnt: Die Bewegung des Blutes ist die Folge der durch die Herztätigkeit im Gefäßsystem geschaffenen Druckdifferenz.

Bei der rhythmischen Tätigkeit des Herzens sollte auch die Blutbewegung in den Gefäßen nur rhythmisch sein, doch ist sie wie man sich leicht überzeugen kann, stetig. Die Umsetzung der rhythmischen Herztätigkeit in stetige Blutströmung in den Gefäßen wird erzeugt: 1) durch die in den Blutgefäßen vorhandenen Widerstände, und 2) durch die schnelle Folge der Herzschläge. Die Widerstände sind gegeben: a) durch die Elastizität der Gefäßwände, b) durch die große Reibung, welche das Blut in den kleinen Gefäßen, namentlich des Kapillarsystems, zu überwinden hat. Durch diese Widerstände wird jener Ausgleich der Druckdifferenz zwischen Arterien und Venen verzögert, so daß durch die folgende Systole eine neue Druckdifferenz entstehen kann, bevor die erste zum Ausgleich gekommen ist. Folgen die Herzschläge genügend schnell aufeinander, so wird die Blutströmung in den Gefäßen endlich vollkommen stetig sein und ein Gleichgewichtszustand in der Weise sich hergestellt haben, daß durch die Kapillaren nach den Venen soviel Blut abfließt, als während jeder Systole aus dem Herzen in die Arterien geworfen wird (dynamisches Gleichgewicht). Das gleiche gilt für den Lungenkreislauf.

In den Arterien erscheint der Blutstrom noch komplizierter durch die stoßweise Beschleunigung, welche man unter dem Mikroskop in den feinen Arterien direkt sehen kann. Legt man den Finger an eine größere, namentlich an eine oberflächlich gelegene Arterie, so empfindet der Finger eine periodisch wiederkehrende Drucksteigerung und eine Ausdehnung der elastischen Arterienwand. Man nennt diese Erscheinung, welche mit der Herzsystole nahezu zusammenfällt, den Puls. Er ist die Folge der positiven Welle, welche das Arterienrohr herabkommt und dadurch entstanden ist, daß die mit jeder Systole in die Aorta geworfene Blutmenge das in derselben schon vorhandene Blut zu verdrängen sucht, wodurch die elastische Arterienwand ausgedehnt und eine wellenförmig verlaufende Bewegung hervorgerufen wird, die sich den nächstfolgenden Querschnitten mitteilt in derselben Weise, wie die Welle sich fortpflanzt, die entsteht, wenn irgend ein Körper auf eine stehende Wasserfläche geworfen wird. Die Welle im Arterienystem, Pulswelle genannt, unterscheidet sich von jener Welle dadurch, daß sie in einer Flüssigkeit abläuft, welche in einer geschlossenen Röhre fließt, und daß ihre Elemente nicht nur eine Lageveränderung, sondern gleichzeitig eine Ortsveränderung erfahren. Diese Verhältnisse sind von E. H. Weber[1] eingehend auseinandergesetzt worden und lassen sich an seinem aus Kautschukröhren gebildeten Kreislaufschema experimentell erläutern.

Die Pulswelle nimmt gegen die feineren Arterien hin immer mehr ab und ist in den Kapillaren und Venen gar nicht mehr zu bemerken. Dieses allmähliche Verschwinden der Pulswelle ist die Folge der großen Reibungswiderstände an den Gefäßwänden und der Reflexion, welche sie an den Teilungsstellen der Gefäße erfährt.

Die Fortpflanzungsgeschwindigkeit der Pulswelle läßt sich dadurch ermitteln, daß man die Zeit bestimmt, welche vergeht, bis man den Puls in zwei ungleich weit vom Herzen entfernten Gefäßen, z. B. der Art. maxillaris externa und der Art. dorsalis pedis, fühlt. Die zeitliche Differenz beträgt $^1/_6$—$^1/_7$ Sekunde und die Wegdifferenz 1·32 m, sonach die Fortpflanzungsgeschwindigkeit der Pulswelle ca. 8—9 m in der Sekunde. Die Wellenlänge der Pulswelle folgt aus der Formel $v = L \cdot t$, wo $v$ die Fortpflanzungsgeschwindigkeit (9) und $t$ die Schwingungszahl (5) bedeutet, also $L = \frac{9}{5} = 1 \cdot 8$ m; sie kann daher nur selten vollständig ausschwingen (E. H. Weber).

Bei gewissen Erkrankungen der Arterien, durch welche dieselben ihre Elastizität mehr oder weniger einbüßen (Arteriosklerose), sieht man die Fortpflanzungsgeschwindigkeit der Pulswelle auf 11·4—14 m wachsen (Grunmach): ein interessanter Beweis für die Bedeutung der Elastizität der Gefäßwände.

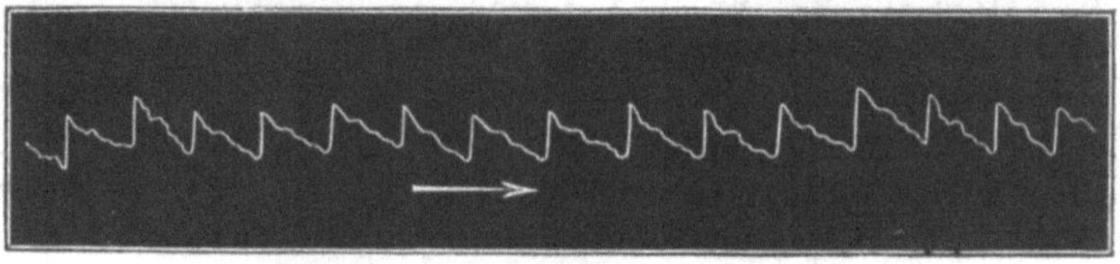

Fig. 9. Sphygmographische Kurve.

Durch jede Pulswelle wird das Arterienrohr, wovon man sich mit bloßem Auge an einer freigelegten Arterie überzeugen kann, erweitert, um nach Ablauf der Welle zu seiner früheren Weite zurückzukehren. Genauer wird der Vorgang durch den Sphygmographen wiedergegeben. Die so entstehende Zeichnung stellt eine Kurve dar, wie die in Fig. 9, welche den Druckverlauf in der Arterie darstellt (Pulskurve). Sie besteht aus periodisch wiederkehrenden Erhebungen und Senkungen, von denen jede solche Erhebung und Senkung (auf- und absteigender Teil der Kurve) einem einmaligen Ablaufe der Pulswelle entspricht. In dem absteigenden Teile beobachtet man regelmäßig eine zweite kleine Erhebung, welche besagt, daß der normale Puls doppelschlägig (dikrotisch) ist (nicht selten erscheint er sogar dreischlägig, trikrotisch). Diese Erscheinungen können nicht durch die Eigenschwankungen des Fühlhebels hervorgerufen sein, weil auch das frei aus der Arterie spritzende

[1] E. H. Weber, Über die Anwendung der Wellenlehre auf die Lehre vom Kreislaufe des Blutes usw. Archiv f. Anat., Physiol. u. wissensch. Medizin 1851.

Blut, wenn man an derselben eine Papierfläche vorbeizieht, Kurven von gleicher Form aufschreibt (LANDOIS' Hämautographie).

Die Beschreibung des Sphygmographen findet man im Anhang.

Die Dikrotie des Pulses ist die Folge der Vorwärtsbewegung, welche die Blutmenge macht, die beim Nachlaß der Ventrikelkontraktion in denselben zurückzustürzen sucht, aber durch den Klappenschluß daran gehindert, infolge der elastischen Kontraktion der Arterienwand nach vorwärts geschoben wird (LANDOIS). Eine andere Ansicht leitet die Dikrotie von der Reflexion des Pulses an den peripheren Enden der Arterien ab (MAREY).

Ein sehr anschauliches Bild von der Art und Weise, wie eine Druckdifferenz, als Triebkraft, den Kreislauf eines tierischen Organismus zu unterhalten vermag, gibt ein Versuch, den man beim Schaffötus anstellen kann, der mit dem Muttertiere durch zwei Arterien und eine Vene verbunden ist. Setzt man nämlich in eine Arterie und die Vene je ein Manometer, so kann man daselbst den Druck messen, ohne daß die Zirkulation des fötalen Blutstromes gestört wird. Eine solche Untersuchung gab folgende Werte:

| | Blutdruck in | | Differenz |
|---|---|---|---|
| | der Arterie | der Vene | |
| I. | 39·3 | 16·4 | 22·9 |
| II. | 83·7 | 32·6 | 51·1 |
| III. | 50·5 | 34·0 | 16·5 |
| IV. | 43·2 | 29·0 | 14·2 |

Die Druckdifferenz gemessen in Millimeter Quecksilberhöhe gibt die Größe der wirksamen Triebkraft für die Zirkulation des Fötus (ZUNTZ u. COHNSTEIN).

### Hilfskräfte für die Blutbewegung.

Die Blutbewegung in den Venen, in denen die dem Blute durch das Herz erteilte Triebkraft infolge der großen Widerstände, welche auf dem bisherigen Wege zu überwinden waren, größtenteils schon verbraucht ist, wird durch zwei Momente unterstützt: 1) durch die Aspiration des Thorax und 2) durch die Kompression, welche die Venen bei der Muskelzusammenziehung erfahren.

1) Die Aspiration des Thorax. Bei jeder Inspiration sinkt durch die Erweiterung des Thorax der Druck in demselben unter den Atmosphärendruck, d. h. er wird negativ. Derselbe negative Druck lastet auf dem im Thorax eingeschlossenen Herzen und auf den Wurzeln der großen Gefäße. Da die außerhalb des Thorax gelegenen Venen unter dem vollen Atmosphärendruck stehen, so muß bei jeder Inspiration eine Ansaugung des Venenblutes und damit eine Beschleunigung des Blutstromes nach dem Herzen hin stattfinden. Bei ruhiger Atmung, wo der intrathorakale Druck auch während der Ausatmung, wiewohl geringer, aber immer noch negativ bleibt (s. Atmung), übt der Thorax auch während dieser Respirationsphase eine Aspiration auf den Blutstrom aus. Dagegen wird bei angestrengter Ausatmung, durch welche der Druck im Thorax über

den Atmosphärendruck steigt, der Abfluß des venösen Blutes nach dem Herzen gehindert sein müssen. In der Tat sieht man in diesem Falle die oberflächlichen Venen des Halses (Ven. jugul. externa) strotzend gefüllt.

Eine Folge der Aspiration des Thorax ist auch die Erscheinung, daß dem Herzen nahe gelegene Venen, deren Druck häufig auch schon negativ ist, wenn sie verletzt werden, Luft ansaugen, was den Tod des Individuums zur Folge haben kann.

2) Die Kompression der Venen. Bei jeder Muskelzusammenziehung werden die in den Muskeln oder in ihrer Nähe liegenden Venen komprimiert und gezwungen, ihr Blut in der Richtung gegen das Herz hin zu entleeren, weil durch die Venenklappen der Weg in entgegengesetzter Richtung abgesperrt wird. In den Venen, die vor derartigen Kompressionen geschützt sind, wie z. B. die Venen im Schädel und die Vena portae, fehlen die Klappen.

Dieses Hilfsmoment ist für die Blutbewegung offenbar von weit geringerer Bedeutung als die Aspiration des Thorax.

Das Venensystem kann so entwickelt sein, daß zur Fortbewegung des Blutes in demselben ein eigenes venöses Herz angelegt worden ist (sog. Nebenherzen); ein solches findet sich an der Kaudalvene des Aales (Kaudalherz) und der Pfortader von Myxine. Hierher gehören auch die unabhängig vom Herzen auftretenden rhythmischen Kontraktionen der Ohrarterien des Kaninchens (M. Schiff) und der Venen in der Flughaut der Fledermäuse (W. Jones), deren Bedeutung indes noch nicht hinreichend aufgeklärt ist.

### Blutdruck und Geschwindigkeit des Blutstromes.

Bei Flüssigkeiten, welche in Röhren fließen und dieselben vollkommen erfüllen, hat man zu unterscheiden: 1) den Druck, unter dem sie fließen, und 2) die Geschwindigkeit der Strömung. Der Druck wird im allgemeinen durch einen Druckmesser (Manometer) gemessen, ein Rohr, welches vertikal in die Wand jener Röhre eingelassen ist. Die Höhe, bis zu welcher die strömende Flüssigkeit in dem senkrechten Rohre aufsteigt, gibt den Druck an, unter welchem die Flüssigkeit fließt (Druckhöhe). Die Geschwindigkeit der Strömung $v$ wird bestimmt aus dem Querschnitt der Röhre $q$ und der Flüssigkeitsmenge $m$, welche den Querschnitt in einer gewissen Zeit passiert; da $m = v \cdot q$ ist, so ist $v = \frac{m}{q}$. Den Wert von $q$ ermittelt man durch Messung, den Wert von $m$ dadurch, daß man die Flüssigkeitsmenge bestimmt, welche in einer gewissen Zeit aus dem Ende der Röhre abfließt.

#### 1. Der Blutdruck.

Der Blutdruck nimmt, wie schon aus der obigen Darstellung hervorgeht, vom Anfang der Aorta bis zu den Hohlvenen ständig ab; wie groß der Druckunterschied zwischen diesen beiden Gefäßabschnitten ist, ergibt sich aus der einfachen Tatsache, daß das Blut aus einer angeschnittenen Arterie mehrere Fuß hoch spritzt, während das Venenblut eben durch die Wunde ausfließt. Die Größe dieser Druckabnahme ist aber in den verschiedenen Strombezirken sehr verschieden; am schnellsten nimmt der Druck dort ab, wo die größten Widerstände zu überwinden sind, d. i. in den feinsten Verzweigungen und in den Kapillaren, während die Druckabnahme in den größeren Arterien und Venen langsamer geschieht.

Daß in den Arterien der Druck von der Aorta bis zu den feinen Arterien fortwährend abnimmt (A. W. VOLKMANN[1]), davon kann man sich überzeugen, wenn man gleichzeitig ein Manometer mit einer dem Herzen nahen und einer zweiten, dem Herzen entfernten Arterie verbindet, oder wenn man nacheinander das Manometer in das zentrale und periphere Ende der Carotis einsetzt (Hund). Im ersten Falle, wo eigentlich der Druck in der Aorta gemessen wird, findet man denselben im Mittel = 80—160 mm Hg; im zweiten Falle, wo man den Druck im Circulus arterios. Willisii mißt, findet man ihn = 66—117 mm (HÜRTHLE). Doch ist die Druckabnahme von den großen zu den kleinen Arterien eine sehr allmähliche und im allgemeinen geringe.

Der Blutdruck steigt mit jeder Systole des Ventrikels, durch die jedesmal eine gewisse Blutmenge in die Arterien geworfen wird. Bei jeder Inspiration nimmt der Blutdruck ab und steigt bei jeder Exspiration, weil während der Inspiration das Blut durch die Aspiration des Thorax aus den Gefäßen nach dem Herzen getrieben wird; umgekehrt ist das Verhältnis bei der Exspiration.

So finden in den Arterien fortwährende Druckschwankungen statt, die eine Angabe über die absolute Höhe des Blutdrucks unmöglich machen, weshalb nur der aus mehreren Bestimmungen abgeleitete mittlere Blutdruck berechnet zu werden pflegt. Der mittlere Blutdruck ist abhängig 1) von der Energie der Herztätigkeit, 2) von dem Widerstande in den Gefäßen und 3) von der Blutmenge.

Die Energie der Herztätigkeit wird bestimmt durch die Blutmenge, welche in der Zeiteinheit in die Aorta geworfen wird: je nachdem dieselbe unter sonst gleichen Umständen zu- oder abnimmt, wird auch der Blutdruck zu- oder abnehmen. Insbesondere ist die Frequenz der Herzschläge nicht allein maßgebend, insofern als ein paralleles Verhältnis zwischen Energie und Frequenz der Herztätigkeit nicht festzustellen ist. Der Widerstand in den Gefäßen beruht

[1] A. W. VOLKMANN, Die Hämodynamik. Leipzig 1850.

auf dem jeweiligen Kontraktionszustande derselben, dessen Zunahme den Blutdruck steigert und umgekehrt. Der Kontraktionszustand der Gefäße hängt ab von der Tätigkeit der Ringmuskeln und deren Nerven (Gefäßnerven). Doch kann der Blutdruck auf diesem Wege nicht jede beliebige Höhe erreichen, weil bei einer gewissen Größe derselben auf reflektorischem Wege (N. depressor) die Blutgefäße erweitert und die Pulszahl herabgesetzt wird: Die Leistungsfähigkeit des Herzens ist eine begrenzte. Was den Einfluß der Blutmenge auf den Blutdruck betrifft, so kann die absolute Menge um $^1/_5$—$^1/_3$ verringert oder vermehrt werden, ohne daß der Blutdruck wesentlich fällt oder steigt. Es sind zweifellos Einrichtungen vorhanden, welche dafür sorgen, daß die Druckänderungen nicht zu groß werden: Transsudation und Sekretion nehmen zu oder ab; nicht minder treten auf reflektorischem Wege (N. depressor) Gefäßerweiterungen oder -verengerungen ein.

Bei verschieden großen Säugetieren schwankt der Blutdruck in der Aorta verhältnismäßig wenig: beim Pferd liegt er zwischen 150—200 mm Hg, beim Hund zwischen 130—180, beim Kaninchen zwischen 100—130. Für den Menschen kann man ihn zu 100—200 setzen, so daß ein mittlerer Druck von 150 mm Hg wahrscheinlich ist. Bei den Kaltblütern ist der Druck viel niedriger und beträgt im Aortenbogen des Frosches 22—29 mm Hg, in einer Kiemenarterie des Hechtes 35—84 mm (A. W. Volkmann).

In den Kapillaren ist der Druck nicht nach denselben Methoden meßbar, sondern man legt an passenden Orten auf die Haut Glasplättchen von 2·5—5 qmm Fläche, welche durch Gewichtsschalen so stark belastet werden, bis die Haut eben zu erblassen beginnt (N. v. Kries). Ein verbessertes Verfahren besteht darin, die Höhe einer Wassersäule zu bestimmen, welche die Gefäße eben verschließt (Roy u. Graham-Brown). So fand man den Kapillardruck in der Froschschwimmhaut zu 7·35—11·03 Hg. Da der Druck im Aortenbogen desselben Tieres zu 22—20 mm Hg angegeben war, so würde der Kapillardruck $^1/_3$ bis $^1/_2$ des arteriellen Druckes betragen.

Jede Änderung des Druckes in den Arterien oder Venen ändert auch den Druck in den Kapillaren. Steigt der arterielle Druck infolge von Verengerung der kleinen Arterien, so fällt der Druck in den Kapillaren, während er steigt, wenn jener durch gesteigerte Herztätigkeit erhöht ist. Alle Umstände, die den Abfluß des Blutes aus den Venen hemmen, steigern den kapillaren Druck, so namentlich Stauungen im Venensystem, wie sie als Folge von Herzfehlern auftreten.

In den Venen ist der Druck wesentlich geringer, als in den Arterien, da die Triebkraft des Herzens zum großen Teile verbraucht worden ist, um den namhaften Widerstand der kleinen Arterien und der Kapillaren zu überwinden. Dem entspricht, daß der Druck in den zentralen Venen am niedrigsten ist und daß er gegen die peripheren Venen zunimmt. So ist der Druck in der Vena cruralis 11·4 mm Hg, in der Vena brachialis 4·1 mm, in einer peripheren Vene des Armes noch 9·2 mm, daher kann das Blut aus der Wunde einer peripheren Vene noch im Strahle spritzen, während in den dem Thorax nahe gelegenen Venen sogar eine Aspiration von Luft stattfinden kann, weil dort der Druck (unter dem Einfluß der Aspiration des Thorax) negativ ist.

Der Druck in den Venen ändert sich mit der Herztätigkeit: je energischer das Herz arbeitet, um so mehr Blut wird aus den Venen geschöpft, und der Blutdruck wird sinken. Der umgekehrte Fall tritt bei langsamer Herztätigkeit ein. Ebenso schwankt der Venendruck mit den Atembewegungen: bei jeder Inspiration sinkt er und steigt bei jeder Exspiration unter dem Einfluß der Aspiration des Thorax. Der Druck in den Venen wird jedesmal steigen, wenn der Abfluß des Blutes aus den Venen in das Herz durch Widerstände gehindert oder wenn die Saugkraft des Thorax beeinträchtigt ist. Das erstere ist, abgesehen von der Kompression der Venae cavae durch Geschwülste, der Fall bei der Stenose des rechten Ostium venosum; das letztere namentlich beim Lungenemphysem. In beiden Fällen erhält das rechte Herz wenig Blut, das sich größtenteils in den weiten und nachgiebigen Venen ansammelt.

Endlich steigt der Druck in den Venen, wenn ihr Inhalt durch Muskelkontraktionen zusammengedrückt wird.

Im kleinen Kreislauf ist die Bestimmung des Blutdruckes wegen der damit verbundenen Eröffnung der Brusthöhle mit vielen Fehlern behaftet. Es verhält sich im Mittel der Druck in der Art. pulmonalis zu dem in der Carotis, wie 2:5 (Goltz u. Gaule), eine Größe, wie sie schon a priori zu vermuten war aus dem geringen Querschnitt der Muskelwände des rechten Ventrikels und den viel geringeren Widerständen, welche der Blutstrom auf seiner kürzeren Bahn zu überwinden hat.

Die Methoden zur Bestimmung des Blutdruckes s. in der Methodik.

### 2. Die Geschwindigkeit des Blutstromes.

Die Geschwindigkeit des kontinuierlichen Blutstromes nimmt von der Aorta und der Arteria pulmonalis bis zu den kleinsten Arterien allmählich ab, fällt zu den Kapillaren, wo sie am geringsten ist, rasch ab und nimmt in den Venen wieder zu, entsprechend dem allgemeinen Gesetze, daß die Geschwindigkeit eines Stromes umgekehrt proportional dem Querschnitt der Strombahn ist.

In den Kapillaren läßt sich die Geschwindigkeit am leichtesten bestimmen, indem man den durchsichtigen Schwanz von Froschlarven oder die Schwimmhaut der Froschpfote unter das Mikroskop bringt und die Zeit bestimmt, die ein bestimmtes rotes Blutkörperchen braucht, um eine gewisse Strecke zurückzulegen (E. H. Weber); die Geschwindigkeit beträgt 0·5 mm in der Sekunde. In der Flughaut der Fledermaus beträgt sie 0·2—0·8 mm in der Sekunde.

Bei der Betrachtung des Blutlaufes unter dem Mikroskope kann man sehen, daß die roten Blutkörperchen im raschen Strome in der Mitte des Gefäßes fließen (Achsenstrom), ohne mit der Wand in Berührung zu kommen. Zwischen dieser und den roten Blutkörperchen bleibt eine farblose Zone, in der sich träge die weißen Blutkörperchen fortbewegen (Wandstrom). Es ist nicht bekannt, wodurch diese Trennung der geformten Elemente des Blutstromes hervorgerufen wird.

In den Arterien läßt sich die Geschwindigkeit nur mit Hilfe von Instrumenten ermitteln. Solche sind das „Hämodromometer" (Volkmann), das „Hämotachometer" (K. Vierordt), der „Hämodromograph" (Chauveau) und die „Stromuhr" (Ludwig).

Die Geschwindigkeit ist außerordentlich großen Schwankungen unterworfen, die zum Teil durch die Phase der Herztätigkeit bestimmt werden, anderseits durch den Kontraktionszustand der kleinen Arterien, deren Verengerung die Geschwindigkeit in dem entsprechenden Gefäßgebiete verzögert, im umgekehrten Falle beschleunigt.

So ist die Geschwindigkeit während der Systole erheblich größer, als während der Diastole: in der Carotis des Pferdes fand man für die Systole eine Geschwindigkeit von 520 mm pro Sekunde, aber nur 150 mm für die Diastole. Wenn die Gefäße nach Durchschneidung des Rückenmarkes gelähmt sind, steigt die Geschwindigkeit während der Systole erheblich, wogegen sie für die Diastole gering wird.

Auch beim Menschen kann man in einer peripheren Arterie die Geschwindigkeit der Blutströmung bestimmen, ohne indes absolute Werte zu erhalten.

In den Venen unterliegt die Geschwindigkeit so großen Schwankungen, daß dem oben Gesagten nichts Wesentliches hinzuzufügen ist.

Die Blutmenge, welche in der Zeiteinheit durch einen Querschnitt der Strombahn fließt, und die überall die gleiche sein muß, läßt sich nach der Formel $m = q \cdot v$ (s. oben) berechnen. Dieselbe Blutmenge muß aber auch während jeder Systole in die Aorta geworfen werden (s. oben), so daß man die letztere ebenfalls nach jener Formel ausrechnen kann. Die Rechnung ist da am einfachsten auszuführen, wo die Bestimmung des Querschnittes der Strombahn noch am leichtesten möglich ist, d. h. in der Aorta. In der Formel $m = q \cdot v$ ist $v$, die Stromgeschwindigkeit in der Aorta, schon bekannt und $q$, der Querschnitt der Aorta, wird durch Messung bestimmt. Dividiert man noch $q v$ durch die Anzahl der Pulsschläge in einer Minute, so findet man die während jeder Systole in die Aorta geworfene Blutmenge (Schlagvolumen,

Pulsvolumen) = $^1/_{400}$ des Körpergewichtes, also bei einem Menschen von 75 kg = 187·5 g (VOLKMANN). (TIGERSTEDT berechnet das Schlagvolumen zu 50—100 ccm, ZUNTZ zu 60 ccm.)

Die Arbeit, welche jeder Ventrikel leistet, ist gleich der Blutmenge, welche er in die Arterien treibt, multipliziert mit der Druckhöhe, bis zu welcher das ausgetriebene Blut aufsteigt (welche gleich ist dem Druck, unter dem das Blut in der Aorta fließt), also unter Zugrundelegung eines Pulsvolumens von 0·188 kg und einer Druckhöhe von 3·21 m Blut (= 250 mm Hg) = 0·188·3·21 = 0·60348 kgm. Bei einer Pulszahl von 75 in der Minute beträgt die Herzarbeit während dieser 45·26100 kgm und ist in 24 Stunden = 65175 kgm.

Die Methoden zur Bestimmung der Blutgeschwindigkeit siehe: Methodik.

Bestimmung der Umlaufszeit des Blutes. Um die Zeit zu bestimmen, welche ein Blutteilchen braucht, um einmal den Weg durch den ganzen Kreislauf zurückzulegen („Umlaufszeit"), injiziert man in das zentrale Ende einer Vene (Vena jugul. externa) ein durch seine Reaktion leicht kenntliches Salz, z. B. Ferrocyankalium, und läßt aus dem peripheren Ende derselben Vene (der anderen Seite) von fünf zu fünf Sekunden Blutproben in Schälchen, die Eisenchlorid enthalten, tropfen. Die beiden Salze geben einen Niederschlag von Berlinerblau, wodurch die gewünschte Zeitbestimmung leicht ausführbar ist (EDUARD HERING). Die Umlaufszeit beträgt beim Pferde 31, beim Hunde 16·7, beim Kaninchen 7·46 Sekunden; beim Menschen ist sie auf 23 Sekunden berechnet (VIERORDT).

Man hat die Umlaufszeit auch als die Kreislaufsdauer bezeichnet, was zulässig ist mit der Einschränkung, daß es sich bei den HERINGschen Bestimmungen nicht um einen Mittelwert handeln kann, sondern eben nur um die kürzeste Zeit, welche das in den Kreislauf gebrachte Salz braucht, um denselben einmal zu passieren. Weitere Betrachtungen lehren, daß die mittlere Kreislaufsdauer länger sein muß, als die HERINGschen Zahlen angeben.

## Puls und Pulsfrequenz.

Da der Puls der Ausdruck für die Herztätigkeit ist, so kann man sich in jedem Augenblick über letztere unterrichten, wenn man den Puls an den leicht zugänglichen oberflächlich gelegenen Arterien, wie der Art. carotis oder radialis, untersucht. Die Kenntnis des Pulses ist namentlich in der Pathologie von großer Bedeutung. Man unterscheidet eine Reihe von Pulsarten, die man als „Pulsqualitäten" bezeichnet, und zwar 1) den Pulsus frequens und Pulsus rarus, je nach der Zahl der Pulsschläge in der Minute; er hängt ab von der Anzahl der Kontraktionen, die der Ventrikel in der Minute macht; 2) den Pulsus celer und den Pulsus tardus, je nachdem die Pulswelle, die man an den Finger anschlagen fühlt, sehr schnell oder langsam abläuft (nicht zu verwechseln mit dem vorigen); er gibt ein Bild von der Geschwindigkeit der Kontraktion des Ventrikels; 3) den Pulsus magnus und Pulsus parvus, je nach der Größe der Ausdehnung, welche das Gefäßrohr erfährt; er hängt ab von der Blutmenge, welche in die Arterie eingetrieben wird, und gibt ein Bild von der Energie der Herztätigkeit; 4) den Pulsus durus und Pulsus mollis, je nach der Stärke des Druckes, den man anwenden muß, um das Arterienrohr mit dem Finger zusammenzudrücken und das unterhalb der Bruchstelle gelegene Gefäßrohr pulslos zu machen; er hängt ab von der Größe des Druckes in dem Gefäße.

Die mittlere Pulsfrequenz beträgt beim Erwachsenen 70—75, beim Neugeborenen 140 in der Minute; sie ist im allgemeinen bei jüngeren Individuen höher als bei Erwachsenen. Die Pulsfrequenz ist sehr vielen Schwankungen unterworfen und verändert sich 1) durch Schwankungen des arteriellen Blutdruckes: bei Steigerung desselben nimmt sie ab, bei Senkung nimmt sie zu (MAREY); 2) mit der Respirationsphase: sie ist während der Inspiration höher, als während der Exspiration (Einfluß auf die Nn. vagi, weshalb die Erscheinung nach Durchschneidung jener Nerven fortfällt); 3) durch Bewegung und Muskelanstrengung: beim Gehen und Laufen nimmt sie zu, ist im Stehen höher als beim Sitzen und am niedrigsten bei horizontaler Lage des Körpers; 4) mit der Temperatur; sie steigt und fällt mit derselben; 5) bei Gemütsbewegungen (durch Einfluß auf die Nn. vagi); 6) nach dem Geschlecht; sie ist beim männlichen Geschlecht geringer als beim weiblichen; 7) mit der Länge der Person; sie fällt bei kleinen Personen höher aus als bei großen Personen; 8) mit der Nahrungsaufnahme; sie steigt bei jeder Mahlzeit; 9) mit der Tageszeit; sie nimmt am Morgen nach dem Aufstehen zu, sinkt von 9 Uhr bis nachmittags 1—2 Uhr, steigt dann bis ca. 6 Uhr, wo sie am höchsten ist, und sinkt bis zu Mitternacht auf ihr Minimum.

Bei den Kaltblütern ist die Pulsfrequenz kleiner als bei den Warmblütern.

**Die oben angeführten Gifte, die Herz und Vagus beeinflussen, werden in entsprechender Weise auch die Pulsfrequenz verändern müssen.**

### Innervation der Blutgefäße.

CLAUDE BERNARD[1] machte zuerst die Beobachtung, daß Durchschneidung des N. sympathicus am Halse konstant eine Erhöhung der Temperatur des Ohres der verletzten Seite zur Folge hat; er bemerkte ferner, daß die Durchschneidung eine merkliche Er-

[1] Leçons sur la physiologie et la pathologie du système nerveux. Bd. II. 1858.

weiterung der Arterien und eine stärkere Füllung derselben, sowie der Kapillaren hervorruft, daß hingegen Reizung des obersten Halsganglions das Gegenteil bewirkt: Verengerung der Gefäße und Herabsetzung der Temperatur. Hört die Reizung auf, so kehren die früheren Verhältnisse wieder. Es folgt daraus, daß im Halssympathicus Nervenfasern zu den Ohrgefäßen verlaufen, welche die Ringmuskulatur beständig im Zustande mäßiger kontinuierlicher Erregung (Gefäßtonus) erhalten. Ihre Durchschneidung hebt den Tonus auf und führt zur Erweiterung der Gefäße mit konsekutiver Blutüberfüllung und Temperatursteigerung; Reizung kann ihr Lumen fast verschwinden machen und ruft Blutmangel und Temperaturerniedrigung hervor. Solche „vasomotorische" Nerven kommen indes nicht allein den Gefäßen des Ohres, sondern, wie Cl. Bernard, Schiff, Brown-Séquard, Ludwig u. a. gezeigt haben, sämtlichen Gefäßen zu, welche durch sie ebenso wie die Ohrgefäße in einem beständigen mäßigen Tonus erhalten werden. Sie verlassen das zentrale Nervensystem auf zerebralen, spinalen und sympathischen Bahnen, um sich zu den betreffenden Gefäßen zu begeben.

Durchschneidet man das Halsmark, so erfolgt eine Erweiterung sämtlicher Gefäße, wie man beim Frosche unter dem Mikroskop sehen oder bei Säugetieren aus dem rapid fallenden Blutdrucke schließen kann. Unverändert bleiben nur die Gefäße des Kopfes. Man muß daraus folgern, daß alle Gefäßnerven in ein Zentrum zusammenfließen, das oberhalb des Halsmarkes gelegen ist. In der Tat findet sich in der Med. oblongata eine Stelle, deren Reizung eine Kontraktion sämtlicher kleiner Arterien und damit eine bedeutende Blutdrucksteigerung zur Folge hat, also ein „vasomotorisches Zentrum", das beständig sich in mäßiger Erregung befindet (Ludwig u. Thiry). Dieser Tonus des vasomotorischen Zentrums kann erhöht werden: 1) durch Sauerstoffmangel in der Med. oblongata; 2) durch psychische Erregung; 3) durch Reizung sensibler Nerven (Lovén). Der Tonus wird aufgehoben durch Reizung des N. depressor.

Neben dem allgemeinen, in der Med. oblongata gelegenen vasomotorischen Zentrum findet man spezielle vasomotorische Zentren auch im Verlaufe des Rückenmarkes (spinale Gefäßzentren). Die spinalen Zentren beherrschen einzelne Bezirke des Gefäßgebietes, während das allgemeine Gefäßzentrum durch Vermittelung jener das ganze Gefäßgebiet unter seiner Botmäßigkeit hält. Für jene spricht folgender Versuch: Wenn das Lendenmark vom übrigen Mark getrennt wird und die danach auftretende Hyperämie in den hinteren Extremitäten des Hundes nach einigen Tagen wieder geschwunden ist, so tritt dieselbe nach der völligen Zerstörung des Lendenmarkes von neuem ein (Schiff, Goltz).

Der Kontraktionszustand der Gefäße wird indes nicht nur von gefäßverengernden, sondern auch von gefäßerweiternden („vasodilatatorischen") Nerven beeinflußt. Gefäßerweiternde Nerven verlaufen in den Fasern der Chorda tympani (s. Speichelsektion) zu der Unterkieferspeicheldrüse; ihre Reizung erweitert die Gefäße dieser Drüse (Cl. Bernard); die gefäßverengernden Fasern für die Drüse verlaufen im Halssympathicus. Ebenso befinden sich in den Nn. erigentes Fasern, deren Reizung die Gefäße des Penis erweitert (Eckhard), während der N. pudendus die gefäßverengernden Fasern für denselben Gefäßbezirk enthält (Lovén). Zu den übrigen Gefäßbezirken verlaufen vasomotorische und vasodilatatorische Nerven in demselben Nervenstamme (doch ist noch nicht sicher, ob alle Gefäßgebiete von beiden Nervenarten beherrscht werden). Die vasodilatatorischen Nerven sind im N. ischiadicus des Hundes durch folgende Versuche ermittelt worden: 1) Durchschneidet man den N. ischiadicus des Hundes, so folgt eine Gefäßerweiterung der Hinterpfote; reizt man das periphere Ende, so ziehen sich die Gefäße zusammen. Nach 3—5 Tagen ist die Erweiterung aber verschwunden (Goltz), und eine erneute Reizung des peripheren Nervenstumpfes ruft eine Gefäßerweiterung hervor (Heidenhain u. Ostroumoff, Luchsinger u. Kendal). 2) Erregt man den frischen Nervenstumpf durch langsame rhythmische Reize, so folgt ebenfalls statt der Verengerung eine Erweiterung der Gefäße. Ein Tonus scheint den gefäßerweiternden Nerven zu fehlen, denn nach Durchschneidung der Chorda ändert sich nichts in der Gefäßfüllung des entsprechenden Organs (Vulpian).

Man hat sich demnach die Gefäßinnervation folgendermaßen vorzustellen: In den Gefäßwandungen befinden sich Ganglienzellen, die als automatische Zentren die Gefäßmuskeln in stetigem Tonus erhalten (diese automatischen Zentren anzunehmen verlangt die Beobachtung, daß der Gefäßtonus, der nach der Durchschneidung des N. ischiadicus einer Erweiterung Platz gemacht hat, sich im Verlaufe von einigen Tagen wiederherstellt). Die Tätigkeit dieser Zentren wird durch die vasomotorischen Nerven erhöht, durch die vasodilatatorischen herabgesetzt, so daß die Reizung der ersteren eine Verengerung, die der letzteren eine Erweiterung der Gefäße herbeiführen wird. Ob diese Nerven indes reine Antagonisten sind, wie hier angenommen wurde, ist fraglich, denn bei gleichzeitiger Reizung beider Nervenarten tritt als Nachwirkung eine starke Gefäßerweiterung auf. Danach scheint es, daß sie die Gefäße an verschiedenen Punkten angreifen (v. Frey).

Vasomotorische und vasodilatatorische Nerven werden auch als pressorische und depressorische Nerven bezeichnet.

Die Gefäße des Lungenkreislaufes scheinen dem Einflusse des Gefäßzentrums nicht zu unterliegen, denn alle jene Faktoren, welche, wie Dyspnoë, Hirnanämie u. a., im großen Kreislaufe Verengerung seiner Gefäße bewirken, üben diese Wirkung auf die Gefäße des kleinen Kreislaufes nicht aus (Knoll).

**Transfusion des Blutes.**

Die natürlichste Therapie, um den üblen Folgen eines plötzlichen starken Blutverlustes zu begegnen, besteht offenbar darin, dem Individuum fremdes frisches Blut zuzuführen. Man nennt diese therapeutische Maßnahme Transfusion und bezeichnet sie als direkte, wenn das Blut eines Individuums direkt in das Gefäßsystem eines zweiten übergeleitet worden ist; die Transfusion ist eine indirekte, wenn das Blut vorher defibriniert worden war. Diese Transfusion von Mensch auf Mensch, unter sonst günstigen Verhältnissen ausgeführt, hat wiederholt gute Resultate ergeben.

Bei der Schwierigkeit der Beschaffung menschlichen Blutes hat man versucht, dasselbe durch Tierblut, z. B. Lammblut, zu ersetzen. Es hat sich aber gezeigt, und weitere physiologische Experimente haben es bestätigt, daß diese Methode durchaus unbrauchbar ist, denn das Tierblut zerfällt sehr rasch innerhalb der neuen Blutbahn, und dieser Zerfall führt zu den bedrohlichsten Erscheinungen, deren Größe von der Menge des transfundierten Blutes abhängt. Solche Erscheinungen sind Atmungsbeschwerden, Ausscheidung von Blut- und Gallenfarbstoff durch den Harn u. a. m.

Man hat gefunden, daß im allgemeinen Tierblut der einen Gattung in der Bahn eines Tieres von anderer Gattung rasch zerfällt, z. B. wird Kaninchenblut, einem Hunde injiziert, dort rasch zerstört. Hingegen kann man Hundeblut sehr wohl einem Fuchse injizieren, also wird das Blut einer anderen Art innerhalb derselben Gattung gut vertragen. Wie Hund und Fuchs verhalten sich auch Pferd und Esel.[1] Ebenso Mensch und Schimpanse (H. Friedenthal).

Ein merkwürdiges Verhalten zeigt hierbei der Blutdruck. Entzieht man einem Tiere bis zu $^1/_3$ seines Gesamtblutes, so pflegt der mittlere Blutdruck nicht zu sinken, ebensowenig steigt derselbe aber, wenn man dem Tiere das entnommene Blut wieder injiziert. Erst wenn man einem Tiere mehr als 40% seines Blutes nimmt, tritt ein langsames Sinken ein, welches sehr bedeutend wird, wenn die Blutentziehung bis 50% betragen hat (Lesser).

---

[1] Die Litteratur über Transfusion s. L. Landois, Die Transfusion des Blutes. Leipzig 1875; und Beiträge zur Transfusion des Blutes, Leipzig 1878.

Es sind weiterhin Versuche gelungen, welche die Bluttransfusion durch eine Infusion von 0·9% Kochsalzlösung ersetzen. Dieselben lehren, daß eine Lebensrettung durch die Kochsalzinfusion möglich ist, wenn der Organismus nicht mehr als die Hälfte seines Blutes verloren hat. Das injizierte Kochsalz verweilt längere Zeit im Gefäßsystem, und erst nach Wochen pflegt der hydrämische Zustand zu verschwinden.

Da die Blut- oder Blutseruminjektion lebensrettend wirkt, auch nach Verlust von $^2/_3$—$^3/_4$ des Gesamtblutes, so schien der Bluttransfusion der Vorrang bleiben zu sollen. Indes konnte wahrscheinlich gemacht werden, daß das transfundierte Blut völlig aus dem Körper wieder ausgeschieden wird und daß die Erholung nach der Bluttransfusion doppelt so viel Zeit in Anspruch nimmt als nach der Kochsalzinfusion. Deshalb muß die letztere als die günstigere angesehen werden. Die belebende Wirkung scheint auf nichts anderem, als auf dem in das Gefäßsystem eingeführten Flüssigkeitsvolum zu beruhen (v. Ott).

Kreislauf der Tiere. Bei dem niedersten Wirbeltiere, Amphioxus lanceolatus, dem ein eigentliches Herz fehlt, geschieht die Blutbewegung in der einfachsten Form in der Weise, daß alle größeren Arterien- und Venenstämme sich rhythmisch kontrahieren. Die Fische besitzen schon ein vollständiges Herz, das aber nur aus einem Vorhof und einer Kammer besteht. Das Herz der Amphibien zeigt zwei Vorkammern, aber nur eine Kammer, während bei den Reptilien neben zwei Vorkammern zwei Kammern vorhanden sind, die aber unvollständig voneinander getrennt erscheinen (eine Ausnahme hiervon macht das Krokodil, dessen Kammern vollständig getrennt sind). Bei den Warmblütern (den Vögeln und Säugetieren) gleicht das Herz im allgemeinen dem des Menschen.

Die Protozoën, die keine dem Blute analoge Ernährungsflüssigkeit besitzen, haben auch kein Herz und keine Gefäße. Bei den Coelenteraten ist ein Gastrovaskularsystem vorhanden: Verdauungs- und Blutkanal sind noch nicht voneinander getrennt. Die Würmer mit rotem Blute haben einfache, doppelte und mehrfache Gefäßstämme, die durch peristaltische Bewegungen ihren Inhalt weiter befördern. Bei allen Manteltieren, deren Herz ein ventral gelegener Schlauch ist, findet man die Richtung des Blutstromes wechselnd: hat das Herz eine Anzahl von Pulsationen nach der einen Richtung gemacht, so tritt eine momentane Pause ein, und die peristaltischen Bewegungen des Herzschlauches erfolgen in der entgegengesetzten Richtung. Die Arthropoden haben als Herz einen dorsalen kontraktilen Gefäßstamm, so daß der Blutstrom in einer Richtung kreist; aus den Blutgefäßstämmen ergießt sich das Blut frei in die Leibeshöhle. Von hier kehrt es nicht direkt zum Herzen, sondern dem Perikardialsinus, einem das Herz umgebenden Blutbehälter, zurück und gelangt von diesem aus ins Herz. Die Mollusken haben alle ein dorsal gelegenes Herz, das im wesentlichen mit dem Herzen der Fische übereinstimmt.

## Zweites Kapitel.

# Die Einnahmen und Ausgaben des Blutes an gasigen Bestandteilen (Atmung).

Unter Atmung oder Respiration versteht man die abwechselnde Aufnahme und Ausscheidung von Sauerstoff aus der atmosphärischen Luft einerseits und von gasförmigen Stoffen des Blutes und der Gewebe anderseits. Man nennt den Austausch zwischen den Gasen des Blutes und denen der Atmosphäre die äußere Atmung oder kurzweg Atmung, den Gasaustausch zwischen Blut und Geweben die innere Atmung (Gewebsatmung). Die äußere Atmung unterscheidet man als Lungen- oder Hautatmung nach den Organen, durch welche der Gaswechsel stattfindet: den Lungen oder der äußeren Haut.

Die Darmatmung ist im allgemeinen ohne Bedeutung, nur bei dem Schlammpeizger, Cobitis fossilis, einem Fische, welcher Luft verschluckt, scheint sie einen erheblichen Wert zu beanspruchen (Baumert).

Die Aufgabe der Atmungslehre ist es, die Qualität und Quantität jenes Gasaustausches zu ermitteln. Die Lösung dieser Aufgabe erfordert die Kenntnis: 1) der Gase der Atmosphäre, 2) der Gase des Blutes und 3) der Gase der Gewebe. Ein Vergleich zwischen diesen drei Größen wird jenen Gasaustausch kennen lehren.

Der Gaswechsel besteht im wesentlichen darin, daß durch die äußere Atmung Sauerstoff aus der Atmosphäre ins Blut aufgenommen und an die Atmosphäre Kohlensäure abgegeben wird. Durch die innere Atmung geht der Sauerstoff des Blutes an die Gewebe über und für denselben empfängt das Blut Kohlensäure.

Die atmosphärische Luft ist in folgender Weise zusammengesetzt: 100 Volumenteile derselben enthalten:

| | |
|---|---|
| Stickstoff . . . . . . . | 78·49 (dabei 1·2 °/₀ Argon) |
| Sauerstoff . . . . . . | 20·62 |
| Wasserdampf . . . . . | 0·84 |
| Kohlensäure . . . . . | 0·04 |

Der Gehalt an Wasserdampf in der Atmosphäre ist je nach der Temperatur und der Windrichtung großen Schwankungen unterworfen.

### § 1. Die Lungenatmung.

Der Gaswechsel, welcher in den Lungen stattfindet, wird durch die Atembewegungen in unten zu erörternder Weise unterstützt. Man behandelt diese beiden Vorgänge gesondert als Chemie und Mechanik der Atmung.

#### I. Chemie der Atmung.[1]

Um die Veränderungen kennen zu lernen, welche die eingeatmete Luft erfährt, kann man vergleichen entweder die Zusammensetzung der Ein- und Ausatmungsluft (In- und Exspirationsluft) oder die Gase der Atmosphäre mit denen des Blutes. Der erste Weg ist der leichtere, und er ist derjenige, welcher zuerst betreten worden ist.

#### Untersuchung der In- und Exspirationsluft.

Die Veränderungen, welche die Inspirationsluft in den Lungen erfährt, sind folgende:

1) Die Exspirationsluft ist an Kohlensäure reicher und an Sauerstoff ärmer als die Inspirationsluft, während der Stickstoffgehalt (inkl. Argon) beider Luftarten unverändert ist. Die Größe dieser Veränderung gibt folgende Tabelle (VALENTIN und BRUNNER):

| | | Inspirationsluft | Exspirationsluft |
|---|---|---|---|
| In 100 Volumenteilen | Sauerstoff | **20·81** | **16·03** |
| „ „ „ | Stickstoff | 79·15 | 79·55 |
| „ „ „ | Kohlensäure | **0·04** | **4·38** |

Diese Veränderung bildet den wesentlichsten Vorgang der Atmung.

Man nennt das Verhältnis von inspiriertem Sauerstoff zu der expierierten Kohlensäure, $\frac{CO_2}{O}$, den „respiratorischen Quotienten“ (PFLÜGER). Da bei der Verbrennung von C ein Volum O ein Volum $CO_2$ liefert, so sieht man aus der Zahl unmittelbar, wieviel von dem inspirierten O zur Verbrennung von C verwendet wurde und wieviel zur Verbrennung anderer Substanzen.

2) Die exspirierte Luft ist gewöhnlich wärmer als die inspirierte Luft; es findet also in den Lungen eine Erwärmung der eingeatmeten Luft statt. Die Größe derselben ist abhängig von der

[1] Vgl. HOPPE-SEYLER, Physiolog. Chemie, Abschnitt „Respiration“, 1879. — N. ZUNTZ, Blutgase und respiratorischer Gaswechsel. HERMANNS Handbuch der Physiologie. Bd. IV. 1882.

Temperatur der eingeatmeten Luft; wird die Luft sehr kalt eingeatmet, so erreicht sie kaum die Wärme des Blutes, da sie nicht lange in den Lungen verweilt; bei unseren mittleren Temperaturgraden von 16—20° C. steigt sie bis zur Körpertemperatur von ca. 37·5° C. Ist die Inspirationsluft aber, wie es in den Tropen der Fall ist, höher als die Körpertemperatur, ca. 40° C., so kann in den Lungen sogar eine Abkühlung stattfinden, indem die Inspirationsluft auf die Körpertemperatur heruntergeht.

3) Die Exspirationsluft ist reicher an Wasserdampf, als die Inspirationsluft. Im allgemeinen ist die ausgeatmete Luft für ihren Temperaturgrad mit Wasserdampf nahezu gesättigt; es findet also in den Lungen eine beträchtliche Wasserverdunstung aus dem Blute statt. Der tägliche Wasserverlust durch die Lungen beträgt ca. 540 g. Ist die atmosphärische Luft niedrig temperiert, so wird die Exspirationsluft sichtbar, weil sie bei der Abkühlung ihren Wasserdampf nicht festzuhalten vermag.

4) Das Volum der exspirierten Luft ist größer als das der Inspirationsluft. Diese Volumzunahme ist eine Folge der Temperaturerhöhung und der Sättigung der Exspirationsluft mit Wasserdampf. Berechnet man aber das Exspirationsvolum auf gleiche Temperatur und trocknen Zustand, so findet man, daß die Exspirationsluft ein geringeres Volum hat als die Inspirationsluft.

Methoden zur Untersuchung der Atmungsluft. Durch einen einfachen Versuch kann man sich von der Anwesenheit der Kohlensäure in der Expirationsluft überzeugen, indem man nämlich durch ein Glasröhrchen in eine mit Kalk- oder Barytwasser gefüllte Flasche ausatmet: die vorher klare Lösung trübt sich durch Bildung von kohlensaurem Kalk oder -Baryt. In ebenso einfacher Weise kann man den reichen Gehalt der Exspirationsluft an Wasserdampf nachweisen, wenn man eine kalte Glasscheibe anhaucht: der Wasserdampf sammelt sich auf derselben in Tropfen.

Um quantitative Bestimmungen der Atmungsluft auszuführen, ist von Regnault u. Reiset[1] ein Respirationsapparat konstruiert worden, dessen Prinzip das folgende ist: In eine luftdicht abgesperrte Glasglocke, in der sich ein Tier (Hund) befindet, münden zwei Leitungsröhren, deren eine die Exspirationsluft nach einem mit Kalilauge oder Barytwasser gefüllten Absorptionsapparat, in dem die Kohlensäure absorbiert wird, abführt, während die andere aus einem Sauerstoffbehälter Sauerstoff ansaugt in dem Verhältnis, als durch die Abführung der Expirationsluft und jede Inspiration der Druck im Respirationsraume sich vermindert. Die Menge der ausgeschiedenen Kohlensäure bestimmt man durch Titrier-Analyse der Absorptionsflüssigkeit, während die aufgenommene Sauerstoffmenge an dem geaichten Sauerstoffreservoir direkt abgelesen und durch Vergleichung des Sauerstoffgehaltes des Atemraumes vor und nach dem Versuch ergänzt werden kann. Zur Untersuchung der Atemluft des Menschen ist

[1] Regnault u. Reiset, Ann. de chim. et de phys. III. Ser. T. XXVIII. S. 32.

ein großer Respirationsapparat von PETTENKOFER[1] gebaut worden. Der Atem raum besteht aus einem von Eisenblech gefertigten Raum und ist so groß, daß die Versuchsperson tagelang darin verweilen kann. Die Luft wird durch eine Dampfmaschine angesogen und die Menge der abgeführten Luft durch Gasuhren bestimmt; von dieser Luft werden von Zeit zu Zeit Proben genommen und analysiert, da die während eines Versuches ausgeschiedene Atemluft viel zu groß ist, um im ganzen analysiert werden zu können.

In diesen Versuchen erhält man indes die Produkte der Lungenatmung nicht rein, sondern vermischt mit denen der Hautatmung. Um jene allein zu bekommen, bringt man in die Luftröhre eines Hundes eine gabelig geteilte Kanüle, die in der obigen Weise mit einem Entnahme- und Aufnahmebehälter in Verbindung steht. Der Weg zu diesen wird durch je ein in jedem Schenkel befindliches Ventil bald geöffnet oder geschlossen.

## Weitere Resultate der Untersuchung.

Die Menge der von einem erwachsenen Individuum geatmeten Luft beträgt pro Minute 3·5—8·5 Liter (Atemgröße). Pro Kilo und Minute verbraucht das Individuum an O 5·36—3·33 ccm und gibt dafür an $CO_2$ 5·0—2·8 ccm ab (ZUNTZ u. LOEWY).

Die Größe der Kohlensäureabgabe ist abhängig:

1) von der Tätigkeit; durch starke Muskelarbeit wird sie erheblich gesteigert und kann durch angestrengte Muskeltätigkeit (Bergsteigen) um das 8fache gegen den Ruhezustand in die Höhe gehen.

2) von der Nahrung; nach der Aufnahme von Nahrung nimmt sie zu (PETTENKOFER u. VOIT); die Zunahme ist aber größer bei vegetabilischer als bei animalischer Nahrung; sie ist daher größer bei Herbivoren als bei Karnivoren (im ersten Falle kann $\frac{CO_2}{O} > 1$ werden, im zweiten Falle bleibt $\frac{CO_2}{O} < 1$). Im Hungerzustande nimmt die Kohlensäureausscheidung ab, wird aber jetzt für Herbivoren und Karnivoren gleich groß. Ebenso nimmt die Kohlensäureproduktion nach dem Genusse von Spirituosen und Tee ab.

3) von der Temperatur; bei den Kaltblütern nimmt mit steigender Temperatur der Umgebung die Kohlensäureabgabe sehr bedeutend zu (MOLESCHOTT). Dagegen nimmt bei den warmblütigen Tieren die Ausscheidung der Kohlensäure nicht unerheblich ab (VIERORDT), ein Widerspruch, der dahin aufgeklärt wurde (LUDWIG), daß bei den warmblütigen Tieren ebenfalls eine Steigerung der Kohlensäureexhalation eintritt, wenn nicht allein die Umgebungstemperatur, sondern auch ihre eigene Temperatur steigt. Diese Bedingung ist bei den Kaltblütern jedesmal erfüllt, wenn die Um-

[1] PETTENKOFER, Ann. der Chemie und Pharm. 1862. 2. Suppl.-Bd.

gebungstemperatur gesteigert ist, während dasselbe bei den Warmblütern nicht der Fall ist.

4) vom Licht. Im Dunkeln soll weniger Kohlensäure ausgeschieden werden als bei Licht (Moleschott, Pflüger).

5) von der Tageszeit; sie nimmt am Morgen bis 11 Uhr ab, steigt bis nachmittags um 3 Uhr, sinkt dann wieder und erreicht um Mitternacht ihren niedrigsten Stand; diese täglichen Schwankungen sind unabhängig von den Mahlzeiten.

6) von den Atembewegungen. Nach Vierordt nimmt mit der Zahl der Atemzüge der Prozentgehalt eines jeden Atemzuges an Kohlensäure ab, die absolute Menge der Kohlensäure aber nimmt zu.

Bleibt die Anzahl der Atemzüge konstant, werden dieselben aber tiefer, so daß das Respirationsvolum für jeden Atemzug größer wird, so nimmt der Prozentgehalt der Kohlensäure ebenfalls ab, da das größere Luftquantum in derselben Zeit nicht gleichviel Kohlensäure aufnehmen kann; die absolute Menge nimmt aber in gleicher Weise zu.

Schon ältere Beobachter hatten gefunden, daß der Kohlensäuregehalt in der Luft der feineren Bronchialverzweigungen bedeutender sei als in den größeren Bronchien und in der Luftröhre. Um dies nachzuweisen, versuchte Vierordt eine Expiration in zwei gleiche Teile zu teilen und findet den Kohlensäuregehalt des ersten halben Atemzuges = 3·72%, des zweiten halben Atemzuges = 5·44%, ein Resultat, das die obige Beobachtung bestätigen würde. Über die Mengen von Kohlensäure in den feineren Bronchien kann man sich dadurch informieren, daß man die Kohlensäuremenge einer gewöhnlichen Exspiration vergleicht mit der, nach einer möglichst starken Ausatmung erhaltenen Kohlensäuremenge; die Differenz dieser beiden Bestimmungen gibt die Menge der in den tieferen Luftschichten der Lunge enthaltenen Kohlensäure an. So fand Vierordt, daß die tiefe Lungenluft um 0·80% Kohlensäure mehr enthält als jene in dem oberen Teile der Luftwege. In neuerer Zeit wurde nach E. Pflüger die Zusammensetzung der Alveolenluft vermittels des „Lungenkatheters" bestimmt. Derselbe, ein elastischer Katheter, wird von der Trachea aus in einen größeren Bronchus eingeführt und dort durch Aufblasen eines von ihm selbst durchbohrten Gummiballons luftdicht befestigt. Die freie Mündung desselben wird mit der Quecksilberluftpumpe verbunden, die Luft aus dem Alveolenbezirk nach verschiedenen Zeiten ausgesaugt und analysiert. Nach dieser Methode ausgeführte Bestimmungen ergaben, daß in 100 Raumteilen atmosphärischer Luft nach 3—4 Minuten langer Absperrung in den Alveolen 3·56 Volumenprozent Kohlensäure enthalten waren; an Sauerstoff unter denselben Bedingungen in 100 Raumteilen der Alveolenluft immer noch 3·6%; es verschwindet also niemals der ganze inspirierte Sauerstoff in den Lungen, sondern ein nicht unbedeutender Teil wird unverändert exspiriert. Beim normalen Atmen fand sich in der Exspirationsluft ein Kohlensäuregehalt von 2·8%; demnach wäre für den Hund die Differenz zwischen Alveolen- und Expirationsluft = 0·76%. Nimmt man dieselbe Differenz auch für den Menschen an (freilich nur annähernd), so enthält die Alveolenluft der menschlichen Lunge, den Gehalt der Exspirationsluft nach VIERORDT mit 4·334% zugrunde gelegt, im Mittel 5·094% an Kohlensäure.

Die Größe der Kohlensäureausscheidung ist ferner abhängig:

7) vom Alter; sie nimmt mit demselben zu, erreicht zwischen 26—30 Jahren das Maximum, nimmt nach 30 Jahren ein wenig ab, erhält sich auf dieser Höhe bis 60 Jahre, um darüber hinaus langsam abzunehmen (ANDRAL u. GAVARRET, SCHARLING).

8) vom Geschlecht; bei dem weiblichen Geschlecht ist sie geringer als beim männlichen; während der Schwangerschaft nimmt sie zu (ANDRAL u. GAVARRET).

Die Sauerstoff-Aufnahme ist, wie die $CO_2$-Abgabe, von den gleichen Faktoren, also Arbeit, Ruhe, Nahrung usw. abhängig.

Luftdruckerhöhungen bis zu $1\frac{1}{2}$ Atmosphären beeinflussen bei Gesunden die Sauerstoffaufnahme und Kohlensäureabgabe entweder gar nicht oder nur in sehr geringem Maße.

Der O-Verbrauch des Fötus ist etwa 4 mal geringer, als der seiner Mutter: der Stoffwechsel des Fötus ist sonach sehr viel schwächer als der des erwachsenen Tieres. Jener überlebt daher das Abschneiden der O-Zufuhr viel länger, als dieses (COHNSTEIN u. ZUNTZ).

## Die Blutgase.

Der andere Weg, den Gaswechsel in der Lunge zu ermitteln, führt zu der Untersuchung der Gase des Blutes selbst.

Der Physiker MAGNUS[1] war der erste, welcher zeigte, daß aus dem Blute in den luftverdünnten Raum (Vakuum der Luftpumpe) Sauerstoff, Kohlensäure und Stickstoff entweichen. Späteren Arbeiten von L. MEYER, LUDWIG, PFLÜGER und ihren Schülern verdankt man die Kenntnis folgender Tatsachen: Im arteriellen Blute des Hundes sind im Mittel 22·6 Volumprozente Sauerstoff enthalten (bei 0° und 760 mm Hg-Druck); je schneller die Entfernung des Sauerstoffes aus dem Blute vorgenommen werden kann, um so größer fällt seine Menge aus, da im Blute stets leicht oxydable Substanzen vorhanden sind, die ihn verbrauchen. Steht das Blut nach der Entleerung aus dem Blutgefäße längere Zeit und bei höherer Temperatur, so tritt neben diesem, auch im lebenden Blute bestehenden Verbrauche von Sauerstoff, noch ein weiterer Verbrauch durch eintretende Zersetzungen auf. An Kohlensäure enthält das arterielle Blut 34·3 Volumprozent, die vollständig in den luftleeren Raum austreten (PFLÜGER). Das venöse Blut hat viel weniger Sauerstoff als das arterielle, und zwar enthält das

[1] MAGNUS, Über die im Blute enthaltenen Gase. POGGENDORFFS Annalen 1837.

venöse Blut des rechten Herzens durchschnittlich 7·15 % Sauerstoff weniger als das arterielle Blut, also etwa 14 % (Zuntz). Überhaupt ist der Gehalt an Sauerstoff in einzelnen Venengebieten sehr verschieden; er kann auf 1—2 % sinken. Im Erstickungsblute bleiben nur Spuren von Sauerstoff übrig, derselbe kann sogar vollständig daraus verschwinden. Die Menge der Kohlensäure ist im venösen Blute viel größer als im arteriellen; im Durchschnitt findet man 48 Volumprozent. Den höchsten Wert von 69·21 % erreicht die Kohlensäure im Erstickungsblute (Holmgren). In beiden Blutarten befindet sich Stickstoff zu 1·8 Volumprozent.

Die Methoden zur Gewinnung der Blutgase s. in der Methodik.

Um die Kräfte kennen zu lernen, welche den Austausch der Gase zwischen der Lungenluft, bezw. Atmosphäre und den Blutgasen vermitteln, muß man den Zustand kennen, in welchem sich die Gase im Blute befinden. Im allgemeinen können Gase nur in zwei Formen in einer Flüssigkeit enthalten sein, entweder sie sind einfach absorbiert oder sie sind chemisch in derselben gebunden.

Absorption von Gasen durch Flüssigkeiten. Wenn gasförmige Stoffe mit Flüssigkeiten in Berührung kommen, auf welche sie keine chemische Wirkungen ausüben, so werden sie von denselben absorbiert in Mengen, welche abhängen a) von der Natur der Gase und der absorbierenden Flüssigkeit, b) von der Temperatur und c) von dem Drucke. Die Abhängigkeit von der Temperatur gestaltet sich im allgemeinen in der Weise, daß mit steigender Temperatur die Absorption der Gasmengen abnimmt, bis sie beim Siedepunkt der Flüssigkeit gleich Null ist. Was den Einfluß des Druckes anbetrifft, so werden die Gasmengen proportional dem Drucke absorbiert, wobei man unter Gasmenge oder reduziertem Volumen das auf 0° und 760 mm Quecksilberdruck reduzierte Gasvolum zu verstehen hat (Bunsen). Entwickelt sich aber ein Gas, das sich in einer Flüssigkeit befindet, in Gewichtsmengen aus derselben, welche der Druckerniedrigung proportional sind, so folgt daraus, daß das Gas einfach absorbiert ist.

Handelt es sich, wie bei den vorliegenden Untersuchungen, um Gasgemenge (z. B. Luft), so erfolgt die Absorption der Gemengteile proportional dem Drucke, welchen jeder dieser Gemengteile für sich ausübt, also nur in Abhängigkeit von dem sogenannten Partialdrucke (Daltons Gesetz).

Man nennt die auf 0° und den Druck von 760 mm reduzierten Gasvolumina, welche von der Volumeinheit der Flüssigkeit unter dem Hg-Druck 760 mm absorbiert werden, den Absorptionskoëffizienten der Flüssigkeit (Bunsen).

Wirken Flüssigkeiten und Gase aufeinander chemisch ein, so gestaltet sich die Absorption anders. Von den beiden Möglichkeiten sei hier nur der Fall behandelt, daß dabei sogenannte dissoziable Verbindungen entstehen, d. h. Verbindungen, welche durch das Vakuum der Luftpumpe wieder getrennt werden oder durch Kommunikation mit einem Raume, in welchem der Partialdruck des Gases ein sehr geringer oder gleich Null ist (ein solches Verhältnis besteht zwischen Hämoglobin und Sauerstoff).

Von jenem zuerst besprochenen Falle unterscheidet sich dieser dadurch, daß, wenn die Gasentwicklung auch eine Funktion des Druckes ist, hier eine gerade Proportionalität zwischen Druck und absorbierter Gasmenge bzw. Druckherabsetzung und entwickelter Gasmenge nicht besteht.

Da die Gase des Blutes alle ausgepumpt werden können, so liegt sehr nahe anzunehmen, daß sie nur absorbiert wären, indes haben Ludwig und seine Schüler gezeigt, daß, wenn man ein Tier in einem abgeschlossenen Raume ersticken läßt, der Erstickungsraum fast vollkommen frei von Sauerstoff ist, woraus folgt, daß der Sauerstoff im Blute nicht einfach absorbiert sein kann, da der Partialdruck desselben in diesem Versuche fast Null ist, sondern daß er chemisch gebunden ist. Die Bindung geschieht durch das Hämoglobin der roten Blutkörperchen (Hoppe-Seyler), das in Oxyhämoglobin übergeht. Diese Bindung ist indes so locker, daß der Sauerstoff schon durch die einfachsten physikalischen Mittel (das Vakuum) aus seiner Verbindung befreit werden kann. Würde er vom Blute einfach absorbiert werden, so könnte das Blut in den Lungen nur 0·4 Volumprozent davon aufnehmen; das wäre 18 mal weniger, als zur Erhaltung des Lebens der Organe notwendig ist (Pflüger). Die wirkliche Sauerstoffaufnahme ist immer dem Hämoglobingehalt proportional; das arterielle Blut ist beim gewöhnlichen Atmen mit Sauerstoff nicht vollständig, aber nahezu (98 $^0/_0$) gesättigt. Das Plasma enthält zwar auch etwas Sauerstoff, aber nur so viel, als seinem Absorptionskoëffizienten entspricht. — An Kohlensäure gelang es Pflüger aus dem Gesamtblute 30—40 Volumprozent, also die ganze Menge auszupumpen, doch ist damit noch nicht bewiesen, daß die ganze Menge im Blute absorbiert ist. Setzte er zu dem ausgepumpten Blute eine Säure hinzu, so konnte er zwar keine Kohlensäure daraus mehr gewinnen, als Beweis, daß in der Tat sämtliche Kohlensäure, selbst etwaige chemisch gebundene, daraus entfernt war. Wurde dem Blute aber kohlensaures Natron hinzugefügt, so entwickelte sich im Vakuum von neuem Kohlensäure: es muß also im Gesamtblute ein Körper vorhanden sein, unter dessen Einfluß aus einer kohlensauren Verbindung die Kohlensäure entbunden werden kann. Dieser Einfluß scheint von den roten Blutkörperchen auszugehen, denn aus dem Blutserum konnte Pflüger niemals die ganze Kohlensäuremenge gewinnen, sondern es restierten stets ca. 7 $^0/_0$, die erst nach Säurezusatz entwickelt wurden. Einen weiteren Beweis für diesen Einfluß der Blutkörperchen liefert der folgende Versuch: Ist eine Portion Blutserum vollständig entgast, so kann man von neuem Kohlensäure gewinnen, wenn man Cruor (also eigentlich Blutkörperchen) zusetzt. Es scheinen demnach die Blutkörperchen die Rolle einer schwachen Säure zu spielen. Den direkten Beweis, daß nicht alle Kohlensäure im Blute nur absorbiert ist, haben L. MEYER u. ZUNTZ geliefert, indem sie Kohlensäure von Blut unter verschiedenem Druck aufnehmen ließen. Die Aufnahme geschah nicht proportional den Druckgrößen, also muß ein Teil chemisch gebunden sein. Anderseits hatte man gefunden, daß das Gesamtblut bei zunehmendem Drucke Kohlensäure nach anderen Gesetzen aufnimmt, als das Serum, woraus man folgerte, daß auch die Blutkörperchen einen Teil der Kohlensäure binden (PFLÜGER u. ZUNTZ) und zwar ist es ebenfalls das Hämoglobin, durch welches diese Bindung erfolgt (BOHR). Man hat bestimmt, daß ca. $^1/_3$ der Kohlensäure in den Blutkörperchen gebunden ist (ZUNTZ, L. FRÉDERICQ). Die gesamte übrige Kohlensäuremenge ($^2/_3$) ist im Blutserum enthalten und zwar ist ein Teil einfach absorbiert, ein anderer Teil chemisch gebunden. Von letzterem ist: 1) ein Teil, welcher durch das Vakuum entfernt werden kann, locker chemisch an das kohlensaure Natron zu doppeltkohlensaurem Natron gebunden; 2) ein Teil, der nur durch Säurezusatz (bezw. unter dem Einflusse der Blutkörperchen) aus dem Blute gewonnen wird, fest an das Natron als kohlensaures Natron gekettet.

Die Tatsache, daß das Blut gegen Lackmus alkalisch und nicht sauer reagiert, obgleich es Kohlensäure absorbiert und locker chemisch gebunden enthält, beweist nichts gegen diesen Zustand der $CO_2$ im Blute, denn das Blut bleibt alkalisch selbst bei vollständiger Sättigung mit Kohlensäure (PFLÜGER und ZUNTZ).

Die Anwesenheit von O im Blute wirkt austreibend auf $CO_2$ (HAMMARSTEN, WERIGO). Die Angabe, daß ein Teil der $CO_2$ chemisch locker an Natriumphosphat ($Na_2HPO_4$) gebunden sei (FERNET), kann nicht richtig sein, weil bei Berücksichtigung des Lecithingehaltes das Blut zu arm an Alkaliphosphat ist (SERTOLI).

## Innere Atmung oder Gewebeatmung.

Während die Lungenatmung durch die Kapillaren des kleinen Kreislaufes stattfindet, geht die Gewebeatmung namentlich durch die Kapillaren des großen Kreislaufes vor sich. Aus der obigen Untersuchung, welche lehrt, daß arterielles Blut mehr Sauerstoff enthält, als venöses Blut, welches wieder reicher an Kohlensäure ist, und aus der Tatsache, daß arterielles Blut, wenn es die Kapillaren des großen Kreislaufes passiert, venös geworden ist, folgt, daß von dem Blut Sauerstoff an die Gewebe abgegeben und dagegen Kohlensäure aus denselben aufgenommen wird.

Es würde sich darum handeln, zu entscheiden, ob dieser Sauerstoffverbrauch und die Kohlensäurebildung in den Kapillaren selbst stattfindet oder in den Geweben. Letzteres ist das Wahrscheinlichere. Der Sauerstoffverbrauch im Blute selbst ist gering und kann im Maximum nur 3·32 Volumprozente betragen (A. SCHMIDT). Der größte Teil des Sauerstoffes tritt in die Gewebe aus, um dort bei den Verbrennungsprozessen Verwendung zu finden. Dafür sprechen folgende Versuche:

1) Setzt man zu Blut, das in einem Glase steht, Substanzen, von denen man annehmen kann, daß sie im Körper leicht oxydiert werden (Zucker, harnsaures oder milchsaures Natron), so müßte eingeleiteter Sauerstoff sehr schnell verzehrt und dafür Kohlensäure gebildet werden, was nicht der Fall ist (HOPPE-SEYLER).

2) Wird frisches mit milchsaurem Natron versetztes Blut aber mit Hilfe eines künstlichen Blutstromes durch die Blutgefäße eines frisch ausgeschnittenen Organes (Lunge) bei Körpertemperatur geleitet, so findet eine Abnahme des Sauerstoffs und Zunahme der Kohlensäure statt (J. J. MÜLLER).

3) Frösche, deren Blut durch 0·75 prozentige Kochsalzlösung ersetzt ist, verbrauchen annähernd soviel Sauerstoff und produzieren soviel Kohlensäure wie normale Tiere (OERTMANN u. PFLÜGER).

Demnach findet in den Geweben ein fortwährender Sauerstoffverbrauch und eine Bildung von Kohlensäure statt; ein Prozeß, der sich wesentlich in den Zellen der Gewebe abspielt. Wahrscheinlich ist der Gasverbrauch in den verschiedenen Geweben sehr ungleich: am lebhaftesten wohl in den Muskeln (P. BERT), wobei bemerkenswert ist, daß aus denselben bisher kein freier Sauerstoff, aber um so mehr Kohlensäure gewonnen werden konnte.

## Theorie der Atmung.

Der Sauerstoff der Atmosphäre dringt in die Alveolen der Lunge ein, in der das feine Epithel derselben und die Kapillarwand ihn nicht aufhalten können auf seinem Wege zum Blute und bindet sich in der Lunge chemisch locker mit dem Hämoglobin der roten Blutkörperchen, das sich in Oxyhämoglobin umwandelt. So wird das den Lungen zufließende sauerstoffarme, dunkelrote, venöse Blut in das aus den Lungen abfließende sauerstoffreiche hellrote arterielle Blut verwandelt. Auf seinem Wege zu den Kapillaren und in denselben wird ein kleiner Teil des Sauerstoffes im Blute an reduzierende Substanzen abgegeben; der Hauptteil aber wird dem Blute von den Geweben entzogen; dafür wird von ihnen Kohlensäure an das Blut abgegeben. In welcher Weise die Aufnahme der Kohlensäure in das Blut geschehen kann, läßt sich übersehen, wenn man die Spannung dieses Gases im Gewebe und dem venösen Blute kennt. Die Spannung der Kohlensäure an der inneren Oberfläche des Darmes (als Ausdruck der Kohlensäurespannung einer mit Zellen ausgekleideten Körperhöhle) ist = 58·5 mm Hg; die Kohlensäurespannung im venösen Herzblut = 41·04 mm Hg, also übertrifft die Gewebsspannung der Kohlensäure die des venösen Blutes um ca. 17 mm Hg (Strassburg), folglich wird ein Diffusionsstrom tätig werden, welcher fortwährend Kohlensäure aus den Orten höherer Spannung (Gewebe) zu dem niederer Spannung (Blut) schaffen muß. Ist das mit Kohlensäure beladene Blut in die Pulmonalarterie gelangt, so gibt dasselbe an die Alveolenluft Kohlensäure ab. Die Spannung der Kohlensäure in den Lungenalveolen ist = 27 mm Hg (Wolffberg); also gegen jene Spannung von 41·04 des Blutes im rechten Herzen eine Differenz von ca. 14 mm, welche die Kraft des Diffusionsstromes anzeigt, mit welcher Kohlensäure aus dem Lungenblute an die Alveolenluft abgegeben wird. Die Kohlensäure in den Lungenalveolen hat, wie wir aus Vierordts Versuchen wissen, eine größere Spannung als die der Bronchien und der Exspirationsluft, folglich diffundiert dieselbe aus den Alveolen in die Bronchien und die Exspirationsluft; endlich noch eine Diffusion zwischen dieser und der Atmosphäre. Im Prinzip wird es auf die Differenz der Spannung der Kohlensäure des Blutes und jener in der Atmosphäre ankommen, wie ja schon gezeigt worden ist, daß die Kohlensäureabgabe unter anderem von dem Kohlensäuregehalt der Atmosphäre abhängig ist. Schließlich ist leicht verständlich, von welchem Werte die Atembewegungen für den Gaswechsel sein müssen, indem sie die mit Kohlensäure erfüllte Luft fortschaffen und dafür stets neue kohlensäurefreie Luft einführen; sie erzeugen von neuem die Spannungsdifferenz der Kohlensäure und beschleunigen so deren Abgabe aus dem Blute.

### Das Atmen in fremden Gasen, in verdichteter und verdünnter Luft.

Kein tierischer Organismus vermag auf die Dauer Sauerstoff zu entbehren, doch ist das Sauerstoffbedürfnis bei den verschiedenen Tieren durchaus ungleich. Im allgemeinen ist es bei den Kaltblütern geringer als bei den Warmblütern. Daher können die ersteren zeitweise ohne Sauerstoff auskommen, ohne in ihrer Existenz Schaden zu leiden. Dagegen ist es den Warmblütern durchaus unmöglich, auch nur die kürzeste Zeit auf die Zufuhr von Sauerstoff zu verzichten: sie gehen sehr schnell unter allgemeinen

Krämpfen zu Grunde. Bei dem normalen Sauerstoffgehalt der Luft von 21 % wird das Blut mit Sauerstoff nahezu gesättigt (98 %); sinkt der Sauerstoffgehalt der Luft auf 14 %, so ist dies für die Atmung ohne schädliche Folgen. Dagegen wird sie bei 7·5 % schon erschwert, bei 4·5 % nehmen die Beschwerden zu, bis das Individuum bei einem Sauerstoffgehalt der Luft von 3 % erstickt.

Damit stimmen die Beobachtungen überein, welche man bei Versuchen im luftverdünnten Raume und beim Besteigen hoher Berge gemacht hat (sog. Bergkrankheit). Erst als die O-Spannung der eingeatmeten Luft auf 7—8 % einer Atmosphäre gesunken war, trat erhöhte Respirationsfrequenz und bei noch geringerer Spannung große Ermüdung, Unfähigkeit zu Muskelbewegungen und Bewußtlosigkeit ein. Der Tod aber erfolgte erst bei 2—3 ½ % einer Atmosphäre (Hoppe-Seyler). B. de Saussure erreichte die Spitze des Mont Blanc (4800 m Höhe) und A. v. Humboldt eine Höhe von 5000 m auf dem Chimborasso; beide klagten über Muskelschwäche, Herzklopfen, Atemnot, Erbrechen, Ohnmacht und andere Unbequemlichkeiten. Boussingault gelangte auf dem Chimborasso zu 6000 m Höhe, ohne soviel zu leiden wie seine Vorgänger. Noch höher sind Luftschiffer aufgestiegen: Tissandier und seine Genossen (1875) waren nach 1 ½ Stunden Aufstieg 5300 m hoch bei vollkommenem Wohlbefinden, nur die Respiration betrug 26 und die Pulsfrequenz 120—155 pro Minute; bei 7500 m waren sie noch bei voller Besinnung, doch etwas betäubt und schwach sowie unfähig, ein Glied zu bewegen oder zu sprechen. Erst bei 8000 m schwand das Bewußtsein, das sich bei Tissandier nach einiger Zeit in Höhe von 6000 m wieder einstellte; seine Begleiter Sivel und Crocé-Spinelli waren tot. Ein für diesen Zweck konstruiertes Barometer zeigte, daß sie 8600 m mit etwa 262 mm Hg-Druck erreicht hatten — offenbar die Grenze des Möglichen! Unter dem Einflusse verminderten Luftdruckes, z. B. auf hohen Bergen, nimmt die Zahl der roten Blutkörperchen erheblich zu. Eine genügende Erklärung dafür hat man bisher nicht zu geben vermocht.

Die Vermehrung der Puls- und Atemfrequenz, sowie die anderen Beschwerden in den angegebenen Beobachtungen scheinen Folge der verminderten O-Spannung in der Atmungsluft zu sein und sind durch Einatmen von reinem O zu beseitigen, bezw. zu ermäßigen. Jene Beschwerden treten um so früher auf, je mehr Muskelanstrengungen gemacht werden, demnach bei Luftschifffahrten später als bei Bergbesteigungen.

Bei der Atmung verdichteter Luft (Pneumatische Kabinette) ist beobachtet worden, daß zunächst O-Aufnahme und $CO_2$-Abgabe nur sehr unbedeutend zunehmen; so z. B. stieg in einem Versuche die O-Aufnahme von 19·4 auf 24·6 Volumprozent, die $CO_2$-Abgabe von 35·3 auf 36·4 Volumprozent, während der Druck auf 10 Atmosphären gesteigert war: nur der N-Gehalt erfährt eine bedeutende Veränderung. P. Bert[1] hatte Tiere in Räume gebracht, in welchen die Luft bis zu 25 Atmosphären und noch mehr verdichtet werden konnte: in solchen Fällen treten in kurzer Zeit tetanische Krämpfe und schließlich der Tod ein, ohne daß man die Todesursache hat ausfindig machen können. Es findet also durch den O gewissermaßen eine Vergiftung statt, doch bilden sich unter

[1] P. Bert, La pression barométrique. Paris 1878.

dem hohen Drucke keine giftigen Substanzen im Blute, denn dieses Blut anderen Tieren injiziert, ruft keine Störungen hervor. Dagegen sinkt der Stoffverbrauch, und Kohlensäure- wie Harnstoffausscheidung werden vermindert, ebenso die Temperatur (unter diesen Druckhöhen gehen sonst leicht faulende Substanzen nicht in Fäulnis über). Angesichts dieser Tatsachen erinnert PFLÜGER an das merkwürdige Verhalten des aktiven Phosphors, der nur in verdünntem, nicht mehr in dichtem Sauerstoff leuchtet.

Wenn man den hohen Luftdruck, unter dem sich ein Tier einige Zeit befunden hat, sehr rasch wieder herabsetzt, so treten häufig Krämpfe ein, denen der Tod auf dem Fuße folgt. Man findet bei solchen Tieren in den großen Venen und namentlich in dem rechten Herzen Gasblasen, die aus dem Blute entwickelt nicht so schnell an die Lungenluft abgegeben werden konnten, als die Druckerniedrigung stattgefunden hatte. Diese Gasentwickelung stört die Zirkulation und ruft den Tod hervor, der vermieden werden kann, wenn man das Tier zu rechter Zeit wieder schnell unter erhöhten Luftdruck bringt (HOPPE-SEYLER). Man muß daher den Übergang aus verdichteter in die normale Luft stets ganz allmählich geschehen lassen, eine Regel von hoher praktischer Bedeutung für die Arbeiter, welche zeitweise in verdichteter Luft zu arbeiten haben (Strom- und Bergbauten).

Die übrigen Gasarten teilt man in folgender Weise ein:

I. Indifferente Gase; sie können mit Sauerstoff gemischt ohne Schaden eingeatmet werden, bewirken aber für sich geatmet Erstickung, wie Stickstoff und Wasserstoff.

II. Irrespirable Gase sind Gase, welche in starker Konzentration mit der Atmungsluft nur unter besonderen Umständen in die Lunge gelangen, weil sie zumeist krampfhafte Verschließung der Stimmritze hervorrufen. Sie wirken ätzend und erregen Reizung der Schleimhäute, Tränenfluß, Husten usw. Zu ihnen gehören: Chlorwasserstoff, Fluorwasserstoff, Untersalpetersäure, Ammoniak, Chlor usw.

III. Giftige Gase; ihre Einatmung bewirkt schädliche Veränderungen im Organismus und führt den Tod des Individuums herbei. Hierher gehören:

a) Kohlendioxyd, Kohlensäure, welche, in größeren Quantitäten eingeatmet (Kohlensäurespannungen in der Inspirationsluft von 3—4 % werden längere Zeit ohne Schaden vertragen), den Tod ohne Krämpfe herbeiführt. Stellt man ein Luftgemisch her, in welchem für normalen O-Gehalt gesorgt ist, so können bis zu 20 % $CO_2$ in demselben vorhanden sein, ohne daß andere Erscheinungen als eine Herabsetzung der Atem- und Pulsfrequenz eintreten. Eine Kohlensäurevergiftung mit vollständiger Narkose findet erst bei höherer Dosis (30 %) statt. Hierbei ist beobachtet worden, daß Tiere, welche der $CO_2$-Atmosphäre entzogen werden, unter heftigen Reizerscheinungen aus der Narkose erwachen (FRIEDLÄNDER u. HERTER).

b) Stickoxydul, Lachgas, das längere Zeit allein geatmet den Tod durch Erstickung herbeiführt, wirkt mit Sauerstoff im Verhältnis von 70 : 30 gemischt vorübergehend narkotisierend.

c) Kohlenoxyd kann mit dem Hämoglobin eine feste Verbindung, Kohlenoxydhämoglobin, eingehen, wodurch das Hämoglobin unfähig wird, sich mit Sauerstoff zu Oxyhämoglobin zu vereinigen. Der Tod bei Kohlenoxydvergiftung (Kaninchen) tritt im allgemeinen dann ein, wenn die respiratorische Kapazität des Blutes für O auf ca. 30 % herabgegangen ist. Somit findet selbst bei der stärksten Vergiftung keine vollständige Verdrängung von O statt (DRESER). Durch Einatmen von O unter erhöhtem Druck ist lange noch Rettung möglich (A. MOSSO).

d) Schwefelwasserstoff entsteht überall, wo schwefelhaltige organische Stoffe faulen; beim Einatmen einer Luft, die 0·6 p. m. enthält, treten Vergiftungserscheinungen auf, 1·5 p. m. wirkt beim Menschen in 2—3 Minuten tödlich. Wird Blut außerhalb des Körpers mit Schwefelwasserstoff gemischt, so nimmt es eine schmutzig-grüne Farbe an. Diese Veränderung der Färbung wird durch sich bildendes Sulfhämoglobin herbeigeführt.

### II. Mechanik der Atmung.[1]

In- und Exspiration. Wenn man den Brustkorb des Menschen betrachtet, so sieht man, daß derselbe periodisch wiederkehrende Bewegungen macht, durch welche er abwechselnd erweitert und verengert wird.

Nähere Beobachtungen ergeben, daß bei jeder Erweiterung der Thorax Luft aus der Atmosphäre einsaugt, welche in die Lungen, die den Bewegungen des Thorax folgen müssen, eindringt und sie ausdehnt, während bei jeder Verengerung des Brustkorbes Luft aus den Lungen verdrängt wird. Werden diese periodischen Bewegungen auf irgend eine Weise unterbrochen, so erstickt das Individuum nach kürzester Zeit. Diese Tatsache lehrt, daß das Luftbedürfnis des Menschen ein viel größeres ist, als daß es allein durch die langsame Diffusion, welche an der unbewegten Lungenfläche stattfindet, gedeckt werden könnte; es muß vielmehr

[1] J. ROSENTHAL, Die Physiologie der Atembewegungen und der Innervation derselben. HERMANNS Handb. der Physiologie. Bd. IV. 1882.

eine ausgiebige Ventilation des Blutes in den Lungen stattfinden, indem fortwährend neue Luft eingeführt und die alte, verbrauchte wieder abgegeben wird.

Man nennt die Erweiterung des Thoraxraumes Inspiration, die Verengerung Exspiration. Der einmalige Ablauf dieser beiden Phasen stellt einen Atemzug dar. Mit Hilfe der graphischen Methoden läßt sich der Vorgang der zeitlichen Verhältnisse bei der Atmung genauer studieren. Auf jede Inspiration folgt eine Exspiration, die von der nächsten Inspiration durch eine kleine Pause getrennt ist; bei ruhigem Atmen dauert die Inspiration kürzere Zeit als dic Exspiration (VIERORDT u. LUDWIG).

Die Atembewegungen erfolgen unwillkürlich in wachendem wie schlafendem Zustande. Die Zahl der Atemzüge beträgt beim Erwachsenen ca. 18—20 während einer Minute; sie schwankt sehr beträchtlich:

1) mit dem Alter. Nach QUETELET ist das Verhältnis folgendes:

| | | | |
|---|---|---|---|
| Neugeborene . . . | 44 | im | Mittel |
| 5 Jahre . . . . . | 26 | „ | „ |
| 15—20 Jahre . . . | 20 | „ | „ |
| 20—25 „ . . . | 18·7 | „ | „ |
| 25—30 „ . . . | 16 | „ | „ |
| 30—50 „ . . . | 18·1 | „ | „ |

Von Einfluß auf die Atemzahl ist 2) die Muskeltätigkeit, bei welcher sie zunimmt; schon das Stehen im Vergleich zum Sitzen vermehrt die Atemfrequenz, und beim Liegen ist sie noch geringer als beim Sitzen.

3) Vermag der Wille die Anzahl der Atemzüge zu verändern, und zwar sie zu verringern, zu vermehren oder sie vollständig aufhören zu machen, indes nur auf kurze Zeit, denn die eintretende Atemnot löst gegen den Willen die nächste Atembewegung aus.

4) Kann die Atemzahl bei psychischen Affekten zunehmen. Ebenso wie die Atemfrequenz ist auch die Tiefe der Atemzüge veränderlich.

Die zeitlichen Verhältnisse bei der Atmung wurden zuerst von VIERORDT u. LUDWIG graphisch dargestellt, indem sie einen Fühlhebel auf eine Stelle der vorderen Brustwand aufsetzen, der seine Exkursionen auf einen mit gleichmäßiger Geschwindigkeit rotierender Zylinder verzeichnete. MAREYS Pneumograph besteht aus einem Gürtel, der in bestimmter Höhe um den Thorax befestigt wird, in seinem vorderen Teile enthält derselbe einen mit Luft gefüllten elastischen Cylinder, welcher die durch jede In- und Exspiration hervorgebrachte Luftverdichtung und -verdünnung vermittelst eines Gummirohres dem MAREYschen Tambour mitteilt, durch welche diese Bewegungen auf der rotierenden Trommel registriert werden.

**Formveränderung des Thorax beim Atmen.** Bei jeder Einatmung erweitert sich der Thorax nach drei Dimensionen, und zwar im Längsdurchmesser in senkrechter Richtung von oben nach unten, im Tiefendurchmesser von vorn nach hinten in der Richtung von der Bauch- zur Rückenfläche und im Querdurchmesser von rechts nach links. Die Vergrößerung des Längsdurchmessers geschieht durch die Zusammenziehung des Zwerchfelles, des Muskels, der die Brust- von der Bauchhöhle abschließt. Derselbe ragt kuppelförmig, mit seinem Centrum tendineum auf der Höhe, in die Brusthöhle hinein. Wenn durch die beginnende Inspiration der Brustkorb gehoben wird, so flacht sich die Kuppel des Zwerchfelles ab, wird vollkommen glatt, und das Zwerchfell rückt dadurch nach unten.

Die Bewegungen des Zwerchfelles üben einen Einfluß auf die Bauchhöhle aus, deren Inhalt unter höheren Druck versetzt der Lage zustrebt, durch welche sie eine solche Form erhält, daß sie bei größtem Rauminhalt die kleinste Oberfläche einnimmt, d. i. die Kugelgestalt; die Bauchdecken werden also stärker gewölbt und die untersten Rippen nach außen gedrängt, wie man bei tiefen Inspirationen deutlich fühlen kann.

Die Erweiterung in den beiden anderen Durchmessern geschieht in folgender Weise: Je zwei Rippen, welche an der Wirbelsäule und vorn am Sternum befestigt sind, stellen einen Ring dar, welcher von oben hinten nach vorn unten gesenkt ist, und zwar um so mehr, je tiefer sie liegen. Wird der Brustkorb gehoben, so entfernen sich die Rippen zugleich mit dem Brustbeine vermöge ihrer schiefen Richtung von der Wirbelsäule um so mehr, je weiter sie nach oben gehoben und der horizontalen Richtung genähert werden.

Dadurch müssen der Tiefen- und Querdurchmesser vergrößert werden. Die Zwischenrippenräume werden bei der Hebung des Brustkorbes um so größer, je mehr sich die Rippen der horizontalen Lage nähern. Zugleich liegen die Rippen im natürlichen Zustande so, daß ihre Außenfläche nicht allein nach außen, sondern nach unten und außen sieht (eine Ausnahme hiervon macht nur die erste Rippe, welche ihre Fläche nach oben und unten wendet); tritt nun die Hebung der Rippen ein, so geschieht gleichzeitig eine Drehung (um eine durch das vordere und hintere Ende der Rippe gelegte Achse), so daß die nach unten sehende Außenseite der Rippen gerade nach außen gestellt wird. Mit der Hebung des Brustkorbes ist stets verbunden eine durch ihre Elastizität bedingte Dehnung der Rippenknorpel, die der Exspiration zu statten kommt.

Bei der Exspiration nimmt mit der Verkürzung der drei Durchmesser auch die Wölbung der Brust- und Bauchhöhle wieder ab.

Die Gesamtheit der Formveränderungen, welche während eines Atemzuges an Brust und Bauch beobachtet werden, stellt den Atemtypus des Individuums dar.

Größe der Formveränderung des Thorax. Dieselbe kann bestimmt werden:

1) durch Messung der Zunahme des Tiefendurchmessers,
2) durch Messung des Umfanges des Thorax,
3) durch Messung der ein- und ausgeatmeten Luftmenge.

Die Zunahme des Tiefendurchmessers beträgt nach Sibson bei männlichen Individuen vermittelst seines Thorakometers gemessen:

| Untersuchte Gegenden. | Gewöhnliches ruhiges Atmen. | Tiefe Inspiration. |
|---|---|---|
| Mitte des Brustbeins zwischen den Knorpeln der 2. Rippe | 1 —2 mm | 33·2 mm |
| Unterste Partie des Brustbeins | 0·6—2 „ | 30·2 „ |
| Mitte des Bauches . . . . | 8·2—10 „ | 33·2 „ |

Die Erweiterung des Thoraxumfanges während der Inspiration beträgt 7 cm, da man den Brustumfang für die maximale Inspiration zu 89 cm, für die Exspiration zu 82 cm findet. Diese Zahlen werden erhalten, wenn bei wagerecht erhobenen Armen das Meßband hinten unter dem unteren Schulterblattwinkel und vorn dicht unterhalb der Brustwarzen liegt (Frölich).

Das beste Maß für die Größe der Veränderung des Thorax bietet die Feststellung der ein- und ausgeatmeten Luftmenge mit Hilfe des Spirometers von Hutchinson. Die „Respirationsluft“, d. h. die Quantität, welche bei ruhiger Atmung geatmet wird, beträgt 500 ccm, eine Zahl, die nicht nur bei verschiedenen Individuen, sondern auch in verschiedenen Zuständen des Körpers, nach Ruhe, Bewegung usw. vielen Schwankungen unterliegt. „Reserveluft“ ist die Quantität, welche nach einer gewöhnlichen Exspiration durch eine Anstrengung der Exspirationsmuskeln noch ausgeatmet werden kann, sie beträgt 1000—1500 ccm; die danach noch in der Lunge zurückbleibende, nur bei der Leiche meßbare Luft, „rückständige Luft“, veranschlagt Gad zu 1200—1700 ccm.

Die Vitalkapazität der Lunge nennt man diejenige Luftmenge, welche nach einer möglichst tiefen Inspiration vermittelst einer möglichst tiefen Exspiration ausgeatmet werden kann: sie ist das Maß des möglichst großen Luftwechsels und beträgt durchschnittlich 3772 ccm. Dieselbe hängt ab: 1) von der absoluten Größe des Brustkorbes, 2) von der Größe der den Brustkorb erweiternden Kräfte, d. h. von der Energie der Atemmuskeln, 3) von der Größe der Widerstände, welche sich der Muskeltätigkeit entgegenstellen: Elastizität der Knorpel und Füllung des Unterleibes, wodurch das Zwerchfell nicht tief genug abwärts steigen kann, 4) von der Ausdehnungsfähigkeit der Lungen.

Mit dem Spirometer pflegt man sich über den gesunden oder krankhaften Zustand der Lungen zu unterrichten. Es ist aus dieser Zusammenstellung leicht ersichtlich, daß auf jenen Zustand sicher nur dann geschlossen werden kann, wenn die drei ersten Faktoren genügend berücksichtigt sind. So kann z. B., was bei alten Leuten vorkommt, eine Verknöcherung der Rippenknorpel vorhanden oder nach schweren Krankheiten die Energie der Respirationsmuskeln sehr gering sein, wodurch sich eine geringe Vitalkapazität der Lungen ergeben würde, ohne daß dieselben erkrankt wären.

Nach Arnold ist die Vitalkapazität der Lungen verschieden bei Männern und Frauen, und zwar bei letzteren geringer; ferner hängt sie ab von der Länge der Person: bei längeren Personen ist sie größer als bei kleineren. Von großem Einflusse ist die Lebensweise der Individuen. Arnold teilt sie nach derselben in drei Klassen ein: 1) solche, die viel sitzen mit geringer Kapazität, 2) solche, die sich viel im Freien bewegen mit großer Kapazität, 3) für mäßig viel Sitzende mit mittlerer Kapazität. Bei Untersuchungen benutzt man als Norm das Stehen; beim Sitzen und Liegen ist die Vitalkapazität geringer.

Der Atmungstypus der Frauen ist bei ruhiger Atmung ein anderer als bei Männern. Bei den Männern sieht man während der Inspiration fast gar keine Rippenbewegung, sondern nur eine Hervorwölbung der Oberbauchgegend, welche durch das Herabrücken des Zwerchfells hervorgerufen ist; man nennt diesen Atemtypus den Abdominaltypus. Bei Frauen überwiegt dagegen bei ruhigem Atmen die Bewegung der Rippen; die Hervorwölbung der Oberbauchgegend ist nur gering, die größte Umfangszunahme zeigt die Gegend oberhalb der Brustwarzen (Wogen des Busens). Dieser Atmungstypus heißt der Kostaltypus. Wenn sich die Atemzüge vertiefen, so verwischen sich diese Unterschiede und fallen bei möglichst tiefer Inspiration ganz weg. Bei dieser findet die größte Änderung des Querdurchmessers in beiden Geschlechtern am oberen Teile des Thorax statt; diesen gemischten Atmungstypus nennt man den Kostoabdominaltypus. Im Schlafe wird bei beiden Geschlechtern die Atmung thorakal (Mosso).

Nach Sibson ist der Kostaltypus der Frauen Folge ihrer Kleidung, namentlich der beengenden Korsetts; der Unterschied des Atmungstypus soll bei Kindern fortfallen. Das bestreiten indes Boerhave und Hutchinson; letzterer besonders will den Unterschied bei Kindern auch noch gesehen haben. Vielmehr bringen sie den Kostaltypus der Frauen in Verbindung mit der Schwangerschaft, bei welcher der Abdominaltypus hinderlich sein würde. Dieser Atemtypus sollte sich auf die weiblichen Nachkommen vererben.

Sibsons Thorakometer zur Ermittelung des medianen Durchmessers der Brust besteht aus einer kupfernen Platte, auf welche die zu untersuchende Person gelegt wird. Veritkal darauf steht eine Säule, an welcher sich ein zur Platte paralleler, an der vertikalen Säule verschiebbarer Arm befindet, der ein senkrecht absteigendes Stück hat, welches auf die Vorderfläche der Brust zu liegen kommt. Die Bewegungen des absteigenden Stückes wirken auf einen Zeiger an einem Zifferblatte, wo sie als $^1/_{100}$ Zolle abgelesen werden können. Das Spirometer von Hutchinson besteht aus einem Blechzylinder, der unten ganz offen, oben an einer Schnur aufgehängt ist, die über eine Rolle läuft und mit einem Gewicht belastet ist, das den Zylinder balanciert. Dieser Zylinder steckt in einem zweiten mit Wasser gefüllten Zylinder, aus welchem eine kupferne Röhre heraustritt, die ein Mundstück von Elfenbein besitzt. Die Versuchsperson, deren Vitalkapazität bestimmt werden soll, läßt man tief einatmen und bei aufrechter Stellung durch die zuletzt erwähnte Röhre möglichst tief ausatmen. Die ausgeatmete Luft gelangt durch die kupferne Röhre in den oberen Zylinder, der sich aus dem im anderen Zylinder enthaltenen Wasser erhebt, und an einer Skala ist abzulesen, wieviel Luft eingedrungen ist. Ein in dem kupfernen Rohre angebrachter Hahn kann die ausgeatmete Luft abschließen. Wenn man den beweglichen Zylinder des Spirometers mit einem Schreibhebel versieht, so lassen sich die Volumänderungen des Lungenraumes auf einer rotierenden Trommel aufschreiben (Panum); eine vollkommenere Form dieses Apparates ist der Aëroplethysmograph (Gad).

Die Kräfte, durch welche die Formveränderungen des Thorax erzeugt werden, sind Muskelkräfte. Sie gehören einem System von Muskeln an, welche die Atmungsmuskeln genannt werden; sie haben folgende Arbeit zu leisten: 1) den Brustkorb zu heben; 2) die Elastizität der Lungen zu überwinden, da der Luftdruck, weil sie luftdicht in den Brustkorb eingefügt sind (s. unten), nur auf ihre innere Oberfläche zu wirken vermag und sie zwingt, den Bewegungen des Thorax zu folgen; 3) den Widerstand der elastischen Rippenknorpel, die bei der Hebung des Rippenringes gebogen werden, und 4) den Widerstand, den die mit Gas gefüllten Därme ihrer Kompression, sowie die Bauchwandungen ihrer Ausdehnung entgegensetzen, zu überwinden. Der weitaus wichtigste unter den Atmungsmuskeln ist das Zwerchfell, welches bei der ruhigen Atmung des Mannes fast allein genügt, um die Formveränderung des Brustraumes während der Inspiration zu erzeugen. Bei dem kostalen Atemtypus der Frauen, sowie dem Kostoabdominaltypus des Mannes treten mit dem Zwerchfell alle diejenigen Muskeln in Tätigkeit, welche bei der Einatmung sich verkürzen, demnach ihre Insertionspunkte einander nähern. Es sind dies die äußeren Zwischenrippenmuskeln, die Mm. intercostales externi, und alle diejenigen Muskeln, welche vom Stamme zu den Rippen verlaufen, wie die Levatores costarum longi und breves, sowie der Serratus posticus superior, nicht aber die Muskeln, welche vom Schultergürtel zu den Rippen ziehen. Nur in dem Falle, wenn Atemnot, „Dyspnoë“, eintritt oder schon in dem Übergange zu derselben treten auch diese Muskeln, die sogenannten akzessorischen Atmungsmuskeln, als Rippenheber in Funktion.

Die ruhige Exspiration ist ein passiver Vorgang. Wenn die Tätigkeit der Inspirationsmuskeln aufgehört hat, so streben alle Teile ihrer Ruhelage zu: der Thorax sinkt durch seine eigene Schwere herunter und die Lungen verkleinern sich vermöge ihrer elastischen Kraft. Ist die Exspiration aber eine angestrengte, so wird sie aktiv, und es treten die Exspirationsmuskeln in Tätigkeit. Es sind das die Mm. intercostales interni, serratus post. inferior, latissimus dorsi; rectus, obliquus und transversus abdominis, quadratus lumbi.

Wie die Tätigkeit der Mm. intercost. externi die Rippen zu heben und jene der Mm. interni sie zu senken vermag, lehrt folgende Betrachtung von HAMBERGER (1727): Sei (Fig. 10) *ww'* die Wirbelsäule, *ac* und *bd* zwei Rippen, welche in *a* und *b* in Gelenken drehbar sind und zurzeit sich in Ruhestellung befinden. Ist *ef* ein M. intercostalis externus, so läßt sich seine Wirkung nach dem Parallelogramm der Kräfte zerlegen bei *e* in *eb* und *ec*, bei *f* in *ff'* und *fb*. Es können indes *ec* und *fb* für Hebung und Senkung nichts leisten, so daß nur die beiden anderen Komponenten *eb* und *ff'* in Betracht kommen, welche freilich, da sie gleich und entgegengesetzt wirksam sind, wie die Pfeile andeuten, einander aufheben würden. Weil aber der Hebelarm, an welchem *ff'* angreift, viel länger ist als der andere, an dem *eb* einsetzt, so überwiegt *ff'*, und das System der Rippen bewegt sich in der Richtung *ff'*, d. h. die Rippen werden gehoben. Wenn die Inspiration die Rippen bis *ac'* und *bd'* gehoben hat, so vermag der M. intercostalis internus *mn* in der folgenden Exspiration die Rippen wieder zu senken. Die Betrachtung ist dieselbe wie oben; die Figur deutet die Richtung der wirksamen Komponenten *mm'* und *nn'* durch Pfeile an, und *nn'* muß *mm'* überwinden und die Rippen senken, weil es am längeren Hebelarme angreift.

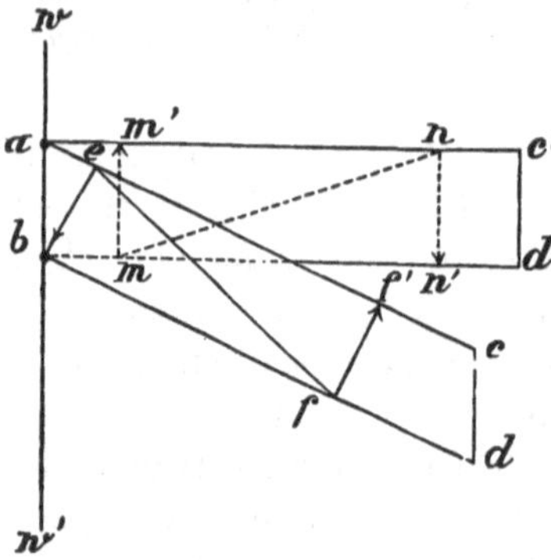

Fig. 10. Schema der Wirkung der Interkostalmuskeln.

Daß die Zwischenrippenräume bei der Erhebung des Thorax sich vergrößern, folgt direkt aus dem rechtwinkeligen Dreieck *abe*, in welchem $ab > be$ ist.

## Die Atmungsmuskeln und deren Nerven.

### Inspiration.

| | | |
|---|---|---|
| Ruhige Atmung | Diaphragma | N. phrenicus. |
| | Mm. intercostales externi | Nn. intercostales. |
| Ruhige Atmung | Levatores costarum longi et breves | Nn. thoracici. |
| | Serratus posticus superior | Plex. brachialis. |
| Angestrengte Atmung | Scaleni | Plex. cervicalis und brachialis. |
| | Sternocleidomastoideus | |
| | Cucullaris | |
| | Pectoralis minor | |
| | Rhomboidei | |
| | Serratus antic. major | |

### Exspiration.

| | | |
|---|---|---|
| Ruhige Atmung | Die elastischen Kräfte, Schwere des Thorax usw. | |
| Angestrengte Atmung | Serratus post. inferior | Plex. brachialis. |
| | Latissimus dorsi | |
| | Intercost. interni | Nn. intercost. |
| | Triangularis sterni | N. dorsalis. |
| | Rectus abdominis | Nn. abdominales. |
| | Obliquus „ | |
| | Tranversus „ | |
| | Quadratus lumborum | Plex. lumbalis. |

Die Bewegung der Lungen. Wenn man bei einem lebenden Kaninchen die Rippenpleuren in genügender Ausdehnung freilegt, so sieht man die Lungen entsprechend der Formveränderung des Thorax sich auf- und abbewegen, wobei sich Pleura costalis und pulmonalis aneinander verschieben. Daraus folgt, daß jedes Lungenbläschen bei der Verkleinerung des Brustraumes zusammenfällt und einen Teil seines Inhaltes austreibt; bei der Vergrößerung des Brustraumes dagegen erweitert sich jedes Lungenbläschen und nimmt Luft auf. Die Verschiebung der Lungen geschieht nicht in allen ihren Teilen gleichmäßig; unbeweglich bleiben nämlich die Spitze und der hintere Rand der Lunge an der Wirbelsäule, so daß eine Bewegung nach zwei Richtungen von oben nach unten und von innen nach außen entsteht, woraus sich eine diagonale Bewegung von oben und innen nach außen und unten zusammensetzt. Diese Bewegung wird in der Tat von den hinteren Lungenpartien ausgeführt, während der vordere Lungenrand sie, wie man deutlich sehen kann, von oben und außen nach unten und innen fortsetzt. Bei diesen Bewegungen wird jedes Lungenbläschen um gleichviel verschoben; da aber jedes derselben die Summe der Ausdehnungen der hinter ihm gelegenen Bläschen mitmachen muß, so wird es um so mehr verschoben, je weiter entfernt es von dem festen Punkte sich befindet. Bei gewöhnlicher Inspiration reicht der untere Lungenrand vorn bis zur 7. Rippe und kann bei tiefer Inspiration hinten die 11. Rippe erreichen. Die vorderen Ränder der Lungen nähern sich einander bei jeder Inspiration, so daß sie bei tiefer Inspiration fast den ganzen Herzbeutel bedecken und nur durch die Blätter des Mediastinums getrennt bleiben, während bei jeder tiefen Exspiration die Lungenränder zurücktreten und das Herz mit einem großen Teil seiner Vorderfläche unmittelbar an der Brustwand anliegt.

Durch die Reibung der einströmenden Luft an der Wand der Lungenbläschen entsteht ein schlürfendes Geräusch (f), das man „vesikuläres Atmungsgeräusch“ nennt. Legt man das Ohr direkt oder indirekt (mit Hilfe des Stethoskops) an den Kehlkopf oder über die Luftröhre, so hört man ein hauchartiges Geräusch (h oder ch), das „bronchiales Atmungsgeräusch“ genannt wird.

Druckverhältnisse in den Lungen bei der Atmung. Durch die stetigen Erweiterungen und Verengerungen des Brustkorbes, welchen die Lungen, weil sie sich luftdicht in die Brusthöhle einpassen, folgen, ist der Druck im Brustraume (intrathorakaler Druck) und in den Lungen (intrapulmonaler Druck) fortwährenden Veränderungen unterworfen. Die Spannung des Druckes wird gemessen, indem man in die Trachea eines Tieres seitlich eine Kanüle einsetzt und dieselbe mit einem Quecksilbermanometer (Pneumatometer) in Verbindung bringt, oder indem man in das Nasenloch eines Menschen einen Gummischlauch, der mit dem gleichen Manometer verbunden ist, einführt und das zweite Nasenloch schließt. Nach dieser Methode fand Donders,[1] daß bei jeder Inspiration der intrapulmonale Druck unter den atmosphärischen sinkt, also negativ, bei jeder Exspiration dagegen steigt, also positiv wird. Bei ruhiger Atmung ist der Unterschied nur ein geringer: es beträgt der (positive) Ausatmungsdruck 2—3 mm Hg, der (negative) Einatmungsdruck nur — 1 mm Hg; doch kann der Unterschied bei tiefem Atmen sehr bedeutend werden. Am größten fand ihn Donders, wenn Nase und Mund geschlossen wurden und eine möglichst tiefe In- und Exspiration ausgeführt wurde. Unter solchen Umständen war der

[1] Donders, Physiologie des Menschen. Bd. I. 1856.

negative Einatmungsdruck = — 57 mm, der positive Ausatmungsdruck = 87 mm Hg. Es ist also der negative Einatmungsdruck um 30 mm Hg geringer als der positive Ausatmungsdruck, wonach die Kraft der Muskeln der Inspiration auch geringer erscheint als die der Exspirationsmuskeln. In Wirklichkeit ist das nicht der Fall, denn während der Einatmung müssen Widerstände überwunden werden, die der Ausatmung gerade förderlich sind, so z. B. die Schwere des Thorax, die Elastizität der Knorpel usw.; vor allem aber die Elastizität der Lungen. Dieselbe wird gemessen durch ein Manometer, das man luftdicht in die Trachea einer Leiche befestigt, worauf man den Pleuraraum ohne Verletzung der Lungen selbst öffnet; sie beträgt 6 mm Hg; wurde vorher eine größere Menge Luft entsprechend einer tiefen Inspiration eingeblasen, so kann sie 30 mm Hg betragen. Nach Donders beträgt die elastische Kraft der Lungen bei ruhiger Einatmung 9 mm, bei ruhiger Ausatmung 7·5 mm Hg. Diesen Widerstand müssen die Inspirationsmuskeln überwinden, während derselbe die Exspiration fördert.

Aus dem Steigen eines mit der Trachea einer Leiche luftdicht verbundenen Manometers, auf dessen Quecksilbersäule die bei der Eröffnung der Brusthöhle von den sich retrahierenden Lungen ausgestoßene Luft wirkt, folgt, daß die Lungen im Thorax sich in einem über ihr natürliches Volumen ausgedehntem Zustande befinden und infolgedessen das Bestreben haben, sich zusammenzuziehen, was sie bis zum Maximum fortsetzen würden, wenn sie nicht gehalten wären, sich nur so weit auszudehnen oder zu verkleinern, als es der Brustkorb selbst tut. Aus diesem fortwährenden Bestreben der Lungen, sich zusammenzuziehen, muß schon, abgesehen von allen anderen Faktoren, sobald der Zug der Einatmungsmuskeln nachläßt, auf jede Inspiration die Exspiration folgen, so daß die letztere ganz passiv vor sich geht, doch ist es leicht möglich, daß, um die Luft mit der nötigen Schnelligkeit auszutreiben, die Tätigkeit der Mm. intercost. interni eintreten dürfte.

Eröffnet man bei einem lebenden Tiere den Pleuraraum, so tritt sofort Luft in denselben ein, und die Atmung hört vollkommen auf. Der Grund dafür ist folgender: Die Lungen sind in den Brustkorb, auf welchem der volle Atmosphärendruck (760 mm Hg) lastet, luftdicht so eingefügt, daß Lungenoberfläche und innere Brustwand einander stets berühren müssen. Infolge der Starre der Brustwand kann der Luftdruck auf den Pleuraraum nur von dem Binnenraum der Lungen, welcher mit der Atmosphäre in Verbindung steht, einwirken, und zwar wird der Druck dort stets um so viel geringer sein müssen, als die jeweilige elastische Kraft der Lungen, die dem

Druck entgegenwirkt, beträgt. Bei der ruhigen Atmung, wo der Druck in den Lungen selbst während In- und Exspiration je 759 und 763 mm Hg beträgt, also der auf der äußeren Fläche der Lunge resp. der inneren Brustwand lastende Druck je 750 und 755·5 mm groß ist, mithin negativ bleibt, muß bei Eröffnung einer Pleurahöhle sofort Luft in dieselbe eintreten. Dagegen ist bei tiefer und angestrengter Atmung, wo der Druck in den Lungen je 703 und 847 mm beträgt, der entsprechende Druck in dem Pleuraraume je 673 und 841; es würde in diesem Falle nur während der Inspiration Luft in den Pleuraraum eintreten, während der Exspiration würde aber umgekehrt Luft aus dem Pleuraraume austreten.

Der Tod nach Eröffnung der Brusthöhle tritt ein, weil die Lungen nicht mehr ausgedehnt werden können, da der auf die innere Fläche der Lungen wirkende, um die elastische Kraft derselben verminderte Luftdruck den auf die äußere Lungenoberfläche mit voller Atmosphäre unverändert wirkenden Luftdruck nicht überwinden kann.

Lungen, die einmal geatmet haben, können durch mechanische Einwirkungen niemals völlig luftleer gemacht werden, wie zusammengefallene Lungen niemals völlig luftleer werden. Das kommt daher, weil beim Zusammenfallen der Lungen die kleinsten Bronchien sich aneinander legen und den nötigen Austritt der Alveolenluft verhindern. Diese Luftmenge heißt nach L. Hermann Minimalluft.

Die Druckverhältnisse im Thorax haben einen sehr großen Einfluß auf die Blutbewegung (S. 67), da das Zentrum der Blutbewegung, das Herz und die großen Gefäße bei ihrer Lage im Brustkorbe dem gleichen Drucke ausgesetzt sind wie der gesamte Pleuraraum. Auf ihnen lastet also ebenfalls nur der um die jeweilige elastische Kraft der Lunge verminderte Druck, der in den Lungen selbst herrscht. Da nun Herz und Blutgefäße bei ruhiger Atmung stets unter negativem Drucke stehen, so wird in beiden Atemphasen eine Aspiration des Blutes aus den extrathorakalen unter dem vollen Atmosphärendrucke stehenden Gefäßen stattfinden können. Anders bei angestrengter tiefer Atmung, wo die Verhältnisse quantitativ sehr verschieden sind. Während der Inspiration, wo das Herz unter negativem Drucke steht, kann die Aspiration des Blutes stattfinden; während der Exspiration aber, wo der auf dem Herzen lastende Druck bedeutend positiv wird, muß der Blutabfluß zum Herzen gehemmt sein.

Der negative Druck im Thorax hat ferner den Wert, daß die Lunge auch während der Respirationspause mit einer gewissen Luftmenge gefüllt bleibt, so daß der Gasaustausch mit dem Blute ununterbrochen fortdauert und bei normaler Respiration in konstanter Stärke unterhalten wird (J. Bernstein).

Die Atembewegungen, welche der Brustkorb ausführt, werden von den sogenannten „konkomitierenden Atembewegungen" der Nasenflügel und des Kehlkopfes begleitet. Bei jeder Inspiration werden die Nasenlöcher verengert und der Kehlkopf nach abwärts gezogen, bei jeder Exspiration werden die Nasenlöcher erweitert, und der Kehlkopf rückt in die Höhe. Die Stimmritze ist während des ruhigen Atmens weit geöffnet und bildet eine längsovale Spalte (Czermak).

## Innervation der Atembewegungen.

Ursache der Atembewegungen. Die Atmung ist ein im wesentlichen unwillkürlicher, rhythmischer Vorgang, der einerseits vom zentralen Nervensystem, andererseits von gewissen Zuständen des Blutes abhängig ist. In erster Beziehung hatten LEGALLOIS und FLOURENS gefunden (1812 u. 1842), daß die Verletzung einer umschriebenen Stelle im Nackenmark (Med. oblongata) augenblicklichen Tod zur Folge hat, weshalb man diesen Punkt „Point oder Noeud vital" genannt hat; er liegt in der Rautengrube an der Spitze des Calamus scriptorius und ist das Atmungszentrum, d. h. das Zentrum der koordinierten Atembewegungen. Dieses Zentrum ist paarig und liegt zu beiden Seiten der Mittellinie, so daß ein Längsschnitt in der letzteren die Atembewegungen der beiden Seiten ungestört läßt (SCHIFF).

Es sind, namentlich an jungen Tieren, ganz spontane Atembewegungen beobachtet worden, die zweifellos vom Rückenmark ausgehen (ROKITANSKY, LANGENDORFF), so daß man auch von spinalen Atemzentren reden kann; indes ist wie bei den Gefäßzentren das Zentrum im Nackenmark (Med. oblongata) dominierend, insofern nur dort alle Bedingungen für die normale, rhythmische Atmung zusammenwirken.

Der Einfluß der Blutmischung auf die Atmung macht sich in der Weise geltend, daß es der Gasgehalt des Blutes ist, welcher das Atemzentrum erregt (ROSENTHAL) und zwar durch seine $CO_2$, die, in normaler Menge vorhanden, die regelmäßigen Atembewegungen unterhält; ein Zustand, den man als Eupnoë bezeichnet. Steigt der $CO_2$-Gehalt, so nehmen Zahl und Tiefe der Atembewegungen zu: es entsteht Dyspnoë, die auch durch Bespülung des Nackenmarkes mit überhitztem Blute erzeugt werden kann (Wärmedyspnoë). Die Apnoë ist ein Zustand der „Atempause" bei regelmäßiger Herztätigkeit, welche bis zu einer Minute anhalten kann. Dieselbe wird durch reichliche Lufteinblasungen in die Lunge erzeugt bei unversehrten Nn. vagi; sind letztere durchschnitten, so tritt die Apnoë weit schwieriger ein. Man nahm an, daß die Apnoë durch vollständige Sättigung des Blutes mit O entstehe; doch lehrte der direkte Versuch, daß die Zunahme des Blutes an O sehr gering ist, während der $CO_2$-Gehalt beträchtlich abnimmt (FRÉDÉRICQ). Daß die Blutbeschaffenheit bei dem Zustandekommen der Apnoë eine wesentliche Rolle spielt, geht aus der Tatsache hervor, daß Blut eines apnoisch gemachten Hundes einem anderen Hunde injiziert ebenfalls Apnoë verursacht.

Endlich wurde festgestellt, daß auch durch die Tätigkeit der Muskeln Substanzen gebildet werden, welche in das Blut übergehen und das Atemzentrum direkt reizen. So wäre die Verstärkung der Atembewegungen bei Muskeltätigkeit zu erklären (GEPPERT u. ZUNTZ).

Aus demselben Grunde atmet das Kind im Uterus nicht, weil das seiner Med. oblongata zugeführte Blut nicht venös genug ist; es befindet sich also gewissermaßen in dieser ganzen Zeit im Zustande der Apnoë. Der erste Atemzug ist die Folge der Trennung des kindlichen vom mütterlichen Kreislauf, die zunehmende Venosität löst jenen aus. So können auch innerhalb des Uterus Atembewegungen auftreten, wenn der Placentarkreislauf, z. B. durch Kompression der Nabelschnur, gestört wird.

Wirkung des N. vagus auf die Atembewegungen. Wird der N. vagus am Halse einseitig durchschnitten, so sieht man keine Veränderung der Atembewegungen eintreten, dagegen sofort, wenn beide Vagi durchtrennt oder durchfroren (GAD) werden: die Atmung wird verlangsamt, vertieft und mühsam; die Anzahl der Atemzüge in der Minute kann sich auf den 4.—6. Teil verringern. Schließt man die Möglichkeit, daß die erschwerte Atmung die Folge der gleichzeitig mit der Lähmung des Kehlkopfes eintretenden Verengerung der Stimmritze und des dadurch behinderten Luftzutrittes zu den Lungen sei, aus, indem man das Tier durch eine Luftröhrenkanüle atmen läßt (was an der ganzen Erscheinung nichts ändert), so folgt aus diesem Versuch: 1) daß die Atmung auch ohne die Tätigkeit der Nn. vagi vor sich gehen kann; 2) daß aber, da die Atembewegungen verändert sind, den Nn. vagi ein gewisser Einfluß für die Erhaltung der normalen Atmung zugeschrieben werden muß (Tonus des Vagus für die Atmung). In welcher Weise sich dieser Einfluß äußert, erfährt man aus den Versuchen von L. TRAUBE u. J. ROSENTHAL. Dieselben fanden, daß nach doppelseitiger Vagusdurchschneidung die Reizung des zentralen Endes des einen oder beider Nerven mit schwachen Strömen eine Erhöhung der gesunkenen Atemzahl bis zur Norm, Reizung mit starken Strömen Stillstand der Atmung in Inspirationsstellung herbeiführt; ROSENTHAL fand weiter, daß Reizung des zentralen Endes des N. laryngeus superior mit schwachen Strömen die Atemzahl vermindert, mit starken Strömen Stillstand der Atmung in Exspirationsstellung zur Folge hat. Ferner ist im Zustande der Apnoë jede irgendwie ausgeführte Reizung auf den Vagusstamm oder seinen Zweig ohne allen Erfolg auf die Atembewegungen; weiter ist das in einer bestimmten Zeit respirierte Luftvolumen vor und nach der Durchschneidung der Nn. vagi trotz der veränderten Atemfrequenz etwa das gleiche, sowie die chemische Zusammensetzung der Atemluft, wenigstens anfangs, unverändert (VOIT u. RAUBER). Während in den bisherigen Versuchen wesentlich der elektrische Reiz angewendet wurde, wiesen HERING u. BREUER nach, daß physiologisch, also an den peripheren Vagusenden, ein Reiz einwirkt, der abwechselnd durch die Ausdehnung und Zusammenziehung der Lunge erzeugt wird. Sie fanden, daß auf jede künstliche Erweiterung der Lunge eine Exspirationsbewegung, auf jede Verkleinerung der Lunge eine Inspirationsbewegung folgt; werden die Vagi durchschnitten, so fällt diese Erscheinung weg. Es gibt demnach jede Inspiration den Reiz für die nächste Exspiration ab, indem sie sich selbst unterbricht, und in gleicher Weise die Exspiration wieder den Reiz für die nächste Inspiration; beide Reize werden in der Bahn des N. vagus geleitet, der also inspiratorische und exspiratorische Fasern enthält („Selbststeuerung der Atmung durch den N. vagus"). Endlich gibt es noch einen mechanischen Reiz, der von der Lunge aus in der Bahn der Nn. vagi geleitet wird, welcher auf dem Dehnungszustande beruht, in dem die Lunge sich befindet, wenn sie aus dem fötal-atelektatischen Zustande in den lufthaltigen übergeht. Macht man die eine Lunge eines erwachsenen Tieres möglichst luftleer (atelektatisch), so läßt sich nachweisen, daß in dem Vagus dieser Seite keine Atmungsreize zum Atmungszentrum fließen (Loewy u. Zuntz).

Im Stamme des Vagus verlaufen also auch exspiratorische Fasern. Das beweist unter anderem die Tatsache, das chemische oder mechanische Reizung seines zentralen Endes Stillstand der Atmung in Exspiration erzeugen (Langendorff).

Die Atmung kann übrigens durch die Erregung noch anderer zentripetaler Nerven beeinflußt werden (s. weiterhin), sowie auch durch das Gehirn, wo sich am Boden des dritten Ventrikels ein Punkt befindet, dessen Reizung die Atmung vertieft und beschleunigt. Dieser Punkt wird erregt durch Reizung der Sinnesnerven, besonders des N. opticus und des N. acusticus (Christiani).

Schwache Reizung sensibler Hautnerven beschleunigt, starke Reizung verlangsamt die Atembewegungen (M. Schiff). Sehr empfindlich sind in dieser Richtung die Nasenäste des N. trigeminus: Tabakrauch (Nikotin) in die Nase geblasen, oder Einatmung von Ammoniak- oder Chloroformdämpfen ruft bei Kaninchen einen lange dauernden Atmungsstillstand in Exspiration hervor (Hering u. Kratschmer). Ebenso exspiratorisch wirkt die elektrische Reizung des zentralen Splanchnicusstumpfes (Pflüger u. Graham).

## § 2. **Hautatmung.**

Durch die äußere Haut des Menschen wird Kohlensäure abgeschieden, deren Menge aber im Vergleich zu der $CO_2$-Abgabe durch die Lungen sehr klein ist. Dieselbe beträgt beim erwachsenen Menschen für 24 Stunden im Maximum nur 6·3 Gramm. Auch nimmt die Haut O auf, aber viel weniger, als der abgegebenen $CO_2$ entspricht. Die Ausscheidung durch die Haut wird durch Muskelanstrengungen, durch Schweißsekretion, durch Frottieren, durch Elektrizität und warme Bäder gesteigert. Man bezeichnet sie auch als Perspiratio insensibilis. Andere kompliziertere gasförmige Verbindungen, welche den Körper durch die Haut verlassen sollen, konnten nicht aufgefunden werden (Heymans).

Während der Hautatmung bei den warmblütigen Tieren keine Bedeutung zukommt, ist dieselbe bei den Fröschen außerordentlich entwickelt und übertrifft nach Bidder sogar ihre Lungenatmung, so daß ein Frosch viele Tage ohne jede Atembewegung, selbst nach Entfernung seiner Lungen leben kann.

Wird ein Tier vollständig mit einem impermeablen Firnis überzogen, so geht es sehr bald zu grunde, aber nicht wie man lange geglaubt hat, infolge der aufgehobenen Hautatmung, sondern infolge zu großer Abkühlung durch die stark erweiterten Hautgefäße (Rosenthal u. Laschkewitsch).

### Die Erstickung (Suffokation).

Alle Umstände, durch welche das Blut verhindert wird, im Besitze einer bestimmten Sauerstoffmenge zu bleiben, führen zu Erscheinungen, welche man Erstickung (Suffokation) nennt. Diese Umstände können folgende drei sein: 1) Der Luftzutritt zu den Lungen wird durch mechanische Hindernisse gestört, indem die Luftwege auf irgend eine Weise unwegsam geworden sind (Zuklemmen der Luftröhre, Fremdkörper, Geschwülste usw. in der Umgebung der Luftröhre); 2) Einatmung eines sauerstofflosen Gases statt atmosphärischer Luft; 3) Verhinderung des Sauerstoffes, in die Blutbahn zu gelangen infolge Einatmung von Kohlenoxyd, wenn auch in geringer Menge; letzteres vereinigt sich mit dem Hämoglobin zu einer sehr festen Verbindung und macht es unfähig, Sauerstoff aufzunehmen.

Das Bild der Erstickung ist folgendes: Die Atemzüge werden seltener und tiefer, die Pupillen verengern sich, es treten die akzessorischen Atemmuskeln in Tätigkeit, denen bald Krämpfe sämtlicher Körpermuskeln folgen. Eine gleichzeitige Folge des Sauerstoffmangels ist die Erregung des Vagus- und Gefäßzentrums in dem verlängerten Marke, wodurch der Herzschlag vermindert und der Blutdruck gesteigert ist. Bald hören die Krämpfe auf, und es tritt das Stadium der „Asphyxie“ ein, in welchem das Tier ohne Atmung und ohne fühlbaren Puls daliegt, bei sehr schwachem Herzschlage und mit weiten Pupillen. Um diese Zeit ist das Tier durch künstliche Lufteinblasungen noch zu retten [ausgenommen sind die Erstickungen, die infolge der oben unter 3) angeführten Ursachen eintreten]; sonst geht der Zustand in den Tod über.

Das Erstickungsblut ist nahezu frei von Sauerstoff (s. oben), deshalb dunkelrot, fast schwarz und zeigt im Spektroskop den Absorptionsstreifen des reduzierten Hämoglobins.

---

Die Atmung der Tiere. Die Tiere atmen entweder direkt die atmosphärische oder die im Wasser absorbierte Luft. Die Atmung in Luft geschieht durch Lungen (Säugetiere, Vögel, Amphibien und Reptilien im erwachsenen Zustande) oder durch Tracheen, Luftkanäle (Arthropoden). Die Atmung im Wasser wird unterhalten durch Kiemen (Amphibien und Reptilien im Larvenzustande, Fische, Mollusken mit Ausnahme der Lungenschnecken Helix und Limax, Crustaceen u. a.) oder durch Wassergefäße (Würmer, Strahltiere und Rädertiere). Sehr niedere Tiere, deren Atembedürfnis ein sehr geringes ist, haben keine besonderen Atmungswerkzeuge, sondern nehmen an ihrer gesamten Körperoberfläche das Atemgas auf.

## Drittes Kapitel.

# Die Ausgaben des Blutes an flüssigen Bestandteilen (Sekretion und Exkretion[1]).

Die Ausgaben, welche das Blut von seinen flüssigen Bestandteilen macht, verlassen dasselbe wohl ausschließlich in den Kapillaren, indem sie durch die dünnen, porösen Wände derselben hindurchtreten und sich in die umliegenden Gewebe ergießen, um sie mit Ernährungsmaterial zu versehen, gleichwie eine Wiese von den sie durchziehenden Kanälen bewässert wird (Irrigationsstrom).

Da die einzelnen Gewebe von sehr verschiedener chemischer Zusammensetzung sind, wird auch ihr Bedarf an Ernährungsmaterial ein ungleicher sein und der Irrigationsstrom je nach dem betreffenden Gewebe andere Substanzen führen müssen.

Die Aufgabe dieses Kapitels sollte es nun sein, die chemische Zusammensetzung des Irrigationsstromes in den verschiedenen Geweben zu ermitteln; eine Aufgabe, welche vorderhand unlösbar ist. Man begnügt sich deshalb damit, die weiteren Schicksale zu verfolgen, welche die Bestandteile des Irrigationsstromes erfahren. In die Gewebe gelangt, werden sie dort als Bau- und Nährmaterial verwendet. Dafür gibt das Gewebe die für seine Zwecke unbrauchbar gewordenen Teile ab, welche mit den Resten des Irrigationsstromes von den Lymphgefäßen aufgenommen und auf Umwegen dem Blute wieder zugeführt werden (Lymphe s. unten). Ein anderer Teil kehrt, nachdem er ebenfalls in den Geweben Veränderungen erfahren hat, direkt in das Blut zurück, um durch die Venen aus den Organen fortgeführt zu werden (Veränderungen des Blutes auf seiner Bahn s. unten). In gewissen Teilen des Körpers aber geht der Irrigationsstrom in bestimmte Organe, sogenannte Absonderungsorgane, über, in denen seine Bestandteile zu Flüssigkeiten umgewandelt werden, die entweder qualitativ oder quantitativ oder

---

[1] Vgl. R. Heidenhain, Artikel Absonderungsvorgänge in Hermanns Handbuch der Physiologie. Bd. V. 1. 1880. — I. P. Pawlow, Die Arbeit der Verdauungsdrüsen. Wiesbaden 1898.

nach beiden Seiten hin verändert und durch die Ausführungsgänge dieser Organe an die Oberfläche von Körperhöhlen oder an die freie Oberfläche des Körpers befördert werden.

Diese Flüssigkeiten nennt man „Sekrete“ und „Exkrete“, deren Betrachtung dieses Kapitel enthalten soll.

Die Absonderungsorgane sind Drüsen, deren wesentliche Elemente, die Drüsenzellen, bei der Bildung jener Flüssigkeiten entweder selbst zerfallen und zu Bestandteilen derselben werden; oder aber erhalten bleiben und aus sich jene Flüssigkeit ausscheiden, die sie aus den Blutbestandteilen gebildet haben. Die Tätigkeit in den Drüsenzellen kann unter dem direkten Einfluß von Nerven vor sich gehen innerhalb gewisser Grenzen unabhängig von dem Blutstrom, oder ohne diesen direkten Nerveneinfluß wesentlich nur abhängig von dem Blutdruck und der Blutmenge, welche durch die Drüse fließt, und die durch die Gefäßnerven bestimmt werden kann.

## § 1. **Die Sekrete.**

Die Sekrete sind Drüsenflüssigkeiten, welche Stoffe führen, die im Blute und der Lymphe nicht enthalten sind, und welche durch chemische Prozesse in den Drüsenzellen gebildet werden. Sie haben die Aufgabe, im Organismus irgend einen Dienst zu verrichten, und sind bestimmt, ganz oder teilweise wieder ins Blut zurückzukehren. Zu den Sekreten gehören: 1) die Verdauungssäfte, 2) die Milch, 3) die Tränenflüssigkeit, 4) der Schleim, 5) der Hauttalg.

### 1. Die Verdauungssäfte.[1]

Die Verdauungssäfte sind Sekrete, welche in den Verdauungsdrüsen gebildet und durch ihre Ausführungsgänge nach dem Darmrohr geleitet werden, um in das Verdauungsgeschäft in mehr oder weniger energischer Weise einzugreifen. Sie werden in verhältnismäßig großen Mengen dorthin ergossen und zum großen Teil nach vollendeter Tätigkeit wieder ins Blut resorbiert, durchlaufen also gleichsam einen „intermediären Kreislauf“. Werden sie durch irgend eine Störung nicht an den Ort ihrer Bestimmung, sondern an die freie Körperoberfläche abgeführt (Fistel), so erleidet der Organismus einen doppelten Verlust einmal dadurch, daß ihre Verrichtung bei der Verdauung fortfällt, also brauchbare Nährstoffe

[1] Vgl. BIDDER u. SCHMIDT, Die Verdauungssäfte und der Stoffwechsel. Leipzig und Mitau 1852. — R. MALY, Chemie der Verdauungssäfte und der Verdauung in HERMANNS Handbuch der Physiologie. Bd. V. 2. 1881.

nicht für die Resorption ins Blut vorbereitet werden können, zweitens dadurch, daß der Organismus eine erhebliche Menge von flüssigem Material, das sonst dem Blute zugeführt wird, einbüßt.

a) Der Speichel.

In die Mundhöhle ergießen sich die Sekrete dreier größerer Drüsen, der sogenannten Speicheldrüsen, und zahlreicher kleiner in der Mundschleimhaut gelegener Drüschen. Der Gesamtspeichel, der sich aus allen diesen Einzelsekreten zusammensetzt, ist eine farblose, schwach getrübte, geruch- und geschmacklose Flüssigkeit von fadenziehender Beschaffenheit, die in der Regel schwach alkalisch, gelegentlich neutral oder schwach sauer reagiert, ein spezifisches Gewicht von 1·004—1·008 hat und stehen gelassen einen Bodensatz von abgestoßenen Pflasterepithelien der Mundschleimhaut, sowie kohlensauren Salzen gibt, von denen ein Teil in der Flüssigkeit suspendiert bleibt und die Ursache jener Trübung ist. An morphotischen Elementen finden sich ferner im Speichel die sogenannten Speichelkörperchen, welche mit den Leukozyten identisch sind.

Der Speichel enthält in seiner wässerigen Flüssigkeit im Mittel 0·75% an festen Substanzen aufgelöst. Die wesentlichen Bestandteile sind:

1) Das Ptyalin (Speicheldiastase), ein Ferment, welches die in Wasser unlösliche Stärke in lösliche Kohlehydrate, Dextrin und Zucker, umwandelt (Leuchs);
2) reichliche Mengen von Mucin, dem der Speichel seine Klebrigkeit verdankt, sowie etwas Eiweiß (Globulin und Albumin);
3) Rhodankalium.

Daneben Chlornatrium, Chlorkalium, kohlensaurer und phosphorsaurer Kalk und phosphorsaure Magnesia. Das Rhodankalium, das im Blute präformiert nicht vorkommt, ist dadurch leicht kenntlich, daß es mit Eisenoxydsalzen blutrote Lösungen bildet.

Sehr reich ist der Speichel an Gasen, und zwar vorzüglich an Kohlensäure. Pflüger konnte aus dem Submaxillarspeichel im ganzen 64·7% Kohlensäure gewinnen; an Sauerstoff 0·6, an Stickstoff 0·8%.

Die diastatischen Fermente sind in Wasser oder Glycerin leicht löslich, werden durch Alkohol gefällt, durch starkes Ansäuern mit Mineralsäuren oder durch Kochen ihrer Lösung unwirksam und sind leicht diffusibel.

Der Speichel der einzelnen Drüsen zeigt wesentliche Verschiedenheiten: Im allgemeinen ist der Submaxillarspeichel (vom Sublingualspeichel gilt dasselbe) zähflüssig, der Parotidenspeichel leichtflüssig (der eine ist reich an Mucin, der andere frei davon). Beim Hunde ist der cerebrale Speichel der Submaxillaris (man unterscheidet an jeder Drüse je nach dem Sekretionsnerven, dessen Reizung den Speichel geliefert hat, den cerebralen und den sympathischen Speichel) frei von Ptyalin, der sympathische enthält nur wenig Ptyalin; der erstere ist fadenziehend und von wasserhellem Aussehen, der letztere stellt eine viel zähere, klumpige, weißliche Masse dar; der cerebrale Speichel ist frei von morphotischen Bestandteilen, der sympathische führt gallertige Ballen, wahrscheinlich schleimig metamorphosierte Acinuszellen, ferner Speichelkörperchen und Niederschläge von kohlensaurem Kalk. Entsprechend diesen Unterschieden enthält der cerebrale Speichel 1—2 %, der sympathische 6 % an Trockensubstanz. Der Parotisspeichel ist frei von Ptyalin, enthält aber das Rhodankalium.

Der cerebrale und sympathische Parotidenspeichel (Kaninchen) zeigt dem bloßen Auge keine Unterschiede, doch gibt der erstere nur 1—2 %, der andere 3·7—8·3 % trockenen Rückstand, und zwar betrifft die Vermehrung ausschließlich die Eiweißkörper. Das Sekret enthält Ptyalin.

Histologie der Speicheldrüsen. Die Speicheldrüsen sind nach dem Typus der sogenannten acinösen (traubenförmigen) Drüsen gebaut: der Hauptausführungsgang verästelt sich wiederholt dichotomisch; seine feinsten Äste bilden Ausbuchtungen, deren zu einem Aste gehörige Summe Läppchen, die selbst durch Bindegewebe voneinander geschieden sind, bilden. Jeder Acinus ist begrenzt von der Membrana propria, die sich aus anastomosierenden Bindegewebszellen zusammensetzt, deren Maschen durch eine strukturlose Membran ausgefüllt sind. Die eigentlich sezernierenden Elemente liegen im Acinus selbst. In der Submaxillaris des Hundes sieht man nach Heidenhain: 1) große, helle und nicht granulierte Zellen mit platten, der Wand anliegenden Kernen; daneben sieht man an bestimmten Stellen der Wand des Acinus anliegen halbmondförmige Gebilde, Gianuzzis „Halbmonde", die nach Heidenhain aus granulierten Zellen mit rundlichen Kernen bestehen; Heidenhain unterscheidet daher Zentral- und Randzellen. Die ersteren erwiesen sich als mucinhaltig und färben sich in Karmin vollständig rot; die letzteren sind eiweißhaltig, in Karmin färben sich nur ihre Kerne. In den Acinis der Speicheldrüsen, deren Sekret frei von Schleim ist, wie die des Kaninchens und die Parotis des Hundes, finden sich nur Randzellen; aber auch in der Unterkieferdrüse des Hundes finden sich vielfach Acini, die nur Randzellen enthalten. Diese Bilder wechseln mit dem jeweiligen physiologischen Zustand der Drüse. Pflüger gibt an, daß die Drüsennerven in den Zellen selbst enden.

Gewinnung des Speichels. Den Gesamtspeichel erhält man durch direktes Auffangen desselben aus der Mundhöhle. Den Speichel der einzelnen Speicheldrüsen dadurch, daß man temporäre Speichelfisteln anlegt, wozu man den Ausführungsgang der Drüse an einem beliebigen Punkte öffnet, eine passende Kanüle in denselben einführt und den entsprechenden Sekretionsnerven reizt. Permanente Fisteln erzeugt man durch Einpflanzen der Ausführungsgänge in die äußere Haut (Pawlow).

Die Mengen von Speichel, welche in 24 Stunden sezerniert werden, sind sehr wechselnd; für den Menschen schätzt man sie auf 1500 ccm. Bei diesem ist die Speichelabsonderung im nüchternen Zustande nur gering, ohne aber ganz aufzuhören. Reflektorisch wird sie angeregt durch Reizung der Mundschleimhaut vermittelst sauer und scharf gewürzter Speisen, besonders auch durch das Kauen von festen Substanzen. Diese Sekretion wird durch die Kaubewegungen wesentlich vermehrt, während sie an sich die Absonderung nur wenig anregen. Auch durch die Regio olfactoria der Nase erfolgt ein Reflex auf die Speicheldrüsen. Der Reiz wird von den Nerven der Mundhöhle, den Nn. glossopharyngeus und trigeminus, aufgenommen, zu dem in der Med. oblongata gelegenen Zentrum geleitet und direkt auf die Sekretionsnerven (N. facialis) übertragen. Durch Reizung der Hirnrinde ist gleichfalls Speichelsekretion zu erhalten.

Folgende Einflüsse verursachen ebenfalls Speichelsekretion: 1) die Reizung der Magenschleimhaut durch die eingeführten Speisen, worauf wohl der Speichelfluß zurückzuführen ist, der dem Erbrechen vorausgeht; 2) die Reizung sensibler Nerven, wie die des zentralen Ischiadicusstumpfes (Owsjannikow u. Tschirjew, Grützner); 3) der Anblick einer schmackhaften Speise, bzw. die bloße Vorstellung von Geschmackseindrücken.

Eine Reihe von Giften, wie Kalabar, Curare, Physostigmin, Pilokarpin, bewirken eine lebhafte Speichelabsonderung, Atropin hebt sie auf.

Von besonderer Bedeutung ist die Tatsache, daß alle drei Speicheldrüsen durch direkte Reizung ihrer Nerven zur Sekretion angeregt werden können, und zwar die Submaxillar- und Sublingualdrüse durch Reizung des N. lingualis, eines Zweiges aus dem dritten Trigeminusast (Ludwig); die Parotis durch Reizung des N. auriculo-temporalis (Cl. Bernard, Nawrocki).

Mechanik der Speichelsekretion. Die lange bekannten reflektorischen Beziehungen zur Speichelsekretion hatten schon auf Nerveneinflüsse hingewiesen, aber erst Ludwig[1] ist es gelungen zu zeigen, daß die elektrische Reizung des N. lingualis trigemini die Sekretion in der Submaxillardrüse außerordentlich beschleunigt und das Sekret in einem Manometer bis zu einem Drucke von ca. 200 mm Hg steigen macht, während der Blutdruck in der Carotis um dieselbe Zeit nur ca. 112 mm Hg beträgt. Den gleichen Einfluß zeigte die Reizung des N. sympathicus am Halse, nur ist das Sekret spärlicher, zäher und reicher an Schleim (Eckhard).

Cl. Bernard[2] entdeckte weiterhin, daß auf Reizung der Chorda (der eigentliche Drüsennerv ist nämlich die aus dem N. facialis stammende Chorda tympani; ihr Verlauf s. weiter unten) die Arterien der Drüse sich erweitern und der Blutstrom durch die Drüse in hohem Maße beschleunigt wird, dagegen bei Reizung des Sympathicus die Gefäße sich verengen und der Blutstrom verlangsamt wird. Trotz dieser ausgesprochenen Einwirkung der Sekretionsnerven auf den Blutstrom der Drüse ist die Sekretion des Speichels ein Vorgang, durch den die Bestandteile des Sekretes unter direktem Nerveneinfluß gebildet werden und innerhalb der natürlichen Grenzen unabhängig vom Blutstrome. Denn 1) dauert die Speichel-

---

[1] Ludwig, Zeitschrift f. rat. Med. Bd. I. 1851.
[2] Cl. Bernard, Leçons sur la physiologie du syst. nerv. Paris 1858. Bd. I.

sekretion auf Reizung des Sekretionsnerven noch fort auch nach Aufhebung der Zirkulation; 2) hört die Sekretion nach Vergiftung des Sekretionsnerven (Atropin) trotz normaler Blutzirkulation auf; 3) nehmen auch die festen Bestandteile des Sekretes bei zunehmender Stärke der Reizung zu; 4) findet man eine Temperatursteigerung im venösen Blute und dem Speichel um 1·5° C. gegen das in die Drüse einfließende arterielle Blut, was auf lebhafte chemische Prozesse in der Drüse schließen läßt; und 5) treten anatomische Veränderungen der Drüsenzellen selbst auf (Heidenhain).

Während nämlich die ungereizte Drüse in ihrem Acinus Rand- und Zentralzellen unterscheiden läßt (von denen die ersteren eiweißreich, die letzteren schleimhaltig sind), hat die in Tätigkeit versetzte Drüse nur noch Randzellen aufzuweisen, da in dem Maße, wie die Drüse sezerniert, die Zentralzellen abnehmen und die Randzellen an Zahl und Größe zunehmen. Heidenhain nimmt an, daß zu den Drüsenzellen zweierlei Nervenfasern verlaufen, von denen die einen, die trophischen Fasern, die Bildung und Absonderung der organischen Sekretbestandteile veranlassen, während die anderen, die sekretorischen Fasern, die eigentliche Flüssigkeitsabsonderung hervorrufen.

Die Verschiedenheit des Chorda- und Sympathicusspeichels ist so zu erklären, daß in der Chorda von den in beiden Nervenstämmen vorhandenen Nervenfasern mehr sekretorische, im Sympathicus mehr trophische Fasern vorhanden sind.

Diese Ansicht erklärt auch die Tatsache, daß nach längerer Reizung des einen der beiden Drüsennerven die Reizung des anderen erfolglos bleibt; sie weist zugleich darauf hin, daß beide Nerven auf dieselben Drüsenbestandteile wirken.

Diese Hypothese Heidenhains findet eine wesentliche Stütze in folgenden Beobachtungen: Beim Kaninchen wirken auf die Parotis sowohl der cerebrale, wie der sympathische Absonderungsnerv; letztere Reizung gibt ein konzentrierteres Sekret. Auf die Parotis des Hundes wirkt der sympathische Nerv allein niemals, wohl aber in Gemeinschaft mit dem cerebralen Nerven, indem er das Sekret konzentriert. Nun findet man mikroskopische Veränderungen der Drüsenzellen in der Parotis des Kaninchens nur bei sympathischer Reizung, aber man findet solche Veränderungen auch in der Parotis des Hundes, obgleich der sympathische Nerv unwirksam ist. Es erscheinen hier eben nur trophische Nervenfasern vorhanden zu sein, unter deren Einfluß wohl die organischen Bestandteile des Sekretes gebildet, aber nicht fortgeschafft werden, weil eine Wasserabsonderung nicht stattfindet.

Die Nerven der Speicheldrüsen. Die cerebralen Fasern für die Glandula submaxillaris und sublingualis kommen aus dem N. facialis, von dem sie sich im Falloppischen Kanal als Chorda tympani abzweigen, durch die Paukenhöhle ziehen und durch die Fissura Glaseri den Schädel verlassen, um sich in den N. lingualis Trigemini einzusenken. Davon geht weiterhin ein Teil der Fasern zum Ganglion submaxillare und von hier an die Drüse. Die sympathischen Fasern gelangen oberhalb des ersten Halsganglions mit den Blutgefäßen in die Drüsen. Die cerebralen Fasern für die Parotis stammen aus dem N. glossopharyngeus, woher sie im N. Jacobsonii in die Paukenhöhle und durch den N. petrosus superficialis minor zum Ganglion oticum gelangen, von wo aus sie im N. auriculotemporalis die Drüse erreichen; die sympathischen Fasern stammen ebenfalls aus dem Halssympathicus.

### b) Der Magensaft (Succus gastricus).

Der Magensaft wird von einer großen Anzahl in der Magenschleimhaut gelegener schlauchartiger Drüsen abgesondert. Derselbe stellt beim Menschen und den Karnivoren eine klare, farblose bis blaßgraue Flüssigkeit von fadem Geschmack und Geruch dar. Morphotische Bestandteile führt der Magensaft nicht. Sein Gehalt an festen Bestandteilen ist sehr verschieden, nach Frerichs 1—1·5 % mit einem spezifischen Gewicht von 1·005. Von den festen Stoffen sind physiologisch die wichtigsten:

1) Das Pepsin, ein Enzym, das, zu etwa 0·3% im Magensafte enthalten, bei gleichzeitiger Anwesenheit von Salzsäure die Eiweißstoffe in Peptone umwandelt (Schwann, Wassmann).
2) Freie Salzsäure, welcher der Magensaft seine saure Reaktion verdankt; sie findet sich bei den Fleischfressern zu 0·4—0·5%, beim Menschen nur zu 0·1—0·35 %.

Von anorganischen Bestandteilen enthält der Magensaft Chlornatrium, Chlorkalium, Chlorammonium, phosphorsauren Kalk, Magnesia und Eisenoxyd.

Das Pepsin ist in Wasser und Glyzerin löslich, wird von Niederschlägen leicht mitgerissen, wird durch Alkohol, Sublimat, Bleiacetat und Metallsalze gefällt, verliert durch Kochen seine Wirksamkeit und diffundiert nicht durch Pergamentpapier.

Neben dem Pepsin ist in dem Magensaft noch ein Enzym, das Lab (Chymosin), enthalten, welches Gerinnung des Käsestoffes der Milch bewirkt. Man erhält es durch einfaches Neutralisieren des sauren Magensaftes (Hammarsten).

Methode der Gewinnung des Magensaftes. Réaumur (1752) gewann den Magensaft, indem er Hunde an Fäden befestigte Schwämme verschlucken ließ und sie wieder herauszog. Die Entstehung einer Magenfistel durch Verwundung, die Beaumont bei einem kanadischen Jäger beobachtete, gab Veranlassung, dieselben auch künstlich bei Tieren anzulegen: man eröffnet die Bauchhöhle, ebenso den Magen, legt in die Magenwunde eine Kanüle ein, zieht die Kanüle samt dem Magen in die Bauchwunde und näht die Ränder der Magenwunde in der Bauchwunde fest (Blondlot).

Die Menge des täglich abgesonderten Magensaftes ist außerordentlich verschieden und hängt wesentlich von der Menge und Beschaffenheit der eingeführten Nahrungsstoffe ab.

Bedingungen der Sekretion. Wenn man bei einem Hunde eine Magenfistel anlegt und überdies den Ösophagus quer durchschneidet und seine Enden in die Wundränder einpflanzt, so tritt eine reichliche Magensaftabsonderung ein, wenn man das Tier fressen und schlucken läßt, obgleich die Nahrung gar nicht in den Magen gelangt (Scheinfütterung), oder wenn man dem Tier bloß Nahrung vorzeigt (Neckversuch). Hat man vorher die Nn. vagi durchschnitten, so findet keine Sekretion statt. Daraus folgt, daß die Magensaftsekretion ein psychisch ausgelöster Vorgang ist, für welchen die zentrifugalen Bahnen im Vagus verlaufen: werden diese gereizt, so beginnt eine reichliche Sekretion von Magensaft. Hat man bei einem Hunde die Vagi und die Speiseröhre durchschnitten, so werden zwar gewisse direkt in den Magen gebrachte Nahrungsmittel zwar ebenfalls verdaut, aber die Verdauung beginnt später und geschieht langsamer als im ersten Falle.

Demnach besteht ein zweifacher Weg für die Magensaftsekretion, nämlich 1) ein solcher unter dem Einfluß von Nerven, die im Vagus verlaufen und 2) ein anderer, der diesem Einfluß nicht unterliegt (Pawlow).

Was die Scheinfütterung anbetrifft, so hat der Versuch weiter ergeben, daß es weder die Reizung der zentripetalen Nerven der Mundhöhle noch die Kaubewegungen an sich sind, welche die Magensaftsekretion auslösen, sondern die psychische Anregung der Freßlust, der Appetit.

Sind alle anderen Einflüsse ausgeschlossen, so vermag die mechanische Reizung der Magenschleimhaut eine Magensaftabsonderung nicht zu erzeugen.

Hat man eine isolierte Fundusfistel hergestellt unter Erhaltung der Vagusäste und bringt man verschiedene Substanzen direkt in den Fundus, so zeigte sich, daß Wasser in Mengen von 800 ccm, 10 prozentige Rohrzucker- und Stärkelösungen, ebenso Hühnereiweiß eine mäßige Sekretion hervorrufen, welche nach $^1/_4$—$^1/_2$ Stunde beginnt und etwa 2 Stunden anhält. Bringt man dagegen Fleischbrühe, Fleischsaft und Fleischextrakt, sowie Milch in den Magen, so beginnt nach $^1/_4$ Stunde eine reichliche Sekretion, die 3 Stunden andauert. Da Hühnereiweiß, Albumosen und Brot nicht dasselbe leisten, so folgt daraus, daß im Fleisch gewisse Extraktivstoffe (ausgenommen hierbei sind Kreatin und Kreatinin), sowie Bestandteile der Milch besondere Reizmittel für die Magenschleimhaut darstellen (Pawlow). Weiter wurde gefunden, daß die absolute Menge des Magensaftes bei ein und demselben Nahrungsmittel um so größer ist, je größer die eingeführten Mengen sind. Sind bei gleichen Mengen die Nahrungsmittel verschieden, so ist auch die Saftmenge verschieden: am größten bei Fleisch, weniger bei Brot und noch geringer bei Milch. Im allgemeinen pflegt sich die Magenschleimhaut dem jeweiligen Bedarfe anzupassen.

Demnach wird die Magensaftsekretion hervorgerufen durch einen komplizierten Reflex, welcher bei dem Anblick der Nahrung und dem Durchgang durch die Mundhöhle und den Schlund ausgelöst und in der Bahn des N. vagus geleitet wird. Diese an sich reichliche Sekretion wird weiter vermehrt durch den Reiz, welchen genossenes Wasser, sowie namentlich gewisse Extraktivstoffe oder Verdauungsprodukte der Nahrung auf die Magendrüsen direkt ausüben, oder indirekt auf die peripheren Nerven, welche reflektorisch die Drüsen anregen. Letzteres erscheint als das Wahrscheinlichere.

Die Magendrüsen und ihr Verhalten bei der Verdauung. Die gesamte Oberfläche der Magenschleimhaut, in welcher die Magendrüsen pallisadenartig nebeneinander stehen, ist mit einem Zylinderepithel bekleidet, das sich niemals bis auf den Grund der Magendrüsen fortsetzt, sondern nur in ihren Ausführungsgang hineinreicht. An den Drüsen, welche von birnförmiger Gestalt sind, unterscheidet man den Eingang, den Hals und den Körper. Im Fundus des Magens haben die Drüsen selbst zwei Arten von Zellen: die eine Art bildet runde oder ovale Zellkörper mit rundem Kern, welche ziemlich stark granuliert sind und sich in Karmin oder Anilin vollständig färben; sie befinden sich stets an der Wand, ohne das Lumen der Drüse zu erreichen, weshalb sie nach Heidenhain Belegzellen genannt werden. Die andere Art ist von zylindrischer Gestalt, liegt durch die ganze Drüse hindurch in dem Innern derselben und färbt sich nicht; sie werden Hauptzellen genannt. Die Drüsen des Pylorus enthalten nur Hauptzellen. Man nennt deshalb die Fundusdrüsen zusammengesetzte, die des Pylorus einfache Magendrüsen.

Die Beschreibung der Drüsenzellen bezieht sich auf Drüsen im Hungerzustande, deren Zellen also untätig sind. Nach systematischen Fütterungsversuchen, durch welche die Tiere zu lebhafter Magensekretion angeregt waren, sah Heidenhain folgende Veränderungen in den Drüsenzellen: in der ersten Periode der Verdauung 5—6 Stunden nach eingenommener Mahlzeit nehmen die Drüsen an Umfang zu, eine Zunahme, die wesentlich auf Rechnung der Hauptzellen zu setzen ist. Während diese vorher hell und klein waren, erscheinen sie jetzt stark granuliert und vergrößert; die Granulierungen, die offenbar von aufgenommenen Eiweißkörpern herrühren, lassen sich in Anilin färben, so daß die Zellen jetzt einen bläulichen Ton erhalten. In der zweiten Periode gegen Ende des Verdauungsaktes sinken die Schläuche wieder zusammen, weil die Hauptzellen kleiner werden, doch wächst der relative Reichtum an Körnern noch, was aus der tieferen Färbung hervorgeht; nach beendeter Verdauung gehen die Zellen auf ihren Zustand im Hunger wieder zurück. Die Belegzellen scheinen keine nachweisbaren Veränderungen in dieser Zeit durchzumachen. Diese morphologischen Veränderungen werden dahin gedeutet, daß in der ersten Periode, wo die Sekretion begonnen hat, zur Neubildung des Sekretes von den Drüsenzellen mehr Substanzen aus dem Blut aufgenommen werden, als in das Sekret übergehen, daher Schwellung der Zellen; in der zweiten Periode wird der aufgespeicherte Vorrat abgegeben und weniger aufgenommen, daher Verkleinerung der Zellen, in der dritten Periode stellt sich der Normalzustand wieder her.

Nach Heidenhain wird also das Sekret, bezw. dessen wesentlichster Bestandteil, das Pepsin, in den Hauptzellen selbst gebildet, aber durchaus nicht, wie man gewollt hat, durch Zerfall der ehemals sogen. Labzellen. Diese Annahme wird durch folgenden Versuch gestützt. Wenn man Stückchen der Magenschleimhaut mit verdünnter Salzsäure bei 37—40° C. behandelt, so zerfallen die Hauptzellen durch Selbstverdauung sehr rasch, während die Belegzellen nur aufquellen und durchsichtiger werden (Heidenhain, Erbstein und Grützner).

Die Bildung der Säure aus dem alkalischen Blute ist um so mehr auffallend, als die untere Hälfte der Drüsenschläuche, wenn man sie nach Abtragung der Muskellage des Magens anschneidet, stets neutral oder alkalisch gefunden wird (Brücke). Zu demselben Resultate gelangte Cl. Bernard, wenn er einem Tiere nacheinander Kaliumeisencyanür und milchsaures Eisenoxyd injizierte, zwei Salze, welche die Eigenschaft haben, nur an sauren Stellen einen Niederschlag von Berlinerblau zu geben. Er fand dann stets nur die Oberfläche der Schleimhaut mit dem blauen Niederschlage bedeckt, niemals das Innere der Drüse.

### c) Die Galle.

Die Galle (Bilis), das Absonderungsprodukt der Leber, ist im frischen Zustande eine klare, zuweilen dickflüssige, fadenziehende, bei Fleischfressern dunkelgelbe, bei Pflanzenfressern grüne Flüssigkeit von intensiv bitterem („galligem") Geschmack und eigentümlichem Geruch. Sie reagiert neutral oder alkalisch und hat beim Menschen ein spez. Gewicht von 1·011—1·017, das bei längerem Verweilen in der Gallenblase infolge der Resorption von Wasser noch zunimmt. Morphotische Elemente enthält die Galle gar nicht, sie ist aber an festen Bestandteilen sehr reich: beim Schaf und bei der Katze enthält sie davon 5 %, Kaninchen 2 %, Vögel 7 %; in der Blase steigt der Gehalt beim Hunde auf 10—20 %, beim Menschen beträgt er 9—17 % (Bidder u. Schmidt). An organischen Bestandteilen enthält die Galle:

1) die Gallensäuren, nämlich die Glykochol- und Taurocholsäure, beide an Alkalien (Natrium) gebunden;
2) den Gallenfarbstoff, das rotbraune Bilirubin, nebst zwei Derivaten desselben, das schwarzgrüne Biliverdin und das braune Urobilin.
3) Cholestearin, Mucin, Lecithin und Spuren von Harnstoff, sowie neutrale und verseifte Fette.

Anorganische Bestandteile sind: Kochsalz, phosphorsaure und kohlensaure Alkalien und Erden — vorwiegend sind Natronverbindungen, geringe Mengen von phosphorsaurem Eisenoxyd. Die Gase der Galle sind Sauerstoff zu 0·2 %, Kohlensäure 41·7 %.

Die gallensauren Alkalien sind in Wasser und Alkohol löslich, in Äther unlöslich. Daher werden sie aus der alkoholischen Lösung durch Äther gefällt, wobei sie leicht auskristallisieren (Platners kristallisierte Galle). Mit konzentrierter Schwefelsäure geben die Gallensäuren eine Lösung, die in durchfallendem Lichte rot, in schief auffallendem Lichte grün erscheint. Setzt man ihnen etwas

Rohrzucker und tropfenweise reine konzentrierte Schwefelsäure zu, so färben sie sich bei vorsichtigem Erwärmen (60—70°) purpurrot (PETTENKOFERS Reaktion zum Nachweis der Gallensäuren einschl. der Cholalsäure). Da Eiweißkörper eine ähnliche Farbenreaktion geben, so ist die Probe nur für eiweißfreie Flüssigkeiten anwendbar.

Die Glykocholsäure findet sich vornehmlich bei den Herbivoren, die Taurocholsäure wesentlich bei den Karnivoren und Omnivoren.

Bilirubin ist unlöslich in Wasser, schwerlöslich in Alkali, leichtlöslich in Chloroform; es scheidet sich aus der Lösung beim Verdunsten des Chloroforms in rhombischen Tafeln und Prismen ab. Es verbindet sich mit Kalk zu einem unlöslichen Salz (Gallensteine). Durch Oxydation geht Bilirubin in Biliverdin über. In der Galle des Menschen und der Karnivoren kommt nur Bilirubin vor, bei den Herbivoren auch Biliverdin. Beide Farbstoffe geben die charakteristische GMELINsche Reaktion: schichtet man die zu prüfende Lösung vorsichtig auf salpetrige Säure enthaltende Salpetersäure, so bilden sich durch Oxydation an der Berührungslinie von unten nach oben farbige Ringe in folgender Reihenfolge: rotgelb, rot, violett, blau, grün. Überschichtet man eine Bilirubinlösung mit 1 $^0/_0$iger alkoholischer Jodlösung, so entsteht an der Berührungslinie ein grüner Ring (MARÉCHAL u. ROSIN).

Das Bilirubin geht bei weiterer Oxydation in Biliverdin, Biliprasin, Bilifuscin und Bilihumin über.

Das Cholestearin kristallisiert in rhombischen Tafeln, ist in Wasser unlöslich, in siedendem Alkohol und Äther leicht löslich; in der Galle ist es durch die gallensauren Salze gelöst. Mit Jod und Schwefelsäure behandelt, gibt es sehr lebhafte Farben, bläulich, rötlich, die je nach der Konzentration wechseln.

Gallenfistel. Man gewinnt die Galle aus Gallenfisteln, die an der Gallenblase ebenso angelegt werden wie die Magenfisteln am Magen, oder durch Einpflanzung des Ductus choledochus in die Haut.

Die Absonderung der Galle geht ununterbrochen vor sich und hört selbst in nüchternem Zustande nicht ganz auf, wiewohl sie bedeutend geringer wird. Sie fließt in dieser Zeit nicht in den Darm, sondern sammelt sich in der Gallenblase. Die Mengen der abgesonderten Galle sind sehr wechselnd und hängen von Qualität und Quantität der Nahrung ab; im allgemeinen sezernieren die Pflanzenfresser mehr Galle als die Fleischfresser. Für einen Menschen von 60 kg würde sie in 24 Stunden ca. 800 ccm betragen (J. RANKE). Die größte Gallensekretion erzielt man durch Fütterung mit Olivenöl, mit Pepton, mit Fleisch, mit Galle selbst und mit salicylsaurem Natron (ROSENBERG). Kohlehydrate üben kaum einen Einfluß aus.

Der Druck, unter welchem die Galle fließt, ist, wie bei dem Speichel, höher als der entsprechende Blutdruck (Heidenhain). So z. B. beträgt beim Hunde der Gallendruck 220 mm kohlensaures Natron, während gleichzeitig in der Vena mesenterica superior nur ein Druck von 90 mm derselben Flüssigkeit vorhanden ist. Die Fortschaffung der Galle wird durch die Atembewegungen unterstützt.

## Gallenbereitung.

Bei der Frage nach der Entstehung der Galle kommen folgende drei Punkte in Betracht: 1) liefert die Leberarterie, die Pfortader oder beide das Material für die Bildung der wesentlichen Gallenbestandteile? 2) werden dieselben im Leberblute gefunden und durch die Leber nur ausgeschieden, oder werden sie in den Leberzellen selbst gebildet? 3) wenn letzteres der Fall ist, aus welchen Bestandteilen des Blutes werden sie gebildet?

1) Welches Leberblut liefert das Material für die Gallenbildung? Wird das Leberarterienblut durch Unterbindung der Arterie von der Leber ausgeschlossen, so bleibt die Gallensekretion ungestört (Schiff); wird andererseits bei offener Arterie die Pfortader unterbunden, so steht die Gallensekretion zwar still, aber auch das Tier stirbt in kürzester Zeit infolge der Blutstauung in den Unterleibsgefäßen (Küthe). Bei allmählichem Verschluß der Pfortader, ein Zustand, der als „Obliteration“ in pathologischen Fällen vorkommt, dauert die Gallensekretion fort, doch ist daraus nichts gegen die Beteiligung der Pfortader bei der Gallenbildung zu schließen, weil sich Kollateralbahnen entwickeln. Es ist wahrscheinlich, daß das Blut beider Gefäße bei der Gallenbildung beteiligt ist. Da aber die Mengen von Blut, welche durch die Pfortader die Leber passieren, viel größer sind als die der Leberarterie, so kommt der Pfortader jedenfalls der größere Anteil zu.

2) Finden sich die Gallenbestandteile bereits im Blute vor, oder werden sie in den Leberzellen gebildet? Ist ersteres der Fall, so müssen die wesentlichen Bestandteile der Galle, die Gallensäuren und der Gallenfarbstoff, schon im Pfortaderblut vorhanden sein; indes hat Lehmann[1] vergeblich nach ihnen im Pfortaderblut gesucht. Der Möglichkeit, daß sie ihrer zu geringen Menge wegen nicht aufgefunden werden konnten, begegnen die Versuche von Joh. Müller, Kunde und Moleschott, welche Fröschen die Leber exstirpierten und selbst nach Wochen nirgends im Blute Gallenbestandteile entdecken konnten. Es folgt daraus, daß die

[1] Lehmann, Lehrbuch d. physiol. Chemie. Leipzig 1850. Bd. II.

spezifischen Gallenbestandteile erst in der Leber, und zwar in den Zellen derselben gebildet werden.

3) Aus welchem Material wird die Galle gebildet? Die Beantwortung dieser Frage verlangt eine vergleichende Untersuchung des Blutes der Pfortader und der Lebervene, die zwar schon wiederholt gemacht worden ist, aber bisher noch zu keinem brauchbaren Resultate geführt hat (Flügge).

Über die Entstehung der Gallensäuren läßt sich nichts Sicheres aussagen; nur ist wahrscheinlich, daß die selbständig gebildete Cholalsäure mit dem ebenfalls vorher gebildeten Glycin oder Taurin sich verbindet, analog der Bildung der Hippursäure (s. Harn). Das Bilirubin bildet sich aus Hämatin, denn: 1) entsteht daraus das mit dem Bilirubin identische Hämatoidin (Virchow); 2) wird der Gehalt der Galle an Bilirubin durch Injektion von reinen Hämoglobinlösungen ins Blut beträchtlich gesteigert (Tarchanoff). Aus derselben Quelle stammen wahrscheinlich auch die Spuren von Eisen, welche in der Galle gefunden werden.

Hämatogene Bildung des Gallenfarbstoffes. Hämatogen heißt die Bildung des Gallenfarbstoffes, wenn derselbe im kreisenden Blute mit Umgehung der Leber entsteht im Gegensatz zu der hepatogenen Bildung, die in der Leber stattfindet. Frerichs[1] hatte zuerst gesehen, daß nach Injektion von Gallensäuren ins Blut von Hunden Gallenfarbstoff im Harn auftritt. Kühne konnte das Resultat bestätigen und erklärte, daß das Bilirubin aus dem Farbstoff der roten Blutkörperchen entstanden sei, welcher durch den zerstörenden Einfluß der Gallensäuren im Blutstrom frei geworden war. Denselben Erfolg haben Injektionen von solchen Flüssigkeiten ins Blut, die ebenfalls rote Blutkörperchen auflösen, z. B. Wasser (M. Hermann). Es bleiben nichtsdestoweniger noch mancherlei Bedingungen zu erfüllen, um die Möglichkeit auszuschließen, daß die Gallenfarbstoffbildung nicht doch in der Leber stattfindet, wobei wesentlich ins Gewicht fällt, daß die Injektionen von Hämoglobinlösungen ins Blut den Gallenfarbstoffgehalt der Galle vermehren.

Einfluß des Nervensystems. Ein direkter Nerveneinfluß, wie bei den Speicheldrüsen, ist nicht vorhanden. Nach der doppelseitigen Durchschneidung der Vagi sah Heidenhain zwar die Gallensekretion abnehmen, doch ist dies die Folge der gestörten Atmung, da die Atembewegungen der Fortschaffung der Galle förderlich sind. Macht man die Vagusdurchschneidung unterhalb des Zwerchfells, nachdem die Lungennerven schon abgegeben sind, so bleibt die Gallensekretion unverändert. Reizung des Rückenmarks gibt erst eine Zunahme der Sekretion, doch ist der Einfluß nur ein indirekter, denn die anfängliche Zunahme hat ihren Grund in einer Aus-

[1] Frerichs, Klinik der Leberkrankheiten. 1858.

pressung des vorhandenen Sekrets entweder durch eine Zusammenziehung der Gallengänge, deren glatte Muskeln vom Rückenmark innerviert werden (Heidenhain) oder durch die allgemeine Kontraktion der Leberarterien und die damit verbundene Volumabnahme der Leber (Grünhagen). Die folgende Herabsetzung der Sekretion hat ihren Grund in der Herabsetzung des Blutdrucks. Die im Rückenmark gereizten Nerven treten durch den N. splanchnicus in die Leber, da Reizung desselben analoge Erscheinungen gibt (J. Munk).

Resorption von Galle in der Leber. Wird der Druck in den Gallenkapillaren größer, als er normal ist, so fließt keine Galle aus der Leber ab, sondern dieselbe wird ins Blut resorbiert. Dieser Fall wird bei Steigerung des Druckes in den Gallengängen durch Stauung des Sekretes eintreten. Eine solche Stauung kann statthaben: a) bei mechanischem Verschluß des Duct. choledochus durch die verschiedensten Umstände; b) bei Atemstörungen. Hat die Aufnahme der Galle ins Blut eine Zeitlang gedauert [beim Kaninchen erscheint bei Verschluß des Duct. choledochus nach 20 Stunden Gallenfarbstoff im Harn (Steiner), bei Hunden nach 48 Stunden (Frerichs), bei Menschen nach drei Tagen (Tiedemann u. Gmelin)], so färben sich die Conjunctiva und die äußere Haut intensiv gelb, der Puls ist verlangsamt, im Harn sind Gallenfarbstoff und Gallensäuren nachweisbar, und die Exkremente sind farblos: ein Symptomenkomplex, den die Pathologie als Gelbsucht, Ikterus, bezeichnet.

Gallensteine. In der Gallenblase, seltner in den Gallengängen findet man ab und zu Gallensteine, deren Bildung ein krankhafter Zerfall der Schleimhaut der Gallenwege vorauszugehen scheint (Naunyn), infolge deren sich Niederschläge bilden, die zu jenen Steinen anwachsen. Man unterscheidet: 1) Kristallinische Gallensteine; sie bestehen fast ganz aus Cholestearin; haben einen kristallinischen Bruch, sind nur wenig gefärbt, auf den Schnittflächen glänzend und ziemlich leicht zu pulvern. 2) Nicht kristallinische glatte, gelblich-weiße Gallensteine von seifenartigem Glanze und konzentrisch schaligem Gefüge; sie bestehen ebenfalls vorwiegend aus Cholestearin und sind die häufigsten. 3) Gallensteine, welche aus abwechselnden Schichten von vorherrschendem Cholestearin und Gallenfarbstoff bestehen; sie sind ebenfalls sehr häufig. 4) Schwarze oder dunkelgrüne, zuweilen metallisch glänzende oder dunkelrotbraun gefärbte Konkremente von erdigem Bruch; dieselben sind zerreiblich, nehmen durch Schaben keinen Wachsglanz an und bestehen hauptsächlich aus einer Verbindung von Bilirubin mit alkalischen Erden; sie sind ziemlich selten.

### d) Der pankreatische Saft oder Bauchspeichel.

Der Pankreassaft ist das Sekret der Bauchspeicheldrüse, das durch einen eigenen Ausführungsgang, der mit dem Ductus choledochus in das Duodenum mündet, in den Darm ergossen wird. Aus einer permanenten künstlichen Fistel gewonnen (Pawlow) ist es dünnflüssig, reagiert stark alkalisch und enthält Eiweiß in reichlicher Menge. Seine wesentlichsten Bestandteile sind:

drei Enzyme, und zwar:

a) Pankreasdiastase, welche Stärke in Zucker überführt (VALENTIN);

b) Trypsin, Pankreatin, welches Eiweißstoffe bei alkalischer, neutraler oder saurer Reaktion spaltet (CORVISART);

c) Lipase[1], Steapsin, welches neutrale Fette spaltet (CL. BERNARD).

Anorganische Bestandteile sind kohlensaure und phosphorsaure Alkalien und Erden, sowie endlich nur wenig Kohlensäure auf Zusatz von Essigsäure.

Das Trypsin ist leicht löslich in Wasser, unlöslich in reinem Glyzerin, durch Alkohol leichter fällbar als Peptone, in saurer Lösung gekocht zerfällt es in koaguliertes Eiweiß und Pepton; es diffundiert nicht durch Pergamentpapier und wird vom Magensaft verdaut (KÜHNE).

Die Menge des Sekretes ist wechselnd und genauer nicht anzugeben.

Bedingung der Ausscheidung. Die Drüse der Pflanzenfresser scheint kontinuierlich zu sezernieren; jene der Fleischfresser nur während der Verdauung und zwar beginnt die Sekretion beim Hunde einige Minuten nach Beginn der Nahrungsaufnahme. Daraus folgt, daß vom Magen oder dem Duodenum aus ein Reflex auf die Pankreasnerven einwirkt und zwar scheint es die Säure des Magensaftes selbst zu sein, welche die betreffenden zentripetalen Nerven anregt. Denn neutralisiert oder alkalisiert man den Magensaft, so nimmt die Pankreassekretion erheblich ab, während beliebige andere Säuren dieselbe Wirkung ausüben, wie die Magensäure (PAWLOW).

Wie die Säuren, wirken auch in den Magen eingeführte Neutralfette.

Einfluß des Nervensystems. Wenn man die Med. oblongata elektrisch reizt, so wird das Pankreas zur Sekretion angeregt (HEIDENHAIN), woraus hervorgeht, daß letztere unter dem Einflusse des Nervensystems steht. Die Bahnen, in welchen diese Erregung fließt, liegen im N. vagus und im Splanchnicus, denn ihre direkte Reizung vermehrt ebenfalls die Pankreassekretion, doch ist die Wirkung der Vagusreizung viel energischer, als jene des Splanchnicus (PAWLOW, MORAT).

Nach der Ansicht von MORAT sollen im Vagus und Splanchnicus sekretorische und hemmende Nerven für die Pankreassekretion verlaufen, indes überwiegen im Vagus die sekretorischen, im Splanchnicus die hemmenden Fasern.

Histologie des Pankreas. Das Pankreas ist eine acinöse Drüse, deren Acini Drüsenzellen von kurz zylindrischer oder abgestutzt kegelförmiger Gestalt besitzen, an denen man eine innere dunkelkörnige und eine äußere homo-

[1] Man bezeichnet die Enzyme im allgemeinen so, daß man der Substanz, auf welche sie wirken, die Endsilbe -ase anhängt.

gene Zone unterscheiden kann (Heidenhain); auf der Grenze der beiden liegt der Kern, bald mehr nach außen, bald nach innen. In Karmin färbt sich die Außenzone und der Kern, die Innenzone bleibt ungefärbt.

In den Zellen des Pankreas von Hunden und Kaninchen, welche methodisch gefüttert werden, treten nach Heidenhain folgende Veränderungen während der Sekretion ein: Mit Beginn der Verdauung und während der Zeit, wo die lebhafte Sekretion des pankreatischen Saftes stattfindet, nehmen die Drüsenzellen an Größe bedeutend ab, und zwar bezieht sich diese Abnahme nur auf die körnige Innenzone, während die Außenzone unverändert bleibt. In der zweiten Verdauungsperiode, wenn die Absonderung sinkt und zum Stillstand gelangt, nehmen die Drüsenzellen sehr erheblich zu, indem die körnige Innenzone bedeutend wächst, während die homogene Außenzone auf einen sehr schmalen Streifen reduziert ist. Nach längerem Hungern nehmen die Zellen wieder ab, ebenso die Innenzone; man findet die Zellen in dem oben geschilderten Zustande. Diese Bilder sind höchstwahrscheinlich so zu verstehen, daß das Schwinden der Innenzone während der lebhaften Sekretion zu beziehen ist auf den Verbrauch derselben zur Bildung des Sekretes, während die gleichzeitige Zunahme der Außenzone die Aufnahme von neuem Bildungsmaterial zu bedeuten hat; in der zweiten Verdauungsperiode, wo die Absonderung schon stillzustehen beginnt, wird aus dem aufgenommenen Material die körnige Innenzone restituiert, endlich stellt sich während des Hungerzustandes das ursprüngliche Verhältnis von Außen- und Innenzone wieder her.

### e) Der Darmsaft.

Der Darmsaft besteht aus dem Sekret der Lieberkühnschen und Brunnerschen Drüsen. Derselbe ist farblos, dünn und von stark alkalischer Reaktion; er enthält kleine Mengen von Eiweiß und ca. $0{\cdot}9\,\%$ anorganische Salze, deren Hauptteil das kohlensaure Natron bildet. Menschlicher Darmsaft enthält ein amylolytisches und fettspaltendes Ferment, sowie das Erepsin (Cohnheim), welches Albumosen und Peptone zersetzt. Beim Hunde wurde speziell ein Rohrzucker spaltendes Enzym nachgewiesen, ferner eine Substanz, welche die verdauende Wirkung des Trypsin steigert (Enterokinase). Nach Thiry wird der Darmsaft nicht stetig, sondern nur auf Reizung der Darmschleimhaut sezerniert.

Gewinnung des Darmsaftes. Thiry trennte ein Stück des Darmrohrs an zwei Stellen bis aufs Mesenterium und nähte das eine Ende zu, während das andere Ende in die Bauchgegend eingeheilt wurde (das Magen- und Afterende des durchschnittenen Darmes wurde durch eine sogenannte Darmnaht vereinigt). Oder man heilt beide offene Enden des resezierten Darmstückes in die Bauchwunde ein (Vellasche Fistel).

Über den Einfluß des Nervensystems auf die Darmsaftsekretion ist nur bekannt, daß, wenn man die im Mesenterium neben den Gefäßen zum Dünndarme verlaufenden Nerven einer Darmschlinge durchschneidet, eine profuse Darmsaftsekretion beginnt, die erst nach 24 Stunden ganz aufhört. Es scheint, daß es sich um hemmende und tonisch erregte Nerven handelt.

## 2. Die Milch (s. unter Nahrungsmittel).

## 3. Der Schleim.

Auf allen Schleimhäuten findet sich in wechselnder Menge ein zähes, fadenziehendes, durchsichtiges, geruch- und geschmackloses, alkalisch reagierendes, klebendes Sekret, welches „Schleim“ genannt wird. Derselbe entsteht entweder in den sogenannten Schleimdrüsen, die in allen Schleimhäuten vorhanden sind, oder in den Epithelzellen der betreffenden Schleimhaut, und zwar in beiden Fällen höchst wahrscheinlich durch Umwandlung der Drüsen- oder Epithelzellen; wenigstens findet man im Schleim regelmäßig Reste von Epithelzellen der Schleimhaut, aus der er stammt. Daneben findet man auch sogenannte „Schleimkörperchen“, den weißen Blutkörperchen außerordentlich ähnliche Zellen.

Im Katarrh der Schleimhäute, einem häufig vorkommenden pathologischen Prozesse, findet eine außerordentlich vermehrte Schleimbildung statt; zugleich tritt eine exzessive Vermehrung der Schleimkörperchen auf, so daß der Schleim wie Eiter aussieht. Schon physiologisch findet eine sehr reichliche Schleimbildung bei allen Mollusken auf ihrer gesamten Hautoberfläche statt.

An chemischen Bestandteilen enthält der Schleim: 1) Mucin, Schleimstoff, welcher im Wasser nur aufquillt, und dem die schleimigen Flüssigkeiten die fadenziehende Beschaffenheit verdanken. Es wird durch Kochen nicht gefällt, aber durch Alkohol und Mineralsäuren, und löst sich im Überschuß des Fällungsmittels wieder. Durch Essigsäure wird es ebenfalls gefällt, ohne sich aber im Überschuß derselben wieder zu lösen; 2) Spuren von Albumin und Fett; 3) Extraktivstoffe; 4) anorganische Salze; phosphorsaure Alkalien und Erden und Spuren von Eisenoxyd; 5) Wasser zu ca. 95 %.

Die physiologische Bedeutung des Schleimes ist darin zu suchen, daß er einen mechanisch und chemisch schützenden Überzug für die blut- und nervenreichen Schleimhäute abgibt. Resorbiert wird er nicht wieder, sondern wahrscheinlich vollständig nach außen abgegeben.

## 4. Die Tränenflüssigkeit.

Der Mensch und sämtliche Wirbeltiere, mit Ausnahme der im Wasser lebenden nackten Amphibien und Fische, besitzen in jeder Augenhöhle eine Drüse, welche eine Flüssigkeit, die „Tränenflüssigkeit“, ständig absondert, die durch Lidschlag und Augenbewegungen verteilt wird, wodurch die vordere Augenfläche feucht und rein erhalten wird. Das Überfließen über den Lidrand wird, wenn nicht eine besonders starke Sekretion stattfindet, durch das fettige Sekret der MEIBOMschen Drüsen der Lider verhindert. In dem inneren Augenwinkel sammelt sich das Sekret in dem sog. Tränensee und wird durch die Tränenpunkte in die Tränenkanälchen und den Nasengang der Nasenhöhle geführt, wo es dem Nasenschleim beigemischt mit demselben zeitweise aus der Nase entfernt wird.

Durch Reizung des Auges oder der Nasenschleimhaut, namentlich aber durch psychische Affekte, Freude, Schmerz usw., kann die Absonderung der Drüse so erhöht werden, daß die Abzugskanälchen nicht zur Entfernung des Sekrets genügen; es fließt in Tropfen als Tränen über die Augenlider auf die Wangen herunter.

Die Tränenflüssigkeit ist klar und farblos, von salzigem Geschmack und stark alkalischer Reaktion; sie enthält 1 % fester Bestandteile, darunter etwas Eiweiß, namentlich Kochsalz.

Einfluß des Nervensystems. Die Tatsache, daß alle die Reize, welche den sensiblen Augenast des N. trigeminus treffen, sowie namentlich, daß die psychischen Affekte reichlichen Tränenfluß hervorrufen, beweist den Nerveneinfluß.

Wie die Speicheldrüsen, so zeigt auch die Tränendrüse nach anhaltender Tätigkeit morphologische Veränderungen ihrer Zellen (REICHEL).

## 5. Der Hauttalg.

Der Hauttalg wird in den Talgdrüsen, welche in der äußeren Haut liegen und in die Haarbälge münden, gebildet; frei kommen die Talgdrüsen nur an den Lippen und dem Präputium vor. Die Bildung des Talges geschieht durch fettige Degeneration und Zerfall der plattenförmigen Drüsenepithelzellen. Der Hauttalg besteht aus Neutralfett (Palmitin und Oleïn) und Seifen, Cholestearin, einem eigentümlichen kaseïnähnlichen Eiweißkörper, anorganischen Salzen, namentlich phosphorsauren Erden und Alkalien, sowie Salmiak und Wasser zu 67 %.

Der Hauttalg hat wohl nur die Bedeutung, die äußere Hautoberfläche mit einer dünnen Fettschicht zu überziehen, um dieselbe geschmeidig zu erhalten. Resorbiert wird von demselben wahrscheinlich nichts, sondern er wird zusammen mit den verhornten Epidermisschuppen von der Haut entfernt.

Das Ohrenschmalz ist ein Gemisch der Absonderungsprodukte der im äußeren Gehörgange befindlichen Talg- und Schweißdrüsen; man findet nämlich in demselben Elemente aus beiden Drüsen, einerseits verfettete Talgzellen, andererseits freies Fett, Cholestearinkristalle und ein Pigment, das dem Ohrenschmalz seine gelbbraune Farbe gibt (s. Schweiß). Seine chemischen Bestandteile sind ein

Eiweißkörper, Oleïn, Stearin, Kaliseifen, ein in Wasser löslicher, gelber, bitter schmeckender Körper und anorganische Stoffe.

Das Produkt der MEIBOMschen Drüsen (freier Rand der Augenlider) ist dem Hauttalg wahrscheinlich mehr oder weniger gleich.[1]

### § 2. Die Exkrete.

Die Exkrete sind flüssige Absonderungen, die im wesentlichen als Transsudate des Blutes zu betrachten sind. Sie enthalten nur solche Stoffe, die auch im Blute in größerer oder geringerer Menge schon vorhanden sind, als unbrauchbar aber vom Körper ausgeschieden werden; sie sind demnach Auswurfstoffe, deren Entfernung aus dem Körper fortwährend stattfinden muß, da ihr Zurückbleiben schwere Störungen, selbst den Tod des Individuums zur Folge haben kann.

Diese Exkrete sind: 1) der Harn, 2) der Schweiß.

#### 1) Der Harn.

Der Harn, das Sekret der Nieren, ist beim Menschen im frischen Zustande durchsichtig klar, von stroh- bis rotgelber Farbe (bedingt durch das Urobilin), von eigentümlichem Geruch; er reagiert regelmäßig sauer und hat ein spezifisches Gewicht von durchschnittlich 1·015—1·020. An morphotischen Elementen findet man in demselben häufig die großen Pflasterzellen, die aus der Harnblase und der Harnröhre stammen.

Der Harn der Tiere ist im wesentlichen von derselben Beschaffenheit wie der des Menschen, nur erscheint er bei den Pflanzenfressern trübe und reagiert konstant alkalisch, geht aber im Hungerzustande ebenfalls in saure Reaktion über.

Chemische Zusammensetzung. Der Harn besteht aus Wasser (ca. 96 $^0/_0$) und den in ihm aufgelösten festen Bestandteilen (ca. 4 $^0/_0$). Die letzteren sind:

1) der Harnstoff und seine Verwandten: Harnsäure, Kreatinin, Xanthinbasen;
2) die aromatischen Substanzen: Hippursäure, Phenol, Kresol, Indol, Skatol;

[1] Die Tränenflüssigkeit und der Hauttalg entsprechen nicht vollständig den Charakteren, welche oben als für die Sekrete bezeichnend aufgestellt worden sind. Sie gehören zu denselben nur insofern, als sie, bevor ihre vollständige Entfernung aus dem Körper geschieht, demselben einen, wenn vielleicht auch nur geringen Dienst leisten. Spezifische Bestandteile, die in Blut oder Lymphe nicht vorhanden sind, besitzen sie nicht. Sie bilden so den Übergang zu den folgenden Flüssigkeiten.

3) Oxalsäure;
4) die Harnfarbstoffe und
5) die anorganischen Substanzen (in Verbindungen vorhanden): Natrium, Kalium, Calcium, Magnesium, Ammoniak, Chlor, Spuren von Eisen, Schwefelsäure, Phosphorsäure.

An Gasen: Kohlensäure, Stickstoff und Spuren von Sauerstoff.

Der Harnstoff ist der wesentlichste Bestandteil unter den festen Substanzen des Harns, deren größte Menge er auch ausmacht; er ist leicht löslich in Wasser und Alkohol, unlöslich in Äther; er kristallisiert in weißen vierseitigen Prismen, bei zu rascher Kristallisation in feinen Nadeln. Er erleidet Veränderungen 1) durch Gärung: Bei längerem Stehen geht er unter dem Einfluß von Enzymen, welche durch Spaltpilze gebildet werden, unter Wasseraufnahme in kohlensaures Ammoniak über $CO(NH_2)_2 + 2H_2O = CO_3(NH_4)_2$, ein Vorgang, den man die alkalische Gärung des Harnstoffes nennt. Dieselbe Zersetzung erleidet er beim Erhitzen mit Wasser über 100°, sowie beim Kochen mit Alkalien oder Säuren. 2) Durch Erhitzen: Er schmilzt bei 132° und zersetzt sich bei höherer Temperatur (160°) in Ammoniak, Cyansäure und Biuret; letzteres ist in Wasser leicht löslich und gibt mit Kalilauge und verdünntem Kupfersulfat violettrote Färbung (Biuretreaktion). 3) Durch Oxydation: Mit unterbromigsaurem Natron wird er in freien N, $CO_2$, $H_2O$ und NaBr zersetzt nach der Form $CO(NH_2)_2 + 3NaBrO = 2N + CO_2 + 2H_2O + 3NaBr$.

Mit Salpetersäure und Oxalsäure bildet der Harnstoff charakteristische Verbindungen: Im ersten Falle erhält man Kristalle von salpetersaurem Harnstoff in rhombischen Tafeln, in letzterem Falle kleine Kristalle von oxalsaurem Harnstoff. Ebenso verbindet er sich mit salpetersaurem Quecksilberoxyd zu salpetersaurem Quecksilberoxyd-Harnstoff.

Der Harnstoff ist das letzte Umwandlungsprodukt des Stickstoffs der von dem Körper aufgenommenen und verbrauchten Nahrungsstoffe. Daher wird die täglich gebildete Harnstoffmenge von der Energie der Vorgänge abhängen, welche die Größe des Eiweißzerfalles bestimmen. Ein erwachsener Mensch entleert in 24 Stunden bei gemischter Kost etwa 35 g Harnstoff. Der Harn hat einen Harnstoffgehalt von ca. 2—3%. Diese Zahl schwankt:

a) mit der Harnmenge, deren Zunahme auch ein Steigen der 24stündigen Harnstoffausfuhr bedingt (Bischoff, Kaupp u. a.). (Daher vermehren Kochsalz oder Salpeter die Harnstoffausscheidung, weil sie die Wasserausfuhr erhöhen.) Doch ist der Harnstoffgehalt eines häufig gelassenen Harnes in den einzelnen Entleerungen geringer, als wenn die Harnentleerung weniger häufig stattfindet.

b) mit der Art der Nahrung; bei reiner Eiweißnahrung oder Fleischdiät steigt sie sehr erheblich, entsprechend der Menge des zugeführten Eiweißes, eine Steigerung, die schließlich eine Grenze erreicht, über die hinaus eine Zunahme des Harnstoffes nicht mehr stattfindet (Bischoff u. Voit). Im Hungerzustande sinkt die ausgeschiedene Harnstoffmenge fortwährend, selbst bis zum Hungertode; die Bildung des Harnstoffes geschieht hier offenbar auf Kosten des Eiweißes der Gewebe (Lassaigne, Bischoff u. a.). Fett oder Kohlehydrate reichlicher Fleischnahrung zugesetzt vermindern die Harnstoffausscheidung (Bischoff u. Voit), weil diese den Umsatz des Körpereiweißes verringern.

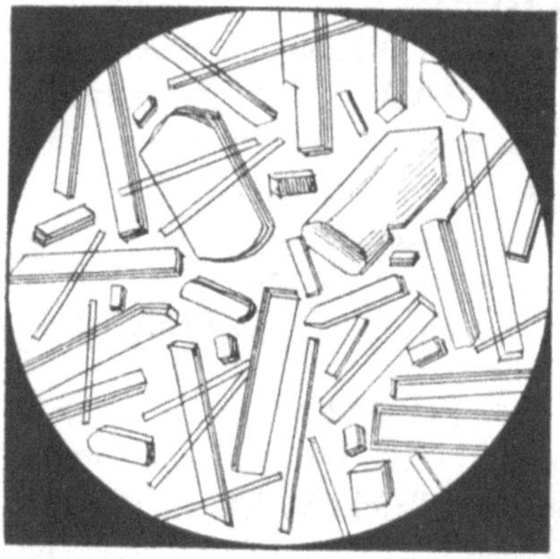

**Fig. 11.**
Harnstoff aus menschlichem Harn, nach Funke.

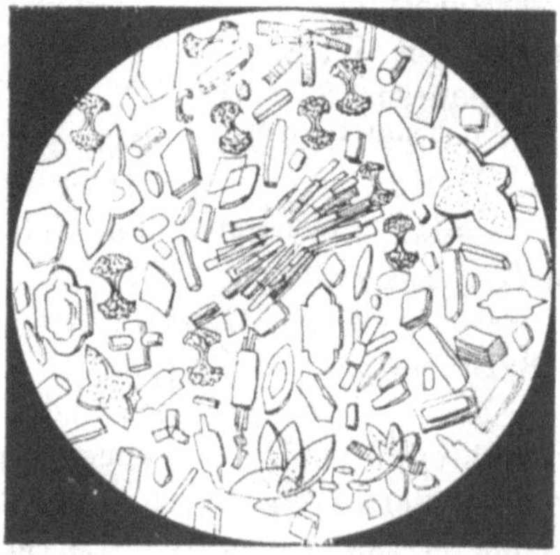

**Fig. 12.**
Harnsäure in verschiedenen Kristallformen, nach Funke.

c) mit dem Alter und Geschlecht; sie ist bei Männern größer als bei Frauen; bei Kindern ist die absolute Harnstoffmenge geringer, auf das Körpergewicht berechnet, aber größer als bei Erwachsenen.

d) mit der Tageszeit; sie nimmt des Morgens bis 11 Uhr ab, steigt dann allmählich und erreicht um ca. 5 Uhr ihr Maximum, um dann wieder abzunehmen.

e) Gefüttertes Glykokoll, Salmiak, sowie kohlensaure und pflanzensaure Ammonsalze setzen ihren Stickstoff im Körper in Harnstoff um.

Unabhängig ist die Harnstoffausscheidung von Ruhe und Bewegung, denn bei der Besteigung des Faulhorns fanden Fick u. Wislicenus die ausgeschiedene Harnstoffmenge unverändert.

Als Bildungsstätte des Harnstoffes ist zunächst die Leber erkannt worden (Meissner). Diese Ansicht wird durch folgende Versuche (v. Schröder) gestützt: Blut, mit Ammoniumkarbonat versetzt, welches durch eine „überlebende“ Leber hindurchgeleitet wurde, zeigte eine Vermehrung des Harnstoffgehaltes bis um 200%. Doch ist die Leber nicht das einzige Organ der Harnstoffbildung.

Nach Anlegung einer Eckschen Fistel (Verbindung der Pfortader mit der unteren Hohlvene) steigt der $NH_3$-Gehalt des Harns und verliert das Tier die Fähigkeit, in den Magen eingeführte Karbaminsäure in Harnstoff umzusetzen, wodurch indirekt die Leber als Bildungsstätte des Harnstoffes bestätigt wird. (Pawlow).

Quantitative Harnstoffbestimmung. Liebigs Titriermethode beruht auf der Eigenschaft des Harnstoffes, aus seinen Lösungen durch salpetersaures Quecksilberoxyd gefällt zu werden. Hat man die Phosphorsäure durch Ätzbaryt, das Chlor durch Silbernitrat ausgefällt und setzt man zu einer verdünnten Harnstofflösung titriertes salpetersaures Quecksilberoxyd so lange zu, bis eine Probe mit kohlensaurem Natron einen gelben Niederschlag gibt, so ist in der Flüssigkeit kein freier Harnstoff mehr vorhanden, sondern ein geringer Überschuß der Quecksilberlösung. In dem Niederschlage kommen auf ein Molekül Harnstoff zwei Moleküle Quecksilberoxyd oder auf 60 Gewichtsteile Harnstoff 432 Gewichtsteile Quecksilberoxyd. War die Lösung des salpetersauren Quecksilberoxyds so titriert, daß auf 1 ccm derselben 10 mg Harnstoff kam und mußte man von der Lösung bis zum Auftreten der gelben Färbung z. B. 16 ccm hinzufügen, so wären in der untersuchten Harnmenge, z. B. in 10 ccm $16 \cdot 10 = 160$ mg Harnstoff enthalten, der betreffende Harn demnach $1 \cdot 6$ %ig.

Die Methode von Hüfner bestimmt den Harnstoff quantitativ (durch Zersetzung des Harnstoffes mit unterbromigsaurem Natron) aus dem gebildeten Stickstoff (s. oben).

Die Harnsäure (Acidum uricum, Trioxypurin), $C_5H_4N_4O_3$, ist eine schwache zweibasische Säure und gehört zur Gruppe der Purine. Ihre Salze, die Urate, sind schwerlöslich in kaltem, besser in heißem Wasser, gar nicht in Alkohol und Äther, leichtlöslich in 2% Harnstofflösung, ebenso in Lösungen neutraler phosphorsaurer und kohlensaurer Alkalien, indem sie denselben einen Teil des Alkali entzieht und saures harnsaures Alkali (Natron) neben sauren phosphorsauren und kohlensauren Alkalien bildet, welchen der Harn hauptsächlich seine saure Reaktion zu verdanken hat.

$$\underset{\text{Dinatriumphosph.}}{Na_2HPO_4} + \underset{\text{Harnsäure.}}{C_5H_4N_4O_3} = \underset{\text{Mononatrph.}}{NaH_2PO_4} + \underset{\text{saures harns. Natron.}}{C_5H_3NaN_4O_3}.$$

Die Harnsäure kristallisiert in rhombischen Prismen; sie wird, wie der Harnstoff, im Körper selbst gebildet, und zwar zum Teil durch Oxydation der Zellkernstoffe, der Nuklëine, teilweise auch durch Oxydation der mit der Nahrung eingeführten Xanthin- oder Purinkörper. (Endogene und exogene Bildung der Harnsäure.) Ihre Menge ist stets gering. Im Harn der Vögel, wo der Harnstoff fehlt, ist sie der Hauptbestandteil; eine Analogie, die sich auch darin ausspricht, daß im Organismus der Hühner Glykokoll, Leucin, Asparagin und Ammoniumkarbonat in Harnsäure übergehen. Die Harnsäure wird zu Allantoin oxydiert.

Die in 24 Stunden abgeschiedene Menge beträgt $^1/_2$—1 g; bei gewissen pathologischen Zuständen, z. B. bei der Gicht, wo Harnsäure in den Gelenkknorpeln und den Geweben in fester Form abgelagert wird, nimmt scheinbar beim Menschen der Gehalt an Harnsäure zu; es handelt sich wohl um eine durch die geringe Löslichkeit erschwerte Ausfuhr. Der Harn der pflanzenfressenden Säugetiere ist frei von Harnsäure.

Harnsäure ist leicht nachweisbar durch die Murexidprobe: betupft man die in eine Abdampfschale gebrachte Harnsäure mit einigen Tropfen Salpetersäure und dampft heiß bei mäßiger Wärme bis zur völligen Trockne ab, so entsteht ein gelber Fleck. Läßt man einen Tropfen Ammoniak zufließen, so nimmt er eine purpurrote Färbung an, eine blauviolette, wenn man statt dessen einen Tropfen Kali- oder Natronlauge zufließen läßt (Murexidreaktion).

Kreatinin; die Menge des täglich ausgeschiedenen Kreatinins beträgt 1·1 g, sie steigt bei Fleischkost und ist am geringsten bei Pflanzenkost, verschwindet aber selbst nicht im Hungerzustande.

Xanthin ist stets nur in geringer Menge vorhanden.

Hippursäure findet sich reichlich im Harn der pflanzenfressenden Säugetiere, der dagegen keine Harnsäure aufweist, in geringer Menge im menschlichen Harn (1 g täglich). Sie ist leicht löslich in kochendem Wasser und Alkohol, schwerer in Äther, und bildet lösliche kristallisierbare Salze (charakteristisch ist das Kalksalz), die in Wasser löslich sind. Die Hippursäure tritt nur da auf, wo Gelegenheit zur Bildung von Benzoësäure gegeben ist. Beim Fleischfresser stammt sie aus dem Eiweiß, bei den Pflanzenfressern aus dem Wiesenheu, das Chinasäure enthält, deren Genuß reichlich Hippursäure auftreten läßt.

Phenol, Kresol, Indol, Skatol, welche als Ätherschwefelsäuren (mit Schwefelsäure gepaarte Verbindungen) im Harn erscheinen, aus denen sie durch starke Mineralsäuren oder durch Fäulnis abgespalten werden (Baumann), wie z. B. die Phenolätherschwefelsäure $C_6H_5 \cdot HSO_4$. Dieselben stammen höchst wahrscheinlich aus dem Darme, in dem sie als Fäulnisprodukte der Eiweiße auftreten, wofür die Tatsache angeführt werden kann, daß sie bei Stauung des Dünndarminhaltes oder nach subkutaner Injektion in größerer Menge im Harne zu finden sind.

Oxalsäure, $C_2H_2O_5$, als Calciumoxalat durch die sauren Salze des Harns in Lösung gehalten; wenn der Harn an Säure verliert, bzw. alkalisch wird, fällt der oxalsaure Kalk in Oktaëdern (in Briefumschlagform) aus. Ihre tägliche Menge kann bis zu 0·02 g betragen. Sie ist vielleicht das Oxydationsprodukt der Harnsäure oder stammt aus den löslichen Oxalaten der Nahrung (Kohlarten, Spinat, Spargel, Sauerampfer, Äpfel, Trauben u. a.).

Harnfarbstoffe; am besten bekannt ist das Urobilin (Jaffé), welches das gelbliche Aussehen des Harns verursacht. Es stammt von dem Bilirubin der Galle ab, aus welchem es künstlich durch reduzierende Mittel (Natriumamalgam) dargestellt werden kann (Maly). Da das Bilirubin ein Abkömmling des Hämatins ist, so ist auch die Beziehung des Urobilins zum Farbstoff des Blutes gegeben. Dieselbe ist auf direktem Wege dadurch nachgewiesen, daß es aus Hämatin durch Zinn und Salzsäure dargestellt werden kann (Hoppe-Seyler).

Eine andere Quelle für Harnfarbstoff ist das sogen. Harnindikan, welches nichts anderes ist, als die Ätherschwefelsäure des Indols, also Indoxylschwefelsäure, $C_8H_7NSO_4$. Wenn man diese mit Salzsäure in der Wärme behandelt, zersetzt sie sich in Schwefelsäure und Indoxyl, welches bei Anwesenheit von O sofort in Indigo übergeht, also

$$\underset{\text{Indoxylschwefels. Kali.}}{C_8H_6NKSO_4} + H_2O = \underset{\text{Indoxyl.}}{C_8H_6(OH)N} + HKSO_4\,.$$

$$2\,(\underset{\text{Indoxyl.}}{C_8H_6(OH)N}) + O_2 = \underset{\text{Indigo.}}{C_{16}H_{10}N_2O_2} + 2\,H_2O\,.$$

Im Körper wird das bei der Darmfäulnis gebildete und zum Teil resorbierte Indol zu Indoxyl oxydiert,

$$\underset{\text{Indol.}}{C_8H_7N} + O = \underset{\text{Indoxyl.}}{C_8H_6(OH)N}\,,$$

welches weiter den oben beschriebenen Weg zurücklegt. Das Indikan der Pflanzen ist vollkommen verschieden von dem Harnindikan; jenes ist ein Glykosid, das beim Kochen mit Säuren oder durch Fermente in Indigo und Zucker gespalten wird.

Anorganische Bestandteile. Dieselben werden, ebenso wie die den Körper verlassenden N-haltigen Substanzen, vorzüglich durch den Harn entfernt; obenan steht das Kochsalz, das täglich zu 16·5 g ausgeschieden wird, doch ist diese Menge sehr wechselnd. Beim Hungern hört die Kochsalzausfuhr zwar nicht auf, nimmt aber allmählich ab; bei ganz kochsalzfreier Nahrung nimmt die Kochsalzmenge ebenfalls ab, aber schon am Abend des dritten Tages erscheint Eiweiß im Harn (Wundt). Die Kochsalzausscheidung nimmt zu, wie der Harnstoff, mit der Harnmenge, mit der Häufigkeit der Harnentleerungen und schwankt, analog dem Harnstoff, mit der Tageszeit. In allen akuten Krankheiten ist beim Fortschreiten derselben die Kochsalzausscheidung im Abnehmen begriffen, umgekehrt bei der Abnahme der Krankheit.

Schwefelsäure und Phosphorsäure werden täglich zu 2 g ausgeschieden. Die Schwefelsäure ist im Harn teils als präformierte Schwefelsäure, teils als gepaarte Schwefelsäure vorhanden und an Alkali gebunden; sie stammt aus dem Schwefel der Eiweißkörper, so daß ihre Ausscheidung der des Harnstoffes parallel geht. Nur ein geringer Teil der Schwefelsäure stammt aus dem im Darme aus der Galle abgespaltenen und resorbierten Taurin. Die Phosphorsäure ist teils an Alkali als saures phosphorsaures Natron ($NaH_2PO_4$), teils an die alkalischen Erden als Kalk ($CaH_4P_2O_8$) und Magnesia gebunden, welch letztere durch das saure Alkaliphosphat in Lösung erhalten werden. Daher fallen die Erdphosphate aus, sobald der Harn durch Ammoniak neutralisiert oder alkalisch gemacht wird; es bildet sich neutrales Phosphat ($C_3P_2O_8$ und $Mg[NH_4]PO_4$). Ein großer Teil der Phosphorsäure stammt aus der Nahrung, ein kleinerer Anteil aus den Lecithinen und Nuklëinen.

An Basen werden durch den Harn ausgeschieden: Kalium, Natrium, Ammonium (als Urat), Calcium und Magnesium.

Die Gase sind Kohlensäure, Stickstoff und Sauerstoff. Nach PFLÜGER sind in 100 Vol. Harngasen ca. 9·05 % $CO_2$, 5·52 % N und 0·43 % O enthalten.

Die saure Reaktion des Harns geht im Anfang der Verdauung beim Menschen und den Fleischfressern in die neutrale oder alkalische Reaktion über (H. QUINCKE). Noch auffallender wird der Wechsel, wenn man nach einigen Tagen geringer Kochsalzzufuhr dem Futter des Tieres größere Kochsalzmengen zusetzt. Unterbricht man die Kochsalzzufuhr, so wird der Harn umgekehrt sauer (M. GRUBER).

Zufällige Harnbestandteile können nach dem Genuß von Arzneimitteln und sonstigen löslichen Stoffen in dem Harn auftreten, und zwar entweder in unveränderter oder veränderter Form, je nach ihrer Konstitution. In den Harn gehen niemals diejenigen Körper über welche mit den Albuminaten unlösliche Verbindungen eingehen, und solche, die im Blute schnell verbrannt werden; leicht gehen diejenigen über, welche leicht löslich sind und sich im Blute einige Zeit unverändert erhalten; eine Anzahl geht nur in verändertem Zustande über. Zu der ersten Kategorie gehören die Eisen- und Metallsalze, welche nur bei gleichzeitiger Albuminurie mitgerissen werden, ferner Kampfer, Sehwefeläther, Moschus, Theïn, Theobromin, weil sie zu schnell verbrannt werden, ebenso manche Farbstoffe, wie Chlorophyll, Cochenille usw. Zu der zweiten Gruppe gehören die kohlensauren Alkalien, die bor- und chlorsauren Alkalien; Chloride, Bromkalium und Chlornatrium, sowie eine Reihe von Farbstoffen, wie Rhabarber (der Harn wird rotbraun, wie ikterisch), die Farbstoffe der Heidelbeeren, roten Rüben und Kirschen, endlich eine Reihe von Alkaloiden, wie Chinin, Strychnin, Morphium, Curare usw. Zur dritten Gruppe gehören die pflanzensauren Alkalien, die als kohlensaure Alkalien im Harn erscheinen.

Die Geschwindigkeit des Überganges solcher Körper in den Harn ist außerordentlich groß: so erscheint Rhabarber nach 20 Minuten, eine Tatsache, die sich aus der Geschwindigkeit des Blutumlaufes (20—24 Sekunden) erklärt.

Abnorme Bestandteile, welche im Harn auftreten können, sind:

1) Serumalbumin, welches im Harn erscheint
   a) bei Überladung des Blutes mit Eiweiß,
   b) bei zu großer Verdünnung des Blutes, wo Blutflüssigkeit auch in anderen Bezirken austritt und Ödeme bildet,
   c) bei völliger Kochsalzentziehung,
   d) am häufigsten infolge von bedeutender Steigerung des Blutdrucks in den Nieren, indem entweder die Zufuhr an Blut bedeutend gesteigert oder die Abfuhr gehindert ist. Eigentümlicherweise gehen einige Eiweißarten leichter in den Harn über als andere; so erscheint in das Blut injiziertes Hühnereiweiß stets im Harn, die gleiche Menge von Serumeiweiß nicht; ebenso leicht geht in den Harn Hämoglobin über, sobald es durch eins der bekannten Mittel aus den Blutkörperchen frei geworden ist. Zuweilen auch Globulin und Peptone.
2) Traubenzucker (scheint in Spuren auch normal vorhanden zu sein), welcher pathologisch in größeren Mengen auftritt, und zwar
   a) bei Melliturie und Diabetes mellitus; der Harn ist sehr blaß, wird in großen Mengen abgeschieden, reagiert frisch selten stark sauer, sondern neutral oder alkalisch und hat ein hohes spezifisches Gewicht von 1·030—1·052,
   b) nach dem Cl. Bernardschen Zuckerstich (s. unten),
   c) nach Vergiftung mit Amylnitrit,
   d) nach Injektion von Traubenzucker ins Blut, doch nicht früher, als bis derselbe zu 0·6% im Blute vorhanden ist (v. Becker) (jede Zirkulationsstörung in der Leber, die besonders Hyperämien zur Folge hat, führt Zuckerharn, Glykosurie, herbei, eine Störung, auf die einige der aufgeführten Glykosurien mit Sicherheit zurückgeführt werden können);
   e) nach Exstirpation des Pankreas;
3) Acetessigsäure, Oxybuttersäure und Aceton (letzteres in Spuren auch im normalen Harn).
4) Gallensäuren und Gallenfarbstoff nur pathologisch bei Ikterus;
5) Leucin und Tyrosin ebenfalls nur pathologisch bei akuter gelber Leberatrophie, Typhus und Variola.

Zuckernachweis im Harn. Man benutzt 1) die Trommersche Probe, welche indes gelegentlich zu Irrtümern Veranlassung geben kann, weil im Harn normalerweise Substanzen vorhanden sind, welche, wie der Zucker, reduzierend wirken, nämlich Harnsäure, Kreatinin u. a. In diabetischen Harnen, welche reich an Traubenzucker sind, fehlen diese Substanzen in der Regel. Um aber auch kleinere Zuckermengen nachzuweisen, läßt man die Reduktion in der Kälte vor sich gehen (24 Stunden), oder man erhitzt vorsichtig bis 70°; bei dieser Temperatur wirkt nur der Zucker reduzierend, jene Substanzen noch nicht. 2) Die Wismutprobe Boettcher-Almén mit Nylanders Reagens (Lösung von Seignettesalz in Natronlauge und Digerieren mit Bismuthum subnitricum): man versetzt 10 ccm des Harns mit 1 ccm dieser Lösung und kocht einige Minuten; bei Gegenwart von Zucker wird der Harn erst dunkler gelb und allmählich schwarz. Die Probe hat den Vorteil, daß die alkalische Wismutlösung durch Harnsäure und Kreatinin nicht reduziert wird, dabei ist sie ebenso scharf wie die Trommersche Probe. 3) Die Probe mit essigsaurem Phenylhydrazin (s. S. 29). 4) Die Polarisation (Harn- bzw. Traubenzucker dreht die Polarisationsebene nach rechts). 5) Die Gärungsprobe mit Hilfe des Saccharimeters (s. S. 29, die alkoholische Gärung des Traubenzuckers).

Gärung des Harns. Bald nachdem der Harn entleert ist und sich abkühlt, wird er — aber nur, wenn er recht konzentriert ist — trübe und läßt ein rosen- oder ziegelfarbiges Sediment fallen, das sich beim Erwärmen des Harns wieder auflöst und aus saurem harnsaurem Natron besteht, welches zuweilen auch kristallinisch in kleinen Nadeln oder den sogenannten Trommelschlägeln ausfällt (es sind nämlich die sauren Harnsäuresalze, wie die Harnsäure selbst, in kaltem Wasser fast unlöslich). Läßt man den Harn mit diesem Bodensatz längere Zeit stehen, so nimmt die saure Reaktion allmählich ab, und im Bodensatz erscheinen Kristalle von Harnsäure in Form von Wetzsteinen, sowie Kristalle von oxyalsaurem Kalk in farblosen Oktaëdern. Bleibt der Harn in diesem Zustande noch länger stehen, so geht er die alkalische Gärung ein, indem sich der Harnstoff in kohlensaures Ammoniak umsetzt, wobei der Harn erst neutral, dann alkalisch wird. Hierbei bildet sich aus den sauren Uraten harnsaures Ammoniak, das unvollständige Kristallisation in Morgensternkristallen zeigt; gleichzeitig fallen amorpher phosphorsaurer Kalk nieder und Kristalle von phosphorsaurer Ammoniakmagnesia (Tripelphosphat) in Form rhombischer vertikaler Prismen (Sargdeckelkristalle).

Harnsteine. Man versteht darunter alle Konkremente, welche sich in den Harnwegen bilden. Ihre Bildungsstätte sind die Nieren und die Harnblase, weshalb man sie als Nierensteine und Blasensteine unterscheidet. Die Harnsteine können aus allen jenen Substanzen bestehen, welche im Harne Sedimente bilden. Sie entstehen dadurch, daß sich Sedimente schon innerhalb der Harnwege aus bisher unbekannten Gründen bilden, die durch ein Bindemittel, wahrscheinlich Schleim, zusammenkleben, durch Anlagerung neuen Materials wachsen und eine bedeutende Größe erreichen können. Man hat als die häufigsten Harnsteine beobachtet: 1) Harnsteine, die ganz aus Harnsäure bestehen; 2) Harnsteine aus reinem harnsaurem Ammoniak (besonders bei Kindern); 3) Harnsteine aus oxalsaurem Kalk; 4) zusammengesetzte Harnsteine, die gleichzeitig aus Harnsäure und mehreren Salzen entstanden sind.

Die Menge des Harns, welche in 24 Stunden abgeschieden wird — die Ausscheidung des Harns geschieht ununterbrochen —, schwankt außerordentlich nicht allein bei verschiedenen Personen, sondern auch bei ein und derselben Person je nach verschiedenen Zuständen. Aus vielen Beobachtungen ergibt sich, daß in 24 Stunden ca. 1600—1700 ccm Harn ausgeschieden werden; diese Menge kann durch Wasseraufnahme sehr vermehrt, bei Abstinenz bis auf 312 ccm verringert werden.

Unter gewissen pathologischen Verhältnissen, wie beim Diabetes mellitus, pflegt die Harnmenge bedeutend zu steigen und zugleich ein großes Durstgefühl zu entstehen. Endlich kann die Harnausscheidung durch eine Reihe chemischer Körper, die sogenannten Diuretica, zu denen auch schon Harnstoff, harnsaures Natron, sowie Kochsalz zählen, und zu denen noch Kali nitricum, Kali aceticum usw. zu rechnen sind, erhöht werden.

## Harnbereitung.

Die Tatsache, daß die spezifischen Harnbestandteile, Harnstoff, Harnsäure, Kreatinin, Hippursäure und Xanthinbasen, normal im Blute vorhanden sind (s. S. 45), könnte hinreichend sein, um darzutun, daß der Harn aus dem Blute durch die Nieren nur ausgeschieden, aber nicht in den Nieren gebildet wird. Indes wäre es ja möglich, daß der Harnstoff in den Nieren gebildet und von dort aus zum Teil ins Blut gelangt wäre, während der größere Teil durch die Nieren ausgeschieden worden ist. Zur Entscheidung dieser Frage untersucht man das Blut der Nierenarterien und -venen auf ihren Harnstoffgehalt, oder man schaltet die Nieren aus dem Kreislauf aus, indem man a) die Ureteren unterbindet und b) die Nieren ausschneidet (Nephrektomie) oder die Nierenarterie unterbindet.

Die vergleichende Untersuchung des Blutes der Nierenarterie und -vene hat ergeben, daß das Arterienblut reicher an Harnstoff ist als das Venenblut (Picard, Gréhant); eine Beobachtung, welche also dafür spricht, daß der Harnstoff der Niere zur Ausscheidung zugeführt wird; in demselben Sinne ist auch die Tatsache zu verwerten, daß man den Inhalt des Ductus thoracicus am reichsten an Harnstoff findet (Gréhant u. Quinquaud).

Führt man die Unterbindung der Ureteren bei Vögeln aus, die keinen Harnstoff, sondern nur feste Harnsäure und harnsaure Salze abscheiden, so findet man einige Stunden nach der Operation Ablagerungen von harnsauren Salzen in sehr vielen Organen, namentlich in den serösen Häuten, dem Herzbeutel, der Pleura, dem Peritoneum usw.; die Häute sehen ganz weißlich inkrustiert aus (Oppler u. Zalesky). Die Ureterenunterbindung führt also zu einer bedeutenden Ansammlung von Harnbestandteilen im Blute. Nach der Nephrektomie ist der Harnstoff im Blute vermehrt, und zwar um so mehr, je später nach der Operation das Blut untersucht wird.

Es kann trotzdem vorkommen, daß bei Hunden eine Vermehrung des Harnstoffes im Blute nach der Nephrektomie nicht nachweisbar ist; in diesen Fällen ist der Harnstoff durch den Darm ausgeschieden worden, wo er schnell durch das Erbrechen und die Diarrhöe, die er selbst hervorruft, fortgeschafft wird (Cl. Bernard u. Barreswil). Es erscheint demnach sicher, daß der Harnstoff nicht in den Nieren gebildet, sondern in denselben nur abgeschieden wird.

Filtration des Harns. In eine Malpighische Kapsel, den Anfang der Harnkanälchen, tritt als Vas afferens ein Ästchen der Art. renalis und bildet in derselben ein sogen. Wundernetz, ein Netz kleiner, aber nicht kapillarer Gefäßchen, den Glomerulus. Jene sammeln sich wieder und verlassen als Vas efferens, dessen Durchmesser geringer ist als der des Vas afferens, den Knäuel, um sich in ein Kapillarnetz aufzulösen, das die Harnkanälchen mit feinen Maschen umspinnt und dann in die Venen übergeht. Der große Widerstand, den das enge Vas efferens dem Blutstrom bietet, bedingt einen hohen Druck in den Gefäßen des Glomerulus, der höher ist als der Druck in dem zweiten Kapillarnetz, sowie in jedem andern Kapillarsysteme.

Die ganze Gefäßanordnung mit ihrem hohen Druck und der vergrößerten Oberfläche legt den Gedanken nahe, daß es sich hier wesentlich um Filtration handle, wie es zuerst C. Ludwig ausgesprochen und durch viele Untersuchungen gestützt hat.

Die Harnausscheidung als Filtrationsvorgang verlangt, daß die Größe der Ausscheidung mit dem Steigen und Sinken des Blutdrucks zu- und abnehme; ein Verhältnis, das der Versuch im allgemeinen bestätigt (Goll u. Cl. Bernard). Steigt die Blutdruckerhöhung über eine gewisse Grenze, so tritt Eiweiß im Harn auf. Lokale Blutdrucksteigerungen und -herabsetzungen durch Reizung der Nierennerven lassen ebenfalls die Harnausscheidung zu- oder abnehmen. So scheint alles dafür zu sprechen, daß die Harnbildung ein reiner Filtrationsakt sei, indem Bestandteile des Blutes durch die Nieren wie durch ein Filter hindurchgehen. Gegen diese Auffassung sprechen aber folgende Gründe:

1) findet bei der Harnbildung eine Auswahl der Stoffe statt, welche durch das Filter gehen, so daß das Filtrat gegen die Mutterflüssigkeit nicht allein quantitativ, sondern auch qualitativ verschieden ist, was bei Filtrationen niemals vorkommt;
2) ist in dem Harn der Harnstoff in viel größerer Menge vorhanden als im Blute, was ebenfalls den Filtrationsgesetzen widerspricht (der Harnstoffgehalt des Blutes beträgt noch nicht 0·1 %, der des Harns ca. 2 %);
3) versiegt die Harnabsonderung nach Unterbindung der Nierenvene trotz der folgenden Blutdrucksteigerung;
4) wird die Harnsekretion durch die sogenannten „harnfähigen“ Substanzen, als da sind Harnstoff, harnsaure Salze, Kochsalz, Natronsalpeter, Koffeïn, Diuretin u. a., reichlich angeregt, selbst wenn sie durch geeignete Mittel vorher völlig versiegt war.

Es müssen daher noch andere Kräfte bei der Harnbildung tätig sein, worüber der folgende Abschnitt Aufschluß zu geben versuchen wird.

## Beteiligung der einzelnen Abschnitte der Harnkanälchen an der Harnausscheidung.

In konsequenter Ausbildung seiner Filtrationslehre hatte LUDWIG[1] die Hypothese aufgestellt, daß infolge des hohen Druckes in den Glomerulis schon ein zwar verdünnter, aber alle Bestandteile enthaltender Harn abgeschieden würde, welcher auf dem Wege durch die gewundenen Harnkanälchen sich durch Wasserabgabe an das Blut konzentriere. Dem gegenüber behauptete BOWMAN[2], daß in den Glomerulis nur das Harnwasser und auf dem Wege durch die gewundenen Kanälchen vermittelst der Epithelien die festen Bestandteile des Harnes abgeschieden werden; daß es sich also um einen Sekretionsvorgang ähnlich jenem in den Drüsen handelt.

Die Entscheidung hierüber wurde durch die folgenden Versuche angebahnt: R. HEIDENHAIN injizierte in das Blut eines lebenden Kaninchens reines indigschwefelsaures Natron. Nach einiger Zeit, sobald der ausgeschiedene Harn durch den Farbstoff blau geworden ist, wird das Tier getötet, und werden die Blutgefäße der Niere mit einer Flüssigkeit, welche jenen Farbstoff fixiert, ausgespült und feine Schnitte durch die Niere gemacht. Man findet den Farbstoff ausschließlich in den Harnkanälchen, dagegen niemals eine Spur desselben in den MALPIGHIschen Kapseln. Die Harnkanälchen selbst sind aber in verschiedener Weise mit ihrem blauen Inhalte erfüllt, denn nur in den gewundenen Röhrchen sind die Epithelien blau gefärbt, während in geraden Röhrchen der Farbstoff mitten in dem Lumen liegt, ohne daß die Epithelien irgend eine Färbung wahrnehmen lassen; d. h. aber offenbar nichts anderes, als daß der blaue Farbstoff ausschließlich durch die Epithelien in den Tubulis contortis aus dem Blute ausgeschieden worden ist, während er in die geraden Kanälchen nur mechanisch aus jenen durch das Harnwasser fortgespült und durch die fixierende Flüssigkeit dort festgehalten worden ist. Ebensowenig wird aber in den Gefäßknäueln etwas von dem blauen Farbstoff ausgeschieden, vielmehr wird hier wahrscheinlich nur das Harnwasser entleert, welches den in den gewundenen Kanälchen abgeschiedenen Farbstoff nach den geraden mit fortgeschwemmt hat. Daß die Wasserausscheidung in der Tat in den Glomerulis, was hier noch nicht bewiesen ist, stattfindet, sowie einen weiteren Beweis für die absondernde Tätigkeit der Epithelien in den gewundenen Kanälchen gibt folgender Versuch. HEIDENHAIN legte an einem lebenden Tiere vom Rücken her die Niere bloß und ätzte eine kleine Stelle ihrer Rinde mit Höllenstein so tief, daß voraussichtlich einige Reihen der Kapseln zerstört waren. Die Wunde wurde wieder geschlossen und dem Tiere zwei Tage danach indigschwefelsaures Natron injiziert. Bei Untersuchung der Niere fand sich, daß während die außerhalb des Ätzbezirkes gelegenen Teile sich vollkommen normal verhielten, unterhalb des Ätzstreifens nur der Rest der Rinde sich ein wenig gebläut hatte, während die Pyramide vollkommen frei war. In dem Reste der Rinde liegen aber die gewundenen Kanälchen, deren Epithel gebläut, durch die also Farbstoff ausgetreten ist, während in der Pyramide die geraden Kanälchen liegen, welche frei von Farbstoff sind, offenbar weil die zu diesem

[1] C. LUDWIG, WAGNERS Handwörterbuch der Physiologie. II. 1844.
[2] W. BOWMAN, Philos. Transact. I. 1842.

Bezirk gehörenden MALPIGHIschen Kapseln zerstört sind, die Wasserausscheidung und damit die Fortschwemmung des Farbstoffes aus den gewundenen in die geraden Kanälchen unmöglich geworden ist. Es kann also, unabhängig von der Ausscheidung des Wassers in den MALPIGHIschen Knäueln der Farbstoff allein in den gewundenen Kanälchen das Blut verlassen.

Diese Ansicht läßt sich noch durch einen weiteren Versuch stützen, nämlich dadurch, daß auch nach Aufhören der Harnausscheidung injizierter blauer Farbstoff durch die Epithelien der gewundenen Kanälchen aus dem Blute abgeschieden wird. Die Harnausscheidung bleibt aus: 1) nach Trennung des Halsmarks von der Med. oblongata (ECKHARD), und 2) nach Unterbindung des Ureters (LOEBELL). Nach Ausführung dieser Operation zeigten die Nieren dasselbe Bild im ganzen wie jene durch Höllenstein geätzten Nierenbezirke: ausschließliche und geringere Bläuung in den gewundenen Kanälchen.

Um analog zu dem blauen Farbstoff spezifische Harnbestandteile auf ihrem Wege durch die Nieren zu verfolgen, machte HEIDENHAIN Injektionen von harnsauren Salzen möglichster Konzentration ins Blut und fand das Salz in reichlichster Menge in allen Abteilungen der Harnkanälchen, und zwar in den gewundenen in der Gestalt feinkörniger Niederschläge, die die Lichtung mehr oder weniger erfüllen, in den geraden Kanälchen in der Form großer starkglänzender Konkremente, deren ein einzelnes die ganze Breite des Röhrchens ausfüllen kann; die Kapseln also sind vollkommen frei. HEIDENHAIN schließt, daß das Salz nicht in den Kapseln, sondern in den Kanälchen, und zwar, ähnlich wie der blaue Farbstoff, in den gewundenen Kanälchen abgeschieden worden ist, worauf auch die Größe der Konkremente hinweist. Ein weiterer Beweis hierfür ließe sich durch Versuche, ähnlich den obigen, führen, wenn man das Salz nach sistierter Harnausscheidung dem Blute einverleibt, doch wird durch die Injektion von Harnstoff oder von harnsauren Salzen die nach der Durchschneidung des Markes sistierte Nierentätigkeit von neuem angeregt und eine lebhafte Harnausscheidung eingeleitet, weshalb diese Versuchsreihe aufgegeben werden mußte. Eine Basis für HEIDENHAINS Ansicht bilden auch die Beobachtungen von v. WITTICH, der schon früher gesehen hat, daß die Epithelien der gewundenen Harnkanälchen der Vogelniere mit Harnsäurekristallen vollständig erfüllt sind.

**Einfluß des Nervensystems auf die Harnbereitung.** Ein direkter Einfluß des Nervensystems konnte bisher nicht ausfindig gemacht werden, doch weisen auch hier verschiedene Erscheinungen auf einen Nerveneinfluß hin; so gibt es Gemütsaffekte, bei denen plötzlich viel und dünner Harn entleert wird, wie z. B. bei hysterischen Anfällen (Urina hysterica) usw.

Wird der N. splanchnicus durchschnitten, so tritt Polyurie ein; Reizung des peripheren Endes hat den entgegengesetzten Erfolg: Verminderung bis Stillstand der Harnausscheidung. Die Erklärung hierfür liegt darin, daß der N. splanchnicus Gefäßnerv der Niere ist, und daß durch ihn der Blutdruck und die Stromgeschwindigkeit verändert werden können (CL. BERNARD). Wie die Reizung des N. splanchnicus, so bewirkt auch die Reizung des Rückenmarkes Stillstand der Harnabsonderung infolge der Verengerung der Arteria renalis. Es handelt sich demnach um eine Wirkung der Gefäßnerven im Gegensatze zu echten Sekretionsnerven.

Nach Durchschneidung des Halsmarks hört die vorher normale Harnausscheidung vollkommen auf (Eckhard). Da die vasomotorischen Nerven besonders der Unterleibsorgane im Rückenmark heruntersteigen und erst im Brustmark nach den Unterleibsorganen austreten, so handelt es sich hier offenbar um die Lähmung der vasomotorischen Nerven, obgleich jetzt ihre Lähmung den entgegengesetzten Erfolg auf die Harnausscheidung hat; aber in dem obigen Falle führt die lokale Lähmung zu einer erhöhten Blutfülle und Strombeschleunigung allein in den Nieren, worauf Polyurie folgt; in dem zweiten Falle folgt auf die Lähmung einer sehr großen Gefäßbahn, zum wenigsten sämtlicher Unterleibsorgane, ein sehr bedeutendes Sinken des allgemeinen Blutdrucks, also auch des Druckes und der Stromgeschwindigkeit in der Nierenarterie, und die notwendige Folge davon muß ein Aufhören der Harnausscheidung sein.

Da nach Injektion von Strychnin in das Blut allgemeine Gefäßverengerung mit Steigerung des Aortendruckes eintritt, so war zu erwarten, daß um diese Zeit die Harnabsonderung stocken, nach Durchschneidung ihrer Nerven wieder auftreten würde. Allein auch in letzterem Falle stockt die Absonderung vollständig, solange der Druck noch gesteigert ist. Es scheint, daß Strychnin direkt die Gefäßnerven beeinflußt. Ähnlich verhält es sich mit der Digitalis, deren harntreibende Wirkung erst auftritt, wenn der Aortendruck sinkt und die Gefäße sich wieder erweitern (Grützner).

Die Austreibung des Harns aus der Niere geschieht durch den nachdringenden Harn, die vis a tergo des Blutdruckes, denn nach Unterbindung der Ureteren schwellen die Nierenkelche und die Nieren selbst sehr an, bis die Ausscheidung schließlich ganz aufhört, wenn der Druck des Harns in den Ureteren eine Höhe von 40 mm Hg erreicht hat (M. Hermann); Zustände, die pathologisch bei Anwesenheit von Harnsteinen im Ureter oder während der Schwangerschaft durch den Druck des vergrößerten Uterus auftreten können.

Sobald der Harn in den Ureter gelangt ist, wird er durch die peristaltischen Bewegungen desselben, die 6—12 mal in der Minute wiederkehren, und deren jede $1/_3$ Sekunde bedarf, um ihren Weg von dem Nierenbecken bis zur Harnblase zurückzulegen, in die Harnblase befördert (Donders); je lebhafter die Harnausscheidung ist, um so rascher folgen die peristaltischen Kontraktionen der Ureteren aufeinander, so daß es scheint, als ob der Harn selbst den Reiz darstellt. Zu den Ureteren, die aus einer mittleren Muskelhaut, deren innere Fläche mit einem geschichteten Pflasterepithel bedeckt ist, und einer Adventitia bestehen, treten Nerven aus dem

Plex. renalis und dem sympathischen Blasenplexus. Ganglienzellen finden sich beim Kaninchen nur im untersten Teile des Ureter, in einer Ausdehnung von 40 mm von der Blase aufwärts (Engelmann).

**Schneidet man ein ganglienfreies Stück des Ureter aus und reizt dasselbe, so sieht man eine peristaltische Welle ablaufen, woraus man schließen kann, daß hier die Übertragung des Reizes ohne Ganglien, von Muskel- zu Muskelzelle stattfindet (Engelmann).**

Ist der Harn in die Blase gelangt, so sammelt er sich dort so lange an, bis er die Elastizität des Sphincter vesicae überwunden hat, worauf er ausfließt. Bei Wassereintreibungen in die Harnblase von Leichen hört dieser Verschluß schon viel früher auf, z. B. bei einem lebenden Hunde kann man die Blase mit Wasser bis zu 120 cm Wasserhöhe anfüllen, bei dem toten Hunde nur bis zu 18—20 cm. Daß der Harn nicht in die Ureteren zurückfließt, rührt daher, daß die letzteren die Wand der Harnblase in absteigend schiefer Richtung durchbohren, wodurch der auf die Innenfläche wirkende Druck jene Öffnungen selbst verschließt. Doch kann auch ein Rückfluß des Harnes in den Ureter stattfinden, aber nur am Ende einer Ureterkontraktion und unter Mitwirkung der Blasenwand, die nicht zu sehr ausgedehnt sein darf.

Willkürlich wird die Blase durch die Tätigkeit des Sphincter vesicae geschlossen erhalten, ein Schluß, der aufhört, wenn man die zur Blase tretenden Nerven:

1) Nervenzweige, die aus dem 3., 4. und 5. Sakralnerven, und
2) solche, die aus dem Plex. mesentericus posterior stammen und sich mit den ersteren verbinden,

durchschneidet.

Beim Nachlassen der Tätigkeit des Sphinkter wird der Harn ausgetrieben, und zwar durch den Detrusor urinae, der das Orificium urethrae öffnet und auf den Blaseninhalt drückt. Ohne daß die Blase sehr voll ist, kann sie willkürlich entleert werden; wahrscheinlich ebenfalls durch die Tätigkeit des Detrusor urinae, welcher durch den M. bulbo-cavernosus unterstützt wird.

Das Zentrum für den Blasenverschluß liegt in der Höhe der Zwischenwirbelscheibe zwischen dem 6. und 7. Brustwirbel; durchschneidet man das Rückenmark unterhalb dieser Stelle, so hört der Blasenverschluß auf; durchschneidet man es aber oberhalb, so wird der Blasenverschluß noch fester, also muß vom Gehirn aus eine Hemmung auf die Tätigkeit dieses Zentrums im Rückenmark ausgeübt werden (Heidenhain u. Kolberg). Budge sah auf Reizung der Pedunculi cerebri den M. detrusor urinae in Tätigkeit geraten; weiter erhält man Blasenkontraktionen bei Reizung des vorderen Abschnittes des Gyrus sigmoideus der Katze und des Hundes; Tatsachen, die auch der Fähigkeit, den Harn willkürlich entleeren zu können, vollkommen entsprechen.

2) Der Schweiß.

Der Schweiß ist das Absonderungsprodukt der Schweißdrüsen, deren Tubuli knäuelförmig gewunden im Unterhautbindegewebe liegen, und die durch einen korkzieherartig gewundenen, die Cutis und das Epithel durchsetzenden Ausführungsgang den Schweiß auf die Hautoberfläche entleeren.

Physikalische und chemische Beschaffenheit. Der Schweiß des Menschen ist eine klare, farblose Flüssigkeit von eigenartigem Geruch, salzigem Geschmack und saurer Reaktion, während er bei Pferden und Katzen stets alkalisch reagiert (Luchsinger). Der Schweiß enthält neben Epithelien und Epidermisschuppen: 1) Harnstoff; 2) Neutralfett; 3) flüchtige Fettsäuren: Ameisen-, Butter- und Propionsäure, denen der frische Schweiß seinen sauern Geruch verdankt; 4) anorganische Salze, darunter Chlornatrium, Chlorkalium, phosphorsaure und schwefelsaure Alkalien, phosphorsaure Erden und Eisenoxyd; 5) Wasser; letzteres zu 98%, also nur 2% feste Bestandteile, darunter den Harnstoff zu 0·1%.

Der Schweiß soll bei intravenöser Injektion giftig wirken (Arloing).

Bedingung der Ausscheidung. Durch Verdunstung des Schweißes auf der Haut wird täglich eine nicht unbeträchtliche Wassermenge aus dem Blute entfernt. Die Ausscheidung des Schweißes und namentlich seine Ansammlung auf der Haut geschieht nicht kontinuierlich, sondern nur unter gewissen Bedingungen, die sich in den Satz zusammenfassen lassen, daß alle die Bedingungen schweißtreibend wirken, welche mehr Wasser, als verdunsten kann, aus dem Blute an die Hautoberfläche treiben. Dieser Fall kann offenbar eintreten infolge von:

1) größerer Wasserausscheidung durch die Haut, namentlich nach reichlicher Zufuhr besonders warmer Getränke;
2) Behinderung der Verdunstung, und zwar:
   a) nach Umhüllung mit wollenen Geweben,
   b) bei Übersättigung der Luft mit Wasserdampf, z. B. im hohen Sommer, woher auch das Gefühl von „Schwüle" rührt.

Schweiß- und Harnausscheidung stehen zueinander in einem gewissen Gegensatz: die Vermehrung der Wasserausscheidung an der einen Stelle vermindert die Ausscheidung an der andern.

Hierzu gesellt sich noch die Wasserausscheidung durch den Darm, die zu jenen beiden Ausscheidungen in demselben gegensätzlichen Verhältnisse steht, daher hört bei Cholera die Harnausscheidung fast vollständig auf, und kann umgekehrt, wenn infolge von Nierenkrankheiten die Nierentätigkeit daniederliegt, das Blut durch künstlich eingeleitete vermehrte Darm- und Schweißausscheidung von seinem Überschuß an Wasser befreit werden. Unter diesen Umständen können auch durch die Darmwand Harnstoff und harnsaures Salz ausgeschieden werden (s. oben S. 135).

Die Menge des in 24 Stunden ausgeschiedenen Schweißes muß demnach außerordentlich verschieden sein und läßt sich nicht in Zahlen angeben.

Einfluß des Nervensystems. Man kannte schon früher eine Reihe von namentlich pathologischen Erscheinungen, welche auf einen Nerveneinfluß bei der Schweißabsonderung hinwiesen, so z. B. den einseitigen Schweiß am Halse von Pferden, deren Halssympathicus durchschnitten worden war (Dupuy). Erst in neuerer Zeit ist es gelungen, nachzuweisen, daß die Absonderung des Schweißes unter direktem Nerveneinfluß, ähnlich wie bei den Speicheldrüsen, geschieht (Luchsinger). Reizt man den N. ischiadicus von jungen Katzen, so wird an der Sohle Schweiß abgesondert, der immer von neuem auftritt, selbst wenn man die Reizung über eine halbe Stunde ausdehnt und den jeweils gebildeten wieder abwischt. Am amputierten Beine kann 15—20 Minuten nach der Amputation noch Schweißsekretion hervorgerufen werden.

Die Schweißnerven für die hinteren Extremitäten der Katze verlaufen im N. ischiadicus, wohin sie aus dem Bauchstrang des Sympathicus, bzw. durch dessen Rami communicantes aus den vorderen Wurzeln des oberen Teiles des Lenden- und des unteren Teiles (9.—13. Brustwirbel) des Rückenmarks gelangen; dort befindet sich auch das Zentrum für die Schweißsekretion der Hinterpfoten. Für die Vorderpfoten kommen die Sekretionsnerven ebenfalls aus dem Sympathicus, wohin sie aus dem Rückenmark gelangen, und zwar innerhalb der IV. Dorsalwurzel (Nawrocki). Wiewohl der Hauptteil der Schweißnerven das Rückenmark auf sympathischen Bahnen verläßt, so scheinen einzelne Zweige auch direkt auf spinaler Bahn zur Peripherie zu ziehen.

Das Schweißzentrum kann in Erregung versetzt werden direkt: 1) durch Erstickungsblut; 2) durch überhitztes (45°) Blut; 3) durch Nikotin, Pilokarpin, Strychnin und Pikrotoxin; reflektorisch durch Reizung des N. ischiadicus der andern, sowie durch Reizung des N. peronaeus und cruralis derselben Seite, doch ist das Resultat der reflektorischen Reizung sehr unbeständig (Luchsinger); endlich vom Großhirn aus (Angstschweiß).

Unter den Giften lähmt Atropin die Tätigkeit der Schweißdrüsen, Pilokarpin und Muskarin regen sie an; Chloroform, Äther und Chloral sind unschädlich, während Morphium in großer Dosis die Erregbarkeit wesentlich herabsetzt.

## Viertes Kapitel.

# Die Einnahmen des Blutes an flüssigen Bestandteilen.

Der Verlust, den das Blut durch seine Ausgaben erleidet, wird dadurch ersetzt, daß demselben solche Stoffe zugeführt werden, welche geeignet sind, Blutbestandteile zu werden. Diese Substanzen nennt man „Nahrungsstoffe". Zu ihnen gehören vorzüglich das Eiweiß, der Zucker, das Fett, die Salze und das Wasser. Die Nahrungsstoffe kommen in der Natur nur selten als solche vor, sondern sie erscheinen in komplizierterer Form in den Getränken und den Nahrungsmitteln. Die Nahrungsmittel sind aber größtenteils fest, also in einem solchen Zustande, daß sie in das Blut nicht aufgenommen werden können. Sie müssen deshalb für die Aufnahme in das Blut vorbereitet, bzw. in flüssige Form gebracht werden, eine Veränderung, welche sie durch die Verdauung im Digestionskanal erfahren. Nur insoweit die Nahrungsmittel in diesen veränderten Aggregatzustand übergehen können, werden sie ins Blut aufgenommen, während ihre unlöslichen Teile das Darmrohr in den Exkrementen wieder verlassen.

Der Mensch wird zur Aufnahme von Nahrung und Getränken bestimmt durch eigentümliche Empfindungen, welche man Hunger und Durst nennt.

### § 1. Die Verdauung.

Die Verdauung setzt sich aus einem chemischen und mechanischen Akte zusammen, weshalb man von der Chemie und der Mechanik der Verdauung spricht. Die Chemie der Verdauung behandelt den schon oben berührten Vorgang der Überführung von festen Nahrungsmitteln in den flüssigen Zustand, und zwar durch die Verdauungssäfte, wobei besonders hervorgehoben werden möge, welch große Rolle hierbei die Eßlust oder der Appetit spielt, wodurch zunächst eine ausgiebige Sekretion von Magensaft bewirkt wird, dessen freie Säure weiterhin die Pankreassekretion anregt. Die mechanischen Vorgänge bestehen darin, daß die aufgenommenen Nahrungsmittel zerkleinert und zusammen mit den Flüssigkeiten durch das Digestionsrohr fortbewegt werden, um mit den Verdauungssäften in möglichst ausgedehnte Berührung zu kommen. Die Bewegungen des Digestionsrohres werden durch die Tätigkeit seiner eigenen kontraktilen Wandungen vermittelt.

## I. Chemie der Verdauung.[1]

### Verdauung in der Mundhöhle.

Die in der Mundhöhle durch die Zähne zerkleinerten Speisen werden durch die alkalische Mundflüssigkeit eingespeichelt und zum Bissen geformt, welcher durch den Schlingakt weiter befördert werden kann. Die Bedeutung dieser „Einspeichelung" geht daraus hervor, daß Pferde nach Unterbindung der Speicheldrüsenausführungsgänge eine bestimme Futtermenge erst nach 22 Minuten verschluckten, wozu sie bei normaler Einspeichelung nur 14 Minuten gebraucht hatten (Magendie).

Die chemische Wirkung des gemischten Mundsaftes besteht darin, daß derselbe die unlösliche Stärke in löslichen Zucker (Maltose) umwandelt (Leuchs) und so für die Aufsaugung in das Blut fähig macht. Das wirksame Prinzip des Speichels ist das Ptyalin, welches am raschesten bei Körpertemperatur wirkt. Rohe Stärke wird viel schwerer umgesetzt als gekochte Stärke (Stärkekleister), weil durch das Kochen der eigentliche Nahrungsstoff, die Stärkegranulose, welche von der Stärkezellulose eingeschlossen ist, aus ihrer Hülle befreit, der Einwirkung des Speichels zugänglicher geworden ist.

Da der Aufenthalt im Munde nur kurz zu sein pflegt, so geschieht die Lösung hauptsächlich im Magen.

Der Rohrzucker sowie die Eiweiße und Fette werden durch den Mundsaft nicht verändert.

Läßt man Speichel auf Stärkekleister einwirken, so verflüssigt sich der Kleister nach kurzer Zeit vollständig: es hat sich zunächst lösliche Stärke (Amidulin) gebildet, welche sich mit Jod ebenfalls noch blau färbt (O. Nasse).

[1] Vgl. Frerichs Artikel „Verdauung" in Wagners Handwörterbuch der Physiologie. Bd. I. 1846. Kühne, Lehrbuch der physiologischen Chemie. Leipzig 1868. Hammarsten a. a. O. S. 286. Pawlow, Die Arbeit der Verdauungsdrüsen. Wiesbaden 1898. Lukjanow, Grundzüge einer allg. Pathologie der Verdauung. Leipzig 1899. O. Cohnheim a. a. O.

Weiterhin färbt sich die Flüssigkeit mit Jod nicht mehr blau, sondern rot, eine Reaktion, die auf die Bildung von Dextrin hinweist, und zwar ist es Erythrodextrin. Kurz danach verschwindet diese Farbenreaktion, doch gibt Alkohol noch eine Fällung von Dextrin, das ist Achroodextrin, jene zweite Art von Dextrin, das sich mit Jod nicht mehr färbt (E. Brücke). Daneben findet sich jetzt in der Flüssigkeit reichlich Zucker, welcher sich aus dem Erythrodextrin gebildet hat, während das Achroodextrin unverändert bleibt (Musculus). Durch das Speichelferment (ebenso durch das Malzferment) wird demnach von der exponierten Stärke nur ein Teil in Zucker umgesetzt, während ein anderer Teil, das Achroodextrin, unverändert zurückbleibt. Der so entstandene Zucker ist wesentlich Malzzucker (Maltose), daneben nur wenig Traubenzucker.

## Die Magenverdauung.

Die Speisen, welche in einzelnen Bissen in den Magen gelangen, kommen hier mit dem sauren Magensafte in Berührung, welcher sämtliche Eiweißkörper in eine leicht lösliche Modifikation überzuführen vermag, welche „Peptone" genannt werden (Lehmann). Dieselben unterscheiden sich von den Eiweißkörpern dadurch, daß sie in Wasser leicht löslich und durch Pergamentpapier leicht diffusibel sind, sowie dadurch, daß sie durch die Fällungsmittel der Eiweiße, Hitze, Mineralsäuren, Metallsalze usw., nicht gefällt werden. Mit Kali und verdünntem Kupferoxyd färben sie sich purpurrot (Biuretreaktion), mit Millons Reagens rot und mit Salpetersäure geben sie die Xanthoproteïnreaktion.

Wenn man Eiweißkörper der Verdauung durch den sauren Magensaft (Pepsinverdauung) unterwirft, so werden, bevor es zur Bildung des Peptons kommt, eine Anzahl von Zwischenstufen durchlaufen. Zunächst entsteht Syntonin, weiter bilden sich die Albumosen, welche sich von den Eigenschaften der eigentlichen Eiweißstoffe immer mehr entfernen. Sie werden aus ihren Lösungen nicht mehr gefällt durch die Siedhitze, wohl aber durch Salpetersäure, sowie Essigsäure + Ferrocyankalium. Die Niederschläge lösen sich in der Siedhitze auf, um beim Erkalten wieder zu erscheinen. Wie Pepton geben die Albumosen die Biuretreaktion, sind aber zum Unterschied davon wenig diffusibel. Die Albumosen werden sämtlich durch neutrales schwefelsaures Ammoniak gefällt, die Peptone nicht, worauf eine genaue Trennung der beiden Reihen von Substanzen beruht (M. Wenz). Bei mäßiger Dauer der Pepsineinwirkung wird ein Teil der Eiweißkörper nicht bis zum Pepton umgewandelt, sondern nur bis zu sekundären Albumosen (Deuteroalbumosen) gespalten.

Das Peptonmolekül ist schwefelfrei.

Die Geschwindigkeit der Umwandlung von Eiweißen in Peptone ist abhängig: a) von der Natur der Eiweißstoffe, wobei ihr Quellungsvermögen eine wesentliche Bedeutung hat; speziell ist am leichtesten verdaulich frisches Fibrin, dann Alkalialbuminat, weiter Serumalbumin usw. (Klug jr.); b) von dem Gehalte des Magensaftes an Pepsin und freier Salzsäure. Das Pepsin wirkt schon in äußerst geringen Mengen; seine Wirksamkeit steigt mit steigendem Pepsingehalt bis zu einem Maximum, das nicht überschritten werden kann, da die gebildeten Peptone die weitere Verdauung beeinträchtigen (bei der natürlichen Verdauung spielt diese Tatsache übrigens keine Rolle, da die Verdauungsprodukte durch die Resorption rechtzeitig entfernt werden). Aber auch die Säure hat eine bestimmte Grenze einzuhalten, die ihrerseits wieder von den Eiweißkörpern abhängt; so verlangt z. B. frisches Blutfibrin einen Salzsäuregehalt von 0·08—0·10 %; Kleber und Kaseïn scheinen ein ähnliches Bedürfnis zu haben (im allgemeinen werden die animalen Eiweiße leichter verdaut, als die pflanzlichen). Übrigens wird eine Peptonisierung des Eiweißes auch durch 0·2 % HCl allein oder durch anhaltendes Kochen mit reinem Wasser erzielt, indes dauert dieser Prozeß bis 24 Stunden, während der saure Magensaft dasselbe Ziel in mehreren Minuten erreicht: in dieser Beschleunigung des Verdauungsprozesses liegt seine spezifische Wirksamkeit. (Einen schädigenden Einfluß auf diese Verdauung üben die harnsauren und schwefelsauren Salze, während die Anwesenheit geringer Kochsalzmengen unschädlich ist [Stadelmann]); c) von der Natur der Säure: es kann die Salzsäure durch andere Säuren, wie Milch-, Oxal-, Phosphor- und Essigsäure vertreten werden, doch müssen sie in der Reihe nach steigender Konzentration angewendet werden (Heidenhain); im allgemeinen wirken die unorganischen Säuren kräftiger als die organischen; d) mit der Temperatur nimmt die Geschwindigkeit der Verdauung zu und hat ihr Maximum bei 35—45° C.; e) Alkohol soll die Sekretion stark anregen und f) Fett sie herabsetzen.

Die Magenverdauung des Hundes wird durch Bewegung verlangsamt in der Weise, daß die Höhe derselben von zwei auf fünf Stunden nach derselben hinausgeschoben wird (J. Cohn). Die Ermüdung (Hund läuft fünf Stunden in einer Tretmühle) verringert die abgesonderte Magensaftmenge und ändert den Magensaft auch qualitativ, indem seine digestive Wirkung herabgesetzt wird. Diese Alteration der Sekretion ist nach zwei Stunden wieder verschwunden (Salvioli). Das Gleiche dürfte für den Menschen gelten.

Neben den Eiweißen werden auch der Leim und die leimgebenden Gewebe durch den Magensaft gelöst; es wird ein Körper gebildet, den man als Leimpepton bezeichnet, ohne daß derselbe die analogen Eigenschaften des Eiweißpeptons besitzt. Ebenso werden darin die Sehnen (Elastin) gelöst, wogegen die Hornsubstanzen (Keratin) ungelöst bleiben. Die Kohlehydrate und Fette werden vom Magensaft nicht verändert. Doch kann der verschluckte Speichel im Magen auf Kohlehydrate wirken, dessen Einfluß durch den normalen Säuregehalt des Magens von 0·1 % wohl verlangsamt, aber nicht aufgehoben wird. Anderseits vermehrt die Anwesenheit der Peptone den Stärkeumsatz um 4 %, wenn ihre Menge nicht mehr als 1—2 % beträgt (Chittenden u. Ely). Endlich wird der Rohrzucker durch die Säure des Magensaftes invertiert.

Der Magentätigkeit ist man geneigt, auch eine biologische Funktion zuzuschreiben: Dieselbe soll nämlich, solange sie regelrecht im Gange ist und über normale Salzsäuremengen verfügt, antiseptisch wirken und alle Gärungen (Milchsäure-Buttersäure-Essiggärung), sowie jene Keime zerstören, welche die Ursache mancher Infektionskrankheiten sind, wie z. B. des Typhus, der Cholera usw.

Verdauung der Nahrungsmittel im Magen. Fleisch wird im Magen zunächst aufgelockert dadurch, daß die Salzsäure das Bindegewebe aufquillt; weiterhin kann sich der ganze Inhalt der Fleischfaser auflösen, nur das elastische Gewebe bleibt vorläufig unverändert. Doch vollendet sich die Verdauung des Fleisches niemals im Magen, sondern es gehen immer unverdaute Stücke in den Darm über. Andererseits findet sich noch nach 7 Stunden (bis 9 St.) unverdautes Fleisch im Magen, dessen Verdauung erst nach 12 Stunden vollkommen beendet ist (Schmidt-Mühlheim). Gekochtes und gebratenes Fleisch wird leichter verdaut als rohes Fleisch, weil es durch das Kochen und Braten schon gelockert ist und dem Magensaft das Eindringen erleichtert. Soll rohes Fleisch recht verdaulich sein, so muß es zerkleinert verabreicht werden. Milch gerinnt, sobald sie in den Magen gelangt, teils unter dem Einflusse der freien Magensäure, teils durch das Labenzym; das geronnene Kaseïn wird meist zu Pepton verdaut unter Abspaltung von Pseudonukleïn (s. S. 22). Das Fett fließt in großen Tropfen zusammen, ohne verändert zu werden. Das Fettgewebe wird in der Weise umgestaltet, daß die Wände der Fettzellen gelöst werden und das frei gewordene Fett in Tropfen zusammenfließt. Knochen zerfallen an der Oberfläche, indem ihre knorpelige Grundlage durch den Magensaft aufgelöst wird, während die Kalksalze in Gestalt eines weißen kreidigen Pulvers zurückbleiben. Brot wird im Magen niemals vollständig verdaut. Während das in demselben enthaltene Amylum durch den Speichel, der Kleber durch den Magensaft insoweit gelöst werden, als diese Säfte in die von der zellulosehaltigen Hülle zum Teil noch umschlossenen Amylumkörner eindringen können, bleiben diese Hüllen selbst vollkommen unverändert. Wenn man Hunde mit Stärke füttert, so findet man nach 2—4 Stunden im Magen unveränderte Stärke und Amidulin, Dextrin und Spuren von Zucker (v. Mering); Milchsäure findet sich nur im kranken Magen.

Kartoffeln, Hülsenfrüchte, grüne Pflanzenteile verhalten sich ebenso; die letzteren werden wegen ihrer starken Epidermis am wenigsten verändert; mehr noch in gekochtem Zustande. Doch wird die junge Zellulose der Gemüse verdaut (Weiske).

Einfluß der Genußmittel auf die Magenverdauung. Die alkoholischen Getränke verzögern die Verdauung des Fleisches, mäßige Mengen von Kochsalz beschleunigen sie, während Kaffee, zuckerfreier Tee, kohlensaures Wasser und gewöhnliches Wasser ohne merklichen Einfluß bleiben (Ogata).

Der Magen ist übrigens, wie Beobachtungen an Hunden und Menschen, denen man den Magen herausgeschnitten hat (Magenkarzinom), gelehrt haben, für das Leben und die Verdauung entbehrlich (Czerny), da unter gewissen Vorsichtsmaßregeln der Dünndarm seine Funktion übernehmen kann, die sich aus folgenden Leistungen des Magens ergeben: 1) Der Magen verflüssigt alle Nahrungsmittel mehr oder weniger zu einem Brei; 2) er gestattet ihnen daselbst einen längeren Aufenthalt; 3) er bringt die Nahrungsmittel auf die Körpertemperatur, wenn sie bei der Einfüllung zu hoch oder zu niedrig temperiert waren; 4) er verdünnt alle zu stark reizenden Substanzen durch den Magensaft. Er ist somit geradezu ein Schutzorgan für den Darm, dem die Nahrung direkt nur in jenen Modifikationen zugeführt werden darf, wie sie sich aus den Leistungen des Magens ergeben, also: 1) Nahrung in breiiger Form; 2) häufige Zufuhr von Nahrung; 3) Nahrung von Körpertemperatur und 4) Nahrung ohne reizende Substanzen.

## Die Darmverdauung.

Der Inhalt des Magens, welcher stets saure Reaktion aufweist, gelangt als Speisebrei, Chymus, durch den Pylorus in den Dünndarm, wo er sich mit der Galle, dem Bauchspeichel und dem Darmsafte vermischt. Es ist die Aufgabe des Dünndarms, das zur Ernährung des Körpers Taugliche von dem Untauglichen abzuscheiden.

Verdauung durch die Galle. Mischt man in einem Gefäße Eiweißstoffe, Fette oder Kohlehydrate mit frischer Galle, so treten in diesen Substanzen fast keine Veränderungen ein, bis sie zu faulen beginnen. In der Tat ist auch die Galle auf die Verdauung von Eiweißstoffen und Kohlehydraten fast ohne Einfluß. Schließt man aber die Galle vom Darme aus (Gallenfistel), so zeigt sich, daß nur $^1/_7$—$^1/_2$ von der Fettmenge resorbiert wird, welche bei normalem Gallenzufluß zum Darme zur Resorption gelangt (Bidder u. Schmidt). Gleichzeitig findet man, daß die mit den Fäkalien abgehenden Fette zu 80—90% Fettsäuren sind, während unter normalen Verhältnissen auf 1 Teil Neutralfett 2—2$^1/_2$ Teile freie Fettsäuren kommen. Es folgt daraus, daß der Galle eine wesentliche Bedeutung für die Resorption der Fette zukommt. Da aber Fett auch ohne Galle verdaut wird, so muß noch ein anderer Faktor einwirken, den wir im pankreatischen Safte zu suchen haben. Die Galle erfüllt jene Aufgabe durch ihre Fähigkeit Fette zu emulgieren und Fettsäuren bzw. Seifen aufzulösen.

Läßt man die Galle nach außen abfließen, so wird der Gesamtorganismus in seinem Befinden nicht beeinträchtigt, wenn die Tiere reichlich mit Nahrung versehen werden. Lokal, d. h. im Darme, sind als Folgen des Gallenausschlusses zu beobachten ungefärbte, graue Exkremente, die außerordentlich übelriechend sind.

Nach den Versuchen von A. Dastre, in denen kleinere Gallenmengen durch eine Magenfistel in den Magen eingeführt worden waren, stört die Galle die Magenverdauung in keiner Weise — entgegen einer älteren Ansicht, welche die Tätigkeit des Magensaftes durch Galle vernichtet glaubte. Saure Eiweißlösungen (Syntoninlösungen), sowie Peptonlösungen werden durch Galle gefällt (Cl. Bernard).

Verdauung durch den Pankreassaft (Bauchspeichel). Der pankreatische Saft übt durch seine drei Enzyme drei verschiedene Wirkungen auf den Darminhalt aus:

1) Wirkung auf die Neutralfette. Schon Eberle hatte beobachtet, daß der Bauchspeichel Fette fein zu verteilen und in Suspension zu erhalten imstande sei (Emulsion). Cl. Bernard setzte hinzu, daß diese Fähigkeit dem Bauchspeichel in noch viel höherem Grade als der Galle zukomme, und daß ferner Neutralfette in Fettsäuren und Glyzerin gespalten werden. Fehlt der pankreatische Saft im Darme, so leidet auch die Fettverdauung, welche in normalem Umfange nur dann vor sich geht, wenn pankreatischer Saft und Galle zusammenwirken (Dastre).

2) Wirkung auf Eiweiße. Der Bauchspeichel besitzt die Fähigkeit, in alkalischer, neutraler und schwach saurer Lösung Eiweiß zu verdauen (Corvisart), und zwar werden ebenso wie durch den sauren Magensaft Peptone gebildet. Das wirksame Prinzip ist das Trypsin (Kühne). Doch ist damit die Verdauung noch nicht beendet, sondern es bilden sich weiterhin neben den Peptonen als Endprodukte reiner Trypsinverdauung Leucin, Tyrosin, Asparaginsäure und die Hexonbasen. Innerhalb des Darmes ist die reine Pankreasverdauung ein vorübergehender Prozeß; unter dem Einflusse von Fäulniskeimen, die stets vorhanden sind, beginnt leicht die Pankreasfäulnis, deren Produkte sich durch ihren penetranten, fäkalartigen Geruch auszeichnen. Es sind dies Phenol, Indol und Skatol, daneben Ammoniak und Schwefelwasserstoff. Der Umfang dieser Fäulniserscheinungen wird bestimmt durch die Zeit, welche der Chymus im Dünndarme sich aufhält, und erreicht seine Höhe bei vollständigem Darmverschluß. Der Eintritt der Fäulnis wird begünstigt durch alkalische Reaktion, verzögert durch die Galle und durch saure Reaktion des Dünndarminhaltes.

Bei der Trypsinverdauung der Eiweißkörper werden ähnliche Zwischenprodukte, wie bei der Magenverdauung, gebildet, doch entsteht hier kein Acidalbumin, sondern es bilden sich direkt aus dem Eiweiß Deuteroalbumosen, welche in Hemi- und Antipepton übergehen, von denen das letztere unverändert bleibt und nur das Hemipepton in die Endprodukte (Leucin usw.) zerfällt.

Leim und Leim gebende Gewebe werden ebenso wie durch den Magensaft auch durch den Bauchspeichel verdaut, in gleicher Weise elastisches Gewebe (Ewald u. Kühne).

Die Fäulnisprodukte geben, wenn sie im Darme zurückgehalten werden (Darmträgheit) Veranlassung zu sog. Autointoxikation, da sie daselbst resorbiert werden und giftige Wirkungen entfalten.

3) Wirkung auf Kohlehydrate. Der Bauchspeichel besitzt die Fähigkeit, Stärke in Zucker umzuwandeln (Valentin), in noch

viel höherem Maße als der Mundspeichel, denn sowohl rohe als gekochte Stärke wird durch wenig Bauchspeichel namentlich bei 35° C. mit unmeßbarer Geschwindigkeit in Zucker verwandelt.

Kochsalz beschleunigt die Umwandlung gekochter Stärke durch den Pankreassaft sehr erheblich, Natriumkarbonat verzögert und hebt sie bei größerer Menge sogar ganz auf. Natrium- und Magnesiumsulfat verlangsamen den Prozeß (E. Pfeiffer).

Wenn Stärke oder deren Derivate bis in den unteren Teil des Dünndarmes gelangen, so verfallen auch sie den dort eingetretenen Fäulnisprozessen, wobei aus ihnen Milchsäure, Essigsäure, Kohlensäure und Wasserstoff gebildet wird.

Verdauung durch den Darmsaft. Dem nur spärlich abgesonderten Darmsaft kommt große Bedeutung für die Verdauung nicht zu, aber er vermag Kohlehydrate und Fett zu verdauen, sowie durch das Erepsin auf Albumosen und Peptone zersetzend zu wirken.

Verhalten des Chymus im Dünndarm. Um das Verhalten des Chymus im Dünndarm zu studieren, benutzten Nencki u. Sieber bei einer 62jährigen Frau eine Fistel, welche aus therapeutischen Gründen an der Grenze von Dünn- und Dickdarm angelegt worden war.

Die Kranke erhielt täglich fünf Mahlzeiten, wobei der Abfluß aus der Fistel ein stetiger war, doch nachts minimal. Bei 200 g grüner Erbsen begann die Entleerung nach $2^1/_4$—$5^1/_4$ Stunden, gerechnet von der Nahrungsaufnahme; die Entleerung war beendet nach 14—23 Stunden. Der abfließende Inhalt betrug bei vorwiegend animalischer Kost 5%, bei vorwiegend vegetabilischer Nahrung 10% Trockenrückstand. Der Inhalt war dünnflüssig bis dicklich von Salbenkonsistenz, erschien durch Bilirubin gelbbraun gefärbt, in der Regel fast geruchlos; er enthielt Muskelfasern, Detritusmassen, Pigmentkörner, amorphe Eiweiß-, Mucin- und Gallensäureflocken, Pflanzenfasern, Stärkekörner und zahlreiche Bakterien. Die Reaktion war in der Regel sauer.

Eine Prüfung der Eiweißbilanz ergab, daß von ca. 70 g Eiweiß 85% im Magen und Dünndarm resorbiert wurden, während nur $^1/_7$ unresorbiert blieb. Die Kohlehydrate wurden nicht in gleichem Maße resorbiert, zugleich aber in erheblicherem Grade zersetzt.

Eiweiß wurde im Dünndarm überhaupt kaum zersetzt, daher fehlten auch die Zersetzungsprodukte Leucin, Tyrosin, Phenol, Skatol, während man gelegentlich durch den Geruch Indol und durch Destillation Schwefelwasserstoff unterschied; ebenso fehlten im Rückstande der Destillation Amidosäuren. Der Dünndarminhalt enthielt stets nur Bilirubin und Urobilin.

Wenn, wie oben erwähnt, im Dünndarm durch die Bakterien die Kohlehydrate zersetzt werden, so entstehen dabei große Mengen von organischen Säuren, zu deren Bildung die Darmschleimhaut entsprechend viel an Alkalien abgeben muß.

Hierin liegt eine wichtige Funktion der Schleimhaut für die normale Dünndarmverdauung, denn bei zu wenig von der Schleimhaut geliefertem Alkali entstände im Dünndarm eine Hyperacidität, wodurch aber Schleim und die Gallensäuren gefällt würden, was Verdauung und Resorption unbedingt schädigen muß. Wäre umgekehrt zu viel Alkali da, so daß der Dünndarminhalt alkalisch reagierte, so würde eine faulige Zersetzung die Folge sein. Die wenn auch geringe Acidität des Dünndarminhaltes hindert nicht die Pankreasverdauung, verhütet aber den fauligen Zerfall der Eiweißkörper und hemmt auch die Zersetzung der Kohlehydrate.

Von den Nahrungsmitteln, die unglöst im Chymus in den Darm gelangt sind, erfahren Veränderungen:

Die Vegetabilien. Die Stärke, die in den Vegetabilien sehr reichlich vorhanden ist, verwandelt sich im Dünndarm unter dem Einflusse des kräftig wirkenden Bauchspeichels in Traubenzucker. Füttert man einen Hund mit Brot oder Stärke, so findet sich im ganzen Verlaufe des Dünndarmes Zucker (und zwar in weit größeren Mengen als im Magen — Frerichs), der meistens noch weiter in Milch- und Buttersäure umgesetzt wird (nach der Fütterung mit Vegetabilien findet man bei der mikroskopischen Untersuchung in dem Dünndarminhalt noch unverdaute oder zerstörte Amylumkörner, Pflanzenzellen u. dgl.). Milch- und Traubenzucker, mit der Nahrung aufgenommen, gelangen, da sie größtenteils schon im Magen verschwinden (resorbiert werden), nur wenig in den Dünndarm. Rohrzucker wird zum großen Teil in Traubenzucker verwandelt. Die Pflanzeneiweiße (Kleber, Legumin) werden in gleicher Weise wie die tierischen Eiweiße verdaut. Die Zellulose bleibt unverdaut, nur ganz junge Zellulose wird verändert.

Die Fette. Sie gelangen, in welcher Form sie auch genossen sein mögen, in großen Tropfen aus dem Magen in den Dünndarm, wo sie durch die Galle und den pankreatischen Saft nach und nach in feinste Tröpfchen von $^1/_{500}$ bis $^1/_{1000}'''$ emulgiert werden, um auf diese Weise für die Resorption brauchbar zu sein. Die Menge des Fettes nimmt nach unten zu ab.

Fleisch und Eier. Die Verdauung des Fleisches und der Eier, soviel davon unverändert in den Darm übergeht, findet daselbst in derselben Weise unter dem Einflusse des Bauchspeichels wie im Magen unter dem des Magensaftes statt; doch scheint nicht alles im Darm vorhandene Eiweiß in Peptone umgesetzt zu werden, denn man findet besonders bei reichlicher Aufnahme von Fleisch und Eiern selbst unveränderte Reste davon noch im Kote vor.

Die unorganischen Verbindungen, die mit der Nahrung in den Verdauungskanal gelangen, wie Chlornatrium, Chlorkalium, die schwefelsauren und phosphorsauren Alkalien, die alle in Wasser leicht löslich sind, werden durch die Verdauung gar nicht verändert; ihr gelöster Zustand allein genügt für ihre Aufnahme ins Blut.

## Die Darmfäulnis.

Der im unteren Teile des Dünndarmes eingeleitete, durch Mikroorganismen bewirkte Gärungs- und Fäulnisprozeß setzt sich im Dickdarm fort, in welchen nicht nur die Eiweiße, sondern auch die Kohlehydrate und Fette, soweit solche noch übrig sind, verwickelt werden. Aus den Kohlehydraten bildet sich Gärungsmilchsäure, Ameisensäure, Essigsäure u.a.; die Fette werden in Glyzerin und Fettsäuren gespalten, von denen sich die letzteren mit Kalk und Magnesia zu den entsprechenden Seifen verbinden, während das Glyzerin den Kohlehydraten ähnliche Veränderungen zu erleiden scheint. Der Dickdarm hat wesentlich die Aufgabe, die ihm zugeführten unverdauten Stoffe durch Aufsaugung der flüssigen Bestandteile einzudicken und so Kotbildung herbeizuführen.

Die Gase des Verdauungskanales stammen entweder aus der Atmosphäre, da Luft mit den Speisen und Getränken verschluckt wird, oder sie verdanken ihren Ursprung den daselbst stattfindenden Umsetzungen. Abgesonderte freie Gase, wie man sie in der Lunge und Haut erhält, kommen im Darmkanal nicht vor. Im Magen findet man Sauerstoff und Stickstoff (PLANER), von denen der Sauerstoff vom Blute resorbiert wird. Nach der Aufnahme von kohlensauren Salzen entwickelt sich im Magen Kohlensäure. Die Gase des Dünndarmes sind Stickstoff, Wasserstoff und Kohlensäure (PLANER); die beiden letzteren stammen aus Umsetzungen, die im Dünndarm stattfinden, während der Stickstoff aus dem Magen herübergekommen ist. Im Dickdarm des Menschen finden sich Kohlensäure, Stickstoff, Kohlenwasserstoffgas (Methan, Sumpfgas) und zuweilen Schwefelwasserstoffgas (RUGE). Nach vegetabilischer Nahrung ist der Gasgehalt bedeutender als nach Fleischkost.

## II. Mechanik der Verdauung.

Die Mechanik der Verdauung löst die Aufgabe: 1) die eingeführten festen Nahrungsstoffe, nachdem sie durch Beißen und Kauen zerkleinert worden sind, durcheinander zu mischen, um sie möglichst allseitig mit den Verdauungssäften in Berührung zu bringen und diesen den Eintritt zu erleichtern; 2) den Inhalt des Verdauungsapparates durch den ganzen Verdauungskanal fortzubewegen, und zwar mit einer mittleren Geschwindigkeit, welche sowohl den Verdauungssäften gestattet, auf den Inhalt einzuwirken, als auch die Resorption und Assimilation der entsprechend vorbereiteten Stoffe zu fördern. Geschieht die Fortbewegung des Inhaltes zu rasch, so werden diese beiden Prozesse in empfindlicher Weise beeinträchtigt.

Die Bewegungen im Verdauungsrohre geschehen im allgemeinen durch die Tätigkeit der Muskeln, aus denen die Wände des Verdauungskanales selbst bestehen.

### Beißen, Kauen, Schlingen.

Die Mundhöhle dient zur Aufnahme der festen und flüssigen Nahrung und zur Zerkleinerung der festen Nahrungsmittel durch die Zähne. Die festen Nahrungsmittel werden aus der größeren Masse durch die Schneide- und Eckzähne abgebissen und durch das Kauen mit Hilfe der Backzähne zermahlen. Das Kauen geschieht durch die vertikalen und horizontalen Verschiebungen des beweglichen Unterkiefers gegen den feststehenden Oberkiefer; mittätig sind dabei einerseits die Zunge, welche vermittelst ihrer großen Beweglichkeit die Speiseteile zwischen die Zähne schiebt, und anderseits die Backenwände, von denen die über die Zahnreihe hinausgelangten Speisen zwischen die Zähne zurückgedrängt werden. Während dieser Zerkleinerung erfolgt gleichzeitig die Einspeichelung durch die Mundflüssigkeit.

Aus den so zerkleinerten und eingespeichelten Nahrungsstoffen wird auf dem ausgehöhlten Zungenrücken ein rundlicher Ballen, der Bissen, geformt, welcher in einem Akte durch den Rachen und die Speiseröhre unter relativ hohem Druck zum Magen, gleichsam wie durch den Stempel einer Spritze, hinabgeschleudert bzw. hinabgespritzt wird. Dieses Hinabspritzen wird durch die gemeinsame Tätigkeit der Mm. mylohyoidei beider Seiten vermittelt, welche, wenn sie sich verkürzen, die Zunge nach oben und hinten drängen, während die Zungenwurzel durch die Mm. hyoglossi nach hinten und unten gezogen wird (Kronecker u. Meltzer). Damit das Hinabspritzen aber vor sich gehen kann, muß der Spritzenraum, d. h. die Rachenhöhle, allseitig luftdicht abgeschlossen sein. Nach der Mundhöhle ist dieser Schluß vorhanden, da die Zunge mit ihrem Rücken schon im Ruhestande den harten Gaumen berührt und durch die Tätigkeit der Mm. mylohyoidei diesem entlang von vorn nach hinten fortgedrückt wird. Um den Abschluß nach der Nase zu bewerkstelligen, erhebt sich der weiche Gaumen durch Kontraktion des Levator palati mollis und der horizontalen Komponente der Mm. palatopharyngei so hoch, daß er in horizontaler Lage ausgespannt ist. Der Weg nach dem Kehlkopf wird durch den Kehldeckel gesperrt, welcher sich nach hinten und unten auf den Kehlkopfseingang legt. Diese Bewegung wird dem Kehldeckel dadurch erleichtert, daß der Kehlkopf mit dem Zungenbein erhoben und gegen die Zungenwurzel gedrückt wird. Unterstützend wirken hier der Verschluß der Stimmritze und die folgenden Hustenstöße.

Der ganze Vorgang heißt das „Schlucken“ oder „Schlingen“. Der Transport der Schluckmasse vom Ausgangspunkt bis zum Magen ist in weniger als $^1/_{10}$ Sekunde beendet, bevor Kontraktionen der Pharynx- und Ösophagusmuskeln sich geltend machen. Letztere folgen dem Schlucke jedesmal erst nach und können dabei etwaige Reste der Schluckmasse mit forttragen oder auch solche Bissen nach dem Magen transportieren, welche zu groß sind, um auf die eben angeführte Weise dorthin zu gelangen. Die Bewegungen der Speiseröhre erfolgen am schnellsten im oberen Teile, langsamer im mittleren Teile und am trägsten im untersten Teile, entsprechend der Verteilung der Muskeln, die oben quergestreift, in der Mitte mit glatten gemischt und unten nur glatt sind. Durchschneidet man den Ösophagus am Halse und erregt durch Reizung eines Nerven (N. laryng. sup.) Schluckbewegungen, so pflanzt sich die Bewegung im Ösophagus auch über die Durchschneidungsstelle fort (A. Mosso).

Das Schlucken kann willkürlich oder unwillkürlich beginnen; hat eine Schluckbewegung aber einmal willkürlich begonnen, so setzt sich dieselbe unwillkürlich fort. Die anschließenden Bewegungen des Ösophagus schreiten bis zum Magen hin, auch wenn der Bissen nicht so weit gelangt ist. Durch direkte Reizung des Ösophagus werden regelrechte Bewegungen desselben nicht ausgelöst. Wenn man eine Reihe von Schlucken schnell aufeinander folgen läßt (Wassertrinken), dann erfolgt die Ösophaguskontraktion erst nach dem letzten Schluckstoße, so daß jeder Anfangsschluckakt die zugehörige Ösophaguskontraktion nicht allein anregt, sondern die vorhergehende auch hemmt.

Jede Schluckbewegung ist von einem Atemzuge (In- und Exspiration) begleitet, den man am deutlichsten beobachten kann, wenn man bei eingestellter Atmung (Reizung des N. laryngeus superior) Schluckbewegungen hervorruft (Steiner).

Innervation. Die Kaubewegungen, welche bilateral symmetrisch vor sich gehen, werden von einem in der Med. oblongata gelegenen Zentrum angeregt. Die Muskeln, welche den Unterkiefer nach oben gegen den Oberkiefer bewegen, sind die Mm. temporalis, masseter und pterygoideus internus. Die Senkung des Unterkiefers geschieht teils passiv durch seine eigene Schwere, teils aktiv durch die Mm. digastricus anterior, geniohyoideus und mylohyoideus bei feststehendem Zungenbein. Die seitlichen Verschiebungen des Unterkiefers, wie sie beim Zermahlen der Speisen durch die Backen- oder Mahlzähne ausgeführt werden, geschehen durch die Zusammenziehung des M. pterygoideus externus. Durch die Mm. buccinator und orbicularis oris werden die Lippen und Backen während des Kauens gegen die Kiefer gedrückt. Alle diese Muskeln heißen Kaumuskeln; sie werden vom N. crotaphitico-buccinatorius, einem Zweige des dritten Trigeminusastes, versorgt, mit Ausnahme des M. geniohyoideus, welcher vom N. hypoglossus, und der Mm. digastricus, buccinator und orbicularis oris, die vom N. facialis innerviert werden. Die Form- und Lageveränderungen der Zunge werden teils durch die Binnenmuskeln der Zunge hervorgebracht, teils durch Muskeln, welche in die Zunge eintreten. Durch die Kontraktion des M. longitudinalis superior wird die Zunge zur Bildung des Bissens ausgehöhlt; der M. longitudinalis inferior macht den Zungenrücken konvex, während die gleichzeitige Tätigkeit beider Muskeln die Zunge verbreitert und verkürzt im Gegensatz zum M. transversus linguae, der die Zunge verlängert und verschmälert. Diese Muskeln werden vom N. hypoglossus innerviert.

Das Schlucken beginnt, wenn der Bissen hinter den weichen

Gaumen zwischen die Mandeln gelangt ist. Die zentripetalleitenden Fasern sind die Rami palatini descendentes des zweiten Trigeminusastes und der N. glossopharyngeus. Von den zentrifugalen Nerven sind zu erwähnen Zweige vom N. vagus, welche den Levator palati mollis, die Mm. pharyngo-palatinus und glossopalatinus versorgen, während der Tensor palati mollis von der motorischen Wurzel des dritten Trigeminusastes seine Nerven bezieht. Die Rachenkonstriktoren erhalten ihre Nerven vom Vagus, welche in der Bahn des R. pharyng. vagi verlaufen (Rethi), wie auch die Ösophagusmuskulatur ihre Nerven aus dem Vagus bekommt. Das Zentrum für die Schlingbewegungen liegt beim Menschen in den Nebenoliven (Schröder van der Kolk). Die Schluckbewegungen können durch gleichzeitige Reizung des N. glossopharyngeus gehemmt werden (Kronecker und Meltzer).

Schluckbewegungen werden auch durch Reizung des Kehlkopfes erregt; ebenso durch direkte Reizung des N. laryngeus superior (Bidder), des Vagusstammes am Halse und des N. recurrens bei Herbivoren (Steiner).

Beim Trinken funktioniert der Schluckmechanismus in derselben Weise wie beim Schlingen von Speisen.

Kinder, welche noch keine Zähne haben und flüssige Nahrung bekommen, nehmen dieselbe durch Saugen auf. Hierbei wird in der Mundhöhle ein luftverdünnter Raum gebildet, indem die Lippen sich luftdicht um den flüssigkeitspendenden Apparat (Brustwarze) legen, während hinten das Gaumensegel sich über die Wurzel der Zunge ausspannt. So entsteht ein Saugraum mit einem negativen Drucke von 2—4 mm, in welchen durch den auf die Brustdrüse wirkenden atmosphärischen Druck die Milch eingetrieben wird. Durch aktives Zurückziehen der Zungenwurzel kann dieser Raum vergrößert werden (Donders).

## Die Bewegungen des Magens.

Wenn der Magen leer ist, so liegen seine Wände aneinander und zwar so, daß die große Kurvatur nach unten, die kleine nach oben gerichtet ist. Während die Nahrungsstoffe in den Magen eintreten, erfolgt allmählich passiv eine Achsendrehung des Magens, so daß die große Kurvatur nach vorn, die kleine nach hinten steht. Gleichzeitig kontrahieren sich die Magenwände kräftig um den Speisebrei, so daß auch der Pylorus geschlossen ist. Durch peristaltische Bewegungen, die gleichzeitig beginnen, wird der Mageninhalt an den Magenwänden hingeschoben, die Speiseteile von der Cardia aus längs der großen und zurück entlang der kleinen Kurvatur fortbewegt, wodurch sie möglichst ausgiebig und allseitig mit dem Magensaft in Berührung kommen (Beaumont). So wird die Peripherie des Speiseballens nach und nach erweicht, worauf diese verflüssigten Massen durch den Pylorus, der sich mittlerweile mehr oder weniger geöffnet hat, in den Dünndarm austreten, während der noch feste Kern des Ballens im Magen zurückbleibt, um weiter durchgeknetet zu werden. Der

Verschluß des Pylorus läßt mit der Erweichung des Inhaltes, da der Reiz auf die Schleimhaut aufhört, allmählich so nach, daß gegen Ende der Verdauung auch festere, ungelöste Teile in den Dünndarm übergehen können. Die Fortschaffung von Teilen des Mageninhaltes in den Dünndarm beginnt schon nach zehn Minuten; die ganze Magenverdauung ist aber erst nach mehreren Stunden beendet.

Neuere Beobachtungen am Hunde führen zu folgender Darstellung der Magen- und Darmbewegung: Der leere Magen eines hungernden Hundes zeigt nur schwache oder gar keine Bewegungen. Bei vollem Magen nehmen die anfänglich schwachen Bewegungen allmählich zu; sie beginnen mit einer tiefen Einschnürung in der Mitte des Magens, welche nach dem Pylorus hin wellenförmig fortschreitet, während der Fundusteil wesentlich ohne Bewegung bleibt, aber sich fest um seinen Inhalt kontrahiert. Es scheint demnach, daß im Fundusteile die chemischen Veränderungen der Nahrung sich vollziehen, während der Pylorusteil der eigentliche Motor des Magens ist. Vagusreizung erregt lebhafte Peristaltik des „Bewegungsteiles" des Magens.

Der Pylorus ist während der ganzen Verdauungsperiode (4—8 Stunden) geschlossen und öffnet sich erst, wie es scheint, selbständig gegen Ende der Verdauung, worauf dann durch die Bewegungen des Magens absatzweise flüssige Massen in den Dünndarm gespritzt werden. Durchschneidung der Nn. vagi hebt den Pylorusverschluß selbst für den gefüllten Magen auf.

Während dieser ganzen Zeit bleibt das Duodenum in Ruhe und reagiert auch auf Reize nicht, obgleich die Schleimhaut ununterbrochen sezerniert. Erst mit der Eröffnung des Pylorus beginnen die peristaltischen Bewegungen des Dünndarmes, welche so lange anhalten, als ihnen Material vom Magen zugeführt wird. Ist dieser Import beendet, so hören auch die Bewegungen des Darmes auf (J. M. Rossbach).

Innervation. Wenn man die äußere Magenfläche reizt, so erfolgen entweder lokale oder weit verbreitete Bewegungen. Es ist gewiß, daß der Magen Bewegungszentren in sich selbst besitzt. Von außen erhält er Nervenfasern vom Vagus, dessen Reizung lebhafte Bewegungen hervorruft. Ebenso treten an ihn sympathische Fasern aus dem Plex. coeliacus, welche erregend und hemmend auf die Magenbewegung wirken. Der N. vagus ist gleichzeitig sensibler Nerv für den Magen.

Cardia und Pylorus, welche, unabhängig voneinander, geschlossen und geöffnet werden können, haben für diese Funktion Zentren, welche über verschiedene Punkte der Cerebrospinalachse zerstreut sind. Die Bahnen liegen im Vagus und Sympathicus (Openchowski).

Nach Schiff treten auf Verletzung gewisser Hirnteile, der Pedunculi cerebri, Thalami optici usw., teilweise Gefäßlähmungen des Magens ein, die in demselben bedeutende Hyperämien und Geschwüre verursachen; ähnliche Erscheinungen sollen sich bei einseitiger Verletzung der Med. oblongata und des Halsmarkes zeigen.

Abnorme Bewegung des Magens: Erbrechen. Unter bestimmten Umständen, wie nach Überfüllung des Magens mit Speisen oder Flüssigkeiten, erfolgt Erbrechen, wodurch feste und flüssige Substanzen aus dem Magen durch die Cardia nach außen entleert werden. Je größer der Fundus des Magens ist, um so schwerer kommt es zum Erbrechen, weshalb kleine Kinder, bei denen ein Magenfundus überhaupt noch nicht vorhanden ist, sehr leicht erbrechen. Die Brechbewegung kann von verschiedenen Punkten her eingeleitet werden:

1) bei Reizung der Magenschleimhaut sowohl infolge von Überfüllung des Magens als infolge elektrischer Reizung; bei Hunden genügt schon die Berührung der äußeren Magenwand;
2) durch Kitzeln des Zungengrundes und Schlundes;
3) bei Reizung der Schleimhaut des Dünn- oder Dickdarmes durch Würmer (besonders bei kleinen Kindern);
4) bei Reizung der Uterinschleimhaut in den ersten Monaten der Schwangerschaft;
5) bei Reizung der Schleimhaut der Ureteren oder der Harnblase bei Steinleiden;
6) bei Hirnleiden und Hirndruck;
7) durch eine Reihe von chemischen Stoffen, wie Brechweinstein und Apomorphin.

Der Brechakt, welcher ein reflektorischer Vorgang ist, kommt dadurch zustande, daß der Mageninhalt sowohl durch antiperistaltische Bewegung der Magenwände wie durch krampfhafte und unwillkürliche Kontraktionen der Muskeln der Bauchpresse bei gleichzeitiger Eröffnung der Cardia zusammengedrückt und nach oben befördert wird.

Die sensible Bahn für diesen Reflex sind die sensiblen Nerven, welche von den angeführten Schleimhäuten (z. B. der N. vagus für den Magen, dessen zentrale Reizung leicht Brechbewegungen auslöst) zum Zentrum führen, dem Brechzentrum, welches in der Med. oblongata liegt (daher erfolgt in gewissen pathologischen Zuständen, wie bei Gehirnentzündung, durch Reizung der Med. oblongata Erbrechen). Ein Längsschnitt im Nackenmark 2 mm vor und 3 mm hinter der Spitze des Calamus scriptorius hebt die Brechbewegung auf, während die Atmung ruhig weiter geht (L. J. Thumas). Die motorische Bahn sind die Nerven, welche zum Zwerchfell und den Bauchmuskeln verlaufen. Nach Durchschneidung beider Vagi kommt die Brechbewegung nicht mehr zustande.

Die Bauchpresse wird durch die gemeinschaftliche Tätigkeit des Zwerchfelles und der Bauchmuskeln gebildet. Infolge der Tätigkeit der Bauchpresse wird der Bauchhöhleninhalt unter einen allseitigen Druck versetzt. Wirkt von den beiden schiefen Bauchmuskeln nur der äußere oder absteigende mit, so wird der Bauchinhalt gleichzeitig nach oben gegen das Zwerchfell gedrängt (kommt beim Erbrechen in Betracht); wirkt der innere oder aufsteigende Bauchmuskel allein mit, so wird der Bauchinhalt nach unten gezogen, eine Wirkung, die bei der Entleerung der Exkremente (s. unten) eintritt.

Unter den Tieren erbrechen die Fische, Kröten und Frösche, letztere aber nur im Juni und Juli (bei gefülltem Magen!), die Eidechsen; die Vögel, mit Ausnahme der Hühner, aber nur aus dem Kropfe. Unter den Säugetieren erbrechen das Schwein, der Igel und die Raubtiere (Hund, Fuchs, Katze); es erbrechen nicht das Pferd, die Wiederkäuer, die Nagetiere und die Fledermaus (Mellinger).

## Die Bewegungen des Darmes.

Die Bewegungen des Darmrohres sind ebenfalls peristaltische Bewegungen, die durch die in der Darmwand vorhandenen zirkulären und longitudinalen Muskeln vermittelt werden; sie finden nicht fortwährend, sondern nur periodisch statt; in dem Zustande der Ruhe bewirkt eine mechanische Reizung immer nur eine lokale Kontraktion, die sich als Einschnürung der gereizten Stelle darstellt, niemals eine fortschreitende peristaltische Welle, welche vom Orte der Reizung nur dann ausgeht, wenn der Darm an sich schon in Bewegung ist. Man kennt keinen Reiz, welcher im Ruhezustande des Darmes peristaltische Bewegungen einleiten könnte. Nur soviel ist gewiß, daß der Eintritt von Speisen in den Darm die Bewegungen verstärkt. Man kann die peristaltischen Bewegungen des Darmes beim Menschen und den Tieren durch die unversehrten Bauchdecken sehen, wenn dieselben hinreichend schlaff und dünn sind. Durch die Bewegungen des Darmes wird der Chymus langsam weiter befördert und allseitig durcheinander geknetet, wodurch den Verdauungssekreten möglichst viel Oberfläche für ihre Einwirkung geboten wird. Von der Fortbewegung des Darminhaltes durch die Darmbewegungen kann man sich überzeugen, wenn man durch eine Darmfistel eine an einem Faden befestigte Bleikugel in das Darmrohr versenkt: die Kugel rückt dann immer vorwärts.

Man hatte behauptet, daß die Peristaltik des Darmrohres für die Fortschaffung seines Inhaltes vollkommen gleichgültig sei, da das Zwerchfell durch seinen auf die Bauchhöhle ausgeübten Druck diese Funktion ausübe; indes kann dies nicht der Fall sein, da ganzen Tierklassen, z. B. den Amphibien, das Zwerchfell vollständig fehlt, und doch der Darminhalt regelmäßig weiterbefördert wird.

Antiperistaltische Bewegungen werden unter normalen Verhältnissen nicht beobachtet; wohl aber kommen dieselben unter normalen Bedingungen zustande; z. B. beim Injizieren konzentrierter Salzlösungen in das Rectum (Nothnagel). Oder aber, wenn man bei einem Hunde ein Stück des Dünndarmes reseziert und in umgekehrter Richtung wieder einfügt, so geht die Verdauung ohne Störung von statten; es müssen also in dem resezierten Teile antiperistaltische Bewegungen vorhanden gewesen sein (KIRSTEIN). Bringt man einen Kristall von Kali auf irgendeine Stelle des Darmes (Kaninchen), so erfolgt stets nur eine lokale Einschnürung, während der Kristall eines Natronsalzes eine antiperistaltische Welle erzeugt. In gleicher Weise wirken nur noch die Ammoniaksalze (NOTHNAGEL).

Innervation des Darmrohres. Die Tatsache, daß ein ausgeschnittenes Darmstück noch geordnete Bewegungen auszuführen vermag, läßt schließen, daß das Darmrohr ähnlich wie das Herz, Bewegungszentren in seiner Substanz selbst enthält, von denen aus jene Bewegungen angeregt werden. Solche Zentren sind in der Tat in Gestalt von Ganglienzellen im Darme vorhanden, die vielfach verästelt sind und in der Muskelschicht liegen (MEISSNERS Plexus submucosus und AUERBACHs Plexus myentericus). In ähnlicher Weise wie auf das Herz wirken aber auch Nerven, welche an den Darm treten, auf seine Bewegungen. Reizt man das periphere Vagusende, so sieht man neben Bewegungen des Magens auch solche des Darmrohres bis zum Colon transversum auftreten. Gleiche Wirkung auf das Colon descendens und das Rectum haben Fasern, welche aus dem Plexus mesentericus inferior stammen. Reizung des N. splanchnicus macht die Därme stillstehen; er ist der Hemmungsnerv für die Darmbewegungen (PFLÜGER); zugleich ist er auch Gefäßnerv des Darmes.

Von Einfluß auf die Darmbewegungen ist der Reiz, den die Luft auf die freigelegten Därme ausübt: sie geraten sehr bald in lebhafte Tätigkeit. Ebenso der Blutgehalt: sowohl die Anämie, als die Hyperämie wirken als Reiz und rufen lebhafte Bewegungen hervor, die aber bei Anämie stärker sind als bei Hyperämie (O. NASSE). Es scheint danach, daß der Sauerstoffmangel (bzw. die Kohlensäure) den Reiz für die Bewegung bildet, wofür die Tatsache spricht, daß bei Zufuhr von mit Sauerstoff gesättigtem Blute die Darmbewegungen aufhören, aber sehr lebhaft werden, wenn ihnen Erstickungsblut zugeführt wird (S. MAYER u. v. BASCH). Sauerstoff, Wasserstoff, oder Stickstoff in das Darmlumen injiziert, sind ohne Wirkung, aber ersterer beruhigt die Bewegungen, welche durch Zufuhr von Erstickungsblut hervorgerufen werden. Kohlensäure und Kalkwasser wirken anregend auf die Darmbewegungen, aber sie dürfen nicht hintereinander injiziert werden, weil sie sich binden und so in ihrer Wirkung neutralisieren.

Die Reizung des N. splanchnicus bei einem eben getöteten Tiere ruft keinen Stillstand, sondern sehr lebhafte Bewegungen hervor. Es sollen in diesem Nerven hemmende und erregende Fasern verlaufen, von denen die ersteren höhere Erregbarkeit besitzen und intra vitam einen dominierenden Einfluß auf die Darmbewegungen ausüben, der aber nach dem Tode sehr bald wegfällt und der Einwirkung der erregenden Fasern Platz macht.

Für das Rectum wird folgende Innervation angegeben (FELLNER): Reizung des N. erigens bewirkt eine Kontraktion der Längsmuskeln und zugleich eine Erschlaffung der Ringmuskeln des Rectums; der N. hypogastricus wirkt gerade umgekehrt. So sieht man, daß am ruhenden Darme auf die Reizung des N. erigens eine Verkürzung und Verdickung des Rectums folgt, auf die Reizung des N. hypogastricus dagegen eine Verlängerung und Verschmälerung.

Einige Alkaloide üben einen sehr bedeutenden Einfluß auf die Darmbewegungen aus: die Opiate, Opium, Morphium beruhigen die Darmbewegungen und können vollkommenen Stillstand derselben herbeiführen: Nikotin dagegen wirkt sehr stark erregend auf diese Bewegungen. Ähnlich wirkt das Rhodankalium, ebenso der Kaffee. Die „Abführmittel" wirken nicht allein dadurch, daß sie die Peristaltik des Darmes erhöhen, sondern auch dadurch, daß sie eine reichliche Wasserausscheidung in den Darm veranlassen, wie namentlich die sogenannten salinischen Abführmittel, Glaubersalz, Bittersalz usw. Werden die letzteren statt in den Darm direkt ins Blut gespritzt, so wirken sie nicht mehr abführend, sondern verstopfend. Nach Buchheim soll die abführende Wirkung jener Salze nicht sowohl die Folge einer durch sie hervorgerufenen Wasserausscheidung sein, sondern ihre Anwesenheit im Darme soll die Aufsaugung des Wassers vermindern.

## § 2. Die Resorption.

Unter Resorption oder Aufsaugung versteht man die Aufnahme von Stoffen ins Blut. Die Resorption kann eine direkte sein, wenn die Stoffe aus dem Darm in das Blut gelangen, oder sie kann eine indirekte sein, wenn die Aufnahme durch die Lymphgefäße geschieht, um von diesen dem Blute zugeführt zu werden. Solange man die Lymphgefäße nicht kannte, ließ man alle Resorption durch die Blutgefäße geschehen. Mit der Entdeckung der Lymphgefäße durch Caspar Aselli (1622) leugnete man umgekehrt jede Resorption durch die Blutgefäße und schrieb sie ausschließlich den Lymphgefäßen zu. Magendie widerlegte die Ansicht, als er zeigte, daß ein Tier, dessen Ductus thoracicus er unterbunden und in dessen Darm er eine Giftlösung gespritzt hatte, ebenso rasch starb wie ein anderes, ebenso vergiftetes Tier, bei dem der Hauptlymphstamm nicht unterbunden worden war. Der Erfolg blieb derselbe, als er den Darm aus allen seinen Verbindungen losgelöst und ihm nur das zu- und abführende Blutgefäß gelassen hatte. Anderseits stirbt ein Tier ebenfalls sehr bald, wenn man in einer Fußwunde alle Blutgefäße unterbindet und in dieselbe Gift bringt. Es steht demnach fest, daß Blut- und Lymphgefäße zu resorbieren vermögen. Wenn die Blutgefäße resorbieren, so geht die Resorption durch die Kapillaren und kleinsten Venen vor sich, in denen der Druck ein sehr niedriger ist, nicht durch die kleinen Arterien, deren hoher Druck der Resorption wenig förderlich sein kann.

Die Resorption im Körper findet nicht entweder nur durch die Lymphgefäße oder nur durch die Blutgefäße statt, sondern es gehen beide Arten von Resorption nebeneinander her; den bestimmenden Einfluß auf den Resorptionsweg üben aus die aktive Tätigkeit der Zellen der Gewebe, sowie eine Reihe von physikalischen Vorgängen, die man als Osmose zusammenfaßt.

Die Osmose.[1] Zwei Flüssigkeiten, die miteinander mischbar, aber ohne chemische Wirkung aufeinander sind (z. B. Kupfersulfat uud destilliertes Wasser oder Zuckerlösung und Wasser), tauschen, wenn man sie in einem Gefäße vorsichtig aufeinander schichtet, ihre Teilchen gegeneinander aus so lange, bis die Flüssigkeit ganz gleichmäßig geworden ist (Hydrodiffusion). An der Erscheinung wird prinzipell nichts geändert, wenn man die Flüssigkeiten durch eine poröse Scheidewand trennt (Membrandiffusion), nur wird der Austausch verlangsamt. Höhere Temperatur und größere Differenz in der Konzentration der Flüssigkeiten beschleunigt den Prozeß (Dutrochet).

Anders gestalten sich die Erscheinungen, wenn man zwischen Lösung und Wasser eine sog. halbdurchlässige (semipermeable) Membran setzt, durch welche Wasser, aber nicht die gelöste Substanz hindurchtritt. Hat man eine poröse Tonzelle im Innern mit einer solchen Membran überzogen, füllt man sie mit Zuckerlösung und verschließt sie mit einem Pfropfen, durch den man ihren Inhalt mit einem Quecksilbermanometer in Verbindung bringt, während man die Tonzelle in reines Wasser setzt, so sieht man das Manometer bis zu einem Maximalwerte steigen. Dieser repräsentiert den osmotischen Druck der betreffenden Flüssigkeit, der für eine 2%ige Zuckerlösung 100 cm Hg = $1\frac{1}{3}$ Atmosphäre beträgt und nichts anderes bedeutet als die Kraft, mit welcher das Wasser durch die Lösung angezogen wird.

Untersucht man weiter, welche Konzentration verschiedene Lösungen haben müssen, um den gleichen osmotischen Druck auszuüben, so findet man, daß isoosmotisch sind 0·58% Kochsalz-, 1·01% Kalisalpeter-, 1·5% Jodnatrium-, 3·42% Rohrzuckerlösung. Diese Zahlen sind aber die Molekulargewichte der betreffenden Substanzen, so daß der osmotische Druck von der Molekularkonzentration abhängt. In diesem Sinne bezeichnet man die äquimolekularen Lösungen als isotonisch (diese halbdurchlässigen Membranen sind nichts anderes als die ehemaligen Niederschlagsmembranen von M. Traube, die man in der Weise herstellt, daß man einen mit Kupfersulfatlösung getränkten porösen Tonzylinder mit Ferrocyankaliumlösung ausfällt und den Überschuß nach einiger Zeit fortgießt: auf der Tonwand und in deren Poren bildet sich eine Niederschlagsschicht von Ferrocyankupfer, welche in obigem Sinne halbdurchlässig ist).

Da es keine Membranen gibt, welche für alle Lösungen halbdurchlässig sind, so bedient man sich zur Bestimmung der osmotischen Spannkraft zweier indirekter Methoden. Bei der einen (H. J. Hamburger) bringt man in ein Reagensglas 20 ccm einer 1·1%igen Lösung von Kalisalpeter und fügt dazu 5 Tropfen defibrinierten Rinderblutes. Nachdem man die Flüssigkeit umgeschüttelt und wieder der Ruhe überlassen hat, findet man

[1] W. Nernst, Theoretische Chemie vom Standpunkte der Avogardoschen Regel und der Thermodynamik. Vierte Auflage. Stuttgart 1904.

die über den Blutkörperchen stehende Flüssigkeit völlig klar. Verwendet man eine Salpeterlösung von 1%, so zeigt die darüber stehende Schicht rote Färbung, da die Blutkörperchen etwas Farbstoff verloren haben. Das Mittel zwischen den beiden Konzentrationen gibt die für Rinderblutkörperchen isotonische Lösung, d. h. einen Zustand, bei welchem die Salze des Blutkörperchens und jene Salpeterlösung die gleiche osmotische Kraft haben. Salzlösungen, deren osmotische Kraft stärker oder schwächer ist, als deren isotonische Lösungen, nennt man in diesem Verhältnis hyper- oder hypotonisch. Die andere Methode beruht auf der Herabsetzung des Gefrierpunktes des Wassers durch darin aufgelöste Salzteilchen, und zwar ist die Gefrierpunktserniedrigung um so größer, je mehr Salzteilchen im Volumen aufgelöst werden. Somit vermag man durch Feststellung der Gefrierpunktserniedrigung auch die osmotische Spannkraft der gelösten Substanzen zu bestimmen. Eine 1%ige NaCl-Lösung erniedrigt den Gefrierpunkt auf 0·6° C.; das Blutserum auf 0·54°; also entspricht der osmotische Druck des Serums einer NaCl-Lösung von 0·9%.

Die osmotische Spannkraft mehrerer gelöster Substanzen ist gleich der Summe der Einzelspannungen.

Man behandelt die Lehre von der Resorption oder Aufsaugung am besten nach den Orten, wo aufgesaugt wird, und unterscheidet: 1) die Resorption im Verdauungskanal; 2) die interstitielle Resorption; 3) die Resorption durch die äußere Haut.

## 1. Die Resorption im Verdauungskanal.

Durch die Veränderungen, welche die Nahrungsmittel im Verdauungskanal erfahren haben, sind sie in einen solchem Zustand verwandelt worden, daß sie direkt oder durch die Lymph- und Chylusgefäße in das Blut gelangen können. Die gesamte Oberfläche des Digestionsapparates, namentlich aber des Dünndarmes, stellt gewißermaßen ein großes Filter dar, durch welches nur gelöste Substanzen in das Blut hindurchtreten können, während alles Ungelöste oder Unlösliche auf dem Filter zurückbleibt und aus dem Darmkanal fortgeschafft wird (der angeführte Vergleich soll aber durchaus nicht die Vorstellung erwecken, als ob in der Tat die Resorption im Darmkanal ein einfacher Filtrationsakt sei).

Ebenso wie auf die Verdauung selbst, so ist auch für die Resorption die Peristaltik des Darmes von großer Bedeutung, denn durch diese Bewegungen werden immer neue, gelöste Substanzen mit der Darmwand in Berührung gebracht, wo sie zur Resorption gelangen, während die unresorbierbaren Teile fortgeschafft werden. Indes darf, wie schon oben bemerkt, die Größe dieser Bewegungen über eine gewisse Grenze nicht steigen.

Die Untersuchung über die Resorption im Darmkanal wird nach zwei Methoden ausgeführt: 1) werden in abgebundene Darmschlingen Peptone, Zucker oder Salze in bestimmter Menge injiziert und wird nach mehreren

Stunden der Inhalt der Schlinge quantitativ bestimmt; 2) wird der Inhalt der Blut- und Chylusgefäße vor und während bzw. nach der Resorption auf die resorbierten Substanzen untersucht. Die zweite Methode kann auch darüber Aufschluß geben, ob die Resorption durch die Blut- oder Chylusgefäße vor sich gegangen ist.

## Resorption in der Mundhöhle und im Magen.

Bei dem kurzen Aufenthalt und den geringen Veränderungen, welche die Nahrungsstoffe in der Mundhöhle erfahren, findet wohl kaum eine Resorption in letzterer statt. Dagegen beginnt schon im Magen, dessen Inhalt bedeutendere Umwandlungen erleidet und sich länger in demselben aufhält, eine teilweise Resorption, und zwar werden aus wässerigen Zuckerlösungen mäßige Mengen resorbiert; weniger aus Dextrin- und Peptonlösungen. Mit zunehmender Konzentration dieser Lösungen nimmt die Größe der Resorption auch zu (v. Mering). Während Alkohol in reichlicher Menge resorbiert wird und ebenso kohlensäurehaltiges Wasser, wird reines Wasser gar nicht resorbiert; Hunde, bei denen die hohe Duodenalfistel angelegt worden ist, leiden ständig Durst, da das Wasser durch dieselbe fortwährend nach außen abfließt (v. Mering, Gley u. Rondeau). Hingegen findet neben der Resorption jener Substanzen eine lebhafte Wasserausscheidung statt, welche den Inhalt des Magens verdünnt.

Gewisse lokal wirkende Substanzen, wie Alkohol, Kochsalz (2 $^0/_0$), Pfeffer, Senföl u. a. befördern die Resorption, ebenso wie sie die Sekretion des Magensaftes anregen (s. oben).

## Resorption im Dünndarm.

Der Ort der Resorption der gelösten und verdauten Speisen ist der Dünndarm, worauf einmal die Anwesenheit von so reichlichen Verdauungssäften, die alle Arten von Nahrungsstoffen zu verändern vermögen, und zweitens die durch die Falten und Zotten der Dünndarmschleimhaut vielfach vergrößerte Oberfläche, sowie die reiche Entwickelung der Blut- und Lymphgefäße, letztere als Chylusgefäßsystem, hinweisen.

Histologie des Darmes. Die Schleimhaut des Dünndarmes enthält Zotten, handschuhfingerförmige Erhebungen der Schleimhaut. Dieselben bestehen aus Bindegewebe und enthalten in ihrer Mitte einen ihrer Form entsprechenden länglichen Raum, welcher als der sichtbare Anfang der Chylusgefäße betrachtet wird; dieser zentrale Chylusraum der Zotte ist wandungslos, aber nach v. Recklinghausen mit einem regelmäßigen polygonalen Plattenendothel austapeziert; erst in tieferen Schichten, in denen sich die Chylusgefäße der Zotten sammeln, gehen sie in eigentliche Kanäle, wirkliche Chylusgefäße mit Klappen über. In jede Zotte tritt eine Arterie ein, die sich an der Spitze derselben in ein reiches Kapillarnetz auflöst, welches in eine abführende Vene übergeht. Nach Brückes Entdeckung besitzt jede Zotte glatte Muskelfasern, welche parallel der Längsrichtung der Zotte so gestellt sind, daß deren Kontraktion die Zotte verkürzt und verbreitert. Als Antagonisten wirken die äußeren Darmmuskeln, welche die Peristaltik besorgen; sie machen die Zotte lang und gestreckt (F. Spee). Die Schleimhaut des Darmes ist reichlich mit wandernden Lymphkörperchen bzw. weißen Blutzellen erfüllt.

Auf den Zotten sitzt ein Zylinderepithel. Die Zellen dieses Epithels haben eine eigene Membran, einen Kern und ein fein granuliertes Protoplasma. Die freie, der Darmhöhle zugekehrte Wand dieser Zellen stellt, wie zuerst Henle beobachtet hat, einen hellen Saum dar, in dem Kölliker und Funke eine feine Streifung sahen, die sie als den Ausdruck von Porenkanälen deuteten, während es nach Brettauer und Steinach feine Stäbchen sind, die aus der Zelle hervorragen, ähnlich den Flimmerhaaren der Flimmerzellen. Nach neueren Untersuchungen haben wir es hier mit eigentümlich umgebildeten Flimmerzellen zu tun, deren Fortsätze aktiv vorgestreckt und wieder eingezogen werden können (v. Thanhoffer u. a.). Eine direkte Verbindung dieser Epithelzellen mit den Bindegewebszellen des Zottenparenchyms ist nicht nachweisbar.

Zwischen den Zylinderzellen sind noch hier und da becherförmige Zellen, „Becherzellen", gesehen worden, welche nur die Bedeutung von Schleimzellen besitzen, ohne zur Resorption irgendwie in Beziehung zu stehen.

Resorption der Fette. Das Fett, das aus dem Magen in großen Tropfen in den Dünndarm gelangt, wird dort zum größten Teile resorbiert, denn im Dickdarm findet man es nur in Spuren. Genauer kann man sich davon überzeugen, wenn man in den Dünndarm eines Hundes, den man kurz vor seinem Übergange in den Dickdarm unterbunden hat, eine abgemessene Menge von Neutralfett injiziert. Mit der zeitlichen Dauer und der injizierten Menge nimmt die Resorption des Fettes zu, doch hat die Aufnahme, wie die Untersuchungen von Boussingault an Enten und von Lenz an Katzen und Hunden lehren, eine bestimmte Grenze, welche nicht überschritten werden kann.

Es gibt also gewissermaßen ein Fett-Resorptionsmaximum, das bei verschiedenen Tiergattungen sehr verschieden ist, und das bei den einzelnen Individuen in einem bestimmten Verhältnis zum Körpergewicht steht. Übersteigt die Einfuhr von Fett in den Darmkanal dieses Resorptionsmaximum, so wird dasselbe unbenutzt mit den Exkrementen wieder ausgeschieden. Nach den Bestimmungen von Lenz resorbiert 1 kg Katze stündlich ca. 0·6 g Fett, junge Katzen resorbieren etwas mehr, im Mittel 0·92 g in der Stunde; nach Bidder u. Schmidt 1 g Hund 0·465 g. Boussingaults Enten verbrauchten stündlich ca. 0·8 kg Fett.

Ein achtzehnjähriges Mädchen (Beobachtungen an einer Lymph-Chylusfistel) resorbierte in 12 Stunden 25·1 g Fett von 41 g Lipanin (Olivenöl mit freier Ölsäure), welches sie mit der Nahrung genossen hatte; d. h. eine Resorption von 60%. Die Höhe derselben fällt in die fünfte Stunde. Von 17·2 g genossenen Rüböles wurden 0·69 g oder 56% resorbiert; auch hier findet die lebhafteste Aufnahme in der fünften Stunde statt. Von Hammelfett, das im Darm fest bleibt, werden 55% der genossenen Menge aufgenommen, d. h. etwa so viel wie aus dem flüssigen Fette, aber die lebhafteste Aufnahme fällt hier erst in die siebente bis achte Stunde (J. Munk u. Rosenstein).

Mechanik der Fettresorption. Wie oben auseinandergesetzt worden ist, hat der Eintritt der Galle und des pankreatischen Saftes in den Dünndarm zur Folge, daß die dort aus dem Magen angelangten Fette zum Teil verseift werden, einerseits durch die Galle, deren Alkali auf die in dem Nahrungsfett stets enthaltenen freien Fettsäuren wirkt und andererseits durch das spezifische Ferment des Pankreas. Diese Seifen besitzen in hohem Grade die Fähigkeit, Neutralfette zu emulgieren, d. h. in feinste Tröpfchen zu zerteilen und in diesem feinverteilten Zustande zu erhalten. Hierzu bedarf es keiner mechanischen Gewalt, sondern es bildet sich diese Emulsion sehr rasch im Moment, wo saures Fett mit Alkali (dünne Sodalösung) in Berührung gebracht wird (Gad).

Die Ursache dieser Emulsionsbildung liegt darin, daß die entstehende feste Seife sich in der angrenzenden wässerigen Flüssigkeit auflöst und sobald sie mit dem Öl in Berührung gekommen ist, sich an der Grenzfläche von Öl und wässeriger Flüssigkeit ausbreitet, wobei die ungelösten Seifenteilchen und anhängende Ölmassen mitgerissen werden. Hierbei werden Ölfäden in die wässerige Flüssigkeit hineingezogen, welche das Bestreben haben, eine möglichst kleine Oberfläche anzunehmen und kleinere oder größere Tropfen zu bilden. Dieser Vorgang kehrt periodisch wieder, weil bei der ursprünglichen Ausbreitung wieder frische Ölteilchen mit der Sodalösung in Berührung gebracht werden. Die abgespaltenen Öltröpfchen geben die Emulsion, die man bei Betrachtung des ganzen Vorganges in amöbenähnlicher Bewegung als Milch von dem Öltropfen ausstrahlen sieht. Die Bildung dieser Emulsion hängt ab (abgesehen von freier Fettsäure und einem bestimmten Alkaligehalte der umgebenden Flüssigkeit) von der Zähigkeit des Öles und der Löslichkeit der gebildeten Seife in der angrenzenden Flüssigkeit: zu große wie zu geringe Zähigkeit des Öles, nicht minder zu große oder zu geringe Löslichkeit der Seife in der umgebenden Flüssigkeit hindern die Emulsionsbildung. Mittlere Zähigkeit des Öles und mittlere Geschwindigkeit der Seifenlösung geben die beste Emulsion (G. Quincke).

Wenn man den Darm von Tieren, welche nicht lange vorher mit Fett gefüttert worden waren, am besten den Darm von noch säugenden Tieren, aus der Bauchhöhle heraushebt und leicht anspannt, so sieht man von dem Darmrohr innerhalb des Mesenteriums milchweiße Züge ausgehen, in denen wir die Milch- oder Chylusgefäße vor uns haben, deren weißes Aussehen von dem Reichtum an feinsten

Fetttröpfchen herrührt, welche aus dem Darme aufgenommen worden sind. Wenn man Profilschnitte der Darmwand unter dem Mikroskope betrachtet, so sieht man Epithelzellen der Zotten sowie von diesen ausgehende Züge, die nach dem zentralen Chylusraum der Zotte hinführen, mit feinsten Fetttröpfchen erfüllt. Der nähere Vorgang der Aufnahme des Fettes durch die Zylinderepithelien sowie der Weitertransport desselben in das zentrale Chylusgefäß ist noch dunkel. Sehr einladend ist die Annahme, daß die Epithelzellen wie amöboide Zellen funktionieren und die abwechselnde Erweiterung und Verengerung des zentralen Chylusgefäßes durch Aspiration den Weitertransport besorgen, wodurch das Fett schließlich in die größeren Chylusgefäße gelangt. Doch findet eine merkwürdige Auswahl insofern statt, als Farbstoffpartikelchen von gleicher Größe mit feinsten Fetttröpfchen nicht aufgenommen werden (Moleschott u. Marfels), während emulgierte Fette, welche ihres hohen Schmelzpunktes wegen im Darme fest bleiben, regelrecht resorbiert werden (J. Munk).

Nach einer anderen Ansicht (Pflüger) werden die Fette im Darme vollkommen zerlegt und als Fettsäuren bzw. Seifen resorbiert, wofür unter anderem auch die oben angeführte Tatsache verwertet werden kann, daß nach Ausschluß der Galle von der Verdauung so große Mengen von Fettsäuren in den Exkrementen erscheinen (Altmann). Da auch bei Fütterungen mit Fettsäuren das Fett in dem Chylus als Neutralfett erscheint, so muß man schließen, daß die aus der Darmhöhle resorbierten freien Fettsäuren in der Darmwand wieder zu Neutralfett ergänzt werden.

Eine Aufnahme des Fettes durch die Blutkapillaren findet nicht statt (Heidenhain u. a.); demgemäß ist auch der Gehalt des Pfortaderblutes an Fett nicht vermehrt.

Resorption der Eiweißstoffe. Die Eiweißstoffe, welche im Magen und Dünndarm in Peptone umgewandelt werden, müssen im Dünndarm resorbiert worden sein, da sowohl sie selbst, als auch unverändertes Eiweiß nur in geringer Menge im Dickdarm gefunden werden.

Man könnte, gleichwie beim Fett, die resorbierte Peptonmenge durch Untersuchung des Pfortaderblutes und des Inhaltes der Chylusgefäße zu bestimmen versuchen; indes sind dieselben auffallenderweise im Chylus gar nicht, und im Blute nur in Spuren anzutreffen (Schmidt-Mülheim); hingegen findet man sie regelmäßig in der Schleimhaut des Magens und Dünndarms; namentlich an letzterem Orte erkennt man ein gesetzmäßiges Ansteigen bis zur siebenten Stunde nach erfolgter Nahrungsaufnahme mit darauffolgendem Absinken. Läßt man Stücke von Mägen, welche verdauenden Hunden entnommen wurden, bei 40° C. einige Zeit liegen, so können die Peptone daraus schon nach $^1/_2$ Stunde verschwunden sein. Daraus folgt, daß der Magenwand die Fähigkeit zukommt, Peptone zu assimilieren (ebenso der Darmwand). Die Leukocyten, welche man in der Darmwand während der Verdauung vermehrt findet, sollen die Rückbildung des Peptones bewirken (HOFMEISTER), was aber bestritten wird, denn Pepton wird weder in den Lymphdrüsen noch in den Lymphwegen erkennbar verändert (SHORE). Nach einer anderen Auffassung sollen die Peptone in der Darmwand durch das Erepsin weiter gespalten und soll aus den einfacheren Produkten wieder Eiweiß aufgebaut werden. Bezeichnenderweise findet man das Erepsin reichlicher in der Darmschleimhaut, als im Darmsekret (O. COHNHEIM).

Die weiteren Abzugswege für die resorbierten Eiweißsubstanzen bilden die Blutbahnen, da man die Chylusflüssigkeit trotz gefütterten Eiweißes an letzterem nicht vermehrt findet.

Auch die Resorption von Eiweiß im Dünndarm hat eine Grenze, die bei verschiedenen Individuen verschieden groß ist; alles Eiweiß, das diese Grenze überschreitet, wird nicht resorbiert, sondern mit den Exkrementen ausgestoßen.

Resorption der Kohlehydrate. Die Resorption der Kohlehydrate scheint im wesentlichen in der Form von Traubenzucker zu erfolgen, in welchen sie im Darmkanal erst übergeführt werden. So werden sie sämtlich rasch, wenn auch mit verschiedener Geschwindigkeit, resorbiert. Der Zuckergehalt des Chylus erscheint nach beliebiger Nahrung sowie im Hunger etwa gleich groß, so daß derselbe nicht aus dem Darme, sondern aus der Lymphe zu stammen scheint; doch findet man nach Zuckernahrung Spuren von Milchsäure im Chylus. Dagegen wird das Pfortaderblut während der Verdauung von Kohlehydraten reicher an Zucker (v. MERING). Es gelangt demnach der Zucker auf dem Wege durch die Blutgefäße in die Blutbahn, nicht aber durch die Chylusgefäße. Bei übergroßer Zuckerzufuhr zum Darm erscheint Zucker im Harn (alimentäre Glykosurie — Grenzwert: 250—300 g), was bei der Zufuhr von Amylaceen niemals der Fall ist.

Resorption der anorganischen Substanzen. Wasser kann in unbeschränkter Menge im Darme resorbiert werden. Nicht ebenso unbeschränkt können Salzlösungen aufgenommen werden, schon nach 1—2 Wassergläsern von Kochsalzlösungen stellt sich Magendrücken ein und verbietet den weiteren Genuß desselben. Eingehendere Versuche über diese Resorption wurden teils in abgebundenen Darmschlingen, teils in THIRY-VELLAschen Fisteln gemacht. Hierbei fand man, daß eine Kochsalzlösung von 0·25% rascher resorbiert wird als Wasser; eine solche von 0·5% so rasch wie Wasser. Bei höherer Konzentration nimmt die Resorption ab, und bei 2—10% findet sogar lebhafte Sekretion statt. Die Kalisalze verhalten sich ganz ähnlich, aber obgleich sie durch Membranen leichter diffundieren, werden sie im Darme weniger gut resorbiert als die Natriumsalze. Verdünnte Säuren werden leicht resorbiert, aber stets findet eine Neutralisation statt, so daß sie als Salze zur Resorption gelangen. Das Jejunum resorbiert besser als das Ileum (Lenbuscher).

In den Versuchen mit der Thiry-Vellaschen Fistel wurde beobachtet, daß bei Injektion von Salzlösungen stets Resorption und Sekretion nebeneinander hergehen; so z. B. fördern mäßige Kochsalzmengen sowohl Resorption wie Sekretion, während die Mittelsalze durch vermehrte Sekretion unabhängig von der Peristaltik ihre abführende Wirkung entfalten.

Was den Weg anbetrifft, auf dem Wasser und alle darin gelösten Substanzen (wie Zucker, Peptone und Salze) resorbiert werden, so sind es die der Oberfläche der Zotte zunächst liegenden Blutkapillaren, von denen sie aufgenommen werden. Durch ein eigentümliches Fixationsverfahren (Einführung einer Methylenblaulösung in eine Darmschlinge) konnte besonders der Weg, den das Wasser nimmt, verfolgt werden. Hierbei zeigte sich, daß das Wasser teils durch die Zylinderzellen selbst, teils zwischen den Zellen passiert, wobei man öfter neben einer Anzahl resorbierender eine Zahl untätiger Zellen antrifft. Nur wenn der Darm mit jenen Substanzen überschwemmt wird, können auch kleine Mengen durch die Chylusgefäße aufgenommen werden (Heidenhain). Man findet also unter normalen Verhältnissen Wasser und alle darin gelösten Substanzen (ausgenommen Pepton!) in der Pfortader wieder, während resorbiertes Fett im Ductus thoracicus anzutreffen ist.

## Resorption im Dickdarm.

Bei der normalen Resorption pflegt der eigentlich resorptionsfähige Teil des Darminhaltes zum größten Teile schon im Dünndarm resorbiert zu werden; im Dickdarm werden nur noch größere oder geringere Wassermengen resorbiert, durch deren Abgabe der Dickdarminhalt an Festigkeit gewinnt. Der Dickdarm besitzt aber an sich ebenfalls die Fähigkeit, Eiweiß, bzw. Pepton, zu resorbieren, wie aus Leubes Untersuchungen hervorgeht. Wenn man nämlich klein gehacktes Fleisch mit Pankreasinfus versetzt und dies Gemisch

(„Nahrungsklistier“) per anum in den Dickdarm einführt, so werden nachweisbare Mengen dieses Ernährungsmateriales aufgenommen, denn der Stickstoffgehalt des Individuums nimmt, wenn es sich im Zustande des Stickstoffhungers (s. unten) befindet, bedeutend zu.

Ein Zusatz von Fett zu diesem Präparat beeinträchtigt nicht nur nicht die Resorption, sondern das Fett wird auch, wenn es nicht ca. $^1/_6$ des eingespritzten Fleischquantums übersteigt, vollständig verdaut. In genaueren Versuchen fand man, daß von Fett, welches in Emulsionsform in das Rectum injiziert wurde, wenigstens 3—5% resorbiert worden waren (J. Munk u. Rosenstein). Dagegen ruft der Zusatz von Amylum, das unter dem Einflusse des Pankreas in Zucker umgesetzt wird, leicht Diarrhöe hervor.

Die Aufnahme des Eiweißes aus dem Fleische geschieht wahrscheinlich zum größten Teil als Pepton, in das es durch das miteingespritzte Pankreasinfus umgewandelt werden kann, zum geringsten Teil wohl als Eiweiß selbst.

Schon früher hatten Voit u. Bauer gefunden, daß ins Rectum injizierte Peptonlösungen zur Resorption gelangten, denn an dem Tage der Injektion zeigten Hunde, die bisher gehungert hatten, eine beträchtliche Zunahme der Harnstoffausscheidung.

Resorption der Verdauungssäfte. Die Menge der Verdauungssäfte, welche täglich in den Verdauungskanal ergossen werden, schätzen Bidder u. Schmidt auf 10 kg mit ca. 3% an festen Bestandteilen. Diese Flüssigkeiten werden wahrscheinlich zum größten Teile wieder resorbiert und durchlaufen so einen „intermediären Kreislauf“ im Digestionskanal. Was den Verbleib der wesentlichen Bestandteile der Verdauungssäfte betrifft, so findet man im Harne sicher Ptyalin, regelmäßig, aber in schwankender Menge, Pepsin. Die Schwankungen im Pepsingehalte gehen parallel der Sekretion des Magensaftes im Fundusteile (Grützner u. Sahli). Trypsin wird vom Harn zerstört. Ausgedehnter ist die Kenntnis über die weiteren Schicksale der Galle, insbesondere der Gallensäuren und des Farbstoffes. Während im Dünndarme sich immer noch unveränderte Galle nachweisen läßt, findet man im Dickdarme nur Zersetzungsprodukte derselben, nämlich Cholalsäure, Dyslysin, Cholestearin und einen veränderten Farbstoff (Bilihumin), der die Orangefarbe des Dünndarminhaltes in die braune Färbung des Dickdarminhaltes verwandelt hat und nicht die Gmelinsche Reaktion gibt; dagegen findet man niemals Taurin, Glycin oder Taurocholsäure (Hoppe-Seyler). Die Galle erleidet demnach im Darme Umwandlungen, welche zwar schon im untersten Teile des Dünndarmes beginnen, aber erst im Dickdarme vollständig werden. Die

Reste von Gallenbestandteilen, die man im Dickdarme vorfindet, entsprechen aber durchaus nicht der ganzen in den Darm ergossenen Galle, vielmehr sollen $^7/_8$ davon wieder resorbiert werden, während nur $^1/_8$ mit den Exkrementen den Darm verläßt (Bidder und Schmidt).

Ob diese resorbierten Gallenmengen in unverändertem Zustande ins Blut gelangen, ist nicht bekannt.

Wie die Darmschleimhaut vermögen auch andere Schleimhäute (Conjunctiva des Auges, Schleimhaut des Respirationsorganes, Schleimhaut der Genitalien) gelöste Substanzen zu resorbieren.

---

## Anhang.

### 1. Die Exkremente und deren Entleerung.

Der Inhalt des Darmkanales wird durch allmähliche Resorption seiner gelösten Bestandteile und durch Fäulnisprozesse, die von Bakterien, namentlich im Dickdarme bewirkt werden, vollständig verändert. Im Rectum findet man die Reste, welche im wesentlichen alle diejenigen Stoffe enthalten, die an sich unlöslich sind oder aus irgend einem anderen Grunde nicht zur Lösung und Resorption gebracht werden konnten. Man nennt diese Massen, den Inhalt des Rectums, Exkremente oder Kot, Fäces, die normal stets saure Reaktion, eine von den Gallenfarbstoffen herrührende braune Färbung und einen durch Skatol verursachten unangenehmen Geruch besitzen.

Die Exkremente enthalten: 1) unverdaute oder unverdauliche Bestandteile der aufgenommenen Nahrung, z. B. Kaseïnklümpchen, Stärke, Pflanzenreste, namentlich Zellulose, sowie Muskelfasern, elastische Fasern, Bindegewebsteile usw.; 2) nicht resorbierte Verdauungssäfte, z. B. Schleim, Cholalsäure, Gallenfarbstoffe, Cholestearin usw.; 3) Produkte der Darmfäulnis, z. B. Skatol, Indol, Purinkörper, flüchtige Fettsäuren; 4) zahlreiche Bakterienarten.

Bei Säuglingen, deren Exkremente durch Gallenfarbstoff normal hellbraun gefärbt sind, verändert sich diese Farbe schon bei geringen Digestionsstörungen in Grün; die Ursache dieser Veränderung ist unbekannt.

Die Mengen von Exkrementen, welche in 24 Stunden entleert werden, müssen nach der Qualität und Quantität der täglichen Nahrung außerordentlich schwanken. Bei einer ausreichenden Ernährung, in der das Verdauungsmaterial möglichst ausgenutzt wird, werden nach BISCHOFF u. VOIT Exkremente ausgeschieden, welche nur geringste Reste unverdauter Stoffe enthalten. Bei gewöhnlicher Kost gibt ein Mensch in 24 Stunden 120—150 g mit 30—37 g Trockensubstanz ab. Nach Brotfütterungen werden sehr große Mengen von Exkrementen entleert, an festen Bestandteilen betragen sie $^1/_8$—$^1/_6$ von denen der Einnahmen. Stärke, der Fleischnahrung zugesetzt, vermehrt die Exkrementmengen, in denen man, wie nach Brotfütterung, unverdaute Stärke vorfindet. Reiner Zucker, dem Fleische beigemischt, erzeugt leicht Durchfälle; in den dünnflüssigen Entleerungen findet man Zucker. Zusatz von Leim zum Fleisch vermehrt die Exkrementmenge nicht.

Entleerung der Exkremente (Defäkation). Die Exkremente werden durch peristaltische Bewegungen des Dickdarmes, bzw. des Rectums, weiterbefördert, um nach Erschlaffung des willkürlichen Sphincter ani externus ausgestoßen zu werden (Zurückgehalten wird der Darminhalt im Rectum durch die tonische Kontraktion der Mm. Sphincter ani externus und internus). Die Exkremente selbst geben wahrscheinlich den Reiz ab für die Entstehung der peristaltischen Bewegungen und erzeugen durch die Ausdehnung des Mastdarmes den Drang zur Stuhlentleerung. Die Peristaltik des Rectums reicht zur Defäkation immer nur dann aus, wenn die Exkremente weich genug sind; sind sie aber konsistenter, so tritt die willkürliche Tätigkeit der Bauchpresse hinzu, durch welche die Bauchhöhle verengert und die Fortschaffung gefördert wird. Doch kann die Bauchpresse nur dann wirksam sein, wenn das Rectum und das S romanum gefüllt sind, denn auf den Inhalt des Rectums allein kann die Bauchpresse nicht wirken, da das Rectum größtenteils außerhalb der Bauchhöhle liegt; auf das S romanum kann eine Wirkung zwar ausgeübt werden, aber eine Fortbewegung seines Inhaltes wird nicht stattfinden, weil der Druck die Wände des Darmes gegeneinander preßt und so den Inhalt vom Rectum absperrt.

## 2. Die interstitielle Resorption.

Man versteht unter „interstitieller Resorption" die Aufnahme von Flüssigkeiten in das Blut durch die Interstitien der Gewebe. Unter physiologischen Verhältnissen handelt es sich hierbei stets nur um die Aufsaugung der Flüssigkeiten, welche sich in den Parenchymen der Organe befinden. Künstlich wird eine interstitielle Resorption dann hervorgerufen, wenn man Flüssigkeiten in das Parenchym von Organen (Haut, Muskel usw.) injiziert, indem eine fein zugespitzte und geschärfte Kanüle (Stichkanüle) in sie eingestoßen wird (auf der interstitiellen Resorption beruht so die Methode, durch „subkutane oder hypodermatische Injektionen" dem Körper gelöste Substanzen einzuverleiben).

Die interstitielle Resorption findet auf zwei Wegen statt, sowohl durch die Blutgefäße als durch die Lymphgefäße, wie aus den oben (S. 162) mitgeteilten Versuchen von Magendie hervorgeht. Der Strom, welcher aus den Geweben direkt in das Blut fließt, ist aller Wahrscheinlichkeit nach ein Diffusionsstrom, der weiterhin noch näher betrachtet werden soll. Hier handelt es sich wesentlich um die Frage nach der Aufsaugung durch die Lymphgefäße, deren Beantwortung vollständig mit der anatomischen Untersuchung der Anfänge der Lymphgefäße zusammenfällt.

Die Wurzeln der Lymphgefäße. Die Wurzeln der Lymphgefäße befinden sich in dem Bindegewebe, das überall zwischen den Gewebselementen verbreitet ist, und zwar sind es die kanalartigen „Lücken" zwischen den sich kreuzenden Bindegewebszügen selbst, welche netzförmig miteinander anastomosieren (Ludwig, Tomsa, His u. a.); sie sind zwar wandungslos, besitzen aber ein Endothel aus polygonalen, kernhaltigen Zellen, deren Konturen sich durch Silbernitrat schwarz färben (v. Recklinghausen). Virchow verlegte die Wurzeln der Lymphgefäße in die Interstitien des Bindegewebes selbst, indem er angab, daß die Bindegewebskörperchen, welche selbst hohl wären, durch ihre Ausläufer miteinander sowohl, als mit den „Lücken" kommunizieren und die Anfänge der Lymphgefäße darstellen. Weiterhin hat v. Recklinghausen gefunden, daß in der Grundsubstanz des Bindegewebes Spalten vorhanden sind, die er „Saftkanälchen" nennt, welche mit jenen Lücken in Verbindung stehen und die eigentlichen Wurzeln der Lymphgefäße darstellen. Virchows sternförmige Bindegewebskörperchen aber liegen wandständig innerhalb dieser Saftbahnen.

Da nun die Lymphgefäße mit ihren Wurzeln überall in den Geweben vorhanden sind, so befindet sich die Parenchymflüssigkeit oder eine mit Stichkanüle injizierte Flüssigkeit immer schon in den Anfängen der Lymphgefäße, aus denen sie unter dem Einflusse des Blutdruckes (s. unter Lymphbewegung) fortgeschafft wird.

Genauer bekannt ist die interstitielle Resorption in den Sehnen und Fascien. Dieselben besitzen ein doppeltes lymphatisches Kanalsystem, die beide miteinander in Verbindung stehen: das äußere auf der der Haut und das innere auf der dem Muskel zugewandten Seite. In injiziertem Zustande erscheinen die Lymphgefäße an der inneren Seite als Streifen, die den Fibrillenbündeln entlang laufen und nur selten durch Querstreifen verbunden sind, während das äußere Netz strickleiterartige Bildungen aufweist (die Längsstreifen sind durch Querstreifen verbunden). Diese Lymphgefäßnetze lassen sich auch natürlich injizieren, wenn man eine Aponeurose über die weite Mündung eines Trichters spannt, einige Tropfen Injektionsmasse (Alkaninlösung) auf ihre nach oben gerichtete Fläche tropft und durch rhythmisch wiederholtes Saugen von der engen Öffnung des Trichters her die Luft innerhalb des Trichters verdünnt. So füllt sich das innere Lymphgefäßnetz, von dem aus die Füllung in das äußere Netz und endlich zu den größeren Lymphgefäßen fließt (Ludwig u. Schweigger-Seydel, Genersich).

Um den Einfluß der Muskelbewegungen auf die Resorption zu ermitteln, wurde durch den ganzen Hinterteil eines eben getöteten Hundes defibriniertes Blut geleitet und die Menge von Lymphe bestimmt, welche in bestimmter Zeit aus dem Ductus thoracicus ausfloß, sowohl wenn die Glieder bewegt wurden, als wenn sie in Untätigkeit blieben. Jedesmal nahm nun infolge der Bewegung die abgeflossene Lymphmenge bedeutend zu, und zwar handelt es sich, da passive Bewegungen denselben Erfolg haben, um gesteigerte Fortschaffung von schon vorhandener, nicht sowohl um Bildung neuer Lymphe (Genersich).

Dieser Einfluß der Muskelbewegungen auf die Resorption der Lymphe erklärt die Tatsache, daß gelähmte Glieder häufig „wassersüchtig" (hydropisch) werden; während nämlich die Lymphbildung ungestört fortdauert, ist die Fortschaffung derselben durch den Ausfall der Bewegungen beträchtlich verringert, ein Mißverhältnis, das sich durch passive Bewegungen des Gliedes würde ausgleichen lassen.

In dem Peritoneum finden sich, wie v. Recklinghausen gefunden hat, freie Öffnungen, durch welche die Lymphgefäße, zunächst die des Centrum tendineum des Zwerchfelles der peritonealen Seite, mit der Bauchhöhle kommunizieren. Die Öffnungen sind doppelt so groß wie rote Blutkörperchen. Durch diese Öffnungen konnte nun v. Recklinghausen die Lymphgefäße natürlich injizieren, indem er das Zwerchfell eines eben getöteten Kaninchens über ein Glasrohr so spannte, daß die peritoneale Seite des Centrum tendineum nach der offenen Seite des Glasrohres schaute. Als nun das Glasrohr mit Milch gefüllt war und durch abwechselndes Steigen und Wiederaufrichten des Glasrohres der Druck auf das Zwerchfell variiert wurde, füllten sich sehr bald die Lymphgefäße mit den Milchkügelchen. Die Lymphgefäße der peritonealen Seite des Zwerchfelles stehen in direkter Verbindung mit denen der Thoraxseite des Zwerchfelles, und Flüssigkeiten können auf diesem Wege von der Bauch- in die Brusthöhle gelangen. Der Eintritt der Flüssigkeiten in die Öffnungen wird begünstigt durch die Atembewegungen, indem bei jeder Inspiration der Inhalt der Bauchhöhle unter höheren Druck versetzt wird, während der Pleuraraum negativen Druck besitzt.

Ebensolche offene Mündungen der Lymphgefäße haben Schweigger-Seydel u. Dogiel in dem Peritoneum (paradorsaler Lymphsack) des Frosches aufgefunden.

Auch in der Pleura findet man Lymphgefäße, welche mit dem Pleuraraum kommunizieren (Dybkowsky). Man unterscheidet ein oberflächliches und ein tief gelegenes Lymphgefäßnetz. Das oberflächliche Netz liegt in einer Schicht von lockeren, weitmaschigen Bindegewebsbalken, deren Innenseite von dem Epithel der Pleura bekleidet ist, das sich brückenartig über die Maschen wegspannt. In diesem Epithel bleiben Lücken, welche zu den Lymphräumen führen, die demnach zwischen dem eigentlichen Bindegewebe der Serosa und dem Epithel liegen.

Eine Resorption von flüssigen (und feinkörnigen) Stoffen kann nur während der Inspiration stattfinden, wo die Lymphgefäße klaffen, aber nicht während der Exspiration, da die Lymphräume verschwinden, indem die Innen- und Außenwandung sich einander nähern.

## 3. Die Resorption durch die Haut.

Daß die Haut imstande ist, Gase durchzulassen, ist schon oben bemerkt (s. S. 106). Es können aber nicht allein Sauerstoff und Kohlensäure, wie es physiologisch geschieht, die Haut durchdringen, sondern auch tödlich wirkende Gase, wie Kohlenoxyd und Blausäure; ebenso Schwefelwasserstoffgas, dessen Anwesenheit im Unterhautbindegewebe sich auf Hautquerschnitten durch Bleisalze nachweisen läßt. Es folgt daraus weiter, daß alle diejenigen Substanzen von der Haut aufgenommen werden, welche leicht verdampfen, wie Terpentinöl, Alkohol, Chloroform, Äther usw., die also nicht als Flüssigkeiten, sondern als Dämpfe resorbiert werden. Daß ferner Substanzen durch die Haut treten können, welche sie anätzen, ist selbstverständlich, ebenso selbstverständlich erscheint die Aufnahme von Substanzen, welche in die Haut in Salbenform eingerieben werden und chemische Verbindungen eingehen, welche die Haut ätzen, wie es wahrscheinlich von dem Quecksilber ist, das in der grauen Salbe in die Haut eingerieben sich in ätzendes Sublimat umwandelt (Voit).

Viel schwieriger ist die Beantwortung der namentlich für die Balneotherapie wichtigen Frage, ob Wasser und in Wasser gelöste indifferente Salze, die weder verdampfen noch die Haut ätzen, zur Resorption gelangen. Krause, der abgeschnittene Hautstücke auf ihr endosmotisches Vermögen prüfte, fand sie für solche indifferente Lösungen vollkommen undurchgängig. Weiterhin wurden im wesentlichen zwei Wege betreten, auf denen man die Beantwortung jener Frage anstrebte. Man setzte Personen in einfache Wasserbäder und untersuchte, ob man nach dem Bade eine Gewichtszunahme gegen das Gewicht der Person vor dem Bade konstatieren konnte. Oder man setzte sie in Bäder, welche Stoffe in Lösung enthielten, von denen man wußte, daß sie nach ihrer Resorption vom Darm aus sehr schnell in die Ausscheidungen des Blutes, namentlich den Harn, übergehen und dort durch scharfe Reaktionen leicht nachweisbar sind. Die erste Methode kann durchaus keine brauchbaren Resultate geben, weil die Massen, welche gewogen werden, im Vergleich zu den Mengen, die vielleicht aufgenommen werden, viel zu groß sind, um auf hinreichend feinen Wagen gemessen werden zu können. Dagegen verspricht der zweite Weg mehr Erfolg. Man benutzte Bäder von Jodkalium (das reichlich durch den Harn ausgeschiedene Jod ist selbst in Spuren durch Stärkekleister leicht und sicher nachweisbar) und fand in der Tat bei Personen, welche einige Zeit in einem solchen Bade zugebracht hatten, Jod im Harn. Indessen war möglich, daß das Jod mit der Atmungsluft durch die Lungen in das Blut gelangt sei aus den Mengen, welche von der Oberfläche des Bades langsam verdunsteten. Als die Oberfläche des Bades mit einer undurchdringlichen Ölschicht überzogen wurde, war in dem Harn Jod nicht mehr nachweisbar (Lehmann, Braune).

Endlich wurde noch ein dritter Weg betreten, indem man nämlich den Bädern Substanzen, zum Teil Alkaloide zusetzte, deren Anwesenheit im Blute sich jedesmal durch ihre spezifischen Wirkungen auf den Organismus leicht erkennen lassen. Erfahrungsgemäß ist bekannt, daß man sehr intensiv wirkende Gifte, wie Strychnin, Atropin, Curare u. a. auf die Haut tropfen kann, ohne davon Wirkungen zu sehen. Indessen ist das kein Beweis gegen ihre Aufnahme, denn da a priori anzunehmen ist, daß die Resorption durch die Haut wegen ihrer verhornten Epidermisschicht eine nur geringe ist, können jene Substanzen immer nur in sehr kleinen Mengen ins Blut aufgenommen werden, und wenn sie bald wieder durch den Harn abgeschieden werden, niemals im Blute sich zu solcher Menge ansammeln, daß sie ihre Wirkung auf den Organismus entfalten könnten.

Neuere Versuche von Chrczonszewsky scheinen in der Tat mehr Erfolg gehabt zu haben. Derselbe brachte den Rumpf lebender geschorener Hunde und Kaninchen in Bäder von starken Giftlösungen aus Nikotin, Strychnin, Atropin usw., nachdem er ihnen vorher die Anal- und Genitalöffnungen verklebt hatte, um eine Resorption von diesen Stellen aus zu vermeiden; der Kopf wurde über dem Bade befestigt und das Bad selbst mit Öl übergossen, um jenen oben erwähnten Fehler zu vermeiden. Jedesmal entstanden nach kurzer Zeit die entsprechenden Vergiftungserscheinungen, zum Beweise, daß eine Aufnahme der Alkaloide durch die unversehrte Haut stattgefunden hat. Wurde dem Badewasser ein Farbstoff, wie Indigkarmin beigemischt, so entleerten die Versuchstiere nach mehreren Stunden blauen Harn. Auch ließ sich gelbes Blutlaugensalz, in dem die Versuchstiere mehrere Stunden verweilt hatten, in den Hautgefäßen nachweisen, wenn ein Eisensalz in die Hohlvene injiziert wurde: der Inhalt der Hauptgefäße war dunkelblau. Nach einem Bade von karminsaurem Ammoniak ließ sich der Farbstoff auf seinem Wege durch die Haut verfolgen: zuerst findet man den Farbstoff diffus in der Epidermis, dann im Rete Malpighi und den Hautdrüsen, nach längerer Zeit auch im Bindegewebe in bestimmter, den Lymphgefäßen entsprechender Anordnung. Endlich brachte derselbe Forscher einen Menschen in ein Sitzbad, dem ein

Digitalisinfus zugesetzt war: nach einiger Zeit konnte er an der Person deutlich eine Verlangsamung des Pulses nachweisen.

Ebenso konnte RÖHRIG Jod, das er durch einen Zerstäubungsapparat auf seinen Arm applizierte, nach kurzer Zeit im Harne auffinden.

Man hat endlich auch Lithium durch die Haut durchtreten sehen, welches in Salbenform in die Haut eingerieben wurde ($^1/_2$ g eine halbe Stunde lang); ebenso wenn man eine 10 $^0/_0$ wässerige Lösung von Chlorlithium eine halbe Stunde lang mit einem Pinsel auf die Haut auftrug. Beide Male fand man Lithium im Harn (PASCHKIS u. OBERMAYER).

Alle diese Versuche würden dartun, daß Flüssigkeiten durch die unversehrte Haut aufgenommen werden können, doch scheint im allgemeinen eine länger dauernde Einwirkung nötig zu sein, so daß es immer fraglich bleibt, ob Vollbäder von der gewöhnlichen Zeitdauer hierfür ausreichen.

## § 3. Chylus und Lymphe.

### I. Der Chylus.

Unter Chylus versteht man die milchartige, undurchsichtige Flüssigkeit, welche sich während der Verdauung in den Chylusgefäßen befindet. Letztere nehmen ihren Anfang in den Darmzotten und bilden innerhalb des Dünndarms ein vielfach verzweigtes Röhrensystem. Sie durchsetzen weiterhin die mesenterialen Lymphdrüsen und münden endlich in den Ductus thoracicus, der seinen Inhalt in die linke Vena subclavia ergießt. In den Ductus thoracicus ergießen sich aber auch die sämtlichen Lymphgefäße des Körpers, so daß derselbe den Chylus niemals allein, sondern mit der Körperlymphe (s. unten) vermengt zu enthalten pflegt. Trotzdem verdankt man die Kenntnis der chemischen Zusammensetzung und der sonstigen Eigenschaften des Chylus hauptsächlich der Untersuchung des Inhaltes aus dem Ductus thoracicus, weil die direkt aus den Chylusgefäßen aufgenommenen Mengen zur Untersuchung nicht ausreichen. Man führt eine Korrektur dieses unvermeidlichen Fehlers dadurch ein, daß man den Inhalt des Ductus thoracicus während einer Verdauung und im Hungerzustande untersucht und das Resultat dieser beiden Untersuchungen miteinander vergleicht. Da die Chylusgefäße während des Hungerns keinen Chylus enthalten, sondern nur die Darmlymphe, indem sie gleichzeitig als Lymphgefäße des Darmes fungieren, so gibt diese vergleichende Untersuchung das wahrscheinlich richtigste Bild von der Beschaffenheit des Chylus.

Der Chylus aus dem Ductus thoracicus ist von milchig-opalisierender Färbung, von etwas salzigem Geschmack und schwach alkalischer Reaktion mit einem spez. Gewicht von 1·018—1·025. Bringt man einen Tropfen unter das Mikroskop, so unterscheidet man darin folgende morphotische Bestandteile: 1) Chyluskörperchen, die den Lymphkörperchen und also auch mit den farblosen Blutkörperchen identisch sind; 2) spärliche rote Blutkörperchen, die man schon in den feinsten Chylusgefäßen unterscheiden kann, wenn man das Mesenterium eines chloroformierten jungen Kaninchens unter das Mikroskop legt (Kühne), 3) Fetttröpfchen in sehr großer Zahl, in überwiegender Menge aber staubförmig fein verteilt.

Der dem Ductus thoracicus entnommene Chylus gerinnt nach kurzer Zeit, aber das Gerinnsel ist viel lockerer als das des Blutes, und der Faserstoff löst sich in Salzlösungen leichter als der Blutfaserstoff. Nach Al. Schmidt wird seine Gerinnung durch Zusatz defibrinierten Blutes beschleunigt; das vom Gerinnsel abgegossene Serum gerinnt neuerdings. An chemischen Bestandteilen enthält das Chylusplasma im allgemeinen dieselben Substanzen wie das Blut, stets nur in geringerer Menge, also: 1) Albumin und Fibrin; 2) Fette und Fettseifen. Das Neutralfett in feinsten Tröpfchen, die mit Seifenhüllen umgeben sind, deren Entstehung in der oben (S. 165) angedeuteten Weise zu denken ist; 3) Extraktivstoffe, darunter Zucker, Harnstoff und milchsaure Alkalien; 4) anorganische Salze, Chloralkalien und phosphorsaure Alkalien; 5) Wasser. Die Albumine sind dieselben wie die des Blutes: a) Serumeiweiß; b) Serumglobulin; c) Natronalbuminat. Der Zucker bildet einen konstanten Bestandteil des Chylus, in dem er aber stets nur in sehr geringen Mengen enthalten ist. Von der Regel, daß im allgemeinen im Chylusplasma dieselben Substanzen wie im Blute, aber in geringerer Menge, vorhanden sind, ist nur das Fett ausgenommen, dessen Menge im Chylus bedeutend größer als im Blute ist (vgl. weiterhin „Lymphe“).

Änderungen des Chylus, und zwar quantitative, kommen unter bestimmten Bedingungen vor: 1) ist seine Zusammensetzung etwas anders, bevor und nachdem er die Lymphdrüsen passiert hat; während nämlich vor den Lymphdrüsen die Anzahl seiner Lymphzellen eine sehr geringe ist, hat ihre Zahl, nachdem er die Lymphdrüsen durchströmt hat, bedeutend zugenommen, die er nur aus den Lymphdrüsen erhalten haben kann. Die Zunahme des Fibrins nach dem Passieren der Lymphdrüsen ist zweifelhaft. 2) Ändert sich der Chylus mit der Art der Nahrung; bei Fleischnahrung, besonders aber bei fettreicher Nahrung nimmt sein Gehalt an Fett bedeutend zu; ob dagegen Kohlehydrate eine Fettvermehrung bedingen, ist nicht bewiesen.

**Bildung und Bedeutung des Chylus.** Während die Albumine und das Fett des Chylus ohne Zweifel aus dem Darm resorbiert sind, erscheint es sehr wahrscheinlich, daß das Fibrin aus dem Blutplasma (indem es aus den Blutgefäßen transsudiert und von den Chylusgängen aufgenommen worden ist) und der Lymphe stamme. Ebenso scheint der Zucker aus der Lymphe zu kommen. Die Chyluskörperchen bzw. Lymphzellen verdanken ihre Entstehung den Lymphdrüsen, aus denen sie durch den Chylusstrom ausgespült werden.

Was die Bedeutung des Chylus betrifft, so enthält er einen großen Teil der Substanzen, welche bestimmt sind, das Blut immer wieder zu regenerieren, besonders Fett und wohl auch Eiweiß. Da er gleichzeitig auch die Darmlymphe führt, so übermittelt er dem Blutstrom auch noch Stoffe der regressiven Metamorphose, wie sie in den Geweben sich gebildet haben, und die, um aus dem Organismus entfernt werden zu können, nochmals den Blutstrom passieren müssen.

## II. Die Lymphe.

Die Lymphe, der Inhalt der Lymphgefäße, besteht aus der durch die Wand der Blutkapillaren transsudierten Gewebsflüssigkeit, verringert um die Ernährungsstoffe, welche die Gewebszellen an sich gezogen haben. Sie wird von den Wurzeln der Lymphgefäße aufgenommen und weiterhin ebenso wie der Chylus in den Ductus thoracicus geführt, um dem Blutstrom einverleibt zu werden (unter anderem ist deutlich, daß die Lymphe an verschiedenen Stellen des Körpers eine verschiedene Zusammensetzung zeigen muß).

Man gewinnt die Lymphe (wie schon oben bemerkt) aus dem Ductus thoracicus nüchterner Tiere oder den größeren Lymphstämmen der Extremitäten, z. B. von Pferden. Die Lymphe ist eine wasserhelle oder schwach bläulichweiße Flüssigkeit von salzigem Geschmack und reagiert schwach alkalisch. Spezifisches Gewicht 1·017 bis 1·023. An morphotischen Elementen enthält sie: 1) Lymphkörperchen, die den weißen Blutkörperchen identisch sind; 2) Fetttröpfchen, aber gegenüber dem Chylus in verschwindend geringer Anzahl, daher ihre von jenem so abweichende Farbe; die Fetttröpfchen besitzen ebenfalls Seifenhüllen.

Was die chemischen Bestandteile der Lymphe betrifft, so enthält sie: 1) Serumalbumin und Fibrin (ist also gerinnungsfähig); 2) Fette, Seifen und Cholestearin; 3) Extraktivstoffe, darunter Zucker, Leucin und Harnstoff; 4) von den anorganischen Salzen des Blutes

Chlornatrium, phosphorsaure und schwefelsaure Alkalien; außerdem kohlensaure Alkalien; sie ist also in ihrer Zusammensetzung dem Blutplasma sehr ähnlich.

In der Lymphe finden sich Gase, und zwar vornehmlich Kohlensäure, während freier Sauerstoff nur in Spuren in ihr enthalten ist. Nach den Bestimmungen von LUDWIG finden sich 40·32 Volumprozent $CO_2$, teils fest an Natron gebunden, teils in locker gebundener auspumpbarer Form.

Änderungen der Lymphe treten ebenfalls auf ihrem Wege zum Blute auf; die wesentlichste ist auch hier die, daß nach dem Durchtritt durch die Lymphdrüsen die Anzahl der Lymphzellen sich bedeutend vermehrt hat. Ferner ist die Extremitätenlymphe quantitativ etwas anders zusammengesetzt als die der Rumpforgane, und zwar ist die Extremitätenlymphe wasserreicher und eiweißärmer als die der Rumpforgane; den gleichen Unterschied zeigt die Lymphe hungernder und gefütterter Tiere.

Die Menge der Lymphe ist sehr verschieden und deshalb schwer zu bestimmen, weil sie von vielerlei Faktoren abhängig ist. Beim Menschen wird die täglich durch den Ductus thoracicus fließende Lymph- und Chylusmenge auf 1—2 Liter angegeben.

Es gibt eine Reihe von Substanzen, welche, dem Körper einverleibt, die Lymphbildung beträchtlich steigern (Lymphagoga); dahin gehören: Extrakte von Krebsmuskeln, Blutegeln und der Darmwand; dünne Lösungen von Eiereiweiß und Pepton; Curare u. a. Die Steigerung der Lymphbildung erfolgt ohne gleichzeitige Beeinflussung des Blutdruckes.

Bildung der Lymphe. Die Lymphe ist ganz wesentlich ein Produkt der Organe, und alle Umstände, welche die Tätigkeit eines Organes vergrößern, erhöhen auch die Lymphbildung (ASHER u. BARBÈRA). Wenn man durch Vergiftung der Speichelnerven mit Atropin die Tätigkeit der Drüsen ausschaltet, so wird daselbst auch keine Lymphe gebildet, obgleich der Blutstrom unversehrt ist. Das gleiche läßt sich für andere Organe zeigen. Die Lymphe ist nicht einfach ein Sekret der Blutgefäße (HEIDENHAIN), denn die Lymphagoga, welche man in diesem Sinne verwerten wollte, wirken nur dann, wenn gleichzeitig auch die Arbeit der Organe vermehrt wird. Auch ein einfaches Transsudat des Blutes ist die Lymphe nicht, denn sie zeigt eine höhere osmotische Spannkraft als das Blutserum desselben Gefäßbezirkes (H. J. HAMBURGER), und wenn man sie ins Blut injiziert, wirkt sie in sehr merkwürdiger Weise auf das Blutgefäßsystem (ASHER u. BARBÈRA).

Die Lymphdrüsen scheinen die Aufgabe zu lösen, den Lymphstrom von diesen differenten Substanzen zu befreien.

## Bewegung des Chylus und der Lymphe.

Chylus und Lymphe fließen in kontinuierlichem, wenn auch langsamem Strome dem Ductus thoracicus und damit der Vena subclavia zu. Nach der sehr nahe liegenden Analogie mit der Bewegung des Blutes könnte man hier eine ähnliche Vorrichtung, eine Druckpumpe, wie das Herz, vermuten, welche den Lymph- und Chylusstrom bewegt. In der Tat sind schon im Jahre 1832 von Joh. Müller[1] bei Amphibien und Reptilien, wie bei den Fröschen, Kröten, Salamandern, Eidechsen und Schildkröten, solche Herzen, die man Lymphherzen nennt, entdeckt worden; ein Jahr darauf ebenso bei anderen Reptilien, wie Schlangen und Krokodilen, von Panizza:[2] es sind kleine muskulöse Säckchen, deren die nackten Amphibien vier, zwei vordere und zwei hintere, besitzen, während die Reptilien nur die hinteren zu besitzen scheinen. Sie ziehen sich, wie das Blutherz, rhythmisch zusammen, aber unabhängig von demselben, und zwar bei den Fröschen etwa 60mal, bei einer großen Seeschildkröte 3—4mal in der Minute; mit jeder Kontraktion wird die Lymphe in die vorderen und hinteren Venenstämme eingetrieben. Bei den übrigen Tieren sind solche Lymphherzen bisher noch nicht gefunden worden.

Die vorderen Lymphherzen des Frosches liegen hinter dem langen Querfortsatze des dritten Rückenwirbels; die hinteren Lymphherzen liegen am Steißbein zwischen den Mm. ileococcygeus, glutaeus, pyramidalis und vastus externus.

Beim Menschen und den anderen höheren Tieren, die keine Lymphherzen besitzen, bildet der Blutdruck die Triebkraft für die Lymphe: Unterbindet man einen Lymphgang, so hört die Lymphbildung nicht auf, sondern sie besteht fort. Der periphere Teil des Lymphganges füllt sich strotzend mit Lymphe, welche einen bedeutenden Druck auf die Lymphgefäßwand ausübt. Diesen Druck fanden Ludwig u. Noll in dem Halslymphstamm eines Hundes = 8—10 mm eines mit Sodalösung gefüllten Manometers. Wenn nun in der Tat der Blutdruck den Lymphstrom bewegt, so wird die mit dem Lymphstrome ausfließende Menge von der Druckdifferenz zwischen dem Drucke des Blutes und der Lymphe abhängig sein müssen. Jede Vergrößerung dieser Druckdifferenz wird den Abfluß der Lymphe beschleunigen, jede Herabsetzung sie verzögern müssen. Die Druckdifferenz kann aber auf zwei Wegen vergrößert werden,

[1] Poggendorffs Annalen. 1832.

[2] Sopra il sistema linfatico dei Rettili. Pavia 1833.

einmal indem man den Druck der Lymphe herabsetzt, anderseits dadurch, daß man den Blutdruck steigert. Das erstere tritt ein, wenn man die frisch gebildete Lymphe durch entsprechendes Streichen mit der Hand aus dem durchschnittenen Lymphgange herausbefördert. Die so in bestimmten Zeiten gewonnenen Lymphmengen sind größer als die, welche ohne diese Manipulation gewonnen werden können. Den Blutdruck steigerte LUDWIG in dem Gefäßgebiet des Hodens, der sich wegen der reichen Entwickelung und der Selbständigkeit seines Lymphgefäßsystems besonders für diese Versuche eignet, dadurch, daß er die abführende Vene halb oder ganz komprimierte, während er die Lymphe aus dem Lymphgang in eine Glasröhre fließen ließ, an der sich eine in Millimeter geteilte Skala befand. Herabsetzung des Blutdruckes erzielte LUDWIG, indem er von der Vena jugularis externa aus ein langes Rohr, an dessen Ende sich eine Gummiblase befand, die beliebig aufgeblasen werden konnte, in den Vorhof einschob. Mit jeder Aufblasung der Gummiblase wurde der Blutstrom sehr beeinträchtigt, und es gelangte weniger Blut in den linken Ventrikel, also auch in die Aorta, womit der Druck im Aortensystem sank.

Beide Versuchsreihen führten zu dem gleichen Resultate, daß mit zunehmendem Blutdrucke auch die Lymphmenge zunahm, d. h. daß der Blutdruck die Triebkraft für die Bewegung der Lymphe darstellt.

Neben dem Blutdruck sind eine Anzahl von Hilfskräften bei der Fortbewegung der Lymphe tätig, die auch die Fortbewegung des Blutes in den Venen (vgl. S. 68) wesentlich unterstützen. Es ist dies die Kontraktion der die Lymphgefäße umgebenden Körpermuskeln, wobei durch die zahlreichen halbmondförmigen Lymphgefäßklappen eine rückläufige Bewegung verhindert wird. Endlich steht aber der Ductus thoracicus infolge seiner Lage in der Brusthöhle, ebenso wie das Herz und die großen Gefäße, stets unter einem negativen Drucke, der zur Folge hat, daß eine Ansaugung der Lymphe aus den peripheren, unter dem vollen Atmosphärendruck stehenden Lymphgefäßen nach dem Ductus thoracicus stattfinden muß.

Die Triebkräfte für die Lymphbewegung sind demnach: 1) der Blutdruck, 2) der durch die Muskelkontraktion ausgeübte Druck auf die Lymphgefäße, und 3) die Atembewegungen.

Was den Chylus anbetrifft, so steht, wie oben (S. 166) bemerkt, fest, daß derselbe aus dem zentralen Zottenraum durch die periodisch wiederkehrenden Kontraktionen der Zottenmuskeln ausgetrieben wird; die nächste Klappe verhindert, wenn die Zotte sich wieder ausdehnt, den Rückfluß. Einen befördernden Einfluß auf die Fortbewegung des Chylus haben nach LIEBERKÜHN die Darmbewegungen: bei jeder Kontraktion des Darmes beobachtete er eine Beschleunigung des Chylusstromes, ein Einfluß, der offenbar derselbe ist, wie ihn die peripheren Muskeln auf die Fortbewegung der Lymphe ausüben. Endlich hat HELLER an den Chylusgefäßen chloroformierter Meerschweinchen rhythmische Erweiterungen und Verengerungen, die unabhängig von Herz- und Atembewegungen auftreten, beobachtet (nach v. WITTICH eigentlich peristaltische Bewegungen), ebenso COLIN bei Rindern, doch ist der Einfluß derselben zweifelhaft, da ihnen entsprechende Druckschwankungen in einem Manometer des Ductus thoracicus nicht beobachtet werden.

Während diese und mancherlei andere Beobachtungen darauf hinweisen, daß Chylus- und Lymphgefäße ähnlich wie die Blutgefäße einem direkten Nerveneinfluß unterstehen, sind Versuche bekannt geworden, welche in diesem Sinne bestimmte Angaben machen (P. BERT u. LAFFONT): Reizung des N. mesentericus verengert die Chylusgefäße, beim kurarisierten Tiere tritt Erweiterung ein; Reizung des N. splanchnicus gibt Erweiterung dieser Gefäße, ebenso Reizung des peripheren Vagusendes. Bei großen Tieren (Pferd, Esel) erzeugt die Reizung des N. infraorbitalis trigemini eine Erweiterung der Lymphgefäße der Oberlippe. Nach LEWASCHEW u. VULPIAN kommt den Chylus- und Lymphgefäßen ein System von pressorischen und depressorischen Nerven zu, wie sie die Blutgefäße besitzen.

---

Unter serösen Flüssigkeiten versteht man die Flüssigkeiten, welche sich normal in geringer Menge in den serösen Höhlen befinden, also in der Pleura, dem Perikardium, Peritoneum, der Arachnoidea, der Scheidenhaut des Hodens und der Synovialkapsel. Seitdem man weiß, daß die Lymphgefäße sich direkt in die Pleural-, Perikardial- und Peritonealhöhle öffnen, werden jene Höhlen als große Lymphbehälter, also ihr Inhalt, der Liquor pericardii pleurae et peritonei, als Lymphe betrachtet.

Die serösen Flüssigkeiten sind ihrer chemischen Zusammensetzung nach im wesentlichen gleich der Lymphe; ihrem physikalischen Charakter nach sind sie meist klar, durchsichtig und farblos, besitzen einen schwach salzigen Geschmack, eine schwach alkalische Reaktion und ein geringeres spezifisches Gewicht als das Blutserum. Die Fähigkeit zu gerinnen haben sie in weit geringerem Grade als das Blut, aber der Zusatz von defibriniertem Blute macht sie schnell gerinnen. An morphotischen Elementen findet man in ihnen stets, aber nur in geringer Zahl, Lymphzellen. Die chemischen Bestandteile sind die gleichen wie die der Lymphe: Serumalbumin und Kalialbuminat, fibrinogene Substanz (mit Ausnahme der Cerebrospinalflüssigkeit), Fette, Seifen, Cholestearin, Extraktivstoffe, die anorganischen Verbindungen der Lymphe, Wasser und die Lymphgase. Die quantitative Zusammensetzung der verschiedenen serösen Flüssigkeiten ist etwas verschieden; der Größe ihres Eiweißgehaltes nach nehmen sie folgende absteigende Ordnung ein: Pleural-, Peritoneal-, Cerebrospinalflüssigkeit.

Die Mengen der serösen Flüssigkeiten, die im normalen Zustande sehr gering sind, können unter pathologischen Verhältnissen sehr groß werden und, wenn es z. B. Ansammlungen im Herzbeutel, der Pleura oder dem Peritoneum sind, die gefahrdrohendsten Symptome verursachen, indem sie durch ihre Massenhaftigkeit die Tätigkeit von Herz und Lungen beeinträchtigen.

Man nennt im allgemeinen pathologische Flüssigkeitsansammlungen im Körper „Hydrops“; und zwar nennt man: a) Wassersucht der Pleura: Hydrothorax, b) des Herzbeutels: Hydrops pericardii, c) des Peritoneums: Hydrops peritonei oder Ascites, d) der Scheidenhaut des Hodens: Hydrocele, e) der Schädelhöhle: Hydrocephalus, f) des Rückenmarkskanales: Hydrorhachis und g) des Auges: Hydrophthalmus. Diese Flüssigkeiten enthalten neben den Bestandteilen, welche sie im physiologischen Zustande besitzen, noch Harnstoff, Harnsäure und Cholestearin.

## Fünftes Kapitel.

# Veränderungen des Blutes auf seiner Bahn. Stoffwechsel des Blutes.

Um die Einnahmen und Ausgaben des Blutes vollständig zu ermitteln, muß noch der Anteil des Flüssigkeitsstromes betrachtet werden, welcher aus den Geweben direkt in das Blut zurückkehrt. Diesen Anteil, welcher in dem aus den Geweben abfließenden Blute zu suchen ist, findet man bei einer Vergleichung des arteriellen und venösen Blutes des betreffenden Organes, wobei man gleichzeitig das Material kennen lernt, welches von dem Organe aus dem Blute verbraucht wird.

Wenn so die Veränderungen des Blutes auf seiner Bahn durch die Gewebe erkannt sein werden, läßt sich eine allgemeine Übersicht über die qualitativen Veränderungen geben, welche das Gesamtblut erfährt: der Stoffwechsel des Blutes.

### § 1. Die Veränderungen des Blutes auf seiner Bahn.

Die Veränderungen, welche das Blut in den verschiedenen Organen erfährt, sind bisher wegen der großen und teilweise unüberwindlichen Schwierigkeiten, die sich einer solchen Untersuchung entgegenstellen, nur wenig studiert worden. Die Untersuchungen beschränken sich wesentlich vorläufig auf die beiden sogenannten Blutgefäßdrüsen, die Leber und Milz, die bei der Abgeschlossenheit ihres Blutgefäßgebietes einer solchen Untersuchung auch günstiger gewesen sind, während die Untersuchung der Blutveränderungen in den übrigen Organen noch in ihren Anfängen ist, aber durch die Methode der künstlichen Durchblutung ausgeschnittener, noch lebensfrischer Organe (C. Ludwig) einer wesentlichen Förderung entgegengeht.

Veränderung des Blutes in der Leber (Zuckerbildung). Schon bei der Gallenbereitung ist des unbestimmten Resultates Erwähnung geschehen, welches die Vergleichung des Pfortader- und Lebervenenblutes ergeben hat (s. S. 119); hier bleibt noch übrig, die dort eben nur erwähnte „Zuckerbildung" in der Leber einer eingehenderen Erörterung zu unterziehen.

Cl. Bernard[1] hatte, als er die Lebervene gegen die Hohlvene abschloß, beobachtet (1848), daß das Blut der Lebervene außerordentlich reich an Zucker sei; seine Vermutung, daß dieser Zucker aus der Leber stamme, bestätigte sich vollkommen, denn er konnte denselben aus der toten Leber darstellen. Die weitere Frage, ob der Zucker in der Leber gebildet oder dort nur angesammelt würde, beantwortete ein Versuch, bei welchem nach Ausspülung der Froschleber mit Wasser von der Pfortader aus nach einem Tage schon von neuem Zucker in der Leber zu finden war — ein Beweis, daß derselbe in der Tat sich in der Leber bildet; dasselbe beweist auch die Tatsache, daß der Zuckergehalt der Leber um so größer ist, je später nach dem Tode die Leber auf denselben geprüft wird. Endlich suchte Cl. Bernard die Frage zu beantworten, ob der Zucker auch während des Lebens schon in der Leber enthalten sei: er entnahm dem lebenden Tiere ein Stück Leber, zerkleinerte dasselbe rasch und brachte es in siedendes Wasser, um allen etwaigen Umsetzungen vorzubeugen; er fand jetzt viel weniger Zucker, wohl aber einen dem Amylum verwandten Körper, der ebenso wie jenes durch diastatische Fermente in Zucker übergeführt werden kann, und den er deshalb Glykogen nannte. Um dieselbe Zeit hatte auch V. Hensen unabhängig von Cl. Bernard das Glykogen der Leber entdeckt.

Vorkommen des Glykogens und seine Darstellung. Außer in der Leber hatte schon Cl. Bernard Glykogen besonders im Embryo als konstanten Bestandteil der Epithelien, der Schleimhäute, der Haut und der Ausführungsgänge der Drüsen, sowie in den Muskeln, niemals aber in den Drüsen selbst, den Knochen und Nerven gefunden; gegen Ende des Fötallebens verschwindet es aus diesen Geweben wieder. Im erwachsenen Individuum fanden es O. Nasse konstant im Muskel, Kühne im Hoden und im Eiter der entzündeten Lunge. Letzterer ist deshalb der Ansicht, daß es sich immer bei Neubildungen entwickele.

Man stellt das Glykogen aus der Leber dar, die dem lebenden Tiere entnommen und zerkleinert sofort in siedendes Wasser eingetragen wird, um allen etwaigen Umsetzungen vorzubeugen. Die so gekochte Leber wird fein zerrieben, nochmals längere Zeit anfgekocht, dann vorsichtig die Brühe abgegossen und mit verdünnter Salzsäure und einer Lösung von Jodquecksilberkalium gefällt, um die Eiweißkörper und alle durch Alkohol fällbaren stickstoffhaltigen Substanzen aus der Flüssigkeit zu entfernen. Die ganze Flüssigkeit wird filtriert,

[1] Cl. Bernard, Leçons de physiologie expérimentale. Paris 1851.

und aus dem Filtrat scheidet sich das Glykogen durch Alkohol rein aus (Brücke). Das Glykogen gibt mit Jod eine weinrote Färbung.

Nachdem so festgestellt war, daß in der Leber Glykogen gebildet wird, ein Körper, der sich durch diastatische Fermente in Traubenzucker umsetzen läßt, entstand die Frage, ob auch während des Lebens in der Leber aus dem Glykogen Zucker gebildet werde. Die Tatsache, daß man in der lebenden Leber neben Glykogen regelmäßig Zucker findet, spricht für die vitale Zuckerbildung in der Leber (Cl. Bernard).

Daß das Glykogen innerhalb der Leber durch ein Ferment umgesetzt wird, ist wahrscheinlich; von einigen Seiten betrachtet man diese Leistung allerdings als eine Lebenstätigkeit der Leberzellen selbst (A. Dastre). In der Leber der Winterfrösche findet man nur Glykogen, und zwar in ansehnlicher Menge; setzt man dieser Leber das Blut eines Frühlingsfrosches zu, so erhält man aus derselben auch Zucker (M. Schiff).

Der Maximalgehalt der Leber der Säugetiere an Glykogen beträgt 10%, so daß die ca. 1500 g schwere Leber des Menschen 150 g Glykogen enthält. Durch Fütterung mit Kohlehydraten wird der Glykogengehalt der Leber vermehrt, indes hat ganz reine Eiweißnahrung den gleichen Effekt, aber in geringerem Maße. Es wird also Glykogen sowohl aus Kohlehydraten, als aus Eiweiß gebildet, aber nicht aus Fett.

Mehrtägige völlige Nahrungsentziehung läßt das Glykogen vollständig aus der Leber verschwinden; ebenso verschwindet das Leberglykogen sehr rasch bei angestrengter Muskeltätigkeit (Külz). Diese Tatsache erklärt die Beobachtung, daß man am wenigsten Leberglykogen bei den Tieren findet, deren Beweglichkeit am größten ist und umgekehrt (v. Wittich).

Das Muskelglykogen, welches Nasse als konstanten Bestandteil der Muskeln kennen gelehrt hat, ist mit dem Leberglykogen identisch, doch stammt es nicht aus der Leber, scheint vielmehr selbständig in den Muskeln gebildet werden zu können, da es im Froschmuskel auch nach Exstirpation der Leber gefunden wird (Külz). Die Menge des Muskelglykogens beträgt im Maximum 1%, ist in der Regel geringer als $\frac{1}{2}$%. Die Totalmenge in der gesamten Muskulatur der Katze wurde ca. gleich der Menge des Leberglykogens gefunden (R. Böhm).

Diabetes mellitus.[1] Unter gewissen pathologischen Verhältnissen findet dauernd eine reichliche Ausscheidung von Traubenzucker durch die Nieren statt, die in der Regel mit einer Anzahl von Störungen im Gesamtorganismus einhergeht und nach kürzerer oder längerer Zeit den Untergang des Individuums zur Folge hat. Diesen Symptomenkomplex nennt die Pathologie Diabetes mellitus, Zuckerharnruhr. Vorübergehende Zucker-

---

[1] J. Seegen, Der Diabetes mellitus. Berlin 1875.

ausscheidungen, die durch zufällige Störungen oder durch gewisse operative Eingriffe hervorgerufen werden, nennt man Melliturie oder Glykosurie.

Die Ursachen für die Glykosurie lassen sich in drei Gruppen zusammenfassen; sie entsteht:

1) durch Veränderungen des Blutes und der Zirkulation;
2) durch Verletzung gewisser Teile des Nervensystems;
3) durch Exstirpation des Pankreas.

Zur ersten Gruppe gehören: a) Inhalationen von Chloroform, b) die Einspritzung großer Mengen von 1% Kochsalzlösung (Bock u. Hofmann), c) die Injektion einer 1% Lösung von kohlensaurem, essigsaurem und bernsteinsaurem Natron (Külz), d) Inhalationen von Amylnitrit (Hofmann), e) Kohlenoxydvergiftungen. Nach Schiff entsteht Glykosurie jedesmal dann, wenn in einem Gefäßgebiete, besonders in dem der Leber selbst, eine Verlangsamung des Blutstromes eintritt (einzelne der angeführten Fälle von Glykosurie lassen sich vielleicht auf eine solche Verlangsamung des Blutstromes, die durch Gefäßlähmung herbeigeführt sein dürfte, zurückführen), g) durch Eingabe von Phloridzin wird bei Hunden, die längere Zeit ausschließlich mit Fleisch gefüttert wurden, eine reichliche Glykosurie hervorgerufen, welche tagelang unterhalten werden kann, ohne daß das Allgemeinbefinden gestört wird. Nach Aussetzen des Mittels hört auch die Zuckerausscheidung auf, ohne irgend welche üble Folgen zu hinterlassen. Der Mensch reagiert in derselben Weise (v. Mering). h) Die Entstehung der alimentären Glykosurie s. S. 167.

Zur zweiten Gruppe gehören: a) die Piqûre, der Zuckerstich (Cl. Bernard); derselbe besteht in der Verletzung einer bestimmten Stelle im vierten Ventrikel an der Spitze des Calamus scriptorius: bei Säugetieren erscheint der Zucker schon $^3/_4$—3 St. nach der Verletzung; ist aber auch schon nach 24 St. aus demselben verschwunden; bei den Kaltblütern, dem Frosch, erscheint er erst nach 1—$1^1/_2$ Tag, hält aber 5—6 Tage an (Kühne). Der Harnzucker nach der Piqûre stammt aus der Leber, denn bei entleberten Fröschen sowie bei durch Hungern glykogenfreien Lebern (Dock) ist der Zuckerstich ohne Wirkung; vorherige Durchschneidung der Nn. splanchnici macht die Piqûre ebenfalls unwirksam, doch ruft ihre alleinige Durchschneidung keine Glykosurie hervor; b) nach Verletzungen des Rückenmarks, besonders vollständiger Durchtrennung desselben (Schiff); c) nach Durchschneidung des obersten Brust- und untersten Halsganglions (Pavy); d) nach Verletzung des Kleinhirns (Eckhard); e) nach zentraler Reizung des Vagus und seiner Zweige (Eckhard); ebenso nach Reizung des N. depressor (Filehne). Selbst die Fesselung eines Tieres (Katze) genügte, um nach einiger Zeit Melliturie zu erzeugen (Böhm u. Hofmann).

In einer Reihe von Diabetesfällen hört die Zuckerausscheidung völlig auf, wenn man der Nahrung sämtliche Kohlehydrate entzieht; andererseits wird sie nicht vermehrt, wenn Diabetiker gewisse glykogenbildende Substanzen, wie Inulin, Lävulose, genießen (Külz).

Die dritte Gruppe enthält den einen Versuch, daß nach totaler Exstirpation der Pankreas eine deutliche Glykosurie bzw. Diabetes auftritt (v. Mering u. Minkowski). Derselbe beginnt 4—24 St. nach der Operation und erreicht nach 24—48 St. seinen Höhepunkt mit 5—11% Zucker im Harn, welcher bei Nahrungsentziehung zwar allmählich wieder abnimmt, aber selbst nach

7 tägigem Hungern daraus nicht völlig verschwindet. Während der Zuckergehalt des Blutes beträchtlich hoch ist, schwindet der Glykogengehalt der Leber schon frühzeitig auf Spuren. Bleibt ein, wenn auch nur kleiner Teil des Pankreas stehen, so tritt keine Zuckerausscheidung auf. Läßt man die Tiere (Hund) mehrere Tage hungern und exstirpiert darauf das Pankreas, so tritt kein Zucker im Harn auf; füttert man sie (Fleisch), so stellt sich Harnzucker sogleich ein (Thiroloix). Man muß schließen, daß mit der Entfernung des Pankreas die Leber die Fähigkeit einbüßt, aus der zugeführten Dextrose Glykogen zu bilden, sowie Zucker im gewöhnlichen Umfange zu zersetzen.

Die Leber ist sonach die Bildungsstätte für die Galle, das Glykogen und teilweise auch für den Harnstoff.

## Veränderung des Blutes in der Milz und Funktion der Milz.

Bei einer Vergleichung zwischen dem zu- und abfließenden Blute der Milz fand Funke als konstante Differenz der beiden Blutarten eine Zunahme der weißen Blutkörperchen im Milzvenenblute: Während nach Hirts Zählungen in der Milzarterie auf ein weißes 2200 rote Blutkörperchen kommen, ist das Verhältnis in der Milzvene wie 1:60; außerdem scheinen hier neue Elemente aufzutreten, welche man als Übergangsformen von weißen zu roten Blutkörperchen ansehen kann (sie sind schwach gelb gefärbt, sehr blaß granuliert mit einem Kern oder einigen Körnchen). Daneben findet man manchmal blutkörperchenhaltige Zellen. Letztere sind offenbar weiße Blutzellen, welche rote Blutkörperchen mit ihren beweglichen Fortsätzen in sich aufgenommen haben. Nach Funke zeichnen sich die roten Blutkörperchen im Milzvenenblute durch die leichte Kristallisierbarkeit ihres Inhaltes aus. Neuestens wird angegeben, daß das Blut der Linealvene an Blutfarbstoff reicher sei als das Arterienblut (v. Middendorff).

Die Vergleichung des Milzvenenblutes mit dem der Arterie hat nur teilweise Aufschluß über ihre Tätigkeit gegeben. Ein letzter Weg, über die Funktion dieses Organes sich zu unterrichten, ist die Exstirpation desselben. Dieselbe wird nach den Versuchen von H. Ludwig, Vulpian, Bardeleben u. a. ohne jede Schädigung des Lebens auch von Menschen vertragen; eine ebenso konstante als bemerkenswerte Folge der Milzexstirpation ist eine Anschwellung sämtlicher Lymphdrüsen. Bei Fröschen, denen Lymphdrüsen fehlen, bilden sich am Darmrohr entlang kleine rote Anschwellungen, die als eine Art Milzsubstitute erklärt werden. Pathologisch wird die Milz in einer Reihe von Infektionskrankheiten, wie Typhus, Intermittens usw., stets vergrößert gefunden; in einem anderen Falle geht mit der Vergrößerung der Milz gleichzeitig einher eine allgemeine Zunahme der farblosen Elemente bis zu 1:60 rote, so daß das Gesamtblut zu Milzvenenblut geworden ist, ein Zustand, den die Pathologie als „Leukämie“ bezeichnet.

Auf direkte elektrische Reizung der Milz wie auf Erregung der Med. oblongata und zentripetale Erregung des Vagus und Ischiadicus verkleinert sich die Milz. Ferner läßt sich die Milz durch Applikation von Kälte, endlich durch Chinin und Eucalyptus globulus zum Schrumpfen bringen.

Die Veränderungen, welche das Blut bei seinem Durchgang durch die Lungen erfährt, sind im wesentlichen die seines Gasgehaltes und schon oben (S. 84) behandelt worden.

Veränderungen des Blutes in den Nieren. Die Untersuchung ist bisher nur für den Harnstoffgehalt ausgeführt worden; danach ist das arterielle Blut reicher an Harnstoff als das venöse (Picard, Gréhant).

Die Veränderungen des Blutes in den übrigen Organen, wie im Gehirn und in den Muskeln, sind mit Rücksicht auf die vorliegende Frage noch nicht Gegenstand genügender Untersuchung gewesen.

## § 2. Der Stoffwechsel des Blutes.

Der Stoffwechsel des Blutes betrifft seine morphotischen Bestandteile, die Blutkörperchen und das Blutplasma, in gleicher Weise.

### Die Blutkörperchen.

Die Betrachtung des Stoffwechsels der Blutkörperchen knüpft sich im wesentlichen an ihre Lebensdauer, ihre Entstehung und ihren Untergang. Da rote und weiße Blutkörperchen eine gewisse innige Verwandtschaft miteinander besitzen, so sollen die Schicksale beider gemeinschaftlich untersucht werden.

Die Lebensdauer der Blutkörperchen kann entweder die gleiche sein wie die des Körpers, in dem sie sich befinden, oder sie kann eine viel kürzere sein, und die einzelnen Blutkörperchen können, wenn sie eine bestimmte Zeit gelebt haben, dem Untergange preisgegeben sein. Während dieser Zeit sind sie, wie jede Zelle, in fortwährendem Stoffwechselverkehr mit dem umgebenden Plasma, doch ist die Art dieses Stoffwechsels nur wenig bekannt, bis auf die Rolle, welche die roten Blutkörperchen beim Gaswechsel spielen.

Was die Entstehung der weißen Blutkörperchen betrifft, so stammen sie aus zwei Quellen, nämlich: 1) aus den Lymph-

oder Chyluskörperchen, mit denen sie identisch sind, und die mit dem Lymph- und Chylusstrome ins Blut gelangen, und 2) aus der Milz und dem roten Knochenmark, von wo aus sie direkt das Blut erreichen. Lymphe und Chylus erhalten ihre Lymphzellen aus den Lymphdrüsen und deren Knötchen; aus diesen werden die Lymphzellen von der durchströmenden Lymphe ausgespült.

Man spricht in neuerer Zeit den weißen Blutzellen besondere, ihnen eigentümliche Funktionen zu. Bei der Resorption der Eiweiße läßt man sie wirken, insofern durch sie schon in der Darmschleimhaut die Rückverwandelung der Peptone in Eiweiß bewerkstelligt werden soll. Die weißen Blutzellen würden also für die Ernährung durch Eiweiß eine ähnliche Rolle spielen wie die roten für den Gaswechsel. Endlich kommt den weißen Blutkörperchen in pathologischer Beziehung eine sehr große Wichtigkeit zu: Eine größere Anzahl von Erkrankungen sind ursächlich zurückzuführen auf die Einwanderung kleinster mikroskopischer Organismen, sog. Mikroorganismen, welche aber von den weißen Blutzellen aufgenommen und unschädlich gemacht werden können. Die Lymphdrüsen, welche von weißen Blutkörperchen erfüllt sind, bilden daher einen starken Wall gegen solche Einwanderungen, die den Organismus erst dann infizieren können, wenn ihre Zahl größer ist, als von den weißen Blutzellen überwunden werden kann.

Die Follikel kommen entweder einfach in der Schleimhaut des Dünndarms als sog. solitäre Follikel oder sehr zusammengeballt als PEYERsche Plaques oder Haufen im Dünndarme vor. Ein Follikel besteht im wesentlichen aus der Hülle, einem innern, zarten Maschenwerke und den in den Maschen gelegenen Lymphzellen (außerdem enthalten sie noch Blutgefäße). Die Follikel stehen mit den Saftkanälchen in Verbindung. Ein PEYERscher Haufen ist eine Anhäufung solcher einfacher Follikel (die Tonsillen sind nichts anderes als solche Follikelhaufen). Die Lymphdrüsen bestehen ebenfalls aus solchen einzelnen Hohlräumen (Alveolen), an deren Lymphsinus genannter Randzone sich ein netzförmiges Röhrensystem befindet. Dieses Röhrensystem durchzieht die ganze Drüse und nimmt einerseits die Vasa lymphatica afferentia auf, um anderseits in die Vasa efferentia zu münden. Der Bau des Lymphsinus ist im wesentlichen derselbe wie in den Lymphalveolen, nur daß in dem Sinus keine Blutgefäße enthalten sind (KÖLLIKER). Die Thymusdrüse, ein embryonales Organ, das in der Brusthöhle im vorderen Mittelraume liegt und bald nach der Geburt abnimmt, um allmählich ganz zu verschwinden, ist ebenfalls eine Lymphdrüse mit Alveolen usw., die daneben noch reichlich Fett enthält.

Die Nebennieren haben eine gewisse Ähnlichkeit mit den Lymphalveolen, doch enthalten sie auch reichlich Nervenzellen und besondere als chromaffine bezeichnete Zellen. Ein eigentümlicher pathologischer Zustand, dessen erstes und auffallendstes Symptom eine Bronzefärbung der Haut ist, und der unter allgemeiner Kachexie jedesmal zum Tode führt, sollte sich auf eine Erkrankung der Nebennieren zurückführen lassen (ADDISON). Neuerdings hat man aus dem Wasserextrakt der Nebennieren einen Körper dargestellt, welcher bei lokaler Anwendung in ausgesprochener Weise auf die Blutgefäße in der Weise einwirkt, daß sie sich bis zum Verschwinden ihrer Lichtung zusammenziehen. Die Wirkung ist eine direkte Muskelwirkung. Der Körper, welcher durch $NH_3$ gefällt kristallisiert, heißt Adrenalin (auch Suprarenin) und findet in der Praxis eine wertvolle Anwendung. Bei allgemeiner Anwendung steigt der Blutdruck erheblich und tritt Glykosurie ein.

Die Schilddrüse, welche mit einem Epithel ausgekleidete, mit Flüssigkeit gefüllte Cysten enthält, das Colloidtropfen abscheidet (HÜRTHLE), ist in neuerer Zeit Gegenstand lebhaften Interesses geworden. Wenn dieselbe beim Hunde vollkommen exstirpiert wird, so pflegen nach ca. zwei Tagen schwere Störungen aufzutreten, denen das Tier nach kurzer Zeit erliegt (SCHIFF). Diese Störungen bestehen in fibrillären Zuckungen und klonischen Krämpfen, von denen die Nacken- und Extremitäten- sowie Kau- und Schlingmuskeln ergriffen werden (Tetanie). Dazu Respirations- und Zirkulationsstörungen (Verlangsamung des Herzschlages), allgemeine Abgeschlagenheit und Apathie. Einzelne wenige Tiere überleben die Operation, andere sind vollkommen gesund, um erst viele Tage nach Verheilung der Wunde unter denselben Symptomen zu erkranken und ebenfalls unterzugehen. Einseitige Abtragung der Drüse verläuft vollkommen symptomlos; ebenso kann man das Tier gegen die Folgen der Thyreoidektomie durch intraperitoneale Transplantation der Schilddrüse schützen (v. EISELSBERG).

Beim Menschen hat man schon früher nach Kropfoperationen den Tod folgen sehen unter den Zeichen von Verblödung und einer allgemeinen Kachexie, welche als Cachexia strumipriva bezeichnet wird (REVERDIN, KOCHER).

Es ist gelungen, jene Störungen nach Exstirpation der Schilddrüse wieder zu beseitigen, wenn man die Individuen mit Schilddrüsensubstanz füttert (E. GLEY). Die wirksame Substanz der Schilddrüse scheint eine organische Jodverbindung, das Thyreojodin zu sein (BAUMANN), deren Einspritzung gleich wirkt wie die Fütterung der Drüse selbst (gegen Kretinismus verwendet [WAGNER v. JAUREGG]).

Wenn die Angaben über den Erfolg der Exstirpation im allgemeinen übereinstimmen, so herrscht über die Auslegung der Versuche Meinungsverschiedenheit. Doch wird im wesentlichen angenommen, daß der Drüse die Bildung eines Stoffes zusteht, welcher bestimmt sei, im Körper durch den Stoffwechsel entstehende giftige Substanzen unschädlich zu machen; somit ist die ganze Erscheinungsreihe nach der Exstirpation der Drüse eine Vergiftung (SCHIFF u. a.).

Die Milz besteht aus einem bindegewebigen Gerüste, dem Drüsenparenchym (der Milzpulpe), dem MALPIGHIschen Bläschen und den Blutgefäßen. Das Ganze ist von einer Bindegewebskapsel umschlossen. Die MALPIGHIschen Bläschen, die man auf Durchschnitten der Milz schon mit bloßem Auge als weiße Pünktchen unterscheiden kann, sitzen wie Beeren an den Gefäßen und sind nichts anderes als einfache Lymphfollikel. Das Milzparenchym selbst besteht, wie das der Lymphdrüsen, aus einem zarten engmaschigen Bindegewebsnetz, in dessen Maschen mehrere Zellenarten liegen, und in die sich, wie dort die Lymphgefäße, hier die zuführenden Blutgefäße ergießen. Nach seinem Durchtritt sammelt sich das Blut wieder in die Milzvene. Die in den Maschen enthaltenen Zellen sind: 1) Lymph- oder farblose Blutkörperchen, 2) rote Blutkörperchen, 3) Übergangsformen von weißen zu roten Blutkörperchen (FUNKE), 4) blutkörperhaltige Zellen, nämlich weiße Blutkörperchen, die alte geschrumpfte rote Blutkörperchen oder zerfallene Reste derselben in sich aufgenommen haben.

Das Knochenmark enthält in seinem alveolären, den Follikeln ähnlichen Bindegewebe ebenfalls Lymphkörperchen, neben Übergangsformen zu roten Blutkörperchen (E. NEUMANN, BIZZOZERO).

Die Bildung von neuen Lymph- bzw. farblosen Blutkörperchen geschieht in der Weise, daß die Lymphe oder das Blut selbst bei ihrem Durchtritt durch die Alveolen der Lymphdrüsen, der Milz und die Lymphräume des Knochenmarkes eine größere oder geringere Anzahl von jenen Elementen ausspülen und in ihrem Strome mit fortführen. Der Beweis dafür liegt in dem größeren Reichtum der Lymphe, nachdem sie die Lymphdrüsen passiert hat, gegen ihren Gehalt an Lymphkörperchen vor den Lymphdrüsen und in dem Reichtume des Milzvenenblutes an farblosen Elementen. Die Abgabe von Zellen aus jenen Organen wird ersetzt durch Teilung der zurückgebliebenen Elemente. Die einzelnen Organe, Lymphdrüsen — Milz, scheinen in ihrer Tätigkeit der Lymphzellenbildung vikariierend für einander eintreten zu können, denn nach Exstirpation der Milz schwellen alle Lymphdrüsen an (s. oben S. 189).

Von den weißen Blutkörperchen geht ein kleiner Teil derselben wahrscheinlich durch fettige Degeneration zugrunde (VIRCHOW), während ein anderer Teil sich in rote Blutkörperchen umwandelt. Der Übergang von weißen in rote Blutkörperchen bildet eine Quelle für Entstehung von roten Blutkörperchen im extrauterinen Leben. Diese Umwandelung geschieht wahrscheinlich sowohl überall im Blutstrome, als in einzelnen Organen, wie in der Milz und dem Knochenmarke. Der Beweis hierfür liegt in folgenden Tatsachen: 1) v. RECKLINGHAUSEN[1] hat den Übergang von weißen Blutkörperchen des Frosches in rote Blutkörperchen außerhalb des Organismus direkt beobachtet, als er Froschblut in geglühten Porzellanschälchen auffing und dasselbe in ein großes Glasgefäß mit feucht gehaltener, täglich erneuerter Luft brachte. Die Neubildung der roten Blutkörperchen war nach 11—21 Tagen vollendet. 2) Die Übergangsformen von weißen zu roten Blutkörperchen im Venenblute der Milz (FUNKE) und dem Knochenmarke (NEUMANN, BIZZOZERO, RINDFLEISCH).

Die andere Quelle für die Bildung der roten Blutkörperchen ist das Knochenmark, wo sie wahrscheinlich als kernlose Abkömmlinge des Protoplasmas besonderer Zellen, der Hämatoblasten (RINDFLEISCH) entstehen.

Die roten Blutkörperchen gehen, nachdem sie eine kürzere oder längere Zeit, worüber sich nichts aussagen läßt, dem Stoffwechsel gedient haben, im Blutstrome selbst zugrunde. Sicher geschieht das in der Milz, wie man aus den dort beobachteten geschrumpften roten Blutzellen, dem Pigmente und dem Eisengehalte schließt; ebenso im Knochenmarke. Auch in der Leber werden wahrscheinlich fortwährend rote Blutzellen zerstört; ein Beweis dafür läßt sich nicht erbringen, aber nach dem Gesetze, daß alle Farbstoffe des Körpers sich aus dem Blutfarbstoff bilden (VIRCHOW), muß offenbar dort, wo so viel Bilirubin gebildet wird, auch viel Blutfarbstoff frei werden, was wohl am leichtesten durch Zerfall roter Blutkörperchen geschehen kann. Der Eisengehalt der Galle spricht ebenfalls zugunsten dieser Anschauung.

Die Bildung der roten Blutkörperchen im Fötus geschieht anders, als während des extrauterinen Lebens. Die ersten Blutkörperchen, die man in den Blutgefäßen des Fötus sieht, sind farblose kernhaltige Zellen mit körnigem Inhalte, die sich von den Bildungszellen der übrigen Gewebe gar nicht unterscheiden. Aus diesen farblosen Zellen bilden sich die ersten roten Blutkörperchen, indem sie sich nach Verlust ihrer Körner mit Ausnahme des Kernes färben. Diese ersten kernhaltigen roten Blutkörperchen sind kugelrund, dunkler gefärbt und größer als die roten Blutkörperchen der Erwachsenen. Dieselben vermehren sich durch Teilung so lange, bis die Leber hervorsproßt, welche die Rolle der Blutzellenbildung übernimmt (REICHERT, KÖLLIKER). Bald darauf erscheinen im Leberblute die ersten wirklichen weißen Blutkörperchen, die wahrscheinlich aus der Milz stammen, und diese gehen selbst bald in rote Blutkörperchen über. Um diese Zeit verlieren die roten Blutkörperchen ihre Kerne, nehmen die bikonkave Gestalt der Blutkörperchen vom Erwachsenen an, und in der Leber selbst hört die Neubildung mit der Entwickelung der Lymphdrüsen auf.

[1] v. RECKLINGHAUSEN, Über die Erzeugung von roten Blutkörperchen. M. SCHULTZES Archiv. Bd. II. 1866.

## Das Blutplasma.

Die Kenntnis von dem Stoffwechsel des Blutplasma ist noch sehr gering und beschränkt sich auf die allgemeinsten Andeutungen über die Art und Weise dieses Wechsels. Schon oben ist wahrscheinlich gemacht worden, daß die Prozesse, auf welchen der Stoffwechsel beruht, in den Geweben vor sich gehen; im Blute nur insoweit, als es selbst ein Gewebe darstellt, dessen Intercellularsubstanz flüssig geworden ist, und welches in fortwährender Strömung erhalten wird. Diese Prozesse gehen in der lebendigen Zelle unter dem Einflusse des Sauerstoffes, den die Zelle dem Blute je nach ihrem Bedarfe entzieht, vor sich; die Zelle allein regelt die Größe des Sauerstoffverbrauches. Nach PFLÜGER kann man die „tierische Oxydation mit der langsamen Verbrennung des aktiven Phosphors in verdünntem Sauerstoffe vergleichen, wo nur im Phosphor die Ursache liegt, daß die chemische Bindung sich vollzieht".

Die früher vielfach ausgesprochene Vermutung, daß der Sauerstoff im Blute als „Ozon" vorhanden sei, und zwar durch das Hämoglobin ozonisiert, ist sehr unwahrscheinlich geworden. Dem Beweise für die Anwesenheit des Ozons im Blute, daß nämlich Blut mit Guajaktinktur bestrichenes Filtrierpapier bläut (AL. SCHMIDT), wird die Tatsache entgegengehalten, daß, wenn eine dünne Blutschicht auf porösem Papier liegt, sich der Blutfarbstoff zersetzt und eine Sauerstoff fest bindende Substanz sich bildet (HOPPE-SEYLERS „Hämochromogen"), wobei wie bei jeder Oxydation sich Ozon zuerst bildet (PFLÜGER).

Die Art und Weise des Stoffwechsels ist im allgemeinen folgende:

1) Organische Bestandteile. Vom Darmkanal aus werden fortwährend aufgenommen:

a) Eiweiß, welches zum größten Teil in Peptone verändert resorbiert werden kann. Wir wissen (s. S. 166), daß dieselben wesentlich nur in der Darmwand anzutreffen sind und dort durch einen uns wenig bekannten Vorgang allmählich eine Rückbildung erfahren, vielleicht in Serumeiweiß, das gewissermaßen allen den im Körper sich bildenden Eiweißkörpern als Muttersubstanz dient. Ebenso werden die Leime als Leimpeptone aufgenommen. Die ins Blut übergetretenen Eiweißstoffe gelangen durch den Irrigationsstrom in die Gewebe, wo ein Teil zu Gewebsbestandteilen werden kann („Organeiweiß"), während der Rest, ohne organisiert zu werden („zirkulierendes Eiweiß"), in seine Endprodukte, Amide usw., zersetzt wird, welche eventuell zu weiteren Synthesen dienen (vgl. z. B. S. 129). Im Hunger, wo aus dem Darme den Geweben kein neues Eiweiß zugeführt wird, schmilzt Organeiweiß ab, um die Rolle des zirkulierenden Eiweißes zu übernehmen.

Wenn tierische Flüssigkeiten oder Gewebe unter dem Einflusse von niederen Organismen (Mikroorganismen) in Fäulnis übergehen, so können unter anderem eigentümliche basische Substanzen entstehen, welche man Ptomaïne nennt und welche zuerst aus menschlichen Leichenteilen (Leichenalkaloide) und faulenden Eiweißkörpern dargestellt worden sind (SELMI, BRIEGER, GAUTIER). Von diesen Ptomaïnen sind einige heftige Gifte, andere sind ungiftig; die ersteren bezeichnet man als Toxine.

Analog der Wirkung dieser pflanzlichen Zellen auf Eiweißkörper können aber auch tierische Zellen, welche im lebendigen tierischen Organismus fortwährend tätig sind, Eiweiße in gleicher Weise zerlegen, so daß die Bildung solch basischer Substanzen eine regelrechte physiologische Funktion des Stoffwechsels wäre. Solche Substanzen werden in der Tat gebildet und man hat ihnen zum Unterschied von den Ptomaïnen den Namen Leukomaïne gegeben (GAUTIER). Die Leukomaïne, von denen einige in kleinen Mengen giftig sind, gehören ihrer chemischen Natur nach der Cholin-, der Harnsäure- und der Kreatiningruppe an.

Endlich hat man als Produkt der Tätigkeit von sog. pathogenen (krankheitserregenden) Mikroorganismen oder aus dem Zellleib Eiweißsubstanzen dargestellt, welche äußerst giftig sind und welche genau dieselben Erscheinungen wie die betreffende Infektionskrankheit zu erzeugen imstande sind. Dieselben haben den Namen Toxalbumine erhalten (BRIEGER u. FRÄNKEL).

b) Die Fette werden zum Teil als Neutralfette resorbiert und als solche im Körper angesetzt; ein anderer Teil kommt als Seifen oder als freie Fettsäure zur Resorption, wird aber bei der Resorption zu Neutralfetten umgebildet, und zwar kann das in ganz direkter Weise geschehen, da ein Hund, der längere Zeit mit Säuren aus Hammelfett gefüttert worden war, neutrales Hammelfett ansetzt (J. MUNK).

Fett bildet sich im Körper auch aus dem Eiweiß unter Abspaltung des Stickstoffes; darauf weisen hin: α) die fettige Degeneration des eiweißhaltigen Protoplasmas vieler Zellen, z. B. der Epithelzellen, der Talg-, Milchdrüsen u. a.; β) die Bildung des Leichenwachses, Adipocire, aus dem Eiweiß (Leichen, welche bei Luftabschluß unter Wasser in bestimmten Bodenarten aufbewahrt werden, gehen die wachsartige Degeneration unter Bildung des Leichenwachses ein); γ) die Zunahme des Fettes in reifendem Roquefort-Käse; δ) die Zunahme des Fettes beim Stehen der Milch auf Kosten ihres Eiweißgehaltes (HOPPE). Viel ausgedehnter scheint die Bildung von Fett aus Kohlehydraten, besonders Zucker, zu sein, wofür eine ganze Reihe von Beobachtungen sprechen: α) bei der alkoholischen Gärung des Zuckers bildet sich neben Alkohol und Kohlensäure auch Glycerin, bei der sauren Gärung neben Milchsäure auch Fettsäuren; β) die Beobachtung, daß Pflanzen, welche in der Reife Öl enthalten (z. B. Oliven), im unreifen Zustande Stärke enthielten, die nach dem Verhältnis der Zunahme des Fettes abnimmt; γ) Bienen, welche lange Zeit ausschließlich mit Zucker (Honig) gefüttert werden, hatten trotzdem viel Wachs (Fett) gebildet; δ) die Erfolge der systematischen Fütterungen (Mästungen) von Gänsen u. a., die bei fast ausschließlicher Kohlehydratnahrung viel Fett ansetzen. Indes lassen diese Tatsachen noch eine andere Deutung zu; es ist nämlich wahrscheinlich, daß die aufgenommenen Kohlehydrate das aus dem Eiweiß gebildete Fett vor der Zersetzung schützen und auf diese Weise zur Ablagerung von Fett Veranlassung geben. Für diese

Deutung spricht der Versuch, daß die Fettablagerung nicht proportional der Menge des verfütterten Kohlehydrates, sondern vielmehr der des zersetzten Fleisches zunimmt. Wenn man z. B. bei Fütterung mit gleichbleibenden Fleischmengen die Quantität der Kohlehydrate steigert, so steigt die Fettablagerung nicht, aber sie steigt sehr bedeutend im umgekehrten Falle, wenn man bei Fütterung mit gleichbleibenden Kohlehydratmengen die Fleischquantitäten steigert (Voits Ersparnistheorie). Diese Verhältnisse sind um so mehr verständlich, wenn man festhält, daß im Körper am leichtesten das zirkulierende Eiweiß zerfällt, dann der Zucker, weiterhin das aus dem Eiweiß abgespaltene Fett und zuletzt erst das im Körper abgelagerte Fett.

c) Die Kohlehydrate werden als Zucker oder als Milchsäure resorbiert, aus welcher Form in der Leber und in den Muskeln Glykogen gebildet wird. Da die Mengen von Glykogen, die daselbst aufgespeichert werden können, sehr begrenzt sind, so geht der Überschuß, der durch den Stoffwechsel nicht zerstört wird, in Fett über, wovon der Körper sehr bedeutende Mengen aufspeichern kann.

Den Prozeß, durch welchen die mit der Nahrung aufgenommenen Stoffe in organische Substanz umgewandelt werden, nennt man „Assimilation". Die Assimilationsvorgänge sind synthetische Prozesse, während die Prozesse, durch welche die Eiweißstoffe in Peptone, die Stärke in Zucker usw. umgewandelt werden, ebenso wie die Zersetzung der Eiweißkörper Spaltungsvorgänge darstellen. Dieser Vorgang, daß einerseits die Nahrungsstoffe vor ihrer Resorption gespalten werden, während anderseits die Spaltungsprodukte zu synthetischen Prozessen verwendet werden, ist nach L. Hermann von doppeltem Nutzen: einmal nämlich sind die Spaltungsprodukte resorbierbarer, und zweitens liefern sie ein einfacheres Baumaterial, aus dem die Synthese die so mannigfachen, komplizierten Substanzen, deren der Körper bedarf, zu erzeugen vermag.

2) Unorganische Bestandteile. Sowohl die Salze als das Wasser werden fortwährend aus der Nahrung ins Blut aufgenommen, um durch den Irrigationsstrom in die Gewebe getragen und entweder ins Blut wieder zurück oder ganz aus dem Körper ausgeschieden zu werden, und zwar durch die Nieren; das Wasser außerdem noch durch die Lungen und die Haut. Einnahmen und Ausgaben decken sich im allgemeinen so, daß die Blutmenge, die ca. 80 % Wasser und 20 % feste Bestandteile enthält, ziemlich konstant bleibt.

3) Der Gaswechsel des Blutes ist ausführlich schon oben behandelt worden (S. 87).

## Fermentationen.

Wie in der allgemeinen Physiologie angedeutet worden ist, beruhen die Stoffzersetzungen im Tierkörper im wesentlichen auf sogen. oxydativen Spaltungsvorgängen. Dies folgt aus der Tatsache, daß als Resultate der Stoffzersetzung sauerstoffreichere Endprodukte auftreten.

Man kann im allgemeinen drei Arten von Spaltungen unterscheiden, nämlich 1) die einfache, 2) die hydrolytische und 3) die oxydative Spaltung. Bei der einfachen Spaltung zerfällt die betreffende Substanz in zwei oder mehrere Verbindungen, indem Sauerstoff oder Wasserstoff an Kohlenstoffatome übergehen. Als Typus solcher Spaltung gilt die sogen. alkoholische Gärung des Traubenzuckers, wobei derselbe in Alkohol und Kohlensäure zerfällt; der Prozeß verläuft nach folgender Gleichung.

$$\underset{\text{Traubenzucker}}{C_6H_{12}O_6} = \underset{\text{Alkohol}}{2\,C_2H_6O_2} + \underset{\text{Kohlensäure}}{2\,CO_2}\,.$$

Als hydrolytische Spaltung bezeichnet man die Dissoziation eines Körpers unter Aufnahme von Wasser. Als Typus dieser Spaltung, welche besonders dem Verdauungsvorgang eigentümlich ist, erscheint die Umwandlung von Stärke oder Glykogen in Dextrin und Traubenzucker; dieselbe verläuft nach folgender Gleichung:

$$\underset{\text{Stärke}}{4\,C_6H_{10}O_5} + \underset{\text{Wasser}}{3\,H_2O} = \underset{\text{Dextrin}}{C_6H_{10}O_5} + \underset{\text{Traubenzucker}}{3\,C_6H_{12}O_6}\,.$$

Unter oxydativer Spaltung versteht man den Zerfall einer Substanz in Produkte, welche unter O-Zutritt oxydiert werden. Als Typus dieser Zersetzung mag hier die Umwandlung des Alloxans (Mesoxalylharnstoff) in Harnstoff, Oxalsäure und Kohlensäure aufgeführt werden, in welche Bestandteile das Alloxan durch oxydierende Agentien in alkalischer Lösung übergeführt wird (v. Gorup-Besanez), von denen die oxalsauren Verbindungen durch O-Eintritt noch weiter in $CO_2$ und $H_2O$ oxydiert werden. Der Zerfall geschieht nach folgender Gleichung:

$$\underset{\text{Alloxan}}{CO\!<\!\begin{matrix}NH-CO\\NH-CO\end{matrix}\!>\!CO} + 2\,H_2O + O = \underset{\text{Harnstoff}}{CO\!<\!\begin{matrix}NH_2\\NH_2\end{matrix}} + \underset{\text{Oxalsäure}}{\begin{matrix}CO\cdot OH\\|\\CO\cdot OH\end{matrix}} + \underset{\text{Kohlensäure}}{CO_2}\,.$$

Diese Spaltungen, welche man in Analogie zu der Weingärung, in der man zuerst einen solchen Vorgang kennen gelernt hatte, als Gärungen oder Fermentationen bezeichnet hat, werden in der Regel durch die Gegenwart von sogen. Gärungserregern oder Fermenten eingeleitet, die ihrer Natur nach den Eiweißen nahe stehen. Dementsprechend werden sie in wäßriger Lösung, sicher bei 100°, meist schon bei 50—60°, zersetzt und ihre Wirksamkeit wird aufgehoben. Dagegen können einige von ihnen, wie das Emulsin und Pepsin, in völlig trockenem Zustande über 100° erhitzt werden, ohne ihre Wirksamkeit einzubüßen (Hüfner), ebenso das Trypsin und das Zuckerferment des Pankreas, das selbst eine Temperatur von 150° erträgt, ohne unwirksam zu werden (Salkowski). Diese in Wasser löslichen Fermente werden auch als ungeformte Fermente bezeichnet im Gegensatze zu den geformten Fermenten, welche an bestimmte Organismen geknüpft sind (Gärungs- und Spaltpilze) wie jenes Ferment, durch welches bei der Wein-, Bier- und Branntweinbereitung der Traubenzucker (Fruchtzucker und Galaktose) hydrolytisch in Alkohol und Kohlensäure zerlegt werden und das an den Hefezellen (Saccharomyces) haftet.

Die ungeformten Fermente, welche auch als Enzyme bezeichnet werden, sind nur im Sekret enthalten, nicht in der ruhenden Drüse selbst, wo man ihre Vorstadien, sogen. Zymogene, findet. Was die geformten Fermente betrifft, so ist es neuerdings gelungen, aus zerriebenen Hefezellen, welche bei einem Druck von 4—500 Atmosphären filtriert werden, einen Saft zu gewinnen, welcher auf Zucker gärungsfähig wirkt, wie die lebenden Hefezellen (E. BUCHNER). Die wirksame Substanz nennt man Zymase. Man kann daher einen scharfen Unterschied zwischen geformten Fermenten und Enzymen nicht mehr machen.

Was die Ursache der oxydativen Spaltung im Tierkörper betrifft, so konnte bisher kein irgendwie beschaffenes Ferment als „Erreger“ erkannt werden, vielmehr scheint das lebende Gewebe selbst diesen zerstörenden Einfluß auszuüben. Zunächst auf das Eiweißmolekül, welches als zirkulierendes Eiweiß sich in alle Gewebe verbreitet und dort der oxydativen Spaltung unterliegt, wobei einerseits eine stickstoffhaltige Gruppe (Harnstoff oder seine Vorstufen) sich loslöst, während der N-freie C-reiche Rest zur Bildung von Fett oder Zucker verwendet wird, welche für gewöhnlich durch den O weiter zu $CO_2$ und $H_2O$ verbrannt werden, unter Umständen aber auch unzersetzt bestehen bleiben können, wie z. B. das Fett bei Zufuhr von Kohlehydraten. Diesem Untergange soll aber nur das zirkulierende Eiweiß preisgegeben sein, während das Organeiweiß unangetastet bleibt und nur im Hungerzustande in seinem Bestande bedroht wird. Den gewichtigsten Anhalt für diese Anschauung liefert die Tatsache, „daß die Eiweißzersetzung mit der Zufuhr eiweißartiger Stoffe zunimmt, wodurch sie unter Umständen mehr als fünfzehnmal so groß wird wie die beim Hunger, obwohl in letzterem Falle viel mehr Eiweiß abgelagert ist, als in jenem mit der Nahrung aufgenommen wird“ (VOIT).

Daß übrigens der Körper auch direkt kräftiger Oxydation fähig ist, folgt aus der Tatsache, daß gefüttertes Benzol, $C_6H_6$, in Oxybenzol, $C_6H_5 \cdot OH$ (Phenol), übergeht, wovon ein Teil noch weiter zu Dioxybenzol, $C_6H_4(OH)_2$ (Hydrochinon, Brenzkatechin) oxydiert wird; ebenso der Übergang von Toluol, $C_6H_5 \cdot CH_3$, in Benzoësäure) $C_6H_5 \cdot CO_2H$. Selbst Reduktionsprozesse hat man im Tierkörper nachweisen können, wie die Reduktion des Urobilins aus dem Bilirubin lehrt. Doch treten im allgemeinen Reduktions- wie Oxydationsvorgänge weit zurück gegen die oxydativen Spaltungsprozesse.

## Sechstes Kapitel.

# Einnahmen des Gesamtorganismus.

### Die Nahrungsmittel.[1]

Die Einnahmen des Gesamtorganismus an Gasen sind keine anderen als die des Blutes. Dagegen nimmt der Gesamtorganismus namentlich in den Digestionskanal flüssige und feste Bestandteile auf, von denen nur die eigentlichen Nahrungs- oder Nährstoffe, und von diesen auch nur ein bestimmter Teil, ins Blut gelangen, während der überschüssige Rest und die unbrauchbaren Teile als Exkremente aus dem Körper wieder entfernt werden. Nahrungsstoffe sind Eiweiß, Fett, Kohlehydrate, Salze und Wasser. Substanzen, in denen flüssige oder feste Nährstoffe oder beide zusammen enthalten sind, nennt man „Nahrungsmittel". Man kann letztere auch definieren als einen technisch oder natürlich erzeugten Komplex von allerlei Nahrungsstoffen, die zu Blutbestandteilen werden können und dem Körper zu seiner Erhaltung notwendig sind.

Wenn man die Elemente betrachtet, aus denen die Nahrungsstoffe zusammengesetzt sind, so findet man, daß sie, wie alle organischen Substanzen, aus Stickstoff, Kohlenstoff, Wasserstoff und Sauerstoff bestehen. Da alle diese Elemente schon im Eiweiß gegeben sind, so könnte man vermuten, daß es möglich sein würde, ein Tier ausreichend mit reinem Eiweiß zu ernähren. Aber eine Gans von 4 kg, die ausschließlich mit gekochtem Eiweiß gefüttert wurde (Tiedemann u. Gmelin), nahm stetig an Gewicht ab und erlag endlich nach 46 Tagen, 2 kg schwer, dem Hungertode. Nicht besser erging es einem Hunde, der täglich 500—1000 g reinen

[1] J. Moleschott, Physiologie der Nahrungsmittel. 1859. E. Smith, Die Nahrungsmittel, Internationale Wissenschaftliche Bibliothek. Bd. VI. 1874. C. v. Voit, Physiologie des allgemeinen Stoffwechsels und der Ernährung, Leipzig 1881, in Hermanns Handbuch der Physiologie. J. König, Die menschlichen Nahrungs- und Genußmittel usw., 5. Auflage, Berlin 1903.

Fibrins zur Nahrung erhielt: auch er nahm an Gewicht fortwährend ab und starb schließlich den Hungertod.

Ähnliche Fütterungen mit reinem Fett, mit Kohlehydraten oder Salzen waren ebensowenig imstande, das Leben zu erhalten. Es geht daraus hervor, daß der Organismus bei sogenannter „einseitiger Ernährung" auf die Dauer nicht bestehen kann.

In der Tat besitzen die Nahrungsmittel alle einzelnen Nahrungsstoffe in sich, aber in verschiedener relativer Menge, und dies Verhältnis bildet einen Punkt von großer Bedeutung für die Qualität eines solchen. Im allgemeinen hängt die Qualität eines Nahrungsmittels von einer ganzen Reihe von Faktoren ab, welche alle bei der Beurteilung des Wertes eines Nahrungsmittels berücksichtigt werden müssen. Diese Faktoren sind: 1) die chemische Zusammensetzung, 2) das relative Verhältnis der einzelnen Nährstoffe in demselben, 3) ihre Verdaulichkeit und Resorptionsfähigkeit, 4) ihr Einfluß auf die Darmbewegungen und 5) die Menge von Ballast (bzw. unverdaulichen Substanzen, wie Zellulose usw.), die sie enthalten.

Bei der folgenden Lehre über Nahrungsmittel werden alle diese Faktoren gemeinschaftlich in Betracht gezogen werden.

Man unterscheidet die Nahrungsmittel als animalische und vegetabilische Nahrungsmittel, je nachdem sie aus dem Tier- oder Pflanzenreich stammen.

## 1) Die animalischen Nahrungsmittel.

### Die Milch.

Milch nennt man die Flüssigkeit, welche während der letzten Zeit der Schwangerschaft und längere Zeit (10—12 Monate) nach Ausstoßung der reifen Frucht aus dem Fruchtbehälter, der weiblichen Brustdrüse, einer acinösen Drüse, entquillt. Sie ist von weißlicher oder gelblich-weißer Farbe, vollkommen undurchsichtig, von angenehm-süßlichem Geschmack, besitzt alkalische Reaktion und hat ein spezifisches Gewicht von ca. 1·025—1·035. Läßt man sie einige Zeit stehen, so wird die Reaktion erst neutral, dann sauer, ohne daß aber die Milch gerinnt, denn die saure Reaktion rührt vorläufig nur von dem sauren phosphorsauren Kali her. Erst nach längerem Stehen an der Luft, wenn die saure Reaktion noch intensiver geworden ist, durch Bildung freier Milchsäure, welche sich aus dem Milchzucker entwickelt, gerinnt die Milch, indem das Kaseïn durch die freie Säure gefällt wird. Durch Sieden gerinnt frische Milch niemals, aber sie überzieht sich mit einer Haut, welche Oxydationsprodukte des Kaseïns darstellt. Ist die Milch frisch und von guter Qualität, so bildet sich auf ihrer Oberfläche allmählich eine dicke, gelbliche Schicht, der Rahm, welcher dadurch entsteht, daß die in der Milch außerordentlich zahlreich emulgierten Milchkügelchen infolge ihrer geringen Schwere in die Höhe steigen; diese Milchkügelchen sind es auch, denen die Milch ihre Undurchsichtigkeit verdankt. Außer den Milchkügelchen enthält die Milch an morphotischen Bestandteilen noch die Colostrumkörperchen, die indes nur in den ersten Tagen der Milchsekretion vorhanden sind, um dann völlig zu verschwinden. Die Colostrumkörperchen sind kugelige Gebilde, an denen man häufig eine Membran und in ihrem Innern mehrere Fettkügelchen und einen Kern unterscheiden kann.

Die Milchkügelchen sind nichts weiter als Fetttröpfchen, die mit einer Seifenhülle umgeben sind, wie sie ebenso im Chylus in großer Menge angetroffen werden. Doch findet man in der Milch kein so staubförmig verteiltes Fett, wie im Chylus, wodurch die beiden Flüssigkeiten unter dem Mikroskop zu unterscheiden sind. Die Fette der Milchkügelchen sind die Glyzeride von Stearin-, Palmitin- und Ölsäure sowie von Caprin-, Capryl- und Capronsäure und insbesondere von Buttersäure. Die Colostrumkörperchen enthalten neben dem Fett auch noch Eiweiß.

Die in der Milch gelösten festen Bestandteile sind organische und unorganische; zu den ersteren zählen: 1) das Kaseïn (Nukleoalbumin), welches der wesentliche Repräsentant der Eiweißkörper der Milch ist, deren Hauptmasse es auch ausmacht. Dasselbe wird aus der Milch durch das Lab in großen Ballen, durch starkes Verdünnen und Ansäuern in Flocken gefällt. Entzieht man der Milch die Kalksalze, so wird das Kaseïn wohl durch Säuren, aber nicht mehr durch Lab gefällt; den Kalksalzen ist daher bei der Fällung des Kaseïns durch Lab eine besondere Bedeutung beizulegen. Das Kaseïn ist unlöslich in Wasser, leicht löslich in Sodalösung, Kalk- und Barytwasser wie in verdünnten Alkalien und Säuren und besitzt den Charakter einer schwachen Säure, da es blaues Lackmuspapier rötet und aus den Karbonaten der Erden die Kohlensäure austreibt. Unterwirft man das Kaseïn der Magenverdauung, so löst es sich bis auf einen unverdaulichen Rest, das Pseudonukleïn, welches im Molekül des Kaseïns enthalten ist (Hammarsten). 2) Milchalbumin, wohl identisch mit dem Serumalbumin und wie jenes bei 70—75° C. gerinnbar; 3) Milchglobulin in geringer Menge, dem Serumglobulin gleich; 4) kleine Mengen von Lecithin, Cholestearin und Harnstoff; 5) Milchzucker; unter dem Einflusse eines Fermentes, das sich beim Stehenlassen der Milch in derselben bildet, geht er durch Gärung in Milchsäure über: $C_6H_{12}O_6$ (Milchzucker = $2\,C_3H_6O_3$ Milchsäure). Die anorganischen Bestandteile sind Chloralkalien, phosphorsaure Alkalien und Erden; auffallenderweise herrschen, wie in den roten Blutzellen, die Kaliverbindungen vor.

Die Milch der Tiere, namentlich der Haustiere, zeigt gegen die Frauenmilch folgende quantitative Unterschiede; es enthalten nämlich:

| Bestandteile für 1000 Teile | Frauen-milch | Kuh-milch | Ziegen-milch | Schafs-milch | Esels-milch | Stuten-milch |
|---|---|---|---|---|---|---|
| Wasser . . . . . | 914·0 | 886·0 | 863·58 | 839·89 | 910·24 | 828·37 |
| Feste Stoffe . . . | 86·0 | 114·0 | 136·42 | 160·11 | 89·76 | 171·63 |
| Kaseïn . . . . . | 6·0 | 26·20 | 33·60 | 53·43 (Kaseïn und Albumin) | 20·18 (Kaseïn und Albumin) | 16·41 (Kaseïn und Albumin) |
| Albumin . . . . . | 9·40 | 3·80 | 12·99 | | | |
| Pepton . . . . . | 4·10 | 3·20 | — | — | — | — |
| Butter . . . . . | 27·60 | 35·20 | 43·57 | 58·90 | 12·56 | 68·72 |
| Milchzucker . . . | 62·30 | 48·10 | 40·04 | 40·98 | 57·02 (Milchzucker und Salze) | 86·50 (Milchzucker und Salze) |
| Anorganische Salze . | 2·10 | 7·50 | 6·22 | 6·81 | | |

Nicht allein quantitativ, sondern auch qualitativ besteht zwischen der Menschen- und Kuhmilch ein Unterschied, der sich wesentlich auf das Kaseïn bezieht: das Kaseïn der Frauenmilch wird nämlich durch Säuren nur in ganz feinen und zarten Flöckchen gefällt und kann aus der Milch nur durch Zusatz von konzentriertem Magnesiasulfat abgeschieden werden. Darauf beruht wohl auch die leichtere Verdaulichkeit der Menschenmilch. Am nächsten darin steht der Frauenmilch die Stutenmilch; dem Gehalt an festen Stoffen nach die Eselsmilch.

Die Reaktion der Kuh- und Ziegenmilch ist unter normalen Verhältnissen alkalisch, neutral oder schwach sauer, die der Fleischfresser (Hund, Katze) regelmäßig sauer.

Die quantitative Zusammensetzung der Milch ändert sich mit der Nahrung: bei animalischer Kost nehmen der Fettgehalt und das Kaseïn zu, während der Gehalt an Zucker geringer wird; vegetabilische Kost vermindert die absolute Menge der Milch sowie die des Fettes und Kaseïns, erhöht aber den Zuckergehalt (der Milchzucker scheint aus dem Blute der Mutter zu stammen, nicht erst in der Drüse gebildet zu werden [P. Bert]).

Während einer Laktationsperiode bleibt die quantitative Zusammensetzung der Milch nicht konstant, sondern ändert sich so, daß mit der Dauer derselben der Gehalt an festen Bestandteilen zunimmt; vorzüglich sind es die Eiweiße, während der Fettgehalt ziemlich gleich bleibt und der Milchzucker abnimmt. Ferner ist die Zusammensetzung der Milch abhängig von der Tageszeit, die Abendmilch ist an Butter doppelt so reich als die Morgenmilch; vom Alter des Individuums, von 15—30 Jahren nimmt der Gehalt an festen Bestandteilen ab, von 30—35 ein wenig zu, von 35—40 erheblich ab, wobei die einzelnen Bestandteile in gleicher Weise abnehmen; von der Dauer einer Milchentziehung; die zuletzt sezernierte Milch ist stets butterreicher als die erste. Tritt während der Säugung die Menstruation ein, so vermehrt sich der Gehalt an festen Bestandteilen.

Die Menge der Milch, welche während 24 Stunden abgesondert wird, beträgt im Mittel 1 kg; mäßige Bewegung vermehrt die Absonderung (H. Munk), welche im übrigen außerordentlich variabel ist.

Physiologie der Milchsekretion. Die spezifischen Bestandteile der Milch werden nicht aus dem Blute in die Drüse transsudiert und von da nur entleert, sondern dieselben werden in den Drüsenzellen selbst gebildet. Die Milchdrüse besteht aus Alveolen, welche nur mit einem einschichtigen Epithel belegt sind; diese Epithelzellen werden bei der Sekretion an ihrem Innenende unter Fettbildung verflüssigt und abgestoßen, um sich während der Ruhe vom Außenende her wieder zu erneuern. Die Colostrumkörperchen sind eine eigentümliche Bildung, welche die Fähigkeit amöboider Bewegung besitzen, durch welche sie Fetttröpfchen aufnehmen können; für die Morphologie der Milchbildung scheinen sie indes bedeutungslos zu sein.

Ein Einfluß des Nervensystems auf die Milchabsonderung ist jedenfalls vorhanden, da das Anlegen des Kindes an die Mutterbrust immer einen starken reflektorischen Reiz abgibt; darauf weist auch die Tatsache hin, daß bei psychischen Erregungen eine Änderung in der Milchsekretion eintreten kann; endlich ihre Abhängigkeit vom Zustand des Genitalapparates: die Milchbildung beginnt erst mit vorgerückter Schwangerschaft und erreicht ihre Höhe nach der Entbindung. Man hat gefunden, daß auf Reizung des peripheren Stückes des N. glandularis (Ast des N. spermatic. externus) die Absonderung sich erheblich beschleunigt (Röhrig); doch handelt es sich hierbei nur um Einwirkung auf die kontraktilen Elemente in den Ausführungsgängen, durch deren Erregung die längst gebildete Milch nur schleuniger ausgepreßt wird. Die Durchschneidung des N. inferior (ebenfalls aus dem N. spermatic. externus) hat eine beträchtliche Vermehrung der Sekretion zur Folge, während elektrische Reizung des peripheren Endes die Sekretion zum Stillstand bringt. Der Einfluß dieses Nerven ist der eines vasomotorischen, wie überhaupt die Milchsekretion die weitestgehende Abhängigkeit von der Größe des Blutdruckes zeigt. Endlich erhöht die Reizung des zentralen Endes des N. papillaris (Ast des N. spermatic. externus) die Sekretion auf reflektorischem Wege.

Butter, Käse, Molken. Die Butter wird aus dem Rahm, der den größten Teil der Fetttröpfchen enthält, gewonnen; durch Schlagen (das Buttern) werden die Hüllen der Fetttröpfchen gesprengt, worauf die Fetttropfen zusammenfließen und in größeren Stücken sich als feste Butter präsentieren. Da durch dieses Verfahren aber nur die größeren Fetttropfen beeinflußt werden, während die kleinen Tröpfchen unverändert bleiben, so wird nach dem Buttern immer eine noch fettreiche Milch zurückbleiben, welche Buttermilch genannt wird; sie ist sauer und enthält alle Bestandteile der Milch, nur um gewisse Fettmengen vermindert. (In den neueren Buttermaschinen ist die Entfettung der Milch eine ausgiebigere, der Buttertrag aus der Milch demnach größer.)

Gute Butter enthält im Mittel (Voit):

| | |
|---|---|
| Wasser . . . . . . . | 7·9 % |
| Eiweiß . . . . . . . | 0·9 „ |
| Fett . . . . . . . . | 92·1 „ |

Der Käse enthält das aus der Milch gefällte Kaseïn mit samt dem Fett. Man erhält denselben, wenn man Milch längere Zeit ruhig an einem warmen Orte stehen läßt, wobei sich Milchsäure bildet, durch welche das Kaseïn gefällt wird, oder indem man es direkt durch Hinzufügen von Labferment (gepulverte Schleimhaut des Kälbermagens) fällt. Läßt man die Flüssigkeit durch ein Seihtuch abtropfen, so bleibt innerhalb desselben der Käse zurück während das Filtrat die Molke, und zwar die süße Molke, darstellt. Erzielt man die Fällung des Kaseïns durch den Zusatz von Essigsäure, Weinsäure oder Weinstein, so erhält man saure Molke. Die Molken sind frei von Fett und Kaseïn und enthalten die restierenden Eiweißkörper, Zucker, Säuren und die Salze der Milch.

Halbfettkäse hat folgende Zusammensetzung (J. König):

| | |
|---|---|
| Wasser . . . . . . . | 46·82 % |
| Feste Teile . . . . | 64·25 „ |
| Eiweiß . . . . . . . | 27·16 % |
| Fett . . . . . . . . | 20·54 „ |
| Milchzucker . . . . | 2·97 „ |
| Asche . . . . . . . | 3·05 „ |

Milchproben. Bei dem großen Werte, den die Milch besitzt, und der Schwierigkeit der Beschaffung derselben in größeren Städten ist dieselbe vielfach einer Verdünnung mit Wasser ausgesetzt. Um sich von dem Grade der Konzentration zu überzeugen, bedient man sich des Areometers (Milchprober) und bestimmt aus dem spezifischen Gewichte der Milch die Menge an festen Bestandteilen; Milch, die ein spezifisches Gewicht von weit unter 1025 besitzt, erscheint jedenfalls verdünnt. Da das Areometer aber wesentlich nur von der Menge der in Lösung befindlichen Substanzen beeinflußt wird, so erfährt man auf diesem Wege nichts über ihren Fettgehalt, weil die Milchkügelchen nur suspendiert sind.

Um auch den Fettgehalt bestimmen zu können, verdünnt man die durch die Milchkügelchen undurchsichtig gewordene Milch nach Donné in einem planparallelen Gefäße so lange mit Wasser, bis man durch sie hindurch eben eine Kerzenflamme sehen kann; je fetter sie ist, um so mehr Wasser muß man hinzufügen; 1 ccm guter, nicht abgerahmter Milch muß mit 70—75 ccm Wasser verdünnt werden, um durch eine 1 cm dicke Schicht der Mischung eine Kerzenflamme sichtbar werden zu lassen (Hoppe-Seyler).

## Fleisch.

Das Fleisch, wie es der Küche zugeführt wird, ist zusammengesetzt aus Muskelfasern, Fett, Bindegewebe, Sehnengewebe, Blutgefäßen usw.; es ist wegen seines Reichtums an Eiweißstoffen eines der hervorragendsten Nahrungsmittel. Das Fleisch enthält: 1) eine Reihe von Eiweißstoffen (Myosin und Myogen); 2) leimgebende Substanz (Bindegewebe); 3) N-haltige Extraktivstoffe: Kreatin, Xanthin und Hypoxanthin sowie Phosphorfleischsäure; 4) Kohlehydrate: Glykogen und Inosit; 5) die stickstofffreie Milchsäure; 6) anorganische Salze, und zwar vorwiegend phosphorsaures Kali; 7) Wasser; letzteres ist in der Muskelfaser zu etwa $^3/_4$ vorhanden, während $^1/_4$ feste Substanzen enthalten sind. Abgesehen von dem Fettgewebe, welches sich zwischen den Muskelfasern befindet, enthält jede Muskelfaser in sich eine kleine Fettmenge. Frisches, mageres Ochsenfleisch enthält an festen Bestandteilen (Bischoff u. Voit):

| | |
|---|---|
| Eiweiße . . . . . . | 18·36 |
| Leimgebende Substanz . | 1·64 |
| Fett . . . . . . . . | 0·90 |
| Extraktivstoffe . . . . | 0·90 |
| Asche . . . . . . . | 1·30 |

Die verschiedenen Fleischsorten haben dieselbe qualitative Zusammensetzung und unterscheiden sich nur quantitativ voneinander, wie folgende Zusammenstellung lehrt:

| 100 Teile Fleisch von | Ochs | Kalb | Schwein | Reh | Taube | Ente | Junges Huhn | Cyprin. barb. | Cyprin. carp. | Salmo fario |
|---|---|---|---|---|---|---|---|---|---|---|
| enthalten an: | | | | | | | | | | |
| Muskelfaser . . . | 15·8 | 15·0 (mit Glutin) | 16·3 | 16·81 | 17·29 | 17·68 | 16·5 | 12·1 | 11·31 | 11·1 |
| Eiweiß mit Farbst. | 2·20 | 3·2 | 2·4 | 1·94 | 3·23 | 2·68 | 3·0 | 5·2 | 4·35 | 4·4 |
| Glutin . . . . . | 1·90 | — | — | 0·50 | 1·63 | 1·23 | — | — | 1·98 | — |
| Alkoholextrakt mit Salzen . . . . | 1·80 | 1·7 | 1·7 | } 4·75 | } 3·64 | } 4·12 | 1·4 | } 2·7 | } 3·47 | } 3·8 |
| Wasserextrakt mit Salzen . . . . | 1·05 | 1·0 | 0·8 | | | | 1·2 | | | |
| Wasser und Verlust | 77·17 | 79·7 | 78·3 | 74·63 | 74·23 | 71·76 | 77·3 | 80·0 | 79·78 | 80·5 |

Es ist also im allgemeinen an Muskelfasern am reichsten das Fleisch der Vögel; ihm zunächst steht das Säugetierfleisch, am ärmsten daran ist das Fleisch der Fische, aber immerhin noch reich genug, um ein gutes Nahrungsmittel abzugeben, denn sein Eiweißgehalt übertrifft den der übrigen Fleischsorten.

Bei der Zubereitung des Fleisches muß man darauf bedacht sein, sowohl seinen Nährwert zu erhalten, als es der Einwirkung der Verdauungssäfte zugänglich zu machen. Der ersten Forderung würde am meisten der Genuß des rohen Fleisches genügen, wobei indes den Verdauungssäften noch die Arbeit zufallen würde, die umhüllenden Gewebe des Fleisches, wie Bindesubstanzen usw. aufzulösen, um die Muskelfaser selbst verdauen zu können. Man erleichtert den Verdauungssäften dies Geschäft, wenn man das rohe Fleisch mit der Fleischmaschine zerkleinert. So rationell diese Zubereitung ist, so hat doch der Genuß des rohen Fleisches sich nicht einbürgern können, zum Teil aus berechtigter Furcht vor Parasiten, die durch Kochen unschädlich gemacht werden (Trichinen, Blasenwürmer), zum Teil auch, weil erfahrungsgemäß Fleisch, immer nur in einer Form verabreicht, dem Geschmack bald widersteht.

Wenn man Fleisch in der Weise kocht, daß es, in kaltem Wasser angestellt, siedet, so wird dasselbe gewissermaßen ausgelaugt, verliert den größten Teil seiner wesentlichen Bestandteile und damit seinen großen Nahrungswert. In das Kochwasser gehen die löslichen Substanzen zum größten Teil über: lösliches Eiweiß, Extraktivstoffe, Fett und Leim, milchsaure und inosinsaure Salze und ganz besonders die anorganischen Salze. Wenn das Wasser eine Temperatur über 60° C. erreicht hat, so gerinnen die gelösten und extrahierten Eiweiße und werden in den Küchen als brauner auf der Oberfläche schwimmender Schaum abgeschöpft und entfernt; zugleich gerinnt aber auch das Eiweiß innerhalb des Fleisches und verhindert durch Verstopfung der Poren den weitern Austritt von Muskelsaft, so daß das so ausgekochte Fleisch zwar arm an Nährbestandteilen ist, dieselben aber nicht vollkommen eingebüßt hat. Die Menge der in Wasser löslichen Stoffe beträgt 4—8%.

Geringer ist beim Kochen der Verlust an Nährmaterial, wenn man das Fleisch in schon siedendes Wasser bringt; durch die sofortige Gerinnung der Eiweiße an seiner Oberfläche und die damit verbundene Verstopfung der Poren wird der Austritt des Muskelsaftes auf eine geringere Quantität beschränkt. Den größten Nahrungswert erhält man durch das Braten des Fleisches ohne Zusatz von Wasser in seinem eigenen Safte oder in Fett. Die oberflächliche Verdunstung des Saftes gibt dem Braten die dunkelbraune Färbung. Hierbei ist der Verlust am geringsten, während das Fleisch dadurch gar wird, daß die Hitze nach und nach eindringt. Die beliebte Form des Bratens, dessen Inneres noch blutig ist, erzielt man dann, wenn das Innere desselben nur auf ca. 50° C. gestiegen ist, während eine Innentemperatur von 70° C. das Eiweiß und den Blutfarbstoff gerinnen, somit auch die „blutige“ Innenzone verschwinden macht.

Das Schmoren des Fleisches steht in der Mitte zwischen Kochen und Braten: das Garwerden geschieht durch Einwirkung der das Fleisch umgebenden Dämpfe. Um Fleisch für längere Zeit zu konservieren und es vor Fäulnis zu schützen, pflegt man dasselbe einzusalzen oder zu räuchern. Durch das Einsalzen verliert das Fleisch an Nahrungswert, weil ein nicht geringer Teil des Fleischsaftes in die Salzlake übergeht.

Die Gewohnheit, die geschlachteten Tiere eine Zeitlang noch hängen zu lassen, hat den Zweck, die reichliche Bildung der Milchsäure abzuwarten, welche das Fleisch mürber, leichter verdaulich und schmackhafter macht. Daher ist das Fleisch der frisch geschlachteten und sofort zubereiteten Tiere sehr zähe und weniger schmackhaft. Man kann diesen Nachteil durch Zusatz von Essigsäure einigermaßen korrigieren.

Die Fleischbrühe ist die Flüssigkeit, welche man beim Kochen von Fleisch in Wasser erhält; in sie gehen alle in Wasser löslichen Bestandteile des Fleisches über; sie enthält als spezifische Bestandteile Kreatinin, Inosin und Milchsäure, etwas Leim (aus dem leimgebenden Gewebe), Fett (als Fettaugen auf ihrer Oberfläche), unorganische Salze, darunter besonders Phosphorsäure und Kali, und reagiert stets sauer. Bei gleicher Größe des Fleischstückes ist die Fleischbrühe um so reicher an festen Bestandteilen, je langsamer das Auskochen vor sich geht, je vollständiger also die Auslaugung desselben stattfinden kann. Nach Chevreul enthält eine gute Fleischbrühe, die aus einem Pfund Rindfleisch gewonnen ist, etwa $1^1/_2$ % fester Stoffe. Das Fleisch zu junger Tiere sowie das Schweinefleisch sind arm an Extraktivstoffen und geben deshalb keine gute Brühe; reich daran ist das Fleisch des Wildes und der Vögel. Da das Eiweiß, welches in die Fleischbrühe übergeht, gerinnt und abgeschöpft wird, so hat sie als solche keinen Nahrungswert. Sie ist vielmehr ein Genuß- und Reizmittel, welches durch den guten Geschmack und Geruch den Appetit sowie die Magensaftabsonderung anregt (vgl. S. 115).

## Eier.

Die Eier der Vögel, besonders der Hühner, deren man sich gern als Nahrungsmittel bedient, bestehen: 1) aus dem Eiereiweiß, 2) dem Eigelb oder Eidotter und 3) der Schale. Das Eidotter stellt eine sehr zähe, rötliche, geruchlose, alkalisch reagierende emulsive Flüssigkeit dar; die suspendierten Formelemente sind Dotterkügelchen, feine Körnchen und Fetttropfen; die ersteren sind von einer Hülle umschlossen, deren Inhalt größtenteils aus Fett besteht. Die chemischen Bestandteile des Eidotters sind: 1) Ovovitellin, ein Nukleoalbumin; 2) Fette: Palmitin, Oleïn, Cholestearin, Lecithin; 3) Traubenzucker in sehr geringer Menge; 4) Luteïn, ein dem Blutfarbstoff analoger, eisenhaltiger, gelber Farbstoff; 5) anorganische Salze, ähnlich verteilt wie in den roten Blutkörperchen, also überwiegend Kali und Phosphorsäure; 6) Wasser. Das Eiereiweiß ist eine konzentrierte Lösung von Eieralbumin mit anhängenden Fetten, Extraktivstoffen und Salzen, und wird von strukturlosen, fächerförmigen Membranen eingeschlossen. Die chemischen Bestandteile sind: 1) Eieralbumin resp. Ovalbumin und Ovoglobulin; 2) geringe Mengen von Fett; 3) Traubenzucker und Extraktivstoffe; 4) anorganische Salze, wie im Blutserum Chlor- und Natriumverbindungen vorherrschend; 5) Wasser. Die Eischale ist fest und besteht aus kohlensaurem Kalk.

Ein Hühnerei von 53 g Durchschnittsgewicht enthält 31 g Eiweiß, 16 g Eigelb und 6 g Schalen; ein solches Ei ist höchstens 40 g fettem Fleisch gleichwertig und enthält an Eiweiß nicht mehr als 30 g fettfreies, reines Fleisch, an Eiweiß und Fett soviel wie 150 g Kuhmilch. Um den täglichen Eiweißbedarf zu decken, müßte ein erwachsener gesunder Mann täglich etwa 20 Eier genießen (Voit).

Hart gekochte Eier sind weniger leicht verdaulich, weil der Magensaft nur langsam die Coagula durchdringen kann; durch Zerkleinerung erhöht man die Verdauungsfähigkeit außerordentlich. Am schwersten verdaulich sind rohe Eier, wie überhaupt nicht gekochtes rohes Eiweiß für den Magen der am schwersten verdauliche Eiweißkörper ist (Kühne). Leicht verdaulich sind die weich gekochten Eier, am verdaulichsten sind sie, wenn man sie durch Eintropfen in heißes Wasser in Flocken gerinnen läßt.

## 2) Die vegetabilischen oder pflanzlichen Nahrungsmittel.

Wiewohl die vegetabilischen Nahrungsmittel dieselben Bestandteile wie die animalischen enthalten, so unterscheiden sich doch jene von diesen durch eine Reihe ganz bestimmter Merkmale: 1) Das Fleisch (noch mehr die Milch) enthält die zur Ernährung notwendigen Stoffe in konzentriertester und leichtest verdaulicher Form, während die vegetabilischen Nahrungsmittel Substanzen enthalten, welche nicht allein verdaut, sondern auch vollständig umgewandelt werden müssen, ehe sie zur Resorption gelangen können, neben großen Mengen von durchaus unverdaulichen Stoffen, die als Ballast den Digestionskanal beschweren (Zellulose). 2) Die Exkremente nach reiner Fleisch- oder reiner Pflanzennahrung sind namentlich quantitativ sehr verschieden. Sind solche Mengen Fleisch- oder Pflanzenkost genommen worden, daß sie einen gleichen Nahrungswert repräsentieren, so ist die Menge der Exkremente nach Pflanzennahrung dreimal so groß. 3) Die Kohlehydrate sollen die peristaltischen Bewegungen des Darmes derart beschleunigen, daß sein Inhalt hinausbefördert wird, bevor eine maximale Ausnutzung desselben hat eintreten können.

### Cerealien (Getreide, Körnerfrüchte).

Cerealien heißen die Nutzpflanzen Weizen, Roggen, Gerste, Hafer, Mais, Reis u. a., deren stärkemehlreiche Samen ganz besonders zur menschlichen Nahrung geeignet sind; ihr Anbau ist seit den ältesten Zeiten mit der menschlichen Kultur verknüpft. Von den in den Samen enthaltenen Eiweißstoffen besitzt der dem Serumalbumin ähnliche Kleber (Pflanzenfibrin, Gluten) die Eigenschaft, Wasser zu binden und mit ihm eine zähe, klebrige Masse zu bilden (was dem Brotteig die lockere, schwammige Beschaffenheit verleiht). Mais kann für sich allein nicht zu Brot verbacken werden, weil sein Kleber nicht zähe genug ist. Ihre Zusammensetzung gibt die folgende Tabelle:

| In 100 Teilen | Weizen | Roggen | Gerste | Hafer | Mais | Reis |
|---|---|---|---|---|---|---|
| sind enthalten: | | | | | | |
| Wasser . . . . . | 129·94 | 138·73 | 144·82 | 108·81 | 120·14 | 92·04 |
| Eiweißstoffe . . . | 135·37 | 107·49 | 122·65 | 90·43 | 79·14 | 50·69 |
| Fett . . . . . . | 18·54 | 21·09 | 26·31 | 39·90 | 48·37 | 7·55 |
| Kohlehydrate . . . | 696·19 | 615·08 | 679·67 | 734·92 | 731·99 | 844·71 |
| Extraktivstoffe . . . | — | — | — | — | 7·49 | — |
| Salze . . . . . . | 19·96 | 14·61 | 26·55 | 25·94 | 12·87 | 5·01 |

Beim Vermahlen der Getreidekörner wird aus den harten, zum Teil verholzten Samenschalen die Kleie gewonnen. Dieses Nebenprodukt der Mehlbereitung enthält neben Kleber und anderen Eiweißstoffen etwas Stärkemehl und wird hauptsächlich als Viehfutter verwendet. Das feinste Mehl ist das sogenannte Kernmehl, welches aus dem mittleren Teile des Getreidekornes stammt und arm an eiweißhaltiger Substanz, aber um so reicher an Stärkemehl ist; dazwischen steht das Griesmehl, welches aus der Schicht zwischen Hülle und Mitte des Kornes gewonnen wird. Die verschiedenen Mehlsorten unterscheiden sich durch ihren Gehalt an Stärke und Kleber; je mehr Stärke und je weniger Kleber das Mehl enthält, um so feiner ist dasselbe.

Das Brot wird durch Backen aus Mehl bereitet, und zwar hauptsächlich aus Weizen- oder Roggenmehl (Weizen- oder Roggenbrot), oder auch aus einer Mischung beider. Die Brotbereitung besteht darin, daß man aus Mehl und Wasser einen Teig herrichtet, denselben salzt und ihn durch Zusatz von Fermenten zur Gärung bringt. Hierauf wird der zu Broten geformte Teig in den Backofen geschoben und einer erhöhten Temperatur (200—270° C.) ausgesetzt, um gar zu werden. Durch das Backen wird ein Teil der Stärke in Wasser löslich, ein anderer Teil wird in Dextrin und weitere Zersetzungsprodukte umgewandelt. Die braune dextrinreiche Kruste der Oberfläche verleiht dem Brote Haltbarkeit und Wohlgeschmack.

Die Güte des Brotes und dessen Wert für die Ernährung hängt von der Beschaffenheit des Mehles, von der Leitung des Gärungsprozesses und von dem Backen selbst ab. Weizenbrot ist von heller Farbe und wird deshalb Weißbrot genannt; aus Roggenmehl oder einem Gemisch davon mit Weizenmehl erhält man das Schwarz-

oder Graubrot. Zu den Wecken, Semmeln usw. wird feinstes Weizenmehl verwendet, das mit Wasser oder Milch eingeteigt wird. Pumpernickel besteht aus feinem, noch die Kleien enthaltendem Roggenmehl.

Unter den verschiedenen Brotsorten ist das Weizenbrot mit Recht am meisten geschätzt.

### Hülsenfrüchte (Leguminosen).

Zu den Hülsenfrüchten zählen die Erbsen, Bohnen, Linsen usw. Ihre Samen dienen zur Nahrung. Sie enthalten den Eiweißstoff Legumin, das sich fast genau wie Kaseïn verhält, außerdem Lecithin und Stärke. Sie sind stickstoffreicher als die Cerealien; da ihnen der Kleber fehlt, sind sie aber zur Brotbereitung nicht geeignet.

### Die Kartoffeln.

Die Kartoffel ist eine Knollenpflanze, deren Knollengewebe aus polyedrischen Zellen besteht. Ihren Inhalt bilden große Stärkekörner; die Membran ist unverdauliche Zellulose. Die Kartoffel erweist sich nicht so nahrhaft wie das Getreide, weil ihr Stärkemehl mit einer nur geringen Menge Proteïn und Fett verbunden ist.

### Gemüse.

Die als Zukost verwandten Gemüse, die Blätter, Stengel, Wurzeln usw. von Spinat, Kohl, Spargel usw., haben einen ziemlich geringen Nahrungswert. Sie enthalten vornehmlich stickstofflose Verbindungen: Dextrin, Gummi, Zucker, aber auch eiweißartige Stoffe, sind sehr reich an unverdaulicher Zellulose; in jungem Gemüse ist die umhüllende Haut noch sehr dünn und daher verdaulicher, weshalb es dem älteren vorzuziehen ist. Die folgende Tabelle gibt über die Zusammensetzung Auskunft.

| In 100 Teilen | Linsen | Erbsen | Bohnen | Grünkohl | Kartoffeln | Blumenkohl | Gurken |
|---|---|---|---|---|---|---|---|
| Wasser . . . | 113·18 | 145·04 | 128·55 | 800·70 | 727·46 | 918·87 | 971·40 |
| Eiweißstoffe . . | 264·94 | 223·52 | 220·32 | 140·90 | 13·23 | 5·00 | 1·30 |
| Kohlehydrate . | 518·22 | 576·19 | 576·57 | 640·40 | 237·73 | 18·00 | 26·19 |
| Extraktivstoffe . | — | 11·84 | 33·26 | — | 9·77 | — | 0·40 |
| Fette . . . . | 24·01 | 19·66 | 15·97 | 40·0 | 1·56 | — | — |
| Salze . . . . | 16·65 | 23·75 | 25·33 | — | 10·25 | 7·55 | — |

### 3) Die Genußmittel. Würzen (Gewürze).

Genußmittel sind Substanzen, die den Speisen zugefügt werden, um sie genießbar oder schmackhafter zu machen; die aber an sich keinen Nahrungswert, sondern nur, wie schon der Name sagt, den

Wert eines Reizmittels besitzen. Das gewöhnlichste Genußmittel ist das Kochsalz; ferner gehören hierher Pfeffer, Senf u. a. m. Eine andere Art der Genußmittel bilden Kaffee und Tee, endlich die sogenannten alkoholischen Getränke, Bier, Wein usw. Alle diese Körper sind für die Ernährung von Bedeutung, weil sie den Geschmack, die Sekretion der Verdauungssäfte und das Nervensystem anregen.

## 4) Die Getränke.

Das Wasser, wovon schon ein großer Teil mit den Nahrungsmitteln dem Körper zugeführt wird, muß auch selbständig als solches aufgenommen werden, wobei man auf seine Reinheit zu achten hat. Das in der Natur vorkommende Wasser ist niemals chemisch rein. Reines Wasser ist vollständig geruch- und farblos. Als reinstes natürliches Wasser ist das der atmosphärischen Niederschläge, also des Regens, zu betrachten; dasselbe reagiert gewöhnlich sauer, manchmal auch alkalisch (Smith), enthält Spuren von phosphor-, schwefel- und salpetersauren Salzen, Chlorverbindungen und Ammoniak, daneben Mikroorganismen und atmosphärische Luft. Alle diese Bestandteile sind nur in sehr geringen Mengen vorhanden. Enthält Wasser sehr viel Kalksalze, so spricht man von hartem, im gegenteiligen Fall von weichem Wasser. Das nächst reine Wasser ist das Quellwasser, dem das Wasser aus großen Seen und tiefen Brunnen folgt.

Verunreinigungen des Wassers können entstehen durch Imprägnierung desselben mit organischen Stoffen, aber auch ein sehr reicher Gehalt an Kochsalz, Ammoniak und salpetriger Säure weist auf Verunreinigung durch zersetzte organische Substanzen hin; solches Wasser muß als gesundheitsschädlich bezeichnet werden.

Kaffee und Tee. Beide Getränkarten sind Aufgüsse, im ersten Falle der fein gemahlenen Bohnen (Früchte) des Kaffeebaumes (Coffea arabica), im anderen Falle der grünen Pflanzenteile des Teestrauches (Thea chinensis, der Yerbastrauch; der sogenannte Matatee stammt von Ilex paraguayensis); sie enthalten aber beide dasselbe Alkaloid: Theïn oder Kaffeïn (Methyltheobromin).

Die Teeblätter enthalten gegen 2—5 % Theïn, ein ätherisches Öl von 0·5—1·0 %, Gerbsäure (diese Säure verleiht dem Tee bei längerem Stehen den bitteren Geschmack), Legumin, Dextrin, Zellulose, Gummi, ein Harz und Oxalsäure. Die Kaffeebohnen enthalten 0·5—1 % Kaffeïn, Kaffeegerbsäure, 6—8 % Zucker, Fett, Legumin und Zellulose. Durch das Rösten der Kaffeebohnen bilden sich aus den in Wasser löslichen Stoffen aromatische Substanzen.

Es sind enthalten:

| in einer Tasse Kaffee (15 g Bohnen) | | in einer Tasse Tee (5 g Blätter) | |
|---|---|---|---|
| Extrakt | 3·82 | | 1·68 |
| Kaffeïn | 0·26 | Theïn | 0·07 |
| Öl | 0·78 | Sonstige N-Verb. | 0·47 |
| N-freies Extrakt | 2·17 | | 0·96 |
| Asche | 0·61 | | 0·18 |

Beide Getränke wirken nur als Reizmittel. Ihre Wirkung zeigt sich bei mäßigem Genuß in einer Zunahme des Herzschlages und einer angenehmen Anregung des Nervensystems. Wird in dem Genuß nicht Maß gehalten, so entstehen lebhaftes Herzklopfen, Ohrensausen, Schwindel, Erbrechen usw.; alle diese Erscheinungen weisen darauf hin, daß es sich bei ihrem Genuß um Reizung des Nervensystems handelt.

Alkoholische Getränke. Dieselben werden vorzugsweise aus Traubensaft (Wein), Palmsaft (Palmwein), Milch (Kumis), Reis (Arrak), Gerste (Bier) und Kartoffeln (Branntwein) durch die alkoholische Gärung des in diesen Substanzen aus der Stärke gebildeten Zuckers dargestellt. Man genießt die alkoholischen Getränke wegen ihres Alkoholgehaltes, der sehr verschieden ist: am reichsten an Alkohol ist der Arrak (61 $^0/_0$, ähnlich der aus Wein hergestellte Kognak und der aus Zuckerrohrmelasse gewonnene Rum), dann folgen Champagner (8—12 $^0/_0$), die südlichen Weine, wie Kapwein, Madeira, Portwein, Sherry (Xeres) und die Ungarweine (12—20 $^0/_0$), hierauf die gerbstoffreichen roten französischen Bordeaux- und Weißweine (10 $^0/_0$), endlich die Pfälzer Weine (7—9 $^0/_0$) und die Rhein- und Moselweine (8—11 $^0/_0$). Die alkoholreichsten Biere sind englischer Porter und englische Ale (mit 5—6 $^0/_0$), die bayerischen Bockbiere mit 5 $^0/_0$, das schwächste ist die Braunschweiger Mumme mit 2 $^0/_0$ Alkohol.

Neben dem Alkohol sind in den Weinen noch enthalten: Zucker, organische Säuren und deren Salze (Weinsäure, Äpfelsäure, Essigsäure), Spuren von Gummi und Eiweiß, ferner ätherische Öle, Gerbstoffe, Farbstoffe, Kohlensäure und anorganische Salze. Das Bier enthält neben Alkohol, Kohlensäure und aromatischen Substanzen (des Hopfens) vorzüglich Dextrin und Zucker, kleine Mengen von Eiweiß, Glyzerin, Milch-, Essig- und Bernsteinsäure, sowie anorganische Salze. Obgleich im Wein gewisse Nährstoffe enthalten sind und der Alkohol selbst als Nährstoff bezeichnet werden kann, da er etwas Eiweiß und Fett vor der Zersetzung schützt, so ist der Nährwert der Weine doch ein geringer und tritt weit zurück gegen ihren Wert als Genußmittel. Auch das Bier ist wesentlich ein Genußmittel, obgleich es durch seinen Gehalt an Dextrin und Zucker als Nahrungsmittel etwas höher zu stellen wäre als der Wein (kleine Dosen von Alkohol verringern den Eiweißzerfall um ca. 6 $^0/_0$ [J. Munk), die Sauerstoffaufnahme um 18 $^0/_0$ und die Kohlensäureabgabe um 20 $^0/_0$ [Boek u. Bauer]). Der Alkohol wird im Körper größtenteils zu $CO_2$ und $H_2O$ verbrannt, ein geringer Teil wird in Dampfform durch Haut und Lunge ausgeschieden.

## Absoluter Wert eines Nahrungsmittels.

Der absolute Wert eines Nahrungsmittels liegt nicht allein in der Mischung von N-haltigem und N-freiem Material, sondern er verlangt ein ganz bestimmtes Verhältnis dieser Mischung.

Um diesen Wert kennen zu lernen, untersucht man auf jenes Verhältnis dasjenige Nahrungsmittel, wovon sich das Neugeborene ausschließlich ernährt und dabei stetig wächst, die Milch, anderseits wurden entsprechende systematische Fütterungen auf Veranlassung von JUSTUS LIEBIG und PLAYFAIR angestellt. Es ergab sich dabei für die zweckmäßigste Ernährung ein Verhältnis der stickstoffhaltigen zur stickstofffreien Nahrung, wie 1 : 4·5, wobei zu bemerken ist, daß 23 Gewichtsteile Stärke mit 10 Gewichtsteilen Fett gleichwertig sind (RUBNER). Dem gesuchten Verhältnis entsprechen unsere Nahrungsmittel in folgender Weise:

| | | | stickstoffhaltige | | stickstofffreie |
|---|---|---|---|---|---|
| Die Kuhmilch | enthält | auf | 10 | : | 30 |
| Die Frauenmilch | „ | „ | 10 | : | 40 |
| Schaffleisch gemästet | „ | „ | 10 | : | 27 |
| Schweinefleisch „ | „ | „ | 10 | : | 30 |
| Ochsenfleisch „ | „ | „ | 10 | : | 17 |
| Hasenfleisch | „ | „ | 10 | : | 2 |
| Kalbfleisch | „ | „ | 10 | : | 1 |
| Weizenmehl | „ | „ | 10 | : | 46 |
| Hafermehl | „ | „ | 10 | : | 50 |
| Roggenmehl | „ | „ | 10 | : | 57 |
| Gerste | „ | „ | 10 | : | 57 |
| Reis | „ | „ | 10 | : | 123 |
| Buchweizenmehl | „ | „ | 10 | : | 130 |
| Linsen | „ | „ | 10 | : | 21 |
| Bohnen | „ | „ | 10 | : | 22 |
| Erbsen | „ | „ | 10 | : | 23 |
| Kartoffeln, weiße | „ | „ | 10 | : | 86 |
| Kartoffeln, blaue | „ | „ | 10 | : | 115 |

Danach würden die Milch und die besten Cerealien am meisten dem verlangten Verhältnisse entsprechen, während das Fleisch in seinem Nahrungswerte zurücktreten würde. Doch ist zu berücksichtigen, daß im Fleische die ganze Mischung eine konzentriertere ist als in den Cerealien, wodurch schon geringere Mengen genügen, um eine größere Quantität von Nährstoffen einzuführen, während von den Cerealien, die stets reichlich Ballast (Cellulose u. a.) bergen, weit größere Mengen nöthig sind, die in dieser Masse durch die Verdauung nicht bewältigt werden und unbenutzt den Darm wieder verlassen (s. oben).

## Die Größe des täglichen Nahrungsbedürfnisses.

Die Größe des täglichen Nahrungsbedürfnisses wird nach den verschiedenen Individuen und in verschiedenen physiologischen Zuständen sehr veränderlich sein müssen; dieselbe hängt ferner außerdem ab von der Größe der Arbeitsleistung und der Größe des Wärmeverlustes. Zunächst wird offenbar ein Organismus, der im Wachsen begriffen ist, der also neben seinem täglichen Bedarf auch noch an Gewicht zunehmen soll, mehr nötig haben als der ausgewachsene Organismus, der nur seine laufenden Ausgaben zu decken hat. Der Verbrauch regelt sich endlich auch nach dem Körpergewicht.

Die Werte, um die es sich in der Untersuchung handelt, betreffen diejenigen Mengen von stickstoffhaltiger oder stickstofffreier Nahrung und Wasser, von welchen ein erwachsener Mensch für 24 Stunden nötig hat, um sein Körpergewicht zu erhalten und die nötige tägliche Arbeit zu leisten; die Zahlen sind einer Aufstellung entnommen, welche Pettenkofer u. Voit auf Grund der Untersuchung über den Stoffumsatz eines 28jährigen, 70 kg schweren Arbeiters gegeben hatten; daneben finden sich Resultate von Ranke, Forster u. Beaunis angegeben.

| In 24 Stunden in Grammen | Pettenkofer u. Voit Diät bei Ruhe | Pettenkofer u. Voit Diät bei Arbeit | Ranke Diät bei mäßiger Arbeit | Forster Diät bei mäßiger Arbeit | Beaunis Diät bei mäßiger Arbeit |
|---|---|---|---|---|---|
| Eiweißstoffe . . . . | 137 | 137 | 100 | 131·2 | 92 |
| Fett . . . . . . . . | 72 | 173 | 100 | 88·5 | 61 |
| Kohlehydrate . . . . | 352 | 352 | 240 | 392·3 | 235 |
| Stickstoff . . . . . . | 19·5 | 19·5 | — | — | — |
| Kohlenstoff . . . . . | 283 | 356 | — | — | — |
| Anorganische Salze . . | — | — | — | — | — |
| Wasser . . . . . . . | — | — | — | 2945·9 | — |

Das Resultat der verschiedenen Beobachtungen ist nahezu ein übereinstimmendes insofern das Verhältnis der stickstoffhaltigen zu den stickstofffreien Nahrungsstoffen sich verhält wie $1:3^1/_2$—5; dagegen schwanken die absoluten täglichen Mengen an Eiweiß zwischen 137—92 g; in gleichem Maße auch die Fett- und Kohlehydratmengen. Nach neueren Erfahrungen ist man überzeugt, daß das tägliche Nahrungsbedürfnis des erwachsenen mittleren Arbeiters bei Ruhe und leichter Arbeit, sein Kostmaß, ausreichend gedeckt ist mit 100—110 g Eiweiß, 60 g Fett und 400 g Kohlehydraten.

## Siebentes Kapitel.

# Die Ausgaben des Organismus und die Bilanz seines Stoffwechsels.

### I. Die Ausgaben.

Die Ausgaben, welche der Organismus beständig macht, bestehen in gasförmigen, flüssigen und festen Substanzen: es sind Auswurfstoffe, die ihn auf verschiedenen Wegen verlassen, und zwar: 1) durch die Lungen (Kohlensäure und Wasserdampf), 2) durch die Nieren (Harn), 3) durch den Darm (Exkremente), 4) durch die Haut (Perspirationsluft, Schweiß und Talg); 5) erleidet der Organismus ständig einen Verlust dadurch, daß die obersten Schichten seiner Epidermis sowie die diesen entsprechenden Gebilde der Nägel und der Haare allmählich verhornen und fortwährend abgestoßen werden. Gleiches Schicksal erfahren die obersten Zellen des geschichteten Pflasterepithels in der Rachen- und Mundschleimhaut, in den Harn- und Geschlechtsorganen und der Conjunctiva, die mit den betreffenden Sekreten der Schleimhäute fortgespült werden. Durch diese verhornten Zellen werden insbesondre gewisse Mengen von Stickstoff und Schwefel aus dem Organismus fortgeführt.

Neben diesen beständigen Ausgaben gibt der Organismus zeitweise nicht unbedeutende Mengen seiner Bestandteile aus in der Milch, dem Menstrualblut, den Eiern und der Samenflüssigkeit.

Die Qualität und Quantität aller dieser Ausgaben, die größtenteils Ausgaben des Blutes selbst bilden, sind schon früher an den verschiedensten Orten bestimmt worden.

### II. Bilanz der Einnahmen und Ausgaben.[1]

Nachdem die Einnahmen und Ausgaben des Körpers festgestellt worden sind, wird es sich darum handeln, zu ermitteln, wie groß die Einnahmen sein müssen, wenn die mit dem Ablauf des Lebens

---

[1] Bidder u. Schmidt, Die Verdauungssäfte usw. Bischoff u. Voit, Die Gesetze der Ernährung des Fleischfressers, 1860. C. v. Voit, Physiologie usw.

verbundenen, durch die chemisch-physikalischen Prozesse des Stoffwechsels bedingten Ausgaben gedeckt werden sollen, und zwar so, daß die Zusammensetzung des Körpers weder qualitativ noch quantitativ eine Veränderung erleidet, also weder eine Gewichtszunahme noch eine Gewichtsabnahme im ganzen sowohl, wie in den einzelnen Geweben stattfindet (Stickstoff- und Kohlenstoffgleichgewicht). Die Darstellung dieses Verhältnisses bildet die Lehre von der „Ernährung".

Offenbar kann man drei Fälle behandeln; es können: 1) die Einnahmen geringer sein als die Ausgaben, 2) Einnahmen und Ausgaben gleich sein, und 3) die Einnahmen größer sein als die Ausgaben. Der einfachste Fall ist der erste, mit dessen Darstellung auch begonnen werden soll.

### 1. Stoffwechsel im Hunger.

Um jenen ersten Fall vollständig zu vereinfachen, soll der Stoffwechsel für den Zustand berechnet werden, in welchem die Einnahmen des Körpers allein in dem inspirierten Sauerstoff der atmosphärischen Luft, eventuell, wie in den Versuchen von Bidder-Schmidt und Bischoff-Voit, in geringen Wassermengen bestehen. Um die Größe des Stoffumsatzes im Hunger (Inanition) kennen zu lernen, in welcher Zeit der Organismus von seinem eigenen Leibe zehrt, bestimmt man täglich das Gewicht des Tieres und untersucht qualitativ und quantitativ seine Ausscheidungen (Exspirationsluft, Harn usw., namentlich Harnstoff und Kohlensäure), die jedesmal ein Maß für den Stoffwechsel bilden. Durch Analyse dieser Ausscheidungen erfährt man, wieviel der Körper im Hungerzustande täglich an Stickstoff, Kohlenstoff usw. verloren hat. Um nun weiter zu ermitteln, in welcher Weise die einzelnen Gewebe an diesem Verluste teilnehmen, bestimmte Schmidt die elementare Zusammensetzung von fettfreiem Fleische auf seinen Stickstoffgehalt, verglich diesen mit der während des Hungers ausgeschiedenen Stickstoffmenge und berechnete daraus unter der Annahme, daß aller Stickstoff in den Ausscheidungen aus verbrauchter Muskelsubstanz herrühre, den Verlust an Eiweiß, bzw. Fleisch. In dem Fleisch ist aber eine gewisse Kohlenstoffmenge enthalten, die von der durch Lunge, Harn und Exkrementen ausgeschiedenen Kohlenstoffmenge subtrahiert den Verlust des Körpers an Kohlenstoff, die nicht aus der Umsetzung von Eiweißen stammt, darstellt. Diese leitet Schmidt aus den oxydierten Fetten ab. Werden diese Verluste des Körpers an Eiweiß und Fett vom Gesamtverlust abgezogen, so erhält man den Verlust des Körpers an Wasser.

Es zeigt sich nun: 1) daß das hungernde Tier einen Gewichtsverlust erfährt, der, abgesehen von den ersten Tagen, in welchen die Ausscheidungen noch von den letzten Fütterungsperioden her größer sind, ziemlich gleichmäßig bis zum Tode abläuft. Erwachsene Tiere (Hunde, Katzen) starben erst, wenn sie die Hälfte ihres Körpergewichts verloren hatten (CHOSSAT), jüngere Tiere schon früher, ganz junge schon nach einem Gewichtsverlust von 20 %. 2) Die Harnstoffausscheidung ist vom 4.—5. Hungertage ab zunächst ziemlich konstant und beträgt pro die ca. 15 g; bis dahin nimmt sie aber sehr schnell ab, und zwar um so schneller, je mehr Eiweiß die Nahrung enthalten hatte. Die Größe der Harnstoffausscheidung ist abhängig von dem durch den Einfluß der Inanition täglich resultierenden Körpergewichte und sinkt daher später fast kontinuierlich bis zum Tode. 3) Die Kohlensäureexhalation sinkt, die letzten Tage vor dem Tode ausgenommen, langsamer als das Körpergewicht, so daß von der Gewichtseinheit des Tieres eine täglich zunehmende relative Kohlensäuremenge exhaliert wird Der exhalierte Wasserdampf sinkt ziemlich stetig, indes schneller als die absolute Menge ausgeschiedener Kohlensäure. 4) Die Sauerstoffaufnahme nimmt stetig ab. 5) Die einzelnen Gewebe partizipieren in der Weise an dem Verlust, daß er absolut am größten bei den Muskeln ist (relativ aber nur ca. 30 %), darauf folgt das Fettgewebe (der relative Verlust desselben aber ist am größten, denn es sind 97 %, also fast alles Fett verschwunden), hierauf folgen die Haut, die Knochen, die Leber, das Blut und der Darmkanal; fast nichts verlieren das Herz und die nervösen Zentralorgane (ca. 3 %); dagegen ist die Wasserabgabe eine sehr große. 6) Auf die einzelnen Ausscheidungswege verteilen sich die Ausgaben so, daß von dem Wasser ca. $^3/_4$ durch die Nieren, $^1/_4$ durch Haut und Lungen ausgeführt werden; von dem Kohlenstoff gehen ca. $^9/_{10}$ durch die Lungen, $^1/_{10}$ durch Harn und Exkremente; von dem Stickstoff geht fast die ganze Menge durch den Harn, ebenso von den Salzen. Drei Tage vor Eintritt des Hungertodes nimmt die Temperatur des Tieres sehr rasch ab.

In 18 Hungertagen verlor die Katze (BIDDER u. SCHMIDT) an Körpergewicht 1197 g; davon kommen auf:

| | | |
|---|---|---|
| Eiweiße . . . . | 204·43 g = 17·01 % | Totalverlust |
| Fette . . . . . | 132·75 g = 11·05 „ | „ |
| Wasser . . . . | 863·82 g = 71·91 „ | „ |

(131·52 g Wasser wurden während dieser Zeit aufgenommen.)

Dieser Gesamtverlust verteilt sich auf die einzelnen Ausscheidungswege in folgender Weise:

| Es gehen von | Durch | | | |
|---|---|---|---|---|
| | Nieren | Lungen | Haut | Exkremente |
| Wasser (863·82 + 131·52) | 699·4 g = 70·2 % | 260·82 = 2·61 % | | 35·1 = 3·7 % |
| Kohle 205·96 . . . | 13·186 g = 6·4 „ | 190·78 = 92·6 % | — | 1·993 = 1·0 „ |
| Stickstoff 30·81 . . . | 30·81 g = 100 „ | — | — | — |
| Salze 10·03 . . . . | 9·798 g = 97·6 „ | — | — | 0·235 = 1·4 „ |

## 2. Stoffwechsel bei ausreichender und überschüssiger Nahrung.

Die einfachste Vorstellung, die sich aus der Untersuchung des Stoffwechsels im Hunger ergibt, ist offenbar die, daß es gelingen müßte, ein Individuum dadurch im Körpergleichgewicht zu erhalten, daß man demselben eine dem Verluste während des Hungers äquivalente Menge von Einnahmen in Gestalt der Nahrung zuführt; man würde also das Individuum im Stickstoffgleichgewichte dadurch erhalten, daß man ihm diejenige Stickstoffmenge im Eiweiß mit der Nahrung gibt (Fleisch), die es im Hungerzustande ausscheidet. Indes bestätigt sich diese Voraussetzung durchaus nicht, vielmehr wächst mit der Zufuhr stickstoffhaltiger Nahrung auch die Stickstoffausscheidung derart, daß von neuem ein Stickstoffdefizit eintritt, indem der Körper von dem eigenen Leibe zusetzt. Erst bei einer gewissen Höhe der Aufnahme von stickstoffhaltiger Nahrung wird nicht mehr Stickstoff abgegeben, als der Aufnahme entspricht, d. h. der Körper befindet sich im Stickstoffgleichgewicht. Dieser Fall tritt dann ein, wenn mindestens $2\frac{1}{2}$ mal soviel Stickstoff mit der Nahrung eingeführt wird, als das Tier im Hungerzustande oder bei stickstofffreier Kost ausschied.

Ernährt man einen Hund nur mit Kohlehydraten oder Fett, so tritt selbst bei reichlicher Zufuhr ein Gleichgewichtszustand niemals ein; das Tier scheidet fortwährend N-haltige Produkte aus, es zehrt von seinem Eiweiß und geht endlich in einer Zeit zugrunde, die nicht wesentlich länger ist, als wenn das Tier vollkommen gehungert hätte.

Die Stickstoffausscheidung bzw die Eiweißzufuhr hängt indes nicht allein von der Größe der Eiweißzufuhr, sondern auch von der Größe des Individuums ab: das größere Individuum zersetzt mehr als das kleine; das letztere braucht demnach weniger als das erstere, um ins Stickstoffgleichgewicht zu kommen. Im allgemeinen wird dieses Gleichgewicht dann erreicht, wenn die täglich eingenommene Nahrung $\frac{1}{20}$—$\frac{1}{25}$ des Körpergewichts beträgt. Erhält ein Tier mehr Fleisch, als eben angegeben worden ist, so beginnt es „Fleisch“, d. h. N-haltige Körpersubstanzen anzusetzen; es nimmt an Gewicht zu und bedarf nunmehr wieder einer größeren Fleischzufuhr, um neuerdings das Stickstoff-Gleichgewicht zu erreichen, oder, um bei reiner Fleischzufuhr an Gewicht zu gewinnen, ist eine fortwährende Steigerung der Zufuhr erforderlich. Da dieser Steigerung der Zufuhr aber eine natürliche Grenze gesetzt ist durch die Menge von Eiweiß, welche der Darm zu verdauen imstande ist, so kann man wohl einen Organismus auf dem irgendwie erzeugten hohen Eiweißstand erhalten, aber man kann keine Mästung an Fleisch bewirken. Hierfür bedarf man des Zusatzes von Fett.

Wird nämlich neben Fleisch Fett gefüttert, so tritt eine Ersparnis stickstoffhaltiger Körpersubstanz ein, insofern Fleischmengen, die allein nicht genügt hatten, um den Bedarf zu decken, nunmehr einen Gleichgewichtszustand herbeiführen. Bei gleicher Fleischzufuhr beträgt die durch Fettzusatz bedingte Ersparnis an N-haltiger Leibessubstanz im Mittel 7 % (in maximo 15 %) des vorher umgesetzten Fleisches. Es wird daher derselbe Organismus auf diesem Wege bei geringeren Fleischrationen ein Stickstoff-Gleichgewicht erreichen und durch Steigerung des Eiweißgenusses (neben reichlichem Fett) am meisten Fleisch und Fett ansetzen. Aus demselben Grunde wird ein fettreicher Organismus unter meist gleichen Bedingungen der Stickstoff-Aufnahme früher ins Stickstoff-Gleichgewicht kommen als ein fettarmer, weil das Körperfett in diesem Falle dieselbe Rolle spielt, wie das Fett der Nahrung.

In gleicher Weise wie Fett bewirkt Zusatz von Kohlehydraten, z. B. Zucker, zur Fleischkost eine Ersparnis im Stickstoff-Umsatz, und zwar um fast 10 %. Man hat sich vorzustellen, daß bei Gegenwart von Fett oder Zucker eine den letzteren äquivalente Menge von Eiweißsubstanzen vor dem Zerfall bewahrt wird, oder daß die Anwesenheit von Fett und Kohlehydraten die Bedingungen des Eiweißzerfalles ihrer Intensität nach schwächen (Pettenkofer u. Voit).

Man vermag daher durch Zufuhr von Kohlehydraten neben Eiweiß einen beträchtlichen Fettansatz am Körper zu erzielen, eine Erfahrung, welche die Praxis künstlicher Mästung schon seit langer Zeit kennt. Eine Mästung auf diesem Wege ist namentlich bei den Herbivoren zu erreichen, aber auch für den Fleischfresser erreicht man unter gleichen Bedingungen einen Fettansatz. Dieses so gebildete Fett verdankt man aber nicht einer direkten Umbildung der Kohlehydrate, sondern die Ablagerung des Fettes ist darauf zurückzuführen, daß, wie schon S. 196 bemerkt worden ist, der Zucker durch seine rasche Zersetzung einen äquivalenten Anteil des beim Zerfall der Eiweißkörper gebildeten Fettes vor der Oxydation bewahrt, so daß sich dieses im Körper ablagern kann.

Daß die Fettbildung auf diese Weise zu erklären ist, dafür spricht die ebenfalls dort angeführte Tatsache, daß reine Zuckerfütterung niemals zu Fettansatz führt (Hoppe-Seyler).

In gleicher Weise äußert sich der Einfluß des neben dem Fleisch gefütterten Leimes sogar in noch höherem Grade. Nach Bischoff u. Voit bedingt ein Zusatz von Leim zur Fleischnahrung ein N-Gleichgewicht bei einer Fleischmenge, die allein nicht imstande ist, jenen Gleichgewichtszustand herzustellen; bei Mehrzufuhr von Leim kann sogar ein Ansatz N-haltiger Körpersubstanz und von Fett eintreten. Dagegen ist der Leim ebensowenig wie das Fett und die Kohlehydrate imstande, das Eiweiß der Nahrung zu ersetzen, obgleich jeder einzelne der gefütterten Stoffe den Umsatz N-haltiger Körpersubstanz verringert.

Erhält der Fleischfresser stickstofffreie Kost, so scheidet er in gleicher Weise wie im Hungerzustande N aus; dieser kann nur aus der Zersetzung von stickstoffhaltiger Körpersubstanz selbst stammen. Bemerkenswert ist hierbei noch die Tatsache, daß bei N-freier Kost die Ausscheidungsgröße, die sich früher, abgesehen von der N- und Kohlenstoff-Ausgabe, ziemlich gleichmäßig über Harn einerseits, Lungen und Haut anderseits verteilt hatte, durch Haut und Lungen im Durchschnitt doppelt so groß ist als durch den Harn.

Das Schicksal des mit der Nahrung eingeführten Eiweißes ist schon früher dahin erläutert worden, daß ein Teil in stabileres Organeiweiß, ein anderer Teil in leicht zersetzbares Zirkulationseiweiß umgewandelt wird („Luxuskonsumption"). Für diese Anschauung spricht neben den oben angeführten Gründen die folgende Beobachtung: Es steht fest, daß reichliche Eiweißzufuhr unmittelbar, und zwar schon innerhalb der nächsten 24 Stunden die N-Ausscheidung entsprechend steigert. Nur schwer könnte man sich vorstellen, daß innerhalb dieser kurzen Zeit die eingeführten Eiweißstoffe schon in organisiertes Eiweiß übergeführt und dieses wieder bis in seine Endprodukte (Harnstoff, Harnsäure usw.) zersetzt worden sei. Nach allen bisherigen Erfahrungen nimmt der Prozeß der Neubildung und des Zerfalles mehr Zeit in Anspruch, als hier verflossen ist.

Da die durch den Harn ausgeschiedenen N-Mengen nur zum geringsten Teile aus dem Organeiweiß, die bei weitem größte Menge aber von dem Zerfalle des Zirkulationseiweißes herrührt, so muß die Ausscheidung von N ziemlich proportional mit der Größe der Eiweißaufnahme steigen und fallen. Werden Eiweißstoffe dem Körper nicht mehr zugeführt, wie bei N-freier Kost oder im Hunger, so gerät zunächst das noch vorhandene Zirkulationseiweiß in Zerfall, daher die noch hohe N-Ausscheidung im Beginne der Inanition. Ist das Zirkulationseiweiß verbraucht, so wird die N-Ausfuhr geringer, bleibt indes auf ziemlich gleicher Höhe, und diese Konstanz der N-Ausscheidung in der späteren Hungerperiode ist der Ausdruck der Zersetzung, welcher das Organeiweiß unterworfen ist. Die Größe dieses Wertes entspricht der N-Menge, welche während der Inanition zur Ausscheidung gelangt; sie beträgt ca. 1 $^0/_0$ von dem Bestande an Organeiweiß, so daß der gesamte übrige N, welcher bei Nahrungsaufnahme zur Ausscheidung gelangt, auf den Zerfall des Zirkulationseiweißes zu beziehen ist.

Die Gesetze des Stoffwechsels, wie sie eben für den Karnivoren entwickelt worden sind, lassen sich vollgültig auf den Menschen übertragen (Voit, Pettenkofer, J. Ranke). Wenn auch der Mensch bei ausschließlicher Fleischkost zu vollständigem Gleichgewicht seiner Einnahmen und Ausgaben kommen kann, so bedarf es hierzu doch außerordentlich großer Fleischmengen. So zeigt die Erfahrung (Banting-Kur), daß bei Zufuhr überreicher Fleischmengen eine Abnahme des Körpergewichtes eintritt, indem der Umsatz stickstoffhaltigen Materials durch die reine Fleischnahrung außerordentlich gesteigert wird. Anderseits lehrt die Erfahrung und bestätigt der Versuch, daß durch gemischte Kost nicht nur das Gleichgewicht, sondern auch die Leistungsfähigkeit des Körpers am ehesten erreicht wird, wie nach den obigen Auseinandersetzungen leicht verständlich ist. Nach übereinstimmenden neueren Erfahrungen ist die Kostration für den erwachsenen mittleren Arbeiter folgende (wie S. 214 bemerkt):

100—110 g trockenes Eiweiß,
60 g Fett,
350—400 g Kohlehydrate,

wobei zu bemerken ist, daß

1 g Stickstoff entspricht 6 $^1/_4$ g Eiweiß und
1 g Eiweiß „ 4 $^3/_4$ g Fleisch.

Die Kostration des Menschen bei angestrengter Arbeit verlangt 120—130 g Eiweiß, 100 g Fett und 500 g Kohlehydrate.

Die Bedeutung der Genußmittel für den Stoffwechsel ist schon oben (S. 212) erläutert worden.

Was die anorganischen Verbindungen betrifft, so steht fest, daß zum Aufbau organisierten Gewebes neben der Zufuhr von Eiweiß, Fetten und Kohlehydraten das Vorhandensein gewisser Salze unumgänglich notwendig ist, insbesondere der Kali- und Natronsalze in Verbindung mit Chlor und Phosphorsäure. Den ersten Rang unter diesen Salzen nimmt das NaCl ein, demnächst KCl und das saure phosphorsaure Kali, $KH_2PO_4$; NaCl bildet den Hauptbestandteil der Gewebsasche. Abgesehen von seiner Bedeutung als Gewürz ist eine stetige Zufuhr von NaCl notwendig, um den Verlust zu decken, den die Organe bei den Stoffwechselvorgängen daran erleiden, da es in beträchtlicher Menge (10—16 g pro die) durch den Harn zur Ausscheidung gelangt. Bei Entziehung von NaCl wird noch eine Zeitlang (3—5 Tage) NaCl durch den Harn ausgeschieden, das einen Verlust der Gewebe selbst daran herbeiführt. Wird nun von neuem NaCl dem Körper zugeführt, so steigt die Kochsalzausfuhr nicht sogleich wieder, sondern dasselbe wird in den Geweben so lange zurückbehalten, bis diese ihren früheren Kochsalzgehalt wieder erlangt haben. Bei sehr reichlicher Kochsalzaufnahme wächst zugleich die N-Ausscheidung um ein Geringes (Voit). Die Kalisalze sind für die Wachstumsvorgänge von großer Bedeutung, dazu sind sie ein bedeutendes Erregungsmittel für Herz und Gefäßtätigkeit (Kemmerich). Wie notwendig die Zufuhr dieser Salze ist, geht daraus hervor, daß ein im N-Gleichgewicht befindlicher Hund zugrunde geht, sobald die Zufuhr von Chloriden und Phosphaten gänzlich aufgehoben wird oder nur unter eine bestimmte Grenze sinkt (Forster). Die Phosphate des Kalks und der Magnesia haben noch die Bedeutung, daß sie in erheblicher Menge beim Aufbau des Knochengerüstes verwendet werden.

Man kann das Kostmaß in viel einfacherer Weise in Wärmeeinheiten oder Kalorien ausdrücken. Es ist nämlich festgestellt worden, daß die Verbrennungswärme der Nahrungsmittel die gleiche ist, mögen sie außerhalb oder innerhalb des Körpers verbrennen, d. h. sie geben die gleichen Wärmeeinheiten (WE). Kennt man den Verbrennungswert der Nahrungsstoffe, so bekommt man eine einfache Zahl für das Kostmaß. Es geben nämlich

| | | |
|---|---|---|
| 1 g Eiweiß . . . . | 4·1 | WE |
| 1 g Fett . . . . . | 9·3 | „ |
| 1 g Kohlehydrat . . | 4·1 | „ |

also das Kostmaß = (4·1)100 + (9·3)60 + (4·1)400 = 2239 WE. Man wird also einen normalen Menschen mit 2239 WE zu ernähren haben.[1] (Nahrungsmittel von gleichem Kalorienwert werden in diesem Sinne als isodynam bezeichnet.) Doch hat man sich zu erinnern, daß diese Wärmeeinheiten physiologisch nicht gleichwertig sind und deshalb aus einer Mischung der drei Hauptnährstoffe zusammengesetzt werden müssen.

[1] Vgl. M. Rubner, Die Gesetze des Energieverbrauches bei der Ernährung; 1902.

Zweiter Abschnitt.

# Die Leistungen des Organismus.

## Erstes Kapitel.

## Tierische Wärme.[1]

### 1. Die Körpertemperatur des Menschen und der Tiere.

Die Temperatur des Menschen. Der Mensch besitzt eine von der ihn umgebenden Temperatur unabhängige konstante Körpertemperatur oder Eigenwärme, die an verschiedenen Körperstellen geringe Differenzen aufweist; am höchsten ist sie im Blute, darauf folgen die Körperhöhlen, zuletzt die äußere Haut. Da beim Menschen die Temperaturmessung im Blute selbst nicht ausgeführt werden kann, so bestimmt man die Körperwärme: 1) in der Achselhöhle, welche durch Anlegen des Armes an den Rumpf möglichst geschlossen wird; an dieser Stelle pflegt man im allgemeinen mit Vorliebe die Messung am Krankenbette vorzunehmen; 2) im Rectum; 3) in der Vagina; 4) in der Mundhöhle unter der Zunge. Die Messungen, mit Quecksilberthermometern ausgeführt, ergeben eine Normaltemperatur von 37·5° im Rectum, 37·2° in der Mundhöhle und 37° C. in der Achselhöhle (Mittelwerte). An der Körperoberfläche, der Haut, ist die Temperatur bedeutend geringer; sie erleidet nicht unbedeutende Veränderungen, die von der Temperatur der Umgebung abhängig sind.

Die mittlere Körpertemperatur unterliegt gewissen Schwankungen, durch welche sie eine geringe Steigerung oder Herabsetzung erfahren kann. Dieselben sind:

1) Periodische, stets wiederkehrende Schwankungen.

Dahin gehört die Schwankung:

---

[1] J. Rosenthal, Artikel Tierische Wärme, in Hermanns Handbuch der Physiologie Bd. IV. T. 2. 1882.

a) mit der Tageszeit, z. B.:

| | |
|---|---|
| morgens zwischen 5—7 Uhr . . . . . . | 36·68° C. |
| von 7—11 Uhr (im Mittel) . . . . . . | 37·04° „ |
| nachmittags zwischen 4 u. 5 Uhr Steigen bis | **37·48°** „ |
| nachts von 2—4 Uhr Sinken bis . . . . | 36·31° „ |

Dieselben Temperaturschwankungen findet man im „Fieber", einem Symptom, das die verschiedensten pathologischen Zustände begleitet und in einer abnormen Erhöhung der Körpertemperatur besteht.

b) mit der Nahrungsaufnahme; dieselbe bewirkt jedesmal eine Steigerung der Temperatur; fällt die Nahrungsaufnahme in die positive tägliche Temperaturschwankung, so wird die letztere noch mehr erhöht, fällt sie in die negative Schwankung, so wird dieselbe aufgehalten, fällt also geringer aus. Bei verhungernden Tieren, deren Temperatur ebenfalls tägliche Schwankungen zeigt, nimmt sie kontinuierlich ab bis zu 20° C.; einer Temperaturherabsetzung, bei welcher der Tod eintritt, der durch Wärmezufuhr (Aufenthalt in einem Backofen) aufgehalten werden kann.

c) mit dem Alter; dieselben sind viel geringer als die vorhergehenden und betragen: der Neugeborene (im Rectum geprüft) hat eine Temperatur von 37·91° C., nach 10 Tagen 37·68°; bei vollendeter Pubertät hat das Individuum eine Temperatur von 37·12°; dieselbe hält sich bis zum 40. und 50. Jahre, wo sie etwas niedriger, 36·93° geworden ist, um im Greisenalter mit 80 Jahren auf 37·46° C. zu steigen.

2) Zufällige Schwankungen; solche treten auf:

a) nach körperlicher Anstrengung; dieselbe vermehrt, wie jedermann aus Erfahrung weiß, die Temperatur, und zwar um 0·3—0·7° C. (Davy); wenn man das Rückenmark tetanisiert, also eine Tätigkeit sämtlicher Rumpf- und Extremitätenmuskeln hervorruft, so kann die Temperatur bis auf 40° steigen.

**Den höchsten Grad von Temperatursteigerung hat man bei Trismus und Tetanus, einer Affektion, die mit Zuckungen und Krämpfen sämtlicher Muskeln einhergeht, beobachtet, 43—44·7° C. Im allgemeinen kann man annehmen, daß eine Temperatursteigerung bis zu 42° C., wie sie in fieberhaften Krankheiten, Typhus, Pyämie usw., vorkommt, tödlich wird.**

b) nach geistiger Anstrengung soll ebenfalls Temperatursteigerung beobachtet worden sein.

c) nach Wärmezufuhr und Wärmeentziehung; diese Momente kommen in Betracht bei Anwendung der verschiedenen Bäder: warme und kalte Bäder, Dampfbäder usw.

Temperatur der Tiere. Säugetiere haben ungefähr die gleiche Temperatur wie der Mensch; eine viel höhere Temperatur besitzen die Vögel; sie beträgt 40—44° C. In beiden Tierklassen schwankt die Temperatur, wie beim Menschen, innerhalb sehr enger Grenzen und in Abhängigkeit von denselben Faktoren. Dagegen hört die Konstanz der Eigenwärme bei den nächsten Tierklassen, den Reptilien, Amphibien und Fischen auf; ihre Temperatur ist durchaus abhängig von der Temperatur der Umgebung, übertrifft dieselbe aber stets um den kleinen Wert von 0·5—1° C. Man pflegte früher die Tiere nach ihrer Temperatur als Warm- und Kaltblüter zu bezeichnen; man unterscheidet sie aber richtiger als homoiotherm (konstant temperiert) und poikilotherm (variabel temperiert). Zu jenen zählen Säugetiere und Vögel, die ihre Eigenwärme gegenüber dem Temperaturwechsel der Umgebung nahezu konstant erhalten, zu diesen die Tiere, deren Temperatur schwankend und von dem sie umgehenden Medium abhängig ist.

Daß auch den Wirbellosen die Fähigkeit zukommt, Wärme zu bilden, geht aus der Beobachtung hervor, daß sie, besonders in großen Klumpen zusammenliegend, wie das im Winter z. B. bei den Bienen der Fall ist, sehr bedeutende Temperaturen entwickeln. So findet man in Bienenstöcken im Winter eine Temperatur von 20—32° C., im Sommer von 33—36°, zur Zeit des Ausschwärmens sogar von 40°.

Eine Ausnahme unter den Säugetieren machen die sogenannten Winterschläfer: das Murmeltier, die Fledermaus, der Igel, der Siebenschläfer usw.; dieselben sind während der wärmeren Jahreszeit homoiotherm, nähern sich aber während der kälteren Jahreszeit in ihren Temperaturverhältnissen den Poikilothermen, da sie in ähnlicher Weise wie diese von der Außentemperatur abhängig sind; wenn dieselbe sehr niedrig wird, verfallen sie in einen Erstarrungszustand, bei dem der ganze Stoffwechsel sehr verringert ist, und in dem sie während des ganzen Winters verharren. Sie haben in diesem Zustande nur eine Temperatur von 1·6—5° C. Sobald sie aber in ein warmes Zimmer gebracht aus dem Winterschlafe erwachen, sowie bei Eintritt der warmen Frühlingstemperatur steigert sich ihre Eigenwärme in 20—30 Minuten wieder auf die normale Säugetiertemperatur (A. Horwath).

Die Temperatur einer jeden Körperstelle ist abhängig: a) von der Größe der Wärmequelle — eine solche Wärmequelle sei vorläufig für jedes Gewebe angenommen —, b) von dem Wärmeverlust. Dieser letztere ist wieder abhängig: $\alpha$) von der Größe der Oberfläche des sich abkühlenden Körpers; $\beta$) von der Temperatur der Umgebung; $\gamma$) von der Wärmeleitungsfähigkeit des umgebenden Mediums; $\delta$) von ihrer Wärmekapazität. Aus diesen beiden Faktoren sollte sich die Temperatur eines jeden Organes ableiten lassen, aber es tritt noch ein dritter Faktor von hervorragender Bedeutung hinzu, nämlich der Blutstrom, welcher fortwährend Wärme von den wärmeren zu den kälteren Stellen hinträgt. Am meisten kommt hierbei die äußere Haut in Betracht, deren Wärmequelle nur gering ist, und die bei ihrer fortwährenden Berührung mit der stets niedriger temperierten Luft viel Wärme an dieselbe abgeben muß. Dieser Verlust wird immer wieder von dem Blutstrom ausgeglichen, indem er der Haut aus dem Innern des Körpers Wärme zuführt. Da die Menge der zugeführten Wärme von der Blutmenge abhängt, so wird jede Erweiterung der Hautgefäße, die einen reichlicheren Blutzufluß gestattet, von einer Erhöhung der Temperatur, in diesem Falle der Hauttemperatur, gefolgt sein. Die Weite der Gefäße wird aber von den Gefäßnerven reguliert, und ihre Durchschneidung wird, da sie eine Erweiterung zur Folge hat, die Temperatur steigern, wie in der Tat nach der Durchschneidung des Halssympathicus die Temperatur des Ohres erhöht ist, während die Reizung, da sie die Gefäße verengert, die Temperatur herabsetzt.

Aus demselben Grunde wird die Reizung sensibler Nerven, deren verengernder oder erweiternder Einfluß auf die Gefäßnerven oben (S. 76) gezeigt worden ist, zu Temperaturveränderungen Veranlassung geben.

Im allgemeinen ergibt sich, daß das Körperinnere einen Kern von relativ großer Ausdehnung mit der höchsten und nahezu konstanten Temperatur darstellt. Diesem gegenüber steht die Körperoberfläche, welche fortwährend der Abkühlung ausgesetzt ist, mit der niedrigsten Temperatur. Zwischen diesen Extremen liegt endlich eine Zone, in der man die allmählichen Übergangstemperaturen von der höheren Temperatur des Kernes zu der niedern Temperatur der Rinde findet.

### 2. Entstehung der tierischen Wärme.

Die Wärme, welche der Tierkörper besitzt, wird in ihm selbst erzeugt, und zwar durch die chemischen Prozesse, welche unaufhörlich in demselben ablaufen. Es sind die verbrennlichen Moleküle des Tierkörpers selbst, der Eiweiße, Fette usw., welche durch den eingeatmeten Sauerstoff fortwährend verbrannt werden und eine bestimmte Verbrennungswärme darstellen. Die Endprodukte dieser langsamen Verbrennung im Körper werden vornehmlich durch die Kohlensäure der Exspirationsluft, das Wasser und den Harnstoff repräsentiert. Die Größe dieser Ausscheidungen dient sonach als ein Maß für die chemischen Vorgänge und somit auch für die gebildete Wärmemenge, denn die Wärme, welche bei der Verbrennung von Eiweiß, Fett usw. zu Harnstoff und Kohlensäure im Körper entsteht, ist dieselbe wie bei der Verbrennung außerhalb des Körpers, die in bestimmter Weise jedesmal durch den Versuch und die Rechnung ermittelt werden kann.

Daß die tierische Wärme in der Tat durch die chemischen Prozesse des Tierkörpers erzeugt wird, darauf weisen Beobachtungen hin, welche zeigen, daß sie mit einer Reihe von Erscheinungen des Stoffwechsels in innigster Beziehung steht und mit demselben auf- und abschwankt; dahin gehören:

1) Die täglichen Wärmeschwankungen eines Tieres verlaufen parallel mit der täglichen Kohlensäure- und Harnstoffausscheidung (S. 84 und 129).

2) Bei längerem Hungern, wo die Größe der Kohlensäureausscheidung herabgesetzt wird, nimmt auch die Wärmeproduktion und damit die Körperwärme ab (S. 218).

3) Während der Verdauung nimmt die Kohlensäureausscheidung, ebenso aber auch die Wärmeproduktion bedeutend zu (S. 225).

4) Kinder und junge Tiere produzieren auf die Einheit des Körpergewichts berechnet fast doppelt soviel Kohlensäure als Erwachsene (S. 85), dementsprechend ist auch ihre Eigenwärme eine höhere.

5) Findet man höhere Temperatur da, wo nachweisbar chemische Prozesse stattfinden, wie z. B. in den Speicheldrüsen die Temperatur bei lebhafter Sekretion gegenüber dem Ruhezustande erhöht ist (S. 114).

6) Die Menge des absorbierten Sauerstoffs steht in einem bestimmten Verhältnis zur tierischen Wärme: nach Regnault und Reiset absorbiert 1 kg Kaninchen in einer Stunde 0·914 g Sauerstoff und hat eine Durchschnittstemperatur von 38° C., während 1 kg Huhn 1·186 g Sauerstoff absorbiert und eine Körpertemperatur von 43·9° C. besitzt.

Der Anteil, welchen die einzelnen Organe an der Wärmebildung haben, ist entsprechend ihrem Stoffwechsel sehr verschieden: am wichtigsten sind die quergestreiften Muskeln; darauf folgen die Drüsen, namentlich die Leber, der Magen und die Därme. Das Zentralnervensystem, in dessen grauer Substanz zwar ein reger Stoffwechsel stattfindet, kann wenig zu der Wärmebildung beitragen, da es nur etwa 1·9 % des Körpergewichtes ausmacht. Am wenigsten leistet trotz seiner großen Masse das Knochensystem, dessen Stoffwechsel ein sehr geringer ist.

### 3. Die Wärmeausgaben des Körpers.

Der Körper verausgabt von seinem Wärmevorrat fortwährend bestimmte Wärmemengen auf folgenden Wegen:

1) Alle gasigen, flüssigen und festen Einnahmen des Körpers (Luft, Getränke und Speisen) sind im allgemeinen geringer temperiert als seine gasigen, flüssigen und festen Ausgaben (Exspirationsluft, Harn und Exkremente). Die letzteren haben also dem Körper bestimmte Wärmequantitäten entzogen. Die Größe dieses Wärmeverlustes ist abhängig von der Wärmekapazität der eingeführten Substanzen und der Temperaturdifferenz zwischen ihnen und der Temperatur des Körpers.

2) Von den Lungen findet fortwährend eine Wasserverdunstung statt, bei welcher nicht unbedeutende Mengen von Wärme gebunden werden, wie das jedesmal geschieht, wenn ein Körper aus einem dichtern in einen weniger dichten Aggregatzustand übergeht; die Größe des Verlustes ist abhängig von der Differenz der Temperatur.

Die Wärmeabgabe durch die Atmung beträgt beim Marschieren in niederer Außentemperatur etwa $^1/_5$, bei höherer Temperatur nur $^1/_{16}$ der gesamten Abgabe von Wasserdampf (Zuntz).

3) Den größten Verlust an Wärme (ca. 80%) erleidet der Körper durch Leitung und Strahlung sowie Wasserverdunstung von der freien Oberfläche der Körpers (Haut). Inwieweit Wärme dabei verloren geht, hängt ab: a) von der Temperaturdifferenz zwischen Körper und Umgebung, b) von der Wärmekapazität und Leitungsfähigkeit der Umgebung, c) von der Differenz der Feuchtigkeit der Haut gegen die der umgebenden Luft.

Die ganzen Betrachtungen beziehen sich ausschließlich auf den Ruhezustand der Muskeln; Herz- und Atemmuskeln, deren Tätigkeit niemals auszuschalten ist, werden hierbei vernachlässigt.

### 4. Die Wärmeeinnahmen des Körpers (Wärmequelle).

Die chemischen Prozesse, durch welche die tierische Wärme entsteht, bedingen einen beständigen Verbrauch von Körpersubstanz. Dieser Verbrauch wird durch die Nahrungsaufnahme ersetzt, so daß die Nahrungsmittel die potentielle Energie darstellen, welche weiterhin durch die chemischen Prozesse in kinetische Energie, Wärme, umgesetzt wird. Die Nahrungsmittel und der Sauerstoff bieten demnach das Material für die Wärmebildung bzw. die Wärmeeinnahmen des Körpers, und die Größe dieser Wärmeeinnahme ist gleich der Verbrennungswärme der in einer bestimmten Zeit aufgenommenen Mengen von Eiweiß, Fett, Sauerstoff usw. zu ihren Endprodukten Harnstoff u. a. minus der Temperatur der Ausscheidungen. Die Bestimmung der Verbrennungswärme geschieht mittels des Kalorimeters, die Berechnung wird in Kalorien gegeben.

Die folgenden Zahlen, die den Bestimmungen von FAVRE u. SILBERMANN entnommen sind, sollen die Größe der Verbrennungswärme einiger Verbindungen veranschaulichen.

Es werden entwickelt bei der Verbrennung von:

| | | | |
|---|---|---|---|
| 1 g Wasserstoff zu Wasser . . | 34·5 | Kalorien | |
| 1 g Kohlenstoff zu Kohlensäure . | 8·1 | „ | |
| 1 g Eiweiß . . . . . . . . | 5·8 | „ | (RUBNER) |
| 1 g Fett . . . . . . . . . | 9·5 | „ | (STOHMANN) |
| 1 g Zucker . . . . . . . . | 4·1 | „ | |
| 1 g Stärke . . . . . . . . | 5·0 | „ | |

Mit Hilfe seines neuen Luftkalorimeters hat RUBNER den Nachweis geliefert, daß die von dem Versuchstiere (Hund) gebildeten Wärmemengen genau den in der Nahrung eingeführten Kalorien entsprechen, womit bewiesen ist, daß die Nahrungsmittel die einzige Wärmequelle des Tierkörpers darstellen.[1] Damit ist gleichzeitig ein neuer direkter Beweis für die Richtigkeit des Gesetzes von der Erhaltung der Kraft geliefert worden.

## 5. Die Wärmeregulation.

Die Temperatur des Menschen und der homoiothermen Tiere ist konstant, wenn die Wärmebildung immer gleich der Wärmeabgabe ist. Da sowohl die Wärmeerzeugung als die Wärmeabgabe großen Schwankungen ausgesetzt sind, die Eigenwärme aber konstant bleibt, so müssen regulatorische Einrichtungen vorhanden sein, wodurch diese Vorgänge wieder ausgeglichen werden. Man bezeichnet die Gesamtheit derselben als Wärmeregulation.

Die Regulation ist aber keine absolute, sondern sie versagt, wenn die Körpertemperatur eine gewisse Höhe übersteigt oder unter eine bestimmte Grenze sinkt, und es erfolgt der Tod. Der Tod durch Temperatursteigerung tritt ein, wenn man das Tier in eine Temperatur von 40° bringt und es darin längere Zeit verweilen läßt; es wird keine Wärme mehr abgegeben, die Eigentemperatur steigt, und der Tod erfolgt bei 43—45° mit Erhöhung der Atem- und Pulsfrequenz, Speichelfluß und heftigen Krämpfen (ACKERMANN). Die Ursache des Todes ist wahrscheinlich in einer Lähmung des Zentralnervensystems und des Herzens zu suchen. Durch Abkühlung erfolgt der Tod bei Kaninchen, wenn dieselben durch Eintauchen in Eiswasser eine Eigentemperatur

[1] M. RUBNER, Die Quelle der tierischen Wärme. Zeitschrift für Biologie. XII. S. 73. 1893.

von 23° C. erreicht haben: Blutdruck, Atem- und Pulsfrequenz nehmen ab, der Tod erfolgt ohne Krämpfe. Wird künstliche Respiration eingeleitet, so steigt die Temperatur wieder, während ein auf nur 26° abgekühltes Tier, in günstigere Temperaturverhältnisse gebracht, noch selbständig eine höhere Eigentemperatur erreichen kann (Horvath). Die poikilothermen Tiere vertragen weit bedeutendere Abkühlung.

Die Konstanz der Eigentemperatur des Körpers ist gegeben durch das Verhältnis der Wärmeerzeugung zur Wärmeabgabe. Sobald der eine von diesen Faktoren sich einseitig ändert, wird eine Störung dieser Konstanz eintreten müssen. In der Tat aber lehrt der Versuch, daß bei nicht zu übermäßigen Wärmeentziehungen die Haut der einzige unwillkürliche Regulator der Wärme ist. Diese Funktion der Haut beruht auf der Möglichkeit, die Weite ihrer Blutgefäße und die Größe der Wasserverdunstung (Schweiß) zu ändern. Tritt nämlich in der Umgebung der Haut höhere Temperatur auf, so sieht man, wie sich die Haut rötet, indem die Arterien sich erweitern, die Kapillaren sich stärker füllen und aus dem Innern mehr Blut der Haut zuströmt, um sich daselbst abzukühlen (dagegen verengen sich die Gefäße der Baucheingeweide). Gleichzeitig entsteht durch Schweißbildung eine starke Wasserverdunstung, wodurch bedeutende Wärmemengen gebunden werden. Umgekehrt wenn Kälte in der Umgebung der Haut eintritt, womit eine Vermehrung des Wärmeverlustes einhergeht, wird die Haut blaß, die Arterien ziehen sich zusammen, hindern so den Zufluß des warmen Innenblutes zur Haut und damit die zu große Abkühlung, während jede Wasserverdunstung aufhört. (Dagegen erweitern sich die Gefäße der Baucheingeweide und der Muskeln [Wertheimer]). Die numerischen Belege sind nach Adamkiewicz folgende:

| Temperatur der Umgebung | Zirkulation | Anzahl der von der Haut in 1 Minute abgegebenen Kalorien |
|---|---|---|
| 15—18° C. | frei | 80·8 |
| | unterbrochen (durch Esmarchs Blutleere) | 61·2 |
| | Kapillardilatation nach Bad von 40° durch 5 Min. | 99·1 |
| | frei | 86·5 |
| | unterbrochen | 67·1 |
| | Kapillardilatation nach Bad von 45° und 5 Min. | 115·6 |

Eine Vermehrung der Wärmeproduktion bei Wärmeentziehung als Faktor einer unwillkürlichen Wärmeregulation widerlegt der Versuch dadurch, daß in jedem Falle O-Verbrauch und $CO_2$-Abgabe immer nur dann zunehmen, wenn bei dem Versuchsindividuum infolge des Kältegefühles reflektorische Muskelspannungen und Zittern auftreten. Davon unabhängig ist die Tatsache, daß der Mensch das auftretende Kältegefühl willkürlich durch Bewegungen (Muskelarbeit) und damit einhergehende vermehrte Wärmeerzeugung zu bannen versteht (Zuntz u. Loewy).

Indes läßt sich theoretisch ableiten und aus der Beobachtung schließen, daß das Regulationsvermögen der Haut eine Grenze nach oben und unten haben muß, deren Überschreitung die fernere Regulation unmöglich macht; diese Grenze ist erreicht, wenn die Temperatur der Umgebung sich von der Haut um 11 · 6° C. entfernt hat (Adamkiewicz).

Die Temperaturdifferenz, innerhalb welcher eine ausreichende Regulation stattfindet, bezieht sich auf die nackte, unbedeckte Haut. Die Tiere der nördlicheren Klimaten, namentlich der arktischen Regionen, wo längere Zeit hindurch die Temperatur der Umgebung weit unter 0° steht, erscheinen diesen Temperaturen insofern angepaßt, als sie eine Hautbedeckung tragen (Haarpelze und große Fettlager in der Haut, wie z. B. der Walfisch), welche als schlechter Wärmeleiter die Haut vor größeren Wärmeverlusten schützt und eine Regulation innerhalb weit größerer Grenzen gestatten.

Jene Einrichtung ahmt der Mensch nach, wenn er im Winter bei kalter Umgebungstemperatur seine Haut mit Wollstoffen und ähnlichen schlechten Wärmeleitern umgibt, während er für die hohe Umgebungstemperatur des Sommers seine Kleidung aus Leinenstoffen, die bessere Wärmeleiter sind, anfertigt. Dadurch wird die Haut in ihrer Funktion als Wärmeregulator unterstützt und für die Regulation selbst eine größere Breite erzielt.

Nerveneinfluß. Gelegentliche Beobachtungen an Menschen mit verwundetem Rückenmark, bei denen eine Steigerung der Eigenwärme sich zeigte, veranlaßten Cl. Bernard, Schiff u. a., bei Tieren die Durchschneidung des Rückenmarks auszuführen, um zu prüfen, ob etwa vom Zentralnervensystem aus ein regulatorischer Einfluß auf die Temperaturverhältnisse des Körpers vorhanden sei: jedesmal sahen sie nach dieser Durchschneidung die Temperatur sinken. Das Resultat ließ sich, nachdem erst der Einfluß der Gefäßnerven auf die Blutverteilung besonders in der Haut bekannt war, auf die gleichzeitige Lähmung der im Rückenmark herabsteigenden Gefäßnerven beziehen, deren Ausfall eine Erweiterung der Gefäße und eine vermehrte Wärmeabgabe an der Körperoberfläche zur Folge hat.

Anderseits sind Versuche mitgeteilt worden, in welchen durch Einstich ins Gehirn (Hund, Kaninchen) eine bedeutende Temperatursteigerung hervorgerufen werden konnte; es handelt sich hierbei um Verletzung des medialen Teiles des Corpus striatum und des Thalamus opticus (Richet, Ott, Aronsohn u. Sachs, Girard). Ähnliches wurde in Krankheitsfällen am Menschen beobachtet (Guicciardi u. Petrazzani, Ott, Kaiser). Man spricht von einem Wärmezentrum.

Gewisse warmblütige Tiere besitzen ebenso wie der Mensch nicht sogleich nach der Geburt das Vermögen der Wärmeregulierung, das sich erst allmählich entwickelt.

Diese Fähigkeit fehlt jenen Tieren, deren Zentralnervensystem bei der Geburt noch nicht völlig entwickelt ist (Ratten, Tauben u. a.), während es andere besitzen (Meerschweinchen, Huhn u. a.), deren Zentralnervensystem bei der Geburt fertig zu sein scheint.

## Zweites Kapitel.

# Die Leistung mechanischer Arbeit.

(Die Lehre von der tierischen Bewegung.)

Die Bewegungen des Körpers werden durch den Tieren eigentümliche Organe ausgeführt, welche man Muskeln nennt, und die gemeinhin als „Fleisch“ bezeichnet werden.

### § 1. Allgemeine Bewegungslehre.

(Allgemeine Muskelphysiologie.)[1]

Man unterscheidet zwei Arten von Muskeln: quergestreifte und glatte Muskeln. Jene stehen in fester Verbindung mit den Knochen und Knorpeln des Skelettes und dienen zu deren Bewegung. Da diese Bewegungen (Kontraktion) durch Reize (den Willen) ausgelöst werden, so nennt man sie auch willkürliche Muskeln. Die glatten Muskeln bilden dagegen keine kompakten Massen, sondern nur zerstreut im interstitiellen Gewebe liegende Faserzüge oder dünne, röhren- und sackförmige Schichten, die ganze Organsysteme überziehen (Blut- und Lymphgefäß-, Magen- und Darm-, Urogenital- usw. Muskulatur). Im Gegensatz zu den quergestreiften willkürlichen nennt man die glatten Muskeln, deren Tätigkeit vom Willen unabhängig ist, deshalb auch unwillkürliche Muskeln. An sämtlichen Muskeln beobachtet man zwei Zustände: den Zustand der Ruhe und den der Tätigkeit.

#### I. Die quergestreiften Muskeln.

Die quergestreiften Muskeln lassen sich durch Präparation in feinere Bündel zerlegen, die dem unbewaffneten Auge als haarfeine

---

[1] Ed. Weber, Artikel Muskelbewegungen in R. Wagners Handwörterbuch der Physiologie. Bd. 3. II. 1850. L. Hermann, Artikel Allgemeine Muskelphysik in dessen Handbuch der Physiologie. Leipzig 1879. A. Fick, Mechanische Arbeit und Wärmeentwickelung bei der Muskeltätigkeit. Leipzig 1882. W. Biedermann, Elektrophysiologie. Jena 1895, u. Ergebnisse der Physiologie I 2, II 2.

Fäden erscheinen, welche Muskelprimitivbündel oder Muskelfasern genannt werden und das eigentliche Formelement des Muskels darstellen. Unter dem Mikroskop unterscheidet man an der Muskelfaser den Inhalt und die Hülle; letztere, Sarkolemm genannt, ist eine strukturlose, elastische Membran, die den Inhalt überall umgibt. An dem Inhalt, der eigentlich kontraktilen Substanz, unterscheidet man das Sarkoplasma mit Kernen und die fadenförmigen Fibrillen, deren Zahl in den dunkleren, sog. roten Muskeln relativ gering, in den helleren, sog. weißen Muskeln relativ groß ist im Verhältnis zum Sarkoplasma. Die Fibrillen selbst zeigen eine deutliche Querstreifung (der die Muskeln ihren Namen verdanken), die von abwechselnd dunklen und hellen Querstreifen herrührt. Die Substanz, welche den dunklen Streifen entspricht (Hauptsubstanz, anisotrope Substanz), ist doppelbrechend, die andere (Zwischensubstanz, isotrope Substanz) ist einfachbrechend (Brücke).

Man setzt voraus, daß die Muskelsubstanz sich in einem fest-weichen Zustande befindet, wofür neben anderen physikalischen Gründen die Beobachtung spricht, daß ein Muskelparasit (Myoryctes Weismanni) im Innern einer Muskelfaser ohne besonderen Widerstand vorwärts schreitet, während sich hinter ihm die Lücken wieder schließen (Kühne).

Bei Zusatz eines Tropfens von Essigsäure sieht man unter dem Mikroskop in der Muskelfaser eine große Anzahl von rundlichen Kernen, die teils dem Sarkolemm aufliegen, teils aber auch im Innern der kontraktilen Substanz gelegen sind und Muskelkörperchen genannt werden.

Durch Mazeration in sehr verdünnter Salzsäure zerfällt die Muskelfaser entsprechend der Querstreifung in Querscheiben: Bowmans Discs. Neben der Querstreifung sieht man aber auch an jeder Faser Längsstreifen, denen entsprechend die Muskelfaser durch Mazeration in sehr dünnem Alkohol in feinste Muskelfibrillen zerfällt. Diese Längsstreifen lassen sich auch an jedem einzelnen Disc beobachten, so daß, wenn man sich die Spaltung der Länge und der Quere nach vorstellt, die Muskelfaser in prismatische Stückchen zerlegt erscheint, welche „Sarcous elements" (Bowman) oder „Fleischprismen" (Kühne) genannt werden. Die einzelnen Muskelfasern sind durch Bindegewebe zu kleinen Paketen miteinander verbunden: eine Anzahl dieser Pakete bilden die durch das bindegewebige Perimysium internum zusammengehaltenen sekundären Bündel, die den Gesamtmuskel zusammensetzen, welcher von dem Perimysium externum umgeben ist. Außer dem Bindegewebe enthält der Muskel noch Gefäße und Nerven, besonders deren Enden (s. unten); die Gefäße des Muskels sind sehr zahlreich und von sehr konstanter Form: die Kapillaren bilden enge Maschen von rechteckiger Gestalt.

## Chemie der Muskelsubstanz.

Von der chemischen Zusammensetzung der Muskelsubstanz, welche im wesentlichen schon bei der Darstellung des (toten) Fleisches beschrieben worden ist (S. 205), erübrigt hier nur eine genauere Erörterung der Eiweißstoffe.

Wenn man Warmblütermuskeln durch Ausspritzen mit 0·75% NaCl-Lösung entblutet und danach auspreßt, so erhält man einen gelbrötlichen Saft, das Muskelplasma, aus dem man durch Zusatz von Ammonsulfat bis zu 25% Lösung ein Globulin ausfällt, das Myosin (Kühne), welches in salzarmer Lösung spontan, bei 52° C. sehr rasch gerinnt. Nach Abscheidung des Myosins erhält man aus dem Plasma durch Sättigung mit Ammonsulfat ein Albumin, das Myogen (v. Fürth), das erst bei 56—65° C. gerinnt. Das Myogen ist löslich in destilliertem Wasser und in ½% Ammonsulfat, sowie schwer fällbar durch neutrale Salze; das Myosin ist in beiden Lösungsmitteln unlöslich, aber leicht fällbar durch neutrale Salze. Dieses ist zu 20%, jenes zu 80% im Muskel enthalten.

Ihre rote Farbe verdanken die Muskeln dem Myochrom, das dem Hämoglobin zwar nahe verwandt, aber mit ihm nicht gleich ist, da es sich spektroskopisch etwas anders verhält (Mörner).

Beim Absterben des Muskels gerinnen Myosin und Myogen und bedingen die Totenstarre (s. S. 252).

Obgleich im Muskel kein Sauerstoff nachweisbar ist, so entzieht er dem ihn durchströmenden Blute sehr große Mengen davon, denn arterielles durch die ausgeschnittenen Oberschenkelmuskeln des Hundes geleitetes Blut hatte auf seinem Wege einen großen Teil seines Sauerstoffes abgegeben (Ludwig u. Al. Schmidt). Muskelstückchen mit einer Oxyhämoglobinlösung in einem abgeschlossenen Röhrchen geschüttelt reduzieren den Blutfarbstoff (Bernstein).

## Der Muskel im Ruhezustande.

Die Elastizität des Muskels. Der Muskel besitzt, wie jede organische Substanz, eine Elastizität, die zwar gering, aber sehr vollkommen ist, d. h. er kehrt, wenn er durch ein Gewicht ausgedehnt worden ist, nach Entfernung desselben zu seiner früheren Länge wieder zurück. Während aber bei den unorganischen Körpern (Stahl usw.) die Dehnungslängen proportional den angehängten Gewichten sind (Wertheim), wachsen bei dem Muskel (wie bei allen organischen Geweben) die Dehnungslängen langsamer als die dehnenden Gewichte (Wertheim, Ed. Weber) und um so langsamer, je mehr der Muskel bereits gedehnt ist.

Die Vollkommenheit der Elastizität des Muskels bezieht sich aber nur auf Gewichte innerhalb einer bestimmten Grenze, denn hat das dehnende Gewicht jene Grenze überschritten, so wird die Elastizität unvollkommen, und der Muskel erreicht nach Entfernung des Gewichtes seine ursprüngliche Länge nicht wieder, sondern zeigt eine bleibende Reckung, die elastische Nachwirkung oder den

Dehnungsrückstand, wovon man sich leicht überzeugen kann, wenn man den ganzen Vorgang durch den Muskel selbst auf einen langsam rotierenden, berußten Zylinder aufschreiben läßt.

Der Elastizitätskoëffizient ist die Zahl, welche angibt, um wieviel irgend ein Körper von 1 m Länge und 1 qcm Querschnitt bei einer Belastung von 1 kg ausgedehnt wird.

## Der Muskel im tätigen Zustande.

Aus dem ruhenden Zustand wird der Muskel in den tätigen Zustand durch Reize versetzt, worunter man alle diejenigen Einwirkungen begreift, welche ihn in den neuen Zustand überführen. Die Fähigkeit des Muskels, auf Reize zu antworten, nennt man seine Erregbarkeit. Der physiologische Reiz, der innerhalb des Körpers die Muskeln zur Tätigkeit veranlaßt, ist der Willensreiz, welcher, vom Gehirn die Nerven herabkommend, dem Muskel die Anregung zur Bewegung mitteilt. Am ausgeschnittenen Muskel bedient man sich zur Reizung des mechanischen, thermischen, chemischen und elektrischen Reizes. Der Übergang des Muskels aus dem ruhenden in den tätigen Zustand, unter dem Einflusse eines einmaligen Reizes, bekundet sich jedesmal durch eine deutliche Verkürzung oder Zusammenziehung, welche man die Zuckung des Muskels nennt.

Die mechanische Reizung. Jede mechanische Einwirkung auf den lebenden Muskel, wie Druck, Stich u. dgl. ruft eine einmalige Zusammenziehung desselben hervor; sobald der Reiz zu wirken aufgehört hat, dehnt sich der Muskel wieder aus.

Thermische Reizung. Wenn man den Muskel in gewisse höhere oder niedere Temperaturen versetzt, so wird er ebenfalls erregt und zur Zuckung veranlaßt. Nach Eckhard wirkt in dieser Weise auf den Muskel die Erniedrigung der Temperatur zu $-4$ bis $8^0$ C. und die Erhöhung auf über $40^0$ C.

Chemische Reizung. Eine Reihe von chemischen Agentien, wenn sie in gasförmigem Zustande an den Muskel gelangen, sind Reize für die Muskelsubstanz. Dahin gehören die Dämpfe von $NO_2$, $SO_2$, HCl, $C_2H_4O_2$, Br, $CS_2$, besonders $NH_3$ (Kühne); reizend wirken ferner die Säuren, Alkalien, Metallsalze und Glyzerin in verdünntem Zustande; die Alkalisalze und die gallensauren Salze in konzentrierter Form. Bei der Feststellung ihrer Wirkungen ist zu beachten, daß äquimolekulare Lösungen verglichen werden (Grützner).

Elektrische Reizung. Der elektrische Strom in verschiedenster Form vermag den Muskel sehr kräftig und sicher zu erregen.

Das Hauptgesetz lehrt, daß im allgemeinen nur Stromesschwankungen, insbesondere Änderungen der Stromdichte (= Stromstärke dividiert durch den Querschnitt), mögen sie in einer Zunahme (positive Stromesschwankung) oder in einer Abnahme (negative Stromesschwankung) bestehen, erregend wirken, und zwar ist die Wirkung um so stärker, je rascher jene in der Zeiteinheit ablaufen (E. du Bois-Reymond).

Folgen eine Anzahl von Reizungen aufeinander, so zieht sich der Muskel immer wieder von neuem zusammen, bis er, wenn die einzelnen Erregungen zu schnell aufeinander folgen, in den kurzen Ruhepausen keine Zeit mehr findet, um sich wieder auszudehnen und in ständiger Zusammenziehung verharrt, ein Zustand, den man als „Tetanus" oder als tetanische Zusammenziehung des Muskels bezeichnet. Hierzu reichen etwa 10 Unterbrechungen des Stromes in der Sekunde aus. So ist auch die willkürliche Muskelbewegung im lebenden Organismus eine tetanische, welche durch etwa 10 Einzelreize erzeugt wird.

Wenn man den tetanisch kontrahierten Muskel betrachtet, so sieht man an demselben keine Bewegung, sondern glaubt ihn in einer neuen Gleichgewichtslage zur Ruhe gekommen. In der Tat aber ist es ein Bewegungszustand, denn Helmholtz hat nachgewiesen, daß der tetanisch kontrahierte Muskel einen Ton von 16—32 Schwingungen in der Sekunde wahrnehmen läßt (Muskelton, Muskelgeräusch), welcher, da Töne im allgemeinen nur durch Schwingungen elastischer Körper hervorgerufen werden, den unsichtbaren Schwingungen der Muskelmoleküle seinen Ursprung verdanken muß. (Übrigens ist auch die Einzelzuckung von einem Geräusch begleitet, wie z. B. die systolische Zuckung des Herzens.) Einen weiteren Beweis dafür bietet der „sekundäre Tetanus" (s. unten).

Zwei Arten von elektrischen Strömen kommen bei der Reizung zur Anwendung: a) die Induktionsströme und b) die konstanten Ströme oder Kettenströme.

a) Reizung durch Induktionsströme. Wenn man durch einen Muskel einen einzelnen Induktionsschlag von geringer Stärke sendet, so erfolgt zunächst keinerlei Zuckung (unterminimaler Reiz); man steigert die Stärke so, daß man eben eine Zuckung erhält (Reizschwelle); reizt man den Muskel mit immer stärkeren Strömen, so wächst die Stärke der Zuckung mit der Intensität des Stromes bis zu einem Maximum, Zuckungsmaximum, über welches hinaus auch beim Wachsen der Stromstärke (übermaximaler Reiz) eine Zunahme nicht mehr stattfindet. Wenn zwei Reize genügend rasch aufeinander folgen, so summieren sich die Zuckungen bzw. es pfropft sich die eine auf die andere, was man als „Superposition" der Zuckungen bezeichnet. Die superponierte Zuckung hat ihren größten Wert, wenn die zweite Zuckung sich in dem Momente der ersten superponiert, wo letztere ihr Maximum erreicht hat. Daher kann die tetanische Zuckungshöhe eine größere sein, als die Einzelzuckung.

Dieser Erfolg des Reizes tritt in gleicher Weise im allgemeinen (die Ausnahme davon unten) beim Schließungs- und Öffnungsinduktionsschlag auf und ist unabhängig von der Richtung des Stromes im Muskel, ob derselbe nämlich seiner Länge oder seiner Quere nach durchströmt wird (C. SACHS).

b) Reizung durch den konstanten Strom. Wenn man durch einen Muskel parallel seiner Längsrichtung einen konstanten Strom von mittlerer Stärke und Dauer sendet, so tritt eine Zuckung im allgemeinen nur bei Schließung (Schließungszuckung) und Öffnung (Öffnungszuckung) des Stromes ein; während des Geschlossenseins des Stromes verharrt der Muskel in Ruhe. Nach v. BEZOLD findet die Erregung durch den konstanten Strom nicht in der ganzen Ausdehnung der von dem Strome durchflossenen Muskelstrecke, der intrapolaren Strecke, statt, sondern bei der Schließung an der Kathode (d. i. an der Stelle des Muskels, welcher der negative Pol der Kette anliegt), bei der Öffnung an der Anode (d. i. an der Stelle des Muskels, welcher der positive Kettenpol anliegt), von wo sie sich wellenförmig über den Muskel fortpflanzt (Gesetz der polaren Erregung durch den konstanten Strom). Dies lehrt folgender einfache Versuch: Hängt man einen dünnen parallelfaserigen Muskel (M. sartorius) an seinem oberen Ende so auf, daß er frei schwebt, und legt an seine Breitseiten je eine Elektrode ganz lose auf, so schlägt der Muskel bei der Schließung wie ein Pendel nach der Seite aus, wo die Kathode sich befindet, bei der Öffnung nach der entgegengesetzten, der Anodenseite (ENGELMANN).

Der konstante Strom scheint auf den Muskel energischer zu wirken wie der induzierte (BEYERLACHER), indes ist gezeigt worden (BRÜCKE), daß der Unterschied nur bedingt ist durch die kurze Dauer der Induktionsströme; denn werden die konstanten Ströme sehr schnell unterbrochen und wieder geschlossen, oder die Dauer der Induktionsströme verlängert, so ist die Wirkung beider Arten von Reizen auf den entnervten Muskel eine gleiche. Jedenfalls folgt daraus eine gewisse Trägheit der Muskelsubstanz.

Während der Kontraktion der quergestreiften Muskelfaser wird die isotrope Schicht im ganzen stärker, die anisotrope schwächer lichtbrechend, während die Höhe beider Schichten abnimmt, und zwar die der isotropen viel schneller als die der anisotropen. Da die anisotropen Schichten auf Kosten der isotropen an Volum zunehmen, so ist wahrscheinlich, daß bei der Kontraktion Flüssigkeit aus der isotropen in die anisotrope Schicht übertritt (W. ENGELMANN).

### Muskelirritabilität.

Die Reize, welche man auf den Muskel einwirken läßt, treffen zugleich auch die in ihm befindlichen Nerven, und es ist die Frage aufgeworfen worden, ob der Muskel überhaupt reizbar, bzw. eine „Muskelirritabilität“ vorhanden wäre, und ob jene Zuckung nicht vielmehr auf die Reizung der intramuskulären Nerven zu beziehen sei. HALLER, der zuerst diese Frage diskutiert hatte, wollte sie aus nicht zureichenden Gründen bewiesen haben. Man schließt auf die „Muskelirritabilität“ aus folgenden Gründen: a) Der Muskel ist nur ein Beispiel der im Tier- und Pflanzenreich vorhandenen kontraktilen und dabei irritablen Substanzen, obgleich jene frei von Nerven sind; b) das obere und das untere Ende des M. sartorius, obgleich nervenfrei, reagiert auf alle Reize (KÜHNE); c) Ammoniak erregt nur den Muskel, niemals den Nerven; d) Muskeln, deren intramuskuläre Nerven durch das amerikanische Pfeilgift „Curare“ gelähmt sind, beantworten trotzdem jede Erregung mit einer Zuckung.[1]

[1] Mit Curare vergiften die Indianer am Orinoko und Amazonenstrom ihre Kriegs- und Jagdwaffen; das getroffene Tier stürzt lautlos ohne jede Be-

## Zeitlicher Verlauf der Muskelzuckung.

Die Zusammenziehung eines Muskels geschieht so rasch, daß man bei der Betrachtung dieses Vorganges den Eindruck erhält, es geschähe die Verkürzung momentan und auf allen Punkten gleichzeitig. In der Tat aber ist der Vorgang ein anderer. HELMHOLTZ[1] ließ den

---

wegung zusammen, seine Fleisch ist ohne Schaden genießbar. Schon lange nach Europa eingeführt, wurde es doch erst in den fünfziger Jahren von CL. BERNARD u. KÖLLIKER genauer studiert, und seine Einführung in die physiologische Technik bezeichnet eine neue Epoche derselben. BERNARD sowohl wie KÖLLIKER stellten fest, daß seine hervorragendste und wichtigste Wirkung die ist, daß es im Anfang der Vergiftung nur die motorischen Nerven, und zwar zunächst nur deren intramuskuläre Enden lähmt, während alle übrigen Funktionen, besonders die Zirkulation, die Tätigkeit der nervösen Zentralorgane und die sensiblen Nerven ungestört sind. Der Tod erfolgt bei Warmblütern demnach nur durch die mit der Lähmung der Atemmuskeln eintretende Erstickung, die von Krämpfen nicht begleitet sein kann, weil die Lähmung auch der übrigen motorischen Nerven den Ausbruch derselben verhindern muß. Einleitung der künstlichen Respiration unterhält das Leben des Tieres vollständig, während alle seine willkürlichen Bewegungen aufgehört haben (dieser Zustand ist besonders derjenige, welchen die experimentelle Physiologie mit großem Erfolge hat benutzen können, namentlich zu den Studien über die Zirkulation; aber auch in vielen anderen Versuchen wird es mit großem Erfolge in ausgedehntestem Maße verwendet). Kaltblüter, besonders Frösche, können ohne künstliche Atmung fortleben, da sie teils den Sauerstoff eine Zeitlang vollkommen zu entbehren vermögen, teils durch die Haut reichlich Sauerstoff aufnehmen. Ist die Dose des Giftes nicht zu groß gewesen, so haben sie sich nach einigen Tagen wieder erholt (KÜHNE, BIDDER).

Die gewöhnlichen Applikationsstellen des Giftes sind das Blut und das subkutane Gewebe. Vom Magen aus wirkt es nach CL. BERNARD u. KÖLLIKER bei den gewöhnlich gebrauchten Dosen nicht (daher der Genuß des mit Curare getöteten Tieres unschädlich ist), aber die Wirkung tritt sofort ein, wenn vorher die Nierengefäße unterbunden waren (L. HERMANN), weil sich das Gift jetzt im Blute bis zu wirksamer Dose anhäuft, während es vorher stets zu schnell ausgeschieden wurde.

Bei Fischen tritt die Lähmung der motorischen Nerven viel später ein; auch bedarf man zu deren Lähmung größerer Dosen. Der peripheren Lähmung geht eine solche des Zentrums der willkürlichen Bewegung voraus (STEINER). Bei dem elektrischen Fische Torpedo bewirkt das Curare auch eine Lähmung des elektrischen Nerven (MAREY), die aber später als die der motorischen Nerven eintritt. Der späte Eintritt der Lähmung bei den Fischen ist aus ihrer geringen Blutmenge zu erklären, und das Neunauge, dessen Blutmenge eine größere ist, wird so rasch durch das Gift gelähmt wie die anderen Wirbeltiere (STEINER).

Bei Wirbellosen tritt zunächst nur die Lähmung des Zentrums ein, erst viel später scheint auch die Lähmung an der Peripherie zu folgen.

[1] HELMHOLTZ, JOH. MÜLLERS Archiv 1850 u. 1852.

vertikal aufgehängten, mit einem Gewicht belasteten und mit einem Schreibhebel (als einarmigem Hebel) versehenen Muskel seine eigene Zusammenziehung auf einen mit gleichmäßiger Geschwindigkeit rotierenden Zylinder aufschreiben und erhielt so den ganzen Verlauf der Verkürzung in einer Kurve, der sogenannten „Zuckungskurve“, in der man zunächst sehen kann, daß die Zuckung nicht im Momente der Einwirkung des Reizes anhebt, sondern eine meßbare Zeit später. Die Dauer dieser Zeit, welche in der Fig. 13 durch die Strecke *ab* gegeben ist, beträgt (Froschmuskel) $^1/_{100}$ Sekunde; man nennt diese Zeit das „Stadium der latenten Reizung“; die Dauer der Zusammenziehung von dem Beginn der Verkürzung bis zur vollständigen Wiederausdehnung ist gleich ca. $^1/_{10}$—$^1/_6$ Sekunde (in der Figur die Strecke *b* bis *d*).

An der Kurve unterscheidet man endlich den auf- und absteigenden Teil (*bc* und *cd*). Man nennt die Zeit, die dem Kurven-

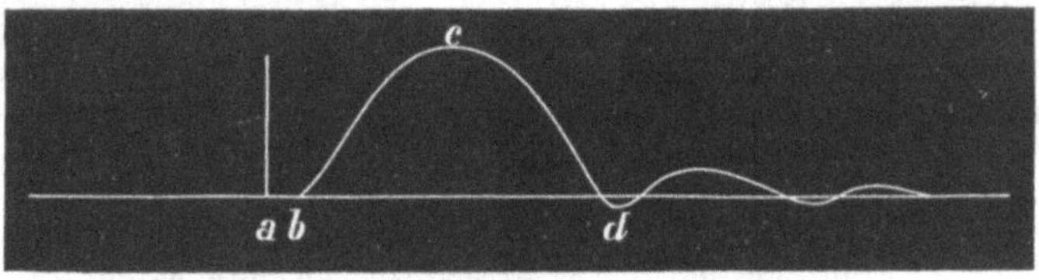


**Fig. 13. Zuckungskurve des Muskels.**

stücke *bc* entspricht, das Stadium der steigenden Energie, und jene, welche dem Kurvenstück *cd* entspricht, das Stadium der sinkenden Energie.

Bei der Ermüdung und Abkühlung des Muskels nimmt das Stadium der latenten Reizung und die Dauer der Kontraktion zu.

Wenn man den Muskel an einer begrenzten Stelle reizt, so beschränkt sich die Zusammenziehung nicht auf diese Stelle, sondern sie pflanzt sich wellenförmig über seine ganze Länge mit einer Geschwindigkeit von ca. 3—4 m in der Sekunde (Froschmuskel) fort (J. Bernstein); für den Säugetiermuskel beträgt sie ca. 4—5 m; beim Menschen 10—13 m (L. Hermann); in der Herzmuskulatur nur 0·1 m für die Sekunde (Engelmann). Niedere Temperaturen setzen die Fortpflanzungsgeschwindigkeit herab. Die Welle wird „Kontraktionswelle“ genannt.

Ist der Muskel ermüdet oder ist seine Erregbarkeit aus anderweitigen Gründen herabgesetzt, so ist die Fortpflanzung der Kontraktion sehr verlangsamt und ihr Ablauf mit bloßem Auge zu verfolgen, oder sie bleibt auf den Ort der Reizung beschränkt und bildet eine wulstige Hervorragung (Schiffs

„idiomuskuläre Kontraktion“). Dieselbe idiomuskuläre Kontraktion entsteht neben der allgemeinen, aber schwächeren Zusammenziehung auch bei vollkommen erregbaren Muskeln infolge von kräftiger, lokaler mechanischer Erregung, z. B. wenn man mit der Kante eines Lineals kräftig den M. biceps des Oberarms trifft.

In Rücksicht auf die Wirkung, die ein Muskel durch seine Tätigkeit hervorbringt, sind zu unterscheiden:

1) die Größe der Verkürzung;

2) die Kraft, die er bei der Verkürzung ausübt;

3) der durch seine Verkürzung erzielte mechanische Effekt.

## 1) Die Größe der Muskelverkürzung.

Wenn der Muskel das Maximum der Verkürzung erreichen soll, so muß der angewendete Reiz hinreichend stark, ein Maximalreiz, und der zu überwindende Widerstand nicht zu erheblich sein. Wird nun ein parallelfaseriger, leicht belasteter Muskel mit Maximalreizen erregt, so zeigt sich, daß im allgemeinen die Größe der Verkürzung allein von der Länge des Muskels abhängt, der sie proportional ist (Ed. Weber). Daher muß die absolute Größe der Verkürzung bei den verschieden langen Muskeln sehr verschieden sein, während ihre relative Größe eine konstante ist und $^5/_6$ ihrer Länge beträgt. Im Körper selbst können die Muskeln wegen ihrer Fixation an Knochen niemals diese maximale Verkürzungsgröße erreichen, sondern sie beträgt hier immer nur in maximo die Hälfte ihrer Länge.

## 2) Die Kraft der Muskelverkürzung.

Die Verkürzung des Muskels geschieht mit einer bestimmten Kraft, d. h. der Muskel vermag, in Tätigkeit versetzt, Gewichte bis zu einer gewissen Höhe zu erheben. Die Kraft ist am größten im Beginn der Verkürzung, nimmt mit derselben ab und wird auf der Höhe der Verkürzung gleich Null (Verkürzungskraft und Schwerkraft des Gewichtes befinden sich im Gleichgewicht), so daß er schon durch das kleinste Gewicht wieder ausgedehnt wird. Die Größe dieser Kraft wird durch das Gewicht gemessen, welches er bei maximaler Reizung eben nicht mehr zu heben vermag, durch das er aber auch nicht ausgedehnt wird. Dieselbe ist nach Ed. Weber nur abhängig von seinem Querschnitte, so daß die Kraft eines Muskels um so größer ausfällt, je größer sein Querschnitt ist. Um ein vergleichbares Maß für die Muskelkraft zu haben, wird sie durch Division mit dem Querschnitte auf eine Querschnittseinheit zurückgeführt und die Kraft berechnet, die ein Muskel von einem Quadratzentimeter

Querschnitt besitzen würde. Diesen berechneten Wert nennt man die absolute Kraft des Muskels. Für Froschmuskeln beträgt dieselbe ca. 3·0 kg (ROSENTHAL), für den menschlichen Muskel 6—10 kg (HENKE).

Man bestimmt die absolute Muskelkraft auch durch die Methode der Überlastung, wobei die dem Muskel angehängten Gewichte durch eine Unterlage so unterstützt werden, daß derselbe dadurch nicht ausgedehnt wird, sondern seine natürliche Länge behält. Versetzt man nun den Muskel in Tätigkeit und vermehrt fortwährend die Überlastung, so findet man schließlich ein Gewicht, das er von seiner Unterlage eben nicht mehr abzuheben vermag, durch das er aber auch nicht über seine natürliche Länge gedehnt werden kann.

Den Querschnitt eines Muskels bestimmt man durch Division seiner Länge mit seinem Volumen (ED. WEBER); das Volumen aber ist gleich dem Gewichte des Muskels dividiert durch das spezifische Gewicht der Muskelsubstanz; letzteres ist = 1058 (Wasser = 1000).

### 3) Der mechanische Effekt, welcher durch die Verkürzung hervorgebracht wird.

(Die Arbeitsleistung des Muskels.)

Wenn der Muskel ein ihm angehängtes Gewicht bis zu einer gewissen Höhe hebt, so leistet er eine bestimmte Arbeit, welche nach den Regeln der Mechanik gleich ist dem gehobenen Gewichte multipliziert mit der Höhe, bis zu welcher das Gewicht gehoben worden ist; $a = ph$, wenn $a$ die Arbeit, $p$ das Gewicht und $h$ die Höhe bedeutet. Diese Höhe, die man die Hubhöhe des Muskels nennt, nimmt mit steigender Belastung ab und wird schließlich gleich Null, d. h. dieses Gewicht wird gar nicht mehr gehoben. Für die Arbeitsleistung folgt daraus, daß bei der Belastung Null, wo die Hubhöhe zwar am größten ist, gar keine Arbeit geleistet wird, weil in dem Produkt $ph$ das Gewicht $p = 0$ ist: ebensowenig wird aber aus demselben Grunde Arbeit geleistet, wenn das Gewicht so groß geworden ist, daß $h = 0$ wird. Es ergibt sich nun im allgemeinen, daß mit steigender Belastung die Arbeitsleistung bis zu einem bestimmten Maximum zunimmt, um bei noch höherer Belastung wieder abzunehmen. Der Muskel vermag sich demnach innerhalb gewisser Grenzen den gestellten Anforderungen anzupassen.

Um auch hier die Arbeitsleistung verschiedener Muskeln miteinander vergleichen zu können, reduziert man dieselbe auf die Längeneinheit (1 cm) und die Querschnittseinheit (1 qcm), durch die man sie zu dividieren hat.

Bei der gewöhnlichen Anordnung eines Versuches kehrt das zu einer bestimmten Höhe gehobene Gewicht in seine frühere Lage zurück, so daß die geleistete Arbeit wieder verloren geht (s. unten). Durch A. Ficks „Arbeitssammler" kann aber das Gewicht auf der Höhe, zu der es von dem Muskel gehoben worden ist, festgehalten und Arbeit aus mehreren Zuckungen gleichsam gesammelt werden.

Während des Tetanus, wo der Muskel kürzere oder längere Zeit auf dem Maximum seiner Verkürzung verharrt, wird im Sinne der Mechanik nur durch den Vorgang Arbeit geleistet, durch welchen das Gewicht zu jener Höhe erhoben wird; dagegen während der Dauer des Tetanus, wenn der Muskel das gehobene Gewicht auf der Höhe festhält, wird keine Arbeit geleistet. Nichtsdestoweniger ermüdet der tetanisch kontrahierte Muskel sehr bald, und es ist gewiß, daß im physiologischen Sinne doch Arbeit geleistet wird (Wärme s. unten), die man im Gegensatz zu jener äußeren Arbeit die der Muskel bei der Hebung von Gewichten leistet, als innere Arbeit bezeichnet.

In den bisherigen Versuchen war stets die volle Erregbarkeit des Muskels vorausgesetzt, aber mit der Dauer seiner Tätigkeit ermüdet der Muskel, und es nehmen Größe und Kraft der Verkürzung ab. Die Hubhöhen werden um so kleiner, je kürzer die Ruhepausen für die Erholung sind. Bei gleichen Reizintervallen nehmen sie um gleich viel ab, so daß die Kurve der Ermüdung in einer geraden Linie verläuft (Kronecker).

Ficks Arbeitssammler ist so eingerichtet, daß der Muskel mit einem leichten Hebel verbunden ist, der bei jeder Verkürzung des Muskels ein Rad immer nur in einer Richtung mit zu ziehen vermag, die es bei der Wiederausdehnung des Muskels nicht verläßt. Über die Achse des Rades läuft ein Faden, an dem das Gewicht hängt, das durch die jedesmalige Bewegung des Rades um eine gewisse Strecke gehoben wird, so daß sich die bei jeder Zuckung geleisteten Arbeitsgrößen „aufsammeln". Der Arbeitssammler leistet dasselbe, was in der Mechanik durch ein sog. Sperrrad, in das ein Sperrhaken eingreift, und das eine Bewegung immer nur in einer Richtung gestattet, erreicht wird.

Die oben beschriebene Zuckungskurve wird auch als isotonische Kurve bezeichnet, insofern als bei der Entstehung derselben die Spannung des Muskels annähernd dieselbe bleibt, während seine Länge stetig abnimmt. Demgegenüber steht die isometrische Zuckungskurve, bei welcher die Länge des Muskels nahezu dieselbe bleibt, während seine jeweilige Spannung sich ändert. Man erhält diese Kurve, wenn man den Schreibhebel zweiarmig einrichtet und den Muskel an dem einen, sehr kurzen Arme angreifen läßt, während der längere Arm durch eine elastische Feder in seiner Bewegung gehemmt wird (A. Fick).

## Die Erregbarkeit des Muskels.

Die Erhaltung der normalen Erregbarkeit des Muskels ist an bestimmte Bedingungen geknüpft, die man als allgemeine und spezielle Bedingungen unterscheiden kann. Zu den ersteren gehört:

1) eine **normale Ernährung**, die ihrerseits bedingt ist durch die hinreichende Zufuhr des arteriellen und die Fortführung des venösen Blutes. Führt man durch die Bauchwand eines lebenden Kaninchens einen Faden, der über dem Rücken weg geknotet die Aorta oberhalb der Art. renalis unterbindet und damit die hinteren Extremitäten von der Blutzufuhr abschneidet, so tritt sehr bald in den Hinterextremitäten Unerregbarkeit und Lähmung auf. Wird die Ligatur entfernt und damit den Muskeln wieder Blut zugeführt, so stellt sich die Erregbarkeit wieder her (Stensons Versuch). Führt man die Unterbindung an der Teilungsstelle der Aorta in die beiden Artt. iliacae aus, so tritt die Lähmung erst nach zwei Stunden ein, weil hier nicht, wie oben, auch das Rückenmark des Blutes beraubt und unerregbar geworden ist. Von großem Interesse sind zwei hierhergehörige, von Brown-Séquard angestellte Versuche: schnitt er ein eben getötetes Kaninchen in zwei Teile und setzte in die Aorta des Hinterteiles eine Kanüle ein, welche er mit dem Herzen eines lebenden Tieres in Verbindung setzte, wodurch frisches, arterielles Blut in den toten Körper eingepumpt wird, so zeigte das Hinterteil bald volle Erregbarkeit. Den zweiten Versuch führte er am Menschen aus, indem er in die Art. brachialis eines dekapitierten Verbrechers dessen eigenes Blut transfundierte; die Muskeln des Armes wurden erregbar. Nach Ludwig u. Al. Schmidt kann man in gleicher Weise die Erregbarkeit herausgeschnittener Säugetiermuskeln durch künstliche Durchblutung wiederherstellen, wie sie es an den Oberschenkelmuskeln des Hundes (Biceps und Semimembranosus) gelehrt haben: 20—24 Stunden erhält sich die Erregbarkeit, später verstopfen sich die Kapillaren und machen dem Versuch ein Ende. Länger als Säugetiermuskeln bleiben nach Aufhebung jeder Ernährung die Muskeln der Kaltblüter, z. B. des Frosches, erregbar, bei denen sich in mittlerer Temperatur die Erregbarkeit 4—6 Tage nach Entfernung aus dem Körper noch erhalten kann.

Die Erhaltung der normalen Erregbarkeit ist abhängig:

2) von einem **zweckmäßigen Wechsel zwischen Ruhe und Tätigkeit**; beide setzen, wenn sie zu lange anhalten, die Erregbarkeit herab, bis schließlich völlige Unerregbarkeit eintritt. Ist dieser letztere Zustand die Folge von zu anhaltender Tätigkeit, so bezeichnet man ihn als „**Ermüdung**". Der Eintritt derselben wird bedingt durch die Entstehung von Zersetzungsprodukten aus der Muskelsubstanz selbst, welche sich im Blute anhäufen und **Ermüdungsstoffe** genannt werden (J. Ranke). Zu denselben gehören die Kohlensäure und saures phosphorsaures Kali, sowie alle unter dem Namen der N-haltigen Extraktivstoffe des Fleisches bekannten, in

die Fleischbrühe übergehenden Substanzen. Innerhalb des lebenden Körpers wird die zu große Anhäufung von Ermüdungsstoffen dadurch vermieden, daß sie durch den Blutstrom immer wieder fortgeführt werden. Zur Herstellung der Erregbarkeit genügt es schon, den Muskel zu entbluten, oder am sichersten gelingt ihre Restitution, wenn man die Blutgefäße des Muskels mit 0·6 proz. Kochsalzlösung ausspült. Umgekehrt kann man einen vollkommen erregbaren Muskel sofort ermüden, wenn man in seine Gefäße die Ermüdungsstoffe (in Gestalt von Fleischbrühe oder Milchsäure) injiziert (Ranke). Ebenso schädlich auf die Erregbarkeit des Muskels wirkt fortwährende Untätigkeit desselben. Ist eine Muskelgruppe, z. B. eine Extremität, aus irgend einem Grunde zur Untätigkeit verurteilt, so werden die Muskeln zusehends dünn und atrophisch (Inaktivitätsatrophie). (Solche Muskeln sind durch methodisches Elektrisieren und durch passive Bewegungen [Massage] vor dem Verfall zu schützen).

Zu den speziellen Bedingungen, unter denen die Erregbarkeit des Muskels verändert wird, gehört:

1) der Einfluß konstanter, den Muskel durchfließender elektrischer Ströme, worüber das Nähere unten bei den Nerven.

2) die Einwirkung der Temperatur: alle Temperaturen, welche sein Gefüge gefährden, müssen die Erregbarkeit des Muskels herabsetzen, so z. B. Herabsetzung der Temperatur auf 0° und darunter, ebenso wie die Erhöhung derselben auf 50° C und darüber.

3) vielfache mechanische Insulte, wie Zerren des Muskels usw. sind ebenfalls geeignet, seine Erregbarkeit herabzusetzen.

4) alkalische Natronsalze (Soda), welche die Erregbarkeit der Muskeln (und Nerven) erhöhen.

5) Die Kalisalze setzen die Erregbarkeit herab; eine Erscheinung, von der man eine wichtige praktische Anwendung machen kann: Wenn man nämlich durch elektrische Reizung Herzflimmern oder Herzdelirium erzeugt hat (s. S. 60), so läßt sich dasselbe vermittelst Kalium (KCl) sofort beseitigen. Es tritt zunächst Herzstillstand ein, worauf das Herz nach einiger Zeit wieder koordiniert zu schlagen beginnt (H. E. Hering).

## Die Wärmebildung.

Nachdem Becquerel u. Breschet schon früher an den Muskeln des lebenden Menschen eine Temperatursteigerung während der Tätigkeit derselben beobachtet hatten, gelang es zuerst Helmholtz,[1] an

[1] H. Helmholtz, Über die bei der Muskelaktion entwickelte Wärmemenge, Müllers Archiv 1848.

den ausgeschnittenen Froschmuskeln eine Temperatursteigerung während 2—3 Minuten langer tetanischer Kontraktion nachzuweisen, welche er zu 0·14—0·18° C. angab. Durch Verfeinerung der Methoden konnte R. HEIDENHAIN[1] die Wärmebildung während einer einzelnen Zuckung nachweisen, die 0·001—0·005° C. beträgt. Die Größe der Wärmeentwickelung ist im allgemeinen von der Spannung des Muskels abhängig, und es wächst, wie die mechanische Arbeit des Muskels, so auch die Wärmebildung mit der Belastung bis zu einem Maximum, um bei noch höherer Belastung wieder abzunehmen. Wird der Muskel an seiner Verkürzung gehindert, so entwickelt er mehr Wärme, als wenn er sich gleichzeitig verkürzen kann.

In allen diesen Versuchen hebt der Muskel sein Gewicht auf die entsprechende Höhe und trägt es auch während seiner Wiederausdehnung. Wird er auf der Höhe der Kontraktion entlastet (FICK), so ist die produzierte Wärmemenge geringer, als im ersten Falle; anderseits wird auch während der Wiederausdehnung des Muskels Wärme entwickelt, es müssen also selbst in dieser Phase der Muskeltätigkeit wärmebildende Prozesse stattfinden (STEINER).

Während des Tetanus nimmt die Wärmeentwickelung stetig bis zum Maximum zu, auf dem sie eine Zeitlang stehen bleibt, um dann, wo auch die Kontraktion infolge der Ermüdung zu erlöschen beginnt, allmählich abzunehmen und ganz zu verschwinden, wenn der Tetanus aufgehört hat. Das Verhalten ist also ein ganz anderes wie das der mechanischen Leistung beim Tetanus, und die hier geleistete physiologische Arbeit, welche oben als innere Arbeit bezeichnet wurde, erscheint im Muskel als Wärme.

Die Temperaturbestimmungen im tätigen Muskel werden auf thermoelektrischem Wege ausgeführt. HELMHOLTZ wendete thermoelektrische Nadeln an, die er in den Muskel einsenkte. Vollkommener noch ist die Einführung der Thermoelemente durch HEIDENHAIN: es werden eine Reihe von Wismut- und Antimonstreifen parallel nebeneinander gelötet und durch einen Kork zusammengefaßt; der einen Seite der Lötstellen wird der Muskel angelegt, die andere Seite wird in möglichst gleichmäßiger Temperatur erhalten. Wenn sich der Muskel kontrahiert, so teilt er seine Wärme an die eine Reihe von Lötstellen mit, während die andere Reihe ihre Temperatur behält, wodurch ein elektrischer Strom in dem Leitersystem entsteht (Thermostrom), dessen Kraft proportional der Temperaturdifferenz der Lötstellen ist. Um die Fehlerquellen zu beseitigen, welche aus der Verschiebung des Muskels an der Säule (während seiner Kontraktion) resultieren könnten, ist die Thermosäule durch ein Hebelwerk frei und leicht beweglich so aufgehängt, daß sie der Muskelzuckung folgt.

---

[1] R. HEIDENHAIN, Mech. Leistung, Wärmeentwickelung usw. Leipzig 1864.

## Die elektrischen Eigenschaften des Muskels.

### 1) Der Muskelstrom des ruhenden Muskels.

Der lebende Muskel zeigt eine Reihe von elektrischen Erscheinungen, deren Kenntnis man den Untersuchungen von NOBILI, MATTEUCCI und E. DU BOIS-REYMOND[1] verdankt. Einen parallelfaserigen Muskel kann man als Zylinder betrachten (Muskelzylinder), dessen Mantel einen natürlichen Längsschnitt, dessen Grundflächen, die in die Sehnen übergehen, natürliche Querschnitte darstellen. Legt man mit dem Messer senkrecht zur Längsrichtung des Muskels zwei Querschnitte an, so entstehen künstliche Querschnitte, und man nennt eine parallel zum Querschnitt genau durch die Mitte des Muskelzylinders gedachte Linie den Äquator. Wenn man nun zwei Elektroden, die in einen Galvanometerkreis aufgenommen werden, an Längs- und Querschnitt entlang verschiebt, so zeigt das Galvanometer das Vorhandensein von Strömen an, deren Gesetzmäßigkeit DU BOIS-REYMOND erkannt und als Gesetz des Muskelstromes festgestellt hat.

Die elektrischen Spannungen sind so verteilt, daß sämtliche Punkte des Längsschnitts sich nach außen hin positiv verhalten gegen alle Punkte des Querschnitts, die sich negativ verhalten, und zwar ist die positive Spannung des Längsschnitts am größten im Äquator, von wo aus sie nach den Enden rasch abnimmt, um in die negative Spannung des Querschnitts überzugehen, die erst schwach, allmählich stärker wird und ebenso im Äquator ihre höchste negative Spannung hat (HELMHOLTZs positive und negative elektromotorische Oberfläche).

Wie die Muskeln des Frosches, so besitzen auch die Muskeln der sämtlichen übrigen Tierklassen den gesetzmäßigen Muskelstrom. (Vgl. das Schema Fig. 14.)

Die Intensität des Muskelstromes bei starker Anordnung beträgt 0·06—0·08 Volt.

Der Muskelstrom gehört nur dem kontraktionsfähigen Muskel an: er verschwindet beim toten Muskel sowie nach allen Eingriffen, die sein chemisches Gefüge alterieren; bei starker Ermüdung kann er ebenfalls herabgesetzt sein (ROEBER).

Einen bedeutenden Einfluß auf den Muskelstrom übt die Temperatur, mit der er von 2—5° C. fortwährend steigt, um zwischen 35—40° C. ein Maximum zu erreichen, nach dessen Überschreitung er wieder abnimmt. Die Zunahme der elektromotorischen Kraft

[1] E. DU BOIS-REYMOND, Untersuchungen über tierische Elektrizität. Bd. I. 1848. Bd. II. 1. 1849. Bd. II. 2. 1884 u. Gesammelte Abhandlungen zur Muskel- und Nervenphysik. Bd. I. 1875. Bd. II. 1877.

von 2—5° zum Temperaturoptimum beträgt im Mittel 25 % ihrer ursprünglichen Größe (STEINER).

Nach L. HERMANN zeigt der unversehrte Muskel an seiner Oberfläche keinerlei Spannungsdifferenzen, ist demnach völlig stromlos,

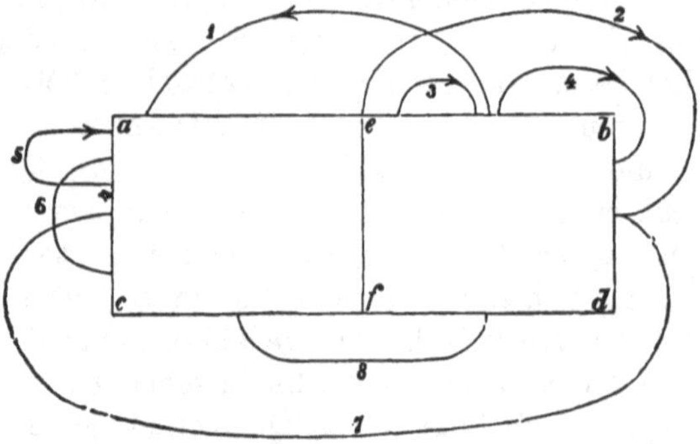


Fig. 14. Schema der Ströme am Muskelzylinder.

während der Strom des verletzten Muskels (Demarkationsstrom) seine Entstehung einer elektrischen Differenz verdankt, welche zwischen absterbender und lebender Muskelfaser auftritt.

2) Der Muskelstrom des tätigen Muskels.

Wird der Muskel, während er zum Galvanometer abgeleitet seinen Strom anzeigt, mit tetanisierenden Strömen in Tätigkeit versetzt, so tritt eine Veränderung des Muskelstromes ein: die Nadel des Galvanometers bewegt sich dem Nullpunkt zu, die Ablenkung wird kleiner und der Muskelstrom schwächer. Diese Erscheinung nennt man die „negative Schwankung" des Muskelstromes. Man kann nachweisen, daß die erregte Muskelfaser sich stets negativ verhält gegen den ruhenden Muskelfaserrest (BERNSTEIN). Die negative Schwankung tritt auch dann ein, wenn der Muskel durch Reizung zwar zur Tätigkeit angeregt, aber an seiner Verkürzung durch Fixierung seiner Enden gehindert worden ist.

Findet man, daß der ruhende unversehrte Muskel stromlos ist, so kann man den bei der Tätigkeit erscheinenden Strom nicht mehr als negative Schwankung bezeichnen. HERMANN nennt ihn den Aktionsstrom des Muskels.

Ebenso wie der Tetanus dem Auge als ein kontinuierlicher Vorgang sich darstellt, in Wahrheit aber ein diskontinuierlicher Vorgang ist, in gleicher Weise kann auch die allmähliche kontinuierliche Abnahme des Stromes, die als negative Schwankung bezeichnet worden ist, einem diskontinuierlichen Vorgange entsprechen. In der

Tat lehrt der „sekundäre Tetanus“, daß während der negativen Schwankung des Muskelstromes ein fortwährendes Auf- und Abschwanken des Stromes zwischen einer konstanten und einer kleineren Höhe stattfindet, das so schnell verläuft, daß die Galvanometernadel nicht zu folgen imstande ist. Dagegen vermag das Kapillarelektrometer diese Schwankungen deutlich wiederzugeben (LOVÉN), welches deshalb zur Demonstration dieses Vorganges besonders geeignet ist.

Die Fortpflanzungsgeschwindigkeit der negativen Schwankung. Die negative Schwankung, die in der Muskelfaser an der gereizten Stelle entsteht und die als ein Molekularprozeß aufzufassen ist, pflanzt sich von Querschnitt zu Querschnitt mit einer Geschwindigkeit von 3—4 m in der Sekunde fort.[1] Die Fortpflanzung geschieht in einer Welle, die man die „Reizwelle“ nennt (BERNSTEIN). Da die Dauer des „Hauptteiles“ der negativen Schwankung $^1/_{300}$ Sekunde beträgt, und da sie ohne nachweisbares Latenzstadium beginnt, so ist, wenn das Stadium der latenten Reizung des Muskels $^1/_{100}$ Sekunde dauert, der Prozeß der negativen Schwankung im wesentlichen schon abgelaufen, wenn die Kontraktion des Muskels beginnt; es wird also der Kontraktionswelle stets eine Reizwelle voraufgehen.

Neuere Erfahrungen (TIGERSTEDT, BERNSTEIN u. a.) lehren, daß das Stadium der latenten Reizung nur 0·005 Sekunde dauert; immerhin würde die Reizwelle, da sie ohne Latenzstadium beginnt, der Kontraktionswelle teilweise vorauseilen.

Das sog. „Nervmuskelpräparat“ besteht aus dem M. gastrocnemius des Frosches in Verbindung mit seinem Nerven, dem Hüftnerven (N. ischiadicus). Wenn man den Nerven eines Nervmuskelpräparates *A* auf den Muskel eines zweiten solchen Präparates *B* auflegt, und den Nerven von *B* tetanisiert, so gerät nicht allein der Muskel von *B*, sondern auch der von *A* in Tetanus; man nennt diesen Tetanus den „sekundären Tetanus des Muskels“. Derselbe ist hervorgerufen durch die Reizung, welche die negative Schwankung des Muskelstromes von *B* auf den Nerven *A* ausübt, und seine Entstehung beweist die Diskontinuität des Vorganges während der negativen Schwankung, da der Nerv, ebenso wie der Muskel, nur durch Stromesschwankungen erregt wird. Wird der Nerv von *B* nur durch einen einzigen Induktionsschlag erregt, so entsteht auch in dem Muskel *A* nur eine Zuckung, die man als „sekundäre Zuckung“ bezeichnet.

## Der Herzschlag als Elektrizitätsquelle.

Wenn man auf ein schlagendes Herz den Hüftnerven des stromprüfenden Froschschenkels in zweckmäßiger Weise auflegt, so sieht man jeden Herzschlag von einer Zuckung des Froschschenkels be-

[1] J. BERNSTEIN, Untersuchungen über den Erregungsvorgang im Muskel- und Nervensysteme. Heidelberg 1871.

gleitet, so zwar, daß die Zuckung des Schenkels dem jedesmaligen Herzschlage deutlich vorausgeht (Kölliker).

Die Erklärung dieser Erscheinung ist folgende: Der Herzmuskel erzeugt bei jeder Kontraktion, wie ein Skelettmuskel, einen elektrischen Strom, welcher sich durch den auf ihm liegenden Froschnerven verbreitet und denselben erregend seinen Schenkel zucken macht. Da die Herzkontraktion mit ihrem langsamen Ablaufe ein verhältnismäßig langes Latenzstadium besitzt, der Aktionsstrom aber ohne ein solches anhebt, so erfolgt die Reizung des Froschnerven, also auch die Zuckung seines Schenkels, früher, als die Kontraktion des Herzens eintreten kann.

### Blasse und rote Muskeln.

Die willkürlichen oder quergestreiften Muskeln sind keine völlig einheitliche Gruppe. Nachdem man von anatomischer Seite her gefunden hatte, daß gewisse quergestreifte Muskeln (Kaninchen) regelmäßig blaß, andere rot gefärbt sind, entdeckte Ranvier auch einen physiologischen Unterschied, der darin gegeben ist, daß die Zuckungskurve der blassen Muskeln geringere Dauer besitzt als die der roten, daß die letzteren sich also langsamer zusammenziehen als die ersteren, welche demnach schon durch eine geringere Anzahl von Reizen in Tetanus versetzt werden können als jene. Ebenso besitzen die blassen Muskeln eine höhere Erregbarkeit als die roten, wogegen sie auch früher ermüden und durch Zirkulationsstörungen sowie durch Vergiftungen zeitiger angegriffen werden. Endlich sind bei vorwiegend weißen Muskeln Hubhöhe und absolute Kraft der Einzelzuckung größer, die absolute Kraft und der Betrag der tetanischen Verkürzung kleiner als bei den vorwiegend roten Muskeln. Weiterhin hat sich herausgestellt, daß die Farbe des Muskels allein nicht maßgebend ist, daß der physiologische Wert der Muskeln vielmehr bestimmt wird durch ihren raschen oder trägeren Kontraktionsverlauf, wonach man sie als „flinke“ bzw. fibrillenreiche und „träge“ bzw. fibrillenarme Muskeln bezeichnen kann (Biedermann). Selbst ein einzelner Muskel kann aus flinken und trägen Muskelfasern zusammengesetzt sein (Grützner).

### Der Stoffwechsel des tätigen Muskels.

Die Tätigkeit des Muskels ist von bestimmten chemischen Veränderungen begleitet, nämlich:

1) Die neutrale oder schwach alkalische Reaktion des ruhenden Muskels geht nach du Bois-Reymonds Entdeckung (1859) in die saure Reaktion über. Letztere verdankt ihre Entstehung der Bildung von Fleischmilchsäure, welche auf Kosten des Glykogens vor sich geht.

2) Die Aufnahme von Sauerstoff aus dem Blute wird eine größere und kann gegenüber dem ruhenden Muskel auf das Doppelte steigen (Ludwig u. Al. Schmidt).

3) Die Kohlensäurebildung, sowohl am ausgeschnittenen Muskel (L. Hermann), der sie an die umgebende Luft abgibt, als auch im künstlich durchbluteten Muskel (Ludwig u. Al. Schmidt), wo sie in den Blutstrom übergeht, ist eine erhöhte.

Dieser erhöhte Gaswechsel der Muskeln während ihrer Tätigkeit reflektiert sich auch an der Gesamtrespiration des Individuums, für welche schon oben eine Zunahme der Sauerstoffaufnahme und der Kohlensäureabgabe während der Tätigkeit konstatiert worden ist.

4) Der Wasserextrakt des Muskels nimmt nach Helmholtz (1845) ab, der Alkoholextrakt zu.

5) Das Glykogen und der Traubenzucker nehmen ab, während der Muskelzucker, das Inosit, unverändert bleiben soll.

Eine Frage von großem Interesse ist die, welche chemischen Bestandteile bei der Tätigkeit des Muskels verbraucht werden. Zur Entscheidung untersucht man die chemische Zusammensetzung des Muskels während der Ruhe und der Tätigkeit. In der oben ausgeführten Untersuchung sieht man, daß wesentlich, wie M. Traube zuerst ausgesprochen hat, Kohlehydrate, also stickstofffreie Substanzen, verbraucht werden. Dieses Resultat wird dadurch bestätigt, daß der Verbrauch von Eiweißen nicht entsprechend der geleisteten Arbeit vergrößert erscheint, wie schon oben nachgewiesen worden ist. Die Kohlehydrate sind demnach als die Kraftquelle der Muskeltätigkeit zu betrachten. Die geringe Zunahme der ausgeschiedenen Harnstoffmenge während der Muskeltätigkeit ist auf den Verbrauch von eiweißhaltiger Muskelsubstanz zu beziehen, aber nur in dem Sinne, daß die Muskelsubstanz, ebenso wie die Eisenteile einer Dampfmaschine, einer Abnutzung unterliegt. Die Zufuhr von stickstoffhaltiger Nahrung ist daher notwendig, um den Muskel in normalem Zustande zu erhalten; die Zufuhr von kohlenstoffreicher Nahrung (Kohlehydrate und Fett), um dem Muskel das Material für seine Tätigkeit zu liefern.

## Die Muskelstarre.

Läßt man einen ausgeschnittenen Muskel einige Zeit liegen, so nimmt seine Erregbarkeit bei Warmblütern sehr schnell, bei Kaltblütern langsam ab, und der Muskel wird steif; ein Zustand, den man als „Muskelstarre" bezeichnet. Dabei wird der Muskel trübe und undurchsichtig, verliert seine Elastizität und ist leicht zerreißlich, büßt seinen Strom ein oder hat einen schwachen Strom in umgekehrter Richtung, entwickelt Wärme, ebenso Kohlensäure und reagiert sauer durch die Anwesenheit freier Milchsäure. Bei den Muskeln warmblütiger Tiere kann die Starre schon nach 10 Minuten eintreten, bei denen der Kaltblüter tritt sie je nach der Temperatur erst nach Tagen auf. Die Muskelstarre wird begünstigt: 1) durch vorausgegangene angestrengte Arbeit, besonders Tetanus, durch welche Mittel auch immer derselbe hervorgerufen werde; 2) durch die Temperatur: je höher die Temperatur der Umgebung ist, um so früher tritt sie ein, so daß man Muskeln durch gewisse hohe Temperaturen in einigen Minuten in Starre, die sogen. „Wärmestarre“, versetzen kann; für Froschmuskeln genügt ein Eintauchen derselben in Wasser von 40° C., für Säugetiermuskeln 50°, für Taubenmuskeln 53°; 3) durch chemische Agentien, wie destilliertes Wasser (Wasserstarre), Säuren (Säurestarre), Alkalien, sowie Chloroform, Senföl usw.; 4) innerhalb des Körpers durch Abschneiden der Blutzufuhr mittels Unterbindung der zuführenden Blutgefäße; dieselbe kann nach Entfernung der Ligatur wieder verschwinden und der Muskel zur Norm zurückkehren. In den künstlich durchbluteten Muskeln tritt die Starre nicht ein, wenn das durchgeleitete Blut sauerstoffhaltig ist, fehlt aber nicht bei Durchleitung von sauerstofffreiem Blute; es ist demnach die Starre hier Folge des Mangels an Sauerstoff.

Nachdem schon Brücke das Wesen der Starre in einem der Blutgerinnung analogen Prozesse, in der Gerinnung eines dem Muskel eigentümlichen Eiweißstoffes, des Muskelfibrins, gesucht hatte, fand man weiter, daß die Muskelstarre auf der Gerinnung der dem Muskel eigentümlichen, spontan gerinnungsfähigen Eiweißstoffe, des Myosins und des Myogens, beruhe, welche vielleicht unter dem Einflusse eines Fermentes in Myosinfibrin und Myogenfibrin übergehen (Kühne, v. Fürth).

Wenn man einen Muskel auf einen Augenblick in siedendes Wasser bringt, so stirbt er, ohne zu erstarren und ohne seine neutrale Reaktion zu verlieren (du Bois-Reymond), ebensowenig bildet er hier Kohlensäure (L. Hermann); dasselbe findet bei der durch Mineralsäuren hervorgerufenen Starre statt, so daß diese von der gewöhnlichen Starre zu unterscheiden ist.

Die Starre ist kein bleibender Zustand des Muskels, sondern sie löst sich wieder mit dem Eintritt der Fäulnis: die saure Reaktion geht durch Bildung von Ammoniak in die alkalische über, es entwickelt sich Kohlensäure, Stickstoff und Schwefelwasserstoff.

Auf der Muskelstarre beruht der eigentümliche Zustand von Steifigkeit, in den die Gliedmaßen von Leichen sehr bald übergehen, und den man als „Totenstarre“ bezeichnet. Diese entsteht durch die allgemein eintretende Starre sämtlicher Muskeln, beginnt frühestens 10 Minuten, spätestens 7 Stunden nach dem Tode und ist 2—6 Tage danach wieder verschwunden. Im allgemeinen hält sie um so länger an, je später sie eingetreten ist.

Die Totenstarre erfaßt nicht alle Muskeln der Leiche zu gleicher Zeit, sondern nach einer von Nysten aufgestellten Regel in einer bestimmten Reihenfolge: zuerst die Muskeln des Kopfes und des Halses, darauf die des Rumpfes und endlich die der Extremitäten, und verschwindet wieder in derselben Reihenfolge.

### II. Die glatten Muskeln.

Die glatten Muskelfasern stellen spindelförmige Zellen dar, woher ihr Name „kontraktile Faserzelle" stammt. Eine solche kontraktile Zelle ist lang-spindelförmig, ohne Membran und besitzt einen ovalen, längsgestellten Kern; in das Protoplasma sind fadenförmige Fibrillen in größerer oder geringerer Zahl eingebettet. Den quergestreiften Muskelfasern analoge Streifen sind nicht vorhanden, dagegen sind sie im ganzen doppeltbrechend. Die kontraktilen Faserzellen kommen nicht einzeln, sondern gewöhnlich als muskulöse Häute vor, in denen sie ihrer Längsrichtung nach aneinandergekittet sind, wie im Darmkanal, den Gefäßen usw. Sie werden alle unwillkürlich bewegt.

Ihre chemische Zusammensetzung gleicht der der willkürlichen Muskeln; die bei ihnen ebenfalls auftretende Starre ist auch auf eine Gerinnung ihrer Eiweißkörper zurückzuführen; sie reagieren stets neutral oder alkalisch, nur bei den Muskeln des kontrahierten Uterus ist saure Reaktion beobachtet worden. Sie antworten auf alle die Reize, durch welche auch die quergestreiften Muskeln erregt werden können, aber es ist für ihre Bewegungen charakteristisch, daß dieselben bei ihrer Langsamkeit mit unbewaffnetem Auge verfolgt und deren zeitliche Verhältnisse mit der Uhr in der Hand bestimmt werden können. Die schnellste Bewegung haben die glatten Muskeln des Auges: die Muskeln der Iris und der M. ciliaris, diesen folgen die Muskeln des Darmes und des Ureter, die langsamsten Bewegungen haben die glatten Muskeln der Blutgefäße. Das Stadium der latenten Reizung dauert einige Sekunden, und entsprechend lang ist auch die Dauer der Verkürzung.

Ausgeschnittene glatte Muskelfasern geraten leicht in tonische Kontraktion oder ohne jeden äußerlich erkennbaren Reiz in rhythmische Zusammenziehung. Diese sind wahrscheinlich myogen, denn man sieht sie am ganglienfreien Retractor penis des Hundes. Ist das Präparat in Ruhe, so erscheinen sie auf einen einmaligen mechanischen Reiz oder den Eintritt des galvanischen Stromes.

Am Darm, dem Ureter usw. pflanzt sich von dem Orte der Erregung die Bewegung in Form einer peristaltischen Welle mit einer Geschwindigkeit von 20—30 mm in der Sekunde fort, teils durch Übertragung der Erregung von nervösen Gebilden auf die Muskeln, teils aber auch durch direkte Übertragung von einer Muskelzelle auf die andere (Engelmann).

Bei Untersuchung der thermischen Verhältnisse der glatten Muskeln (Froschmagen) stellte sich heraus, daß die Erwärmung eine sehr geringe ist; sie betrug bei 20 g Belastung und Reizung durch einen einzelnen Induktionsschlag 0·00023—0·00035° C. Am auffallendsten ist die Langsamkeit der Erwärmung, während anderseits die Wärmeentwickelung den Reiz weit überdauert (B. Danilewsky). Die mechanischen Verhältnisse der glatten Muskeln sind nur wenig, ihre Elastizität gar nicht untersucht worden. Elektromotorisch sind sie ähnlich wirksam, wie der ruhende quergestreifte Muskel, nur sind die Ströme hier schwächer als dort.

Die physiologischen Charaktere, welche als unterscheidende Merkmale zwischen glatten und quergestreiften Muskeln dienen sollen, besonders die längere Dauer des Stadiums der latenten Reizung und des Ablaufes der Zuckung gelten so lange, als man nur die Wirbeltiere betrachtet. Dagegen kann dieser Unterschied völlig verschwinden, wenn man auch die Wirbellosen berücksichtigt; denn es gibt dort glatte Muskeln (Cephalopoden und Holothurien), deren Kontraktion mindestens so rasch abläuft als jene der roten Muskeln des Kaninchens (H. de Varigny).

---

## Anhang.

### 1. Die Bewegung des Protoplasma.

Der Muskelbewegung analog ist die protoplasmatische Bewegung, die einer größeren Reihe tierischer Zellen im erwachsenen Zustande zukommt. Man hatte schon früher, namentlich an niederen Tieren, relativ ausgiebige Bewegungen beobachtet, ohne daß dort Muskeln hatten nachgewiesen werden können. Man bezeichnete diese bewegungsfähige Substanz wegen der Ähnlichkeit ihrer Leistung mit der Muskelbewegung als „Sarkode“ (σάρξ das Fleisch). Diese Bezeichnung, als eine spezifische, ist verlassen worden, seitdem namentlich durch die Untersuchungen von M. Schultze, Kühne u. a. sich herausgestellt hat, daß die Kontraktilität einer und derselben überall vorkommenden Grundsubstanz von bestimmter physikalisch-chemischer Zusammensetzung zukomme. Diese Substanz ist das Protoplasma (s. S. 8), und ihre Bewegung nennt man protoplasmatische Bewegung, von der sich die Bewegung der Muskeln nur als eine höhere Stufe der Entwicklung quantitativ unterscheidet.

Die Protoplasmabewegung im engeren Sinne kommt einer Reihe von kontraktilen Zellen zu und besteht in dem Vermögen derselben, durch Ausstrecken von Fortsätzen und Wiedereinziehen derselben zunächst ihre Form zu verändern, weiterhin aber auch mit Hilfe dieser Fortsätze, der Pseudopodien, Ortsbewegungen auszuführen. Solche Individuen sind: 1) eine Reihe niederer Tiere, wie Amöben, Myxomyceten, Rhizopoden, Polythalamien usw.; 2) die Pigmentzellen, deren Bewegungsfähigkeit von Brücke am Chamäleon näher untersucht worden ist; 3) die farblosen Blut-, die Lymph- und Speichelzellen, deren Identität oben ausgesprochen worden ist; die Bewegungen derselben werden durch höhere Temperatur begünstigt und erreichen ihr Optimum bei der Körpertemperatur, wie M. Schultze mittels seines heizbaren Objekttisches nachgewiesen hat; 4) die Zellen des fibrillären Bindegewebes (Kühne); 5) die Zellen der Hornhaut (v. Recklinghausen).

Diese Bewegung kommt nur dem lebenden Protoplasma zu, und alle Einflüsse, welche seinen Bau bedrohen, schädigen auch die Bewegung, wie z. B. ein zu hoher oder zu niedriger Temperaturgrad. Wie die Muskelsubstanz, so kann auch das Protoplasma durch mechanische und besonders elektrische Reize in Bewegung versetzt werden. Von hohem Interesse ist es, daß diese Bewegung in direkter Beziehung zum Nervensysteme stehen kann, wie z. B. Brücke für das Chamäleon bewiesen hat. Dasselbe besitzt die Fähigkeit, unter gewissen Bedingungen, seine Färbung zu verändern, die es in seiner Haut gelegenen Pigmentzellen und gewissen Farbenreflexen verdankt. Wird ein Chamäleon mit Strychnin vergiftet, oder werden demselben eine Anzahl von Hautnerven durchschnitten, so ändert sich seine Färbung; denselben Einfluß üben psychische Erregungen aus. Dasselbe kann man bei den Oktopoden, bei verschiedenen Fischen (Steinbutte) und manchen Amphibien sehen. Einen gleichen Einfluß des Nervensystems auf die kontraktilen Elemente der Hornhaut hat Kühne beobachtet, indem Reizung motorischer Nerven die Hornhautelemente, in welchen die Nerven direkt enden sollen, in Tätigkeit versetzte.

Der galvanische Strom wirkt auf Protoplasmakörper richtend ein und zwar wandern manche Amöben zu dem negativen Pol hin: „Galvanotaxis"; ebenso richtend können von einer Seite her angreifende chemische Reize wirken: „Chemotaxis" und zwar können sich die Zellen dem Reize zu- oder abwenden (positive und negative Chemotaxis). Gewisse Rhizopoden (Pelomyxa) ziehen sich bei Belichtung (Engelmann) energisch zusammen: „Phototaxis". Rhizopoden wenden sich der festen Unterlage zu: „Thigmotaxis", von der sie sich bei starker Berührung entfernen (Verworn).

## 2. Die Bewegung der Flimmer- und Samenzellen.

Wenn man ein kleines Stück der Rachenschleimhaut des Frosches unter dem Mikroskop betrachtet, so sieht man die Fläche wie ein vom Winde bewegtes Kornfeld hin- und herwogen. Diese Erscheinung ist durch die Bewegung feiner Härchen, der Cilien, hervorgebracht, welche in großer Zahl der Grundfläche von Zylinderzellen aufsitzen, mit ansehnlicher Geschwindigkeit und wahrscheinlich steif nach einer Richtung, mit geringer Geschwindigkeit und wahrscheinlich schlaff nach der anderen Richtung schlagen (GRÜTZNER). Diese Flimmerzellen finden sich beim Menschen als Epithel verschiedener Schleimhäute unter dem Namen des Flimmerepithels: 1) in den Luftwegen vom Naseneingang bis hinunter zu den Lungen; 2) in dem ganzen Genitalkanal vom Anfang der Tuben bis zum äußeren Muttermund; 3) in den Gehirnventrikeln und in dem Spinalkanal.

Die Samenzellen können als Flimmerzellen mit nur einer Cilie betrachtet werden, welche ihren Schwanz bildet. Die Bewegung ist eine peitschende.

Bringt man auf eine flimmernde Fläche fein pulverisierten Kohlenstaub, so wird derselbe mit ziemlicher Geschwindigkeit durch die Tätigkeit der Flimmerhaare fortbewegt. In der Tat funktionieren sie als Schutzorgane, z. B. zur Entfernung von Staubteilchen usw. Eine noch größere Bedeutung haben sie in dem Leben einer großen Reihe niederer Organismen, wie z. B. bei den Schwärmsporen der Algen, den Flagellaten oder Geißelschwärmern usw., die nur durch ihre Flimmerbewegungen Ortsveränderungen vollführen können.

Die ausgedehntesten Untersuchungen über Flimmerbewegung sind von PURKINJE u. VALENTIN, den Entdeckern der Flimmerhaare (1834), gemacht worden: alle diejenigen Substanzen, welche den Bau der Flimmerzellen gefährden, wie Säuren und starke konzentrierte Alkalien, vernichten die Flimmerbewegung; Narcotica sind unwirksam, ebenso ist die Flimmerbewegung unabhängig vom Nervensystem. Eine große Analogie besteht zwischen der Flimmer- und Muskelbewegung; die erstere nämlich besteht am besten bei mittlerer Temperatur, sehr hohe oder sehr niedere Temperatur macht sie aufhören, sie ermüdet und kann sich wieder erholen, nach KISTIAKOWSKY u. ENGELMANN wird sie durch elektrische Stromesschwankungen zu lebhafterer Tätigkeit angeregt; die Leitung des Reizes geschieht wesentlich in der Richtung des Schlages (GRÜTZNER). Zur Beobachtung der Lebhaftigkeit der Flimmerbewegung dient die Flimmermühle (ENGELMANN). Endlich hört kürzere oder längere Zeit nach der Entfernung aus dem Körper die Flimmerbewegung auf, und es tritt „Starre“ ein.

Die Wimperhaare der Flimmerzellen sind, wie die Muskelfasern, doppelbrechend (ENGELMANN). Von Interesse ist die Beobachtung, daß der durch Ermüdung herbeigeführte Stillstand der Flimmerbewegung durch Zusatz von sehr verdünnten Alkalien beseitigt werden kann (VIRCHOW); vielleicht handelt es sich hier, wie bei den Muskeln, um die Neutralisation von durch die Tätigkeit gebildeter Säure, oder es wird der Schleim, der sich auf ihrer Oberfläche ansammelt und ihre Bewegung stört, aufgelöst.

## § 2. Spezielle Bewegungslehre.[1]

Die spezielle Bewegungslehre behandelt die Gesetze, nach denen die mechanische Leistung der Muskeln Verwendung findet, indem diese letzteren auf das Skelett einwirken.

Allgemeines. Die Muskeln, welche zur Bewegung des Skelettes verwendet werden, sind an die entsprechenden Knochen des Skelettes in bestimmter Weise angeheftet. Diese Anheftung ist größtenteils keine direkte, sondern eine indirekte durch Vermittelung von Sehnen und Faszien. Die Sehnen, welche mit den Muskeln durch eine Kittsubstanz außerordentlich fest verbunden sind, werden entweder allmählich schmäler und enden spitz, oder sie strahlen fächerförmig aus, um ganz breit zu enden. Im ersteren Falle wird, wenn ein Muskel von großem Querschnitt durch eine spitz endende Sehne am Knochen befestigt ist, bei großer Kraft ein bedeutender Zug auf einen Punkt des Knochens ausgeübt, im anderen Falle ermöglicht die Anheftung des Muskels an eine breit sich inserierende Sehne (Faszie) eine Kraftentwickelung des Muskels auf eine größere Fläche.

Wenn ein Muskel sich zwischen seinen Insertionspunkten zusammenzieht, so bewegen sich diese beiden, welche in der Regel zweien Knochen angehören, gegeneinander oder, was gewöhnlich der Fall ist, im wesentlichen nur der eine gegen den anderen, während der letztere durch anderweitige Muskelwirkung festgestellt ist. Die Richtung des Zuges, welchen der Muskel auf seine Insertionspunkte ausübt, ist im allgemeinen die gerade Linie, aber jene kann eine Veränderung erfahren: 1) durch Übertragung auf eine Rolle oder auf ein Sesambein, wie ersteres bei dem M. trochlearis (obliquus superior oculi) der Fall ist und letzteres bei den Oberschenkelmuskeln, die sich an die Kniescheibe inserieren; 2) durch schiefe Insertion des Muskels (unter spitzem oder stumpfem Winkel). Mit Ausnahme der Rolle wird hier niemals die volle Kraft des Muskels zur Verwendung kommen, sondern nur ein Teil, der für jeden einzelnen Teil nach dem Parallelogramm der Kräfte zu bestimmen ist. Rechtwinkelig inseriert, so daß die volle Kraft des Muskels zur Wirkung kommt, sind nur die in die Achillessehne auslaufenden Wadenmuskeln am Tuber calcaneum und die Kaumuskeln am Ober- und Unterkiefer.

---

[1] Gebr. Weber, Die Mechanik der menschlichen Gehwerkzeuge, 1838. G. H. Mayer, Die Statik und Mechanik des menschlichen Knochengerüstes, 1873. W. Braune u. O. Fischer, Arbeiten in d. Abhandl. der königl. sächs. Gesellschaft d. Wissenschaften, speziell der Gang des Menschen 1885—1905. Marey, Développement de la méthode graphique par l'emploi de la photographie. Paris 1885.

Im allgemeinen sind die Muskeln an ihren Insertionsenden so angeheftet, daß sie durch ihre Elastizität etwas gedehnt sind; denn wird ein Muskel zwischen seinen Insertionen durchschnitten, so entfernen sich vermöge ihrer Elastizität die durchschnittenen Muskelenden voneinander. Diese Spannung hat zur Folge, daß bei eintretender Zusammenziehung der Muskelzug sogleich seine Wirksamkeit auf die Knochen entfalten kann, während der Muskel anderseits, wenn die Wirkung des Reizes auf ihn nachläßt, sich wieder auf seine ursprüngliche Länge ausdehnt.

Die Wirkung der Muskeln auf die Knochen kann eine einfache oder eine komplizierte sein. Einfache Wirkungen sind Beugung, Streckung, Adduktion, Abduktion und Rotation des Knochens, an dem der zweite Insertionspunkt des Muskels sich befindet; oder die Wirkung ist eine komplizierte, wenn die Muskeln so angeordnet sind, daß sie zugleich rotieren und flektieren oder rotieren und abduzieren. Man hat sich für diese komplizierte Wirkung vorzustellen, daß die flektierende Wirkung erst eintritt, wenn die rotierende vollendet ist. Je nachdem diese Wirkungen gleichzeitig sind oder zeitlich aufeinander folgen, unterscheidet man sie als erste oder zweite Wirkung, oder wenn sie ihrer Größe nach ungleich sind, als Haupt- und Nebenwirkung.

Muskeln, deren Wirkung einander entgegengesetzt ist, nennt man Antagonisten, und solche, deren Wirkung eine gleiche ist, Synergeten. Es kommen, namentlich am Rumpfe, solche Anordnungen von Muskeln vor, daß Muskeln aus einer bestimmten Gruppe bald Antagonisten, bald Synergeten zueinander vorstellen.

Bei allen willkürlichen oder reflektierten Bewegungen, welche eine zweckmäßige Tätigkeit der beweglichen Teile des Skelettes beabsichtigen, geraten stets auch die Antagonisten mehr oder weniger in Tätigkeit. So werden bei der Beugung des Armes teilweise auch die Streckmuskeln in Anspruch genommen (Duchenne de Boulogne[1], Beaunis). Sind in letzterem Falle z. B. die Streckmuskeln in ihrer Leistungsfähigkeit geschwächt, so erfolgt die Beugung mit viel geringerer Kraft, obgleich die Beuger selbst ganz normal funktionieren.

Die Knochen, auf welche sich die Muskelwirkung äußert, stellen Hebel dar, und zwar vorzugsweise einarmige Hebel, d. h. solche, bei denen Kraft und Last auf derselben Seite des Drehpunktes angreifen. Ganz entgegengesetzt der vollen Ausnutzung der Muskelkraft greifen die Muskeln (Kraft) nicht an dem langen, sondern an dem kurzen Hebelarme an, wodurch sie, um die gleiche Last zu

[1] Physiologie des mouvements etc. Übersetzt von C. Wernicke. Berlin 1885.

heben, mehr Kraft aufwenden müssen, als wenn sie am langen Hebelarme angreifen. Dagegen erwächst daraus der Vorteil, daß die Bewegung der Last mit größerer Geschwindigkeit geschieht, als wenn die Kraft am langen Hebelarme angreift. Man bezeichnet diese Hebel deshalb wohl als Wurfhebel.

## Die Mechanik des Skelettes.

Das Skelett besteht aus einer großen Anzahl von sehr verschieden geformten Knochen, die miteinander mehr oder weniger fest verbunden sind. Die Art dieser Verbindung entspricht der Größe ihrer Beweglichkeit gegeneinander. Diese Verbindungen sind: 1) die Naht (Sutura); 2) die Fuge (Symphysis); 3) das Gelenk (Arthrosis).

Die Naht ist dadurch gegeben, daß zwei breite Knochen durch wechselseitiges Ineinandergreifen der Erhöhungen des einen in die Vertiefungen des anderen zusammengehalten werden; sie bildet die festeste Art der Knochenverbindung und ist so stark, daß sie nur Gewalten nachgibt, die auch den Knochen zerbrechen.

Die Bedeutung der Nahtverbindung liegt nicht sowohl darin, eine Vereinigung zweier Knochen zu sein, als vielmehr darin, eine Trennung zweier Teile desselben Knochens zu bilden, die das Wachstum eines von ihnen umschlossenen Hohlraumes ermöglicht (G. H. Mayer).

Die Symphyse kommt dadurch zustande, daß zwei nicht kongruente, dick überknorpelte Knochenflächen durch straffe Bandapparate zusammengehalten werden. Die Größe der Beweglichkeit nimmt zu mit der Höhe des Knorpels und nimmt ab mit der Zunahme des Querschnittes. Im allgemeinen ist die Beweglichkeit der Symphysenverbindung nur eine geringe, aber infolge ihrer Elastizität ist sie von wesentlicher Bedeutung und ist da angewendet, wo es auf eine feste, aber nachgiebige und elastische Verbindung der Knochen ankommt, wie z. B. zwischen den Knochen des Beckens und zwischen den Wirbelkörpern.

Die Gelenke sind Verbindungen zweier oder mehrerer Knochen miteinander, die mit verknorpelten, meist kongruenten Knochenflächen (Gelenkflächen) aneinander liegen und durch verschiedene Momente in dieser Lage erhalten werden. Um die ganze Gelenkfläche herum entspringt vom Periost eine fibröse Membran (Kapselmembran), die sich ebenso um die Gelenkfläche des anderen Knochens befestigt und einen zwischen den Gelenkenden gelegenen Hohlraum abschließt, welcher die Gelenkhöhle genannt wird. Das Innere der Höhle ist mit Ausnahme der Gelenkflächen von einer Synovialmembran ausgekleidet, welche die Gelenkschmiere (Synovia) absondert.

In die Kapselmembran findet man starke fibröse Faserzüge eingewebt, die von einem Knochenende zum anderen hinübergehen. Dieselben sind entweder Hilfsbänder oder Hemmungsbänder; die ersteren unterstützen die Bewegungen des Gelenkes, die letzteren hindern sie, namentlich da, wo es sich um übertriebene Bewegungen durch Zug oder Druck handelt. Diese Hemmungsbänder werden in ihrer Funktion an einzelnen Gelenken durch Knochenvorsprünge, die sogen. „Knochenanschläge", unterstützt, wie einen solchen z. B. das Olecranon gegen die übergroße Streckung und der Proc. coronoides gegen die übergroße Beugung des Armes darstellt.

Die Gelenkflächen werden in ihrer Lage aneinander erhalten: 1) durch die Hilfsbänder; 2) den Muskelzug; 3) den Luftdruck. Die Hilfsbänder und der Muskelzug derjenigen Muskeln, welche um ein Gelenk herumliegen, drücken die Gelenkflächen mehr oder weniger fest aneinander. Werden sie durchschnitten oder die Muskeln gelähmt, so können sich die Gelenkenden voneinander entfernen. Von großer Bedeutung ist der Luftdruck, der, da die Gelenkhöhle luftfrei ist, die Gelenkenden gegeneinander drängt und sie in inniger Berührung erhält, gleichzeitig aber auch die herumliegenden Weichteile auf das Gelenk hindrängt, so daß ein gesundes Gelenk streng genommen keine eigentliche Gelenkhöhle besitzt.

So ist im allgemeinen die Gelenkverbindung eine Knochenverbindung von großer Beweglichkeit und dabei großer Ausgiebigkeit; ihr Platz wird also da sein, wo es, wie namentlich in den Extremitäten, auf große Beweglichkeit ankommt.

## Komplizierte Stellungen und Bewegungen des Körpers.

Obgleich das Skelett sehr vielfach gegliedert ist und durch seine zahlreichen Gelenkverbindungen eine große Beweglichkeit besitzt, so vermag es doch gewisse Gleichgewichtsstellungen einzunehmen, die es erst auf Einwirkung einer neuen Kraft verläßt, um komplizierte Bewegungen auszuführen, bei denen eine fortwährende Verschiebung einzelner Skeletteile gegeneinander stattfindet. Diese Verrichtungen können aber nur unter der einen Bedingung vor sich gehen, daß der Schwerpunkt des Skelettes bzw. des Körpers jedesmal unterstützt ist und, wenn er, wie bei der Bewegung, fortwährend verschoben wird, stets von neuem unterstützt werden kann.

### Stehen.

Unter Stehen versteht man die aufrechte Haltung des Körpers, bei welcher sein Schwerpunkt senkrecht über der von beiden Füßen gebildeten Unterstützungsebene liegt. Der

Körper wird dabei mit möglichst wenig Muskelanstrengung bei gestreckten Schenkeln allein durch die beiden den Boden berührenden Fußsohlen getragen. Bei dieser Haltung stehen die Füße mit den Fersen aneinander und bilden, während die Fußspitzen nach auswärts gerichtet sind, miteinander einen Winkel von 50°, wodurch die Unterstützungsebene vergrößert und die Erhaltung des Gleichgewichtes noch weiter gesichert wird; in beiden Fußgelenken senkrecht stehen parallel zueinander die Unterschenkel, denen sich in der Verlängerung die Oberschenkel anschließen, die, während das Kniegelenk in höchster Streckung sich befindet, im Hüftgelenke etwas nach außen rotiert sind. Das Becken mit dem Rumpf ist nach hinten übergeneigt. Auf der Wirbelsäule balanciert der Kopf mit der Gesichtsfläche gerade nach vorn gerichtet, die Arme hängen senkrecht am Rumpfe herab (Weber). Jede Veränderung der gegenseitigen Lage der Glieder verändert die Lage des Schwerpunktes und verlangt für jeden Fall auch eine Korrektur der Unterstützung durch Muskeltätigkeit. Wäre das ganze Skelett eine starre Säule, so wäre nur der Schwerpunkt des ganzen Körpers zu ermitteln und zu untersuchen, inwieweit derselbe bei jener Haltung unterstützt ist. Da das Skelett aber vielfach durch Gelenke gegliedert ist, so tritt noch die Untersuchung hinzu, durch welche Mittel die beweglichen Teile festgestellt bzw. die Gelenke gesteift werden.

Die Gelenke, deren Untersuchung in dem angeführten Sinne ausgeführt werden soll, sind die Gelenke zwischen Kopf- und Halswirbeln, die Wirbelsäule, die Hüft-, Knie-, Fuß- und Sprunggelenke, während in den übrigen Gelenken nur Skelettteile aufgehängt sind.

1) Gelenke zwischen Kopf und Halswirbeln. Die Gelenkflächen zwischen Hinterhaupt und Atlas sind von vorn nach hinten und von rechts nach links gekrümmt, gestatten demnach eine Bewegung nach zwei Richtungen: die Beugung des Kopfes nach vorn um eine von rechts nach links gehende Achse und die seitliche Beugung um eine von vorn nach hinten gerichtete Achse. Die Bewegung um die senkrechte Achse kann nur in beschränktem Maße stattfinden, wenn der Kopf gegen die Brust geneigt ist. Gehemmt werden diese Bewegungen durch das Lig. obturatorium anterius et posterius und den Apparatus ligamentosus. Die ausgiebigste Drehung macht der Kopf gemeinschaftlich mit dem Atlas um den Zahnfortsatz des zweiten Halswirbels, also um eine senkrechte Drehungsachse. Der sagittale Durchschnitt durch die Process. obliqui des Atlas und Epistropheus zeigt zwei sich berührende konvexe Flächen, die, wenn der Kopf am höchsten steht, auf ihren Konvexitäten ruhen,

um bei der Drehung herunterzusteigen, so daß eine Schraubenbewegung entsteht, eine Einrichtung, durch welche nach Henke die Zerrung des Rückenmarks bei der Drehung vermieden wird. Da die Schwerlinie des Kopfes (d. i. die Senkrechte aus dem Schwerpunkte) nicht die Unterstützungsebene des Kopfes, welche durch die Verbindungslinie der Gelenkflächen des Atlas gelegt zu denken ist, trifft, sondern vor dieselbe fällt, so müßte, wie das im Schlaf geschieht, der Kopf nach vorn überfallen, was aber durch die Tätigkeit der Nacken- und Halsmuskeln verhindert wird.

2) Die Wirbelsäule stellt einen vielfach gegliederten, elastischen Stab von großer Festigkeit und geringer Beweglichkeit dar, Eigenschaften, welche die Wirbelsäule der Verbindung der Wirbel als Symphysen zu verdanken hat. Ihre Beweglichkeit wird durch die Gelenkverbindungen noch weiter beschränkt Da diese letzteren aber vom Lendenteil aufsteigend, wo die beiden zusammengehörigen Gelenkflächen fast vertikal gegeneinander stehen, sich immer mehr horizontal stellen, so muß die Beweglichkeit der einzelnen Wirbel gegeneinander vom Lenden- zum Halsteil fortwährend zunehmen. Doch kann die Wirbelsäule, trotz der geringen Beweglichkeit ihrer 24 Einzelglieder, als Ganzes bedeutende Beugungen dadurch ausführen, daß sich die geringen Einzelbewegungen summieren. Einen wesentlichen Dienst leisten die elastischen Zwischenscheiben der Wirbel dem Körper dadurch, daß sie jeden Stoß, den die Wirbelsäule von unten her erleidet, z. B. beim Sprung, bei seiner Fortpflanzung nach dem Gehirn abschwächen, worin sie durch die weitere Einrichtung der Wirbelsäule, welche nicht gerade, sondern mehrfach nach hinten gekrümmt ist (Brust- und Beckenteil), offenbar unterstützt werden müssen.

3) Das Hüftgelenk. In demselben ist das Gewicht von Rumpf, Kopf und Armen zu unterstützen,. deren gemeinsamer Schwerpunkt nach Weber an der Vorderfläche des zehnten Rückenwirbelkörpers gelegen ist. Seine Schwerlinie fällt demnach hinter die Verbindungslinie der beiden Hüftbeingelenke; aber das Hintenüberfallen des Rumpfes, der beim Stehen immer nach hinten übergelehnt ist, wird durch das Lig. superius (ileo-femorale) verhindert, das in dieser Funktion durch das Lig. ileo-tibiale (äußeres Blatt der Fascia lata) unterstützt wird. Das seitliche Überfallen des Rumpfes, welchem eine Abduktion des Oberschenkels vorausgehen muß, hindert das Lig. teres (s. oben), besonders wenn es, wie beim Auswärtsstehen, gespannt wird.

4) Das Kniegelenk, in welchem Kopf, Rumpf, Arme und Oberschenkel zu unterstützen sind. Der Schwerpunkt dieser Teile liegt

dem vorigen sehr nahe, die Schwerlinie fällt eben in den hinteren Rand des Kniegelenks. Das Hintenüberschlagen wird durch die Spannung des Lig. ileo-tibiale verhindert, an welchem der Rumpf am Kniegelenk in ähnlicher Weise aufgehängt ist wie im Hüftgelenk am Lig. superius; dieses letztere unterstützt die Steifung im Knie dadurch, daß es jener der Beugung notwendig voraufgehenden Drehung des Oberschenkels nach außen bei festgestelltem Unterschenkel entgegenwirkt. Die Vermeidung des seitlichen Falles und der Drehung im Knie s. oben.

5) Das Sprunggelenk hat den ganzen Körper, dessen Schwerpunkt im Promontorium liegt, zu unterstützen. Die Schwerlinie des Körpers fällt aber vor dasselbe, so daß er nach vorn überzufallen droht. Diese Beugung im Fußgelenke ist aber nur ausführbar bei gleichzeitiger Beugung im Kniegelenk, welches jedoch in der oben angegebenen Weise festgestellt ist, so daß, solange jene Feststellung vorhanden ist (durch die Lig. ileo-tibiale und femorale), eine Beugung auch im Fußgelenke unmöglich ist. Diese Feststellung im Fußgelenk wird noch dadurch gestützt, daß das Lig. superius, das den Oberschenkel nach innen festhält, auch die mit dem Oberschenkel fest verbundene Tibia nach innen zieht, welche ihrerseits gegen die Fibula eine solche Lage erhält, daß sie beide zusammen den hinteren, schmaleren Teil der oberen Gelenkfläche des Talus gabelförmig fest einklemmen und so ebenfalls der Beugung entgegenwirken, denn bei letzterer müßte die Gabel nach vorn auf den breiteren Teil der Talusgelenkfläche vorrücken, was eben unmöglich ist, solange das Lig. superius in Funktion bleibt. Wahrscheinlich ist, daß auch noch eine geringe Spannung der Wadenmuskeln die Steifung im Fußgelenk unterstützt.

Der Fuß, der aus den Fußknochen besteht, die größtenteils durch sehr straffe Gelenke miteinander verbunden sind, stellt ein Gewölbe dar, das mit drei Punkten, nämlich mit dem Capitulum ossis metatarsi primi, dem Tuber calcanei und der Tuberositas ossis metatarsi quinti, auf dem Boden aufruht, während die ganze Schwere des Körpers auf dem höchsten Punkte, dem Tuber calcanei, lastet und das Gewölbe abzuplatten sucht, ein Bestreben, das durch die starken Bänder, welche sich über die Verbindungen der Knochen spannen, verhindert wird. (Tritt in krankhaften Fällen dieser Zustand der Abplattung ein, so erhält der Fuß eine Form, die man „Plattfuß" nennt.)

Gegenüber der Weberschen „Haltung", welche neuerdings als die der Greise bezeichnet wird, hat man eine „Normalstellung" festgesetzt, bei welcher alle beteiligten Schwerpunkte in einer

Frontalebene liegen und die Schwerlinie trifft die Unterstützungsfläche nahe ihrem hinteren Rande (vgl. Fig. 15).

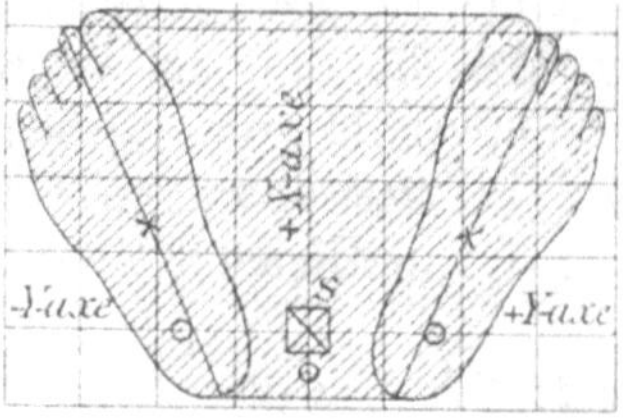


**Fig. 15. Die Unterstützungsfläche für die Normalstellung nach Braune u. Fischer. ☒ Schnittpunkt der Schwerlinie mit derselben.**

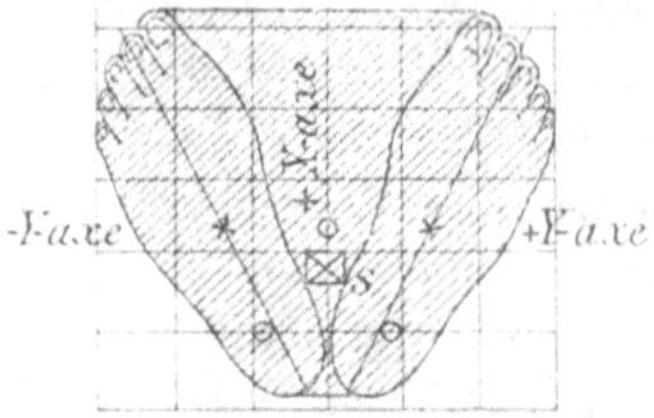


**Fig. 16. Die Unterstützungsfläche für die bequeme (natürliche) Haltung nach Braune u. Fischer. ☒ Schnittpunkt der Schwerlinie mit derselben.**

Bei der „natürlichen Haltung", welche man willkürlich einnimmt, liegt die Schwerlinie 4 cm weiter nach vorn (vgl. Fig. 16). Hierbei treten die Wadenmuskeln, die Strecker des Oberschenkels, der Wirbelsäule u. a. in Tätigkeit, wenn auch in geringem Maße.

## Gehen.

Das Gehen, die gewöhnlichste Art der Ortsbewegung beim Menschen und bei einem Teil der Tiere, geschieht beim Menschen dadurch, daß der Rumpf mit dem Kopfe durch die abwechselnde Tätigkeit beider Beine mit möglichst geringer Muskelanstrengung in horizontaler Richtung vorwärts geschoben wird. Die Tätigkeiten, welche hierbei zusammenwirken, sind: 1) die Streckkraft des an den Boden gestemmten Beines, die den Rumpf nach vorwärts zu schieben bestrebt ist, und 2) die Schwere, die ihn lotrecht nach unten zieht. Die Tätigkeit der Beine wechselt in der Weise ab, daß, während das eine (aktive) Bein den Körper trägt, „Stützbein", dieser von dem pendelartig schwingenden anderen (passiven) Bein, „Hangbein", um eine Schrittlänge vorwärts geschoben wird. Weber nannte den ersten Zeitraum, in welchem das Stützbein tätig ist, die aktive Phase. Dieselbe beginnt damit, daß das Stützbein etwas nach vorn gestellt wird, wodurch die Schwerlinie des Körpers hinter das Fußgelenk fällt. Um nicht zurückzufallen, verlängert sich das Hangbein, das sich am Boden anstemmt, durch Streckung in den Gelenken allmählich und schiebt so den Schwerpunkt des Rumpfes über das Fußgelenk des Stützbeines. Dieses letztere wird während dieser Zeit im Knie gebeugt, so daß der Rumpf ein wenig gesenkt wird und vollständig auf dem gebeugten Beine ruht. Das Hangbein hat mittlerweile durch Abwickeln der Fußsohle vom Boden seine größte Länge erreicht, berührt nur noch mit dem Ballen (Metatarsusköpfchen) den Boden und erteilt, sich vom Boden abstoßend und zum Pendeln in die Luft erhebend, dem Körper die nötige Propulsivkraft, wobei der Körper wieder gehoben wird. Ist die Schwingung des Hangbeines beendet, so wird es seinerseits wieder zum Stützbein, und das bisherige Stützbein übernimmt die Rolle des Hangbeines. Der Vorgang vom Beginn der Schwingung des einen Beines bis zum Beginn der nächsten Schwingung des anderen Beines wird Schritt genannt. Die Schwingung des Hangbeines geschieht ohne Muskeltätigkeit ausschließlich unter dem Einfluß der Schwere nach den Pendelgesetzen, was Weber unter anderem dadurch bewiesen hat, daß nach seinen Messungen die Schwingungszeit am lebenden und toten Beine vollständig übereinstimmt.

Gleichzeitig mit den Bewegungen der Beine findet unwillkürlich ein entgegengesetztes rhythmisches Pendeln der Arme statt. Die Geschwindigkeit der Fortbewegung muß demnach abhängen: 1) von der Schrittlänge; 2) von der Schrittdauer; sie ist der ersteren direkt, der letzteren umgekehrt proportional. Als Schrittlänge bezeichnet man die Entfernung, in welcher sich beim Gehen die Spitze der Fußsohle des einen Fußes von der Ferse des anderen Fußes befindet. Sie ist abhängig von der Länge der sich abwickelnden Sohle und der Lage des Beines und ist um so größer, je niedriger das Becken getragen wird. Die Schrittdauer ist bestimmt durch die Schwingungszeit des pendelnden Beines, die um so kürzer wird, je kürzer das schwingende Bein ist. Die Geschwindigkeit ist am größten bei größter Schrittlänge und kürzester Schrittdauer. Im allgemeinen werden demnach Personen mit langen Beinen größere Schritte machen als Personen mit kurzen Beinen; kleine Personen machen rasche, aber kurze Schritte.

### Laufen und Springen.

Bei dem Laufen schwebt der Körper, durch die Füße wechselweise vom Boden abgeschnellt, einen Augenblick in der Luft. Ein Zeitraum, in dem kein Bein auf dem Boden aufsteht, wechselt ab mit einem Zeitraum, in dem das eine Bein steht, das andere schwingt. Dem Laufen der Menschen entspricht das Traben der Tiere. Beim Springen wird der Rumpf durch eine schnellende Streckung eines oder beider Beine vom Boden abgestoßen und schwebt längere Zeit frei in der Luft als beim Laufen.

Beim Stehen der Vierfüßler wird der Schwerpunkt des Körpers, welcher vor die Mitte des Rumpfes fällt, durch vier Säulen, die vier Beine, gestützt. Da die Säulen aber nicht starr, sondern in Gelenken beweglich sind, so muß eine Kraft eintreten, welche jene Steifung besorgt; das sind zum Teil entsprechende Bänder, zum Teil aber Muskelkräfte. Die Ortsveränderungen werden durch die Tätigkeit der Beine bewirkt, indem letztere durch Muskelkraft alternierend gestreckt und gebeugt werden, und zwar sind es namentlich die Hinterbeine, welche für die Vorwärtsbewegung tätig sind, während die Vorderbeine mehr zum Stützen dienen. Hierbei sind regelmäßig die diagonalen Beine nacheinander tätig, also z. B. linkes Vorderbein, rechtes Hinterbein; rechtes Vorderbein, linkes Hinterbein (Schritt — bei gleichzeitigem Aufsetzen: Trab; Paßgang mit gleichzeitigem Aufsetzen der beiden Beine einer Seite).

Einen wesentlichen Fortschritt im Studium der Mechanik der Fortbewegung von Mensch und Tier hat man durch die Photographie (Muybridge, Marey, Anschütz), sowie später durch den Kinematographen erreicht.

Eine notwendige Voraussetzung für den regelmäßigen Ablauf aller dieser Bewegungen ist die volle Unversehrtheit der Hautgefühle, worunter man die Empfindungen der Haut, sowie die der Muskeln und Gelenke versteht. Durch diese wird eine fortwährende Kontrolle über Größe und Zweckmäßigkeit der Bewegungen ausgeführt, welche ihren normalen Ablauf sichert. Wo diese Kontrolle durch Störung der Hautgefühle beeinträchtigt wird, geschehen auch die Bewegungen nicht mehr in normaler Weise.

Dieses Gesetz bezieht sich in gleicher Weise auch auf die Bewegungen einzelner Glieder, z. B. des Armes, der Hand oder eines Beines, und selbst des Kopfes.

Diese Funktion der Hautgefühle kann bis zu einem gewissen Grade durch den Gesichtssinn ersetzt werden, so daß z. B. die Bewegungen der gefühllosen Hand ganz normal geschehen, solange sie von dem Auge kontrolliert werden, aber sofort anormal werden bei Augenschluß.

Dritter Abschnitt.

# Das Nervensystem.

---

## Erstes Kapitel.

## Die Nervenfasern.

Die Nervenfasern dienen einerseits zur Leitung der an der Peripherie aufgenommenen Eindrücke der Sinnesorgane zu dem Gehirn und Rückenmark und vermögen anderseits Impulse aus dem Zentrum zur Peripherie zu tragen, wonach man sie als zentripetalleitende und zentrifugalleitende Nervenfasern unterscheidet. Welche Verrichtungen aber auch die einzelnen Nerven durch ihre Tätigkeit anzuregen vermögen, so sind ihnen allen doch gewisse Eigenschaften gemeinsam, weshalb es zweckmäßig erscheint, die allgemeinen und speziellen Eigenschaften der Nervenfasern gesondert zu behandeln.

### § 1. Allgemeine Nervenphysiologie.

Histologie der Nerven. Das Element, aus dem sich der Nerv zusammensetzt, ist die Nervenprimitivfaser. Dieselbe stellt im frischen Zustande, unter dem Mikroskop betrachtet, ein blaßgelbes, durchscheinendes Band dar, an dem man eine Membran, das Neurilemm oder die SCHWANNsche Scheide und den homogenen Inhalt unterscheiden kann. Bei zweckmäßiger Behandlung erkennt man indes, daß der Inhalt nicht homogen ist, vielmehr aus zwei Teilen besteht, nämlich der zähflüssigen, am Rande gelegenen Markscheide und dem in der Mitte liegenden Achsenband oder Achsenzylinder, der vollkommen von der Markscheide umgeben ist. Solange der Nerv lebend ist, erscheint der Nerveninhalt homogen, weil Mark-

---

[1] L. HERMANN, Artikel Allgemeine Nervenphysiologie, in dessen Handbuch d. Physiologie. Leipzig 1879.

scheide und Achsenzylinder gleiches Lichtbrechungsvermögen besitzen; sobald der Nerv aber stirbt, gerinnt das Nervenmark (Markscheide), bekommt ein krümeliges Aussehen und unterscheidet sich deutlich vom Achsenzylinder. Neben diesen sog. markhaltigen oder weißen Nervenfasern kommen auch marklose Nervenfasern vor, die nur aus der SCHWANNschen Scheide und dem Achsenzylinder bestehen und mehr grau erscheinen, weshalb sie auch graue oder, da sie vorwiegend in sympathischen Nerven vorkommen, sympathische Nervenfasern heißen. Im Gehirn und Rückenmark kommen Nervenfasern vor, die nur aus Mark und Achsenzylinder bestehen, oder selbst nackte Achsenzylinder.

In Karmin färbt sich der Achsenzylinder rot, in Überosmiumsäure die Markscheide schwarz.

Unter Wiederaufnahme einer früheren Auffassung (M. SCHULTZE) läßt man neuerdings den Achsenzylinder aus feinen Fibrillen (Neurofibrillen) bestehen, welche selbständig nebeneinander herlaufen, um sowohl an der Peripherie, wie auch im Zentrum sich aufzusplittern und netzartig ineinander überzugehen (APÁTHI, BETHE).

An den markhaltigen Nervenfasern beobachtet man von Strecke zu Strecke Einschnürungen (RANVIER), an denen das Mark vollkommen fehlt; innerhalb des Bereiches zweier solcher Einschnürungen liegt ein Kern. Die markhaltigen Nervenfasern setzen im wesentlichen die eigentlich sog. peripheren Nerven zusammen.

Wenn man den markhaltigen Nerven der Verdauung unterwirft, so bleibt ein nur in heißer konzentrierter Kalilauge und Schwefelsäure löslicher Rückstand, welcher seinem chemischen Charakter nach als Hornsubstanz aufzufassen ist. Derselbe bildet zwei ineinander geschaltete Hohlröhren, welche als äußere und innere Hornscheide das Nervenmark und den Achsenzylinder umgeben, die durch Brücken miteinander in Verbindung stehen. Diese Hornsubstanz wird Neurokeratin genannt (EWALD u. KÜHNE).

Nervenendigung. Die zentralen Enden der Nerven sowie die peripheren Endigungen in der Haut werden unten (Gehirn, Rückenmark und Sinne) betrachtet werden; es bleiben somit nur die Enden der Nerven in den Muskeln. DOYÈRE hatte zuerst in den Muskeln von Wirbellosen (bei Gliedertieren) gesehen, daß die Nervenfaser in einem auf der Muskelfaser liegenden Hügel endet; derselbe ist eine Erhebung des Sarkolemms, in welche das Neurilemm des Nerven direkt übergeht, während der Achsenzylinder in dem Hügel sein Ende erreicht. Man nannte diese Endigung den DOYÈREschen Nervenhügel. Später hat KÜHNE (1862) nachgewiesen, daß diese Endigung eine allgemeine sei und auch sämtlichen Wirbeltieren zukomme: die Nervenfaser verliert kurz vor ihrem Eintritt in die Muskelfaser ihr Mark und das Neurilemm geht in das Sarkolemm über, mit dem es den DOYÈREschen Nervenhügel bildet, während der Achsenzylinder sich in eine geweihartige Verzweigung (Endgeweih) auflöst, welche in einer körnigen, viel größere Zellenkerne enthaltenden Masse eingebettet ist, und der kontraktilen Substanz aufliegt. Diese ganze Bildung wird als das Ende des Nerven betrachtet und die „motorische Endplatte“ oder „Nervenendorgan“ genannt.

## Chemie der Nerven.

Die Nervenscheide, das Neurilemm, ist bindegewebiger Natur und dementsprechend zusammengesetzt. Der Achsenzylinder besteht, wie mikrochemische Reaktionen lehren, aus Eiweißkörpern, deren Natur vollkommen unbekannt ist. Die Markscheide enthält zumeist Stoffe, die sich durch Alkohol, Äther und Chloroform ausziehen lassen; es sind fettähnliche Körper, Cholestearin, phosphorhaltiges Lecithin und phosphorfreies Cerebrin; auch Keratin ist darin zu finden. Die Reaktion des lebenden Nerven ist neutral.

Legt man einen markhaltigen Nerven in Wasser, so quellen aus dem Querschnitte desselben helle Tropfen hervor, welche Myelintropfen genannt werden. Diese Eigenschaft, sowie die Schwarzfärbung in Überosmiumsäure kommt dem Myelin zu, das wahrscheinlich im wesentlichen Lecithin ist (Gad u. Heymans).

Wie beim Muskel, so unterscheidet man auch am Nerven den ruhenden und tätigen Zustand.

## Der Nerv im ruhenden Zustande.

Im Ruhezustande kommen dem Nerven keine spezifischen Eigenschaften, wie sie beim Muskel bekannt sind, zu; nur zeigt er, wie jener, elektromotorische Eigenschaften, worüber unten gehandelt werden wird.

## Der Nerv im tätigen Zustande.

Der Nerv kann durch Reize in den tätigen Zustand versetzt werden, doch ist dieser veränderte Zustand des Nerven an demselben ohne Hilfsmittel nicht wahrzunehmen. Dieses Hilfsmittel bietet die Wirkung, die der tätige Nerv auf seinen Endapparat, sei es zentral oder peripher, hervorzubringen vermag. Da die Wirkung auf die Peripherie die leicht und deutlich sichtbare Muskelzuckung ist, so bedient man sich derselben, um sich über die Vorgänge im Nerven zu unterrichten. Man benutzt hierzu das Nervmuskelpräparat (s. S. 249).

Reize nennt man alle diejenigen Einwirkungen auf den Nerven, welche ihn in den tätigen Zustand überführen, und die Fähigkeit des Nerven, auf die Einwirkung von Reizen in jenen Zustand überzugehen, heißt seine Erregbarkeit.

Wie beim Muskel unterscheidet man außer dem physiologischen den mechanischen, den chemischen, den thermischen und den elektrischen Reiz.

## Die Reizung des Nerven.

Die mechanische Reizung. Jeder mechanische Angriff auf den Nerven an irgend einem Punkte seines Verlaufs, wie Zerren, Drücken, Stechen usw., erregt denselben, doch muß die Reizung mit einer gewissen mittleren Geschwindigkeit geschehen, denn man kann den Nerven mit einem raschen Hammerschlage zerstören, ohne daß sein Muskel zuckt; umgekehrt gerät der Muskel ebensowenig in Zuckungen, wenn man den Nerven sehr allmählich mit einem nassen Faden umschnürt. Folgen die Reize sehr schnell aufeinander, so gerät der Muskel in Tetanus. Zur mechanischen Tetanisierung des Nerven dient HEIDENHAINS Tetanomotor.

Der Tetanomotor von HEIDENHAIN besteht aus einem Hämmerchen, das, elektromagnetisch in Schwingungen versetzt, den auf fester Unterlage ruhenden Nerven hämmert.

Die chemische Reizung; der Nerv wird erregt: a) durch Wasserentziehung: Umhüllen mit Fließpapier, Aufhängen des Nerven über Schwefelsäure, Betupfen des Nerven mit konzentrierten Alkali- und Neutralsalzen, sowie mit Glyzerin; b) durch Alkohol, Äther, Schwefelkohlenstoff u. a., Austrocknen des Nerven an der Luft; c) durch Dämpfe von $CS_2$. Indifferent für den Nerven sind die Kochsalzlösungen von 0·6 bis 1 $^0/_0$ und reines Olivenöl.

Die thermische Reizung. Nach ECKHARD sind Temperaturen zwischen —4 bis 54° C. unwirksam, darüber und darunter erregen sie den Nerven.

Die elektrische Reizung. Wie der Muskel, so wird auch der Nerv im allgemeinen nur durch Stromschwankungen, mögen dieselben positiv oder negativ sein, erregt; doch muß die einzelne Stromesschwankung mit einer gewissen mittleren Geschwindigkeit auf ihn einwirken; wenn sie zu langsam erfolgt, kann die Muskelzuckung ausbleiben. Im übrigen aber wirkt der elektrische Reiz um so stärker, je schneller die Stromschwankung ansteigt oder abfällt. Folgen die einzelnen Reize auf den Nerven sehr schnell aufeinander, so tritt ebenso wie bei direkter Reizung des Muskels „Tetanus“ ein (indirekte Reizung nennt man die Reizung vom Nerven aus).

Von Einfluß auf die Erregung des Nerven ist die Richtung, in welcher der elektrische Strom gegen die Achse des Nerven fließt; unwirksam ist er, wenn er senkrecht auf die Achse gerichtet ist (GALVANI).

Man reizt den Nerven durch den induzierten und konstanten Strom mit dem gleichen Erfolge wie den Muskel; nur scheint die spezifische Erregbarkeit des Nerven größer zu sein als die des Muskels, d. h. der Nerv wird schon durch eine geringere Stromdichte erregt als der durch Curare entnervte Muskel (J. ROSENTHAL).

Da die Stromschwankung in den induzierten Strömen sehr rasch ansteigt und wieder fällt, so sind sie im allgemeinen wirksamer für die Erregung von Nerv und Muskel, weshalb sie auch vorzüglich zu kräftiger Reizung benutzt zu werden pflegen.

## Leitung der Erregung, doppelsinnige und isolierte Leitung im Nerven.

Die Tatsache, daß bei Reizung eines Bewegungsnerven der zugehörige Muskel in Tätigkeit gerät, lehrt, daß die Erregung im Nerven zum Muskel fortgepflanzt worden ist. In gleicher Weise besitzen auch die zentripetalleitenden Nerven die Fähigkeit, die Erregung in sich fortzupflanzen. Man nennt diese Fähigkeit ihr Leitungsvermögen. Dasselbe besitzt der Nerv aber nur so lange, als seine Kontinuität erhalten ist, denn wird er z. B. an einem Punkte, der zwischen der Reizstelle und dem Muskel liegt, unterbunden oder durchschnitten, und die beiden Enden aneinander gelegt, so kann sich der Reiz über die lädierte Stelle nicht fortpflanzen, und eine Zuckung des Muskels tritt nicht mehr ein.

Eine weitere Frage von großem Interesse ist die, ob die Erregung sich von der gereizten Stelle nur peripher, oder ob sie sich auch zentral fortpflanzt, d. h. ob die Nervenfaser doppelsinnige Leitung besitzt. Das ist in der Tat der Fall, wie durch folgende Beobachtungen bewiesen wird:

1) Die negative Schwankung des Nervenstromes, deren innige Beziehung zum Erregungsvorgange weiterhin noch betrachtet werden soll, pflanzt sich nach beiden Seiten fort (E. DU BOIS-REYMOND).

2) Der Zweizipfelversuch am M. gracilis des Frosches lehrt dasselbe. Der Nervenstamm *N* (Fig. 17) enthält Fasern, welche sich beim Eintritt in den Muskel gabelförmig teilen und zwei Äste bilden, welche als ansehnliche Zweige in die beiden künstlich hergestellten Zipfel *K* und *L* eintreten. Reizt man nun die Nerven in dem einen Zipfel *K*, so zuckt auch der Zipfel *L*; d. h. es pflanzt sich die Erregung, welche die Zuckung in *L* auslöst, in dem motorischen Nerven bis zum Stamme *N* in zentripetaler Richtung fort (KÜHNE).

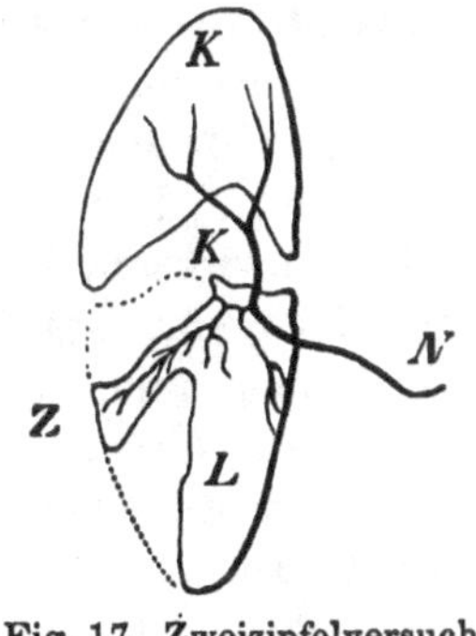

Fig. 17. Zweizipfelversuch.

(Die früheren Versuche der Vereinigung des zentripetalen N. lingualis mit dem zentrifugalen N. hypoglossus [PHILIPPEAUX u. VULPIAN], ebenso wie der Versuch der Einheilung des angefrischten Schwanzendes der Ratte in ihren Rücken [P. BERT] sind wegen ihrer Zweideutigkeit für Beantwortung unserer Frage wertlos geworden.

Die Erregung pflanzt sich nur in der gereizten Nervenfaser fort, ohne auf ihre Nachbarfaser überzugehen, wovon man sich überzeugen kann, wenn man von den vier Wurzeln des Hüftnerven des Frosches nur die eine oder die andere reizt: es zucken immer nur diejenigen Muskeln, welche zum Endbezirk der betreffenden Wurzeln gehören. Die Leitung in der Nervenfaser ist demnach eine „isolierte Leitung".

## Der Elektrotonus.

Wenn man einen Nerven durch den konstanten Strom erregt, so findet die Erregung nicht in der ganzen intrapolaren Strecke statt, sondern nur an den Polen, und zwar, wie beim Muskel, bei der Schließung nur an der Kathode, bei der Öffnung an der Anode (E. Pflüger). Die Erregung, welche der konstante Strom in dem Nerven bewirkt, ist die Folge eines veränderten Zustandes, der durch die Einwirkung des Stromes hervorgerufen ist. Diesen veränderten Zustand im Nerven nennt man Elektrotonus, und da derselbe an der Kathode ein anderer als an der Anode ist, so nennt man ihn im Bereiche der Kathode den Katelektrotonus und im Bereiche der Anode den Anelektrotonus. Beide Zustände breiten sich im Nerven extrapolar und intrapolar aus und gehen in der intrapolaren Strecke durch einen Indifferenzpunkt, an dem der Zustand des Nerven unverändert geblieben ist, ineinander über. Pflüger[1] hat nun weiter ermittelt, daß das Entstehen des Katelektrotonus und das Verschwinden des Anelektrotonus die Ursache der Erregung des Nerven ist, und zwar ist der Eintritt des Katelektrotonus ein stärkerer Reiz, als das Verschwinden des Anelektrotonus. Da der Elektrotonus zu seiner Entwickelung im Nerven Zeit bedarf, so werden Ströme von einer gewissen kurzen Dauer, innerhalb welcher die Entwickelung des Elektrotonus nicht erfolgen kann, auch ohne Wirkung auf den Nerven sein müssen, wie in der Tat nach Versuchen von J. König ein Strom von geringerer Dauer als 0·0015 Sekunden unwirksam ist — eine Grenze, die für schwächere Ströme noch tiefer, für stärkere höher liegen muß, da der Eintritt des Elektrotonus auch von der Stromstärke abhängig ist.

Seinem Wesen nach besteht der Elektrotonus in einer Veränderung der Erregbarkeit, welche im Katelektrotonus erhöht, im Anelektrotonus herabgesetzt ist; Zustände, die durch einen intrapolar gelegenen Indifferenzpunkt ineinander übergehen, um sich extrapolar je nach der Stärke des polarisierenden Stromes verschieden weit auszubreiten. Bei sehr starken Strömen kann die anelektrotonisierte Strecke leitungsunfähig werden

[1] E. Pflüger, Untersuchungen über die Physiologie des Elektrotonus. Berlin 1859.

(PFLÜGER, v. BEZOLD). Wird der konstante Strom wieder geöffnet, so kehrt sich der Elektrotonus um und gelangt erst nach dem „Abklingen“ zu normaler Erregbarkeit.

Den Beweis für die Richtigkeit dieser Lehre haben geliefert: 1) PFLÜGER selbst mit Hilfe des RITTERschen Öffnungstetanus; der letztere besteht nämlich darin, daß, wenn man durch eine größere Strecke des Nerven einen konstanten Strom leitet und ihn längere Zeit geschlossen hält, bei der Öffnung nicht eine einzelne Zuckung, sondern ein Tetanus auftritt; derselbe muß nach PFLÜGERS Lehre von der Anode ausgehen. Durchschnitt PFLÜGER den Nerven, nachdem sich der Tetanus bei absteigendem Strome entwickelt hatte, in der intrapolaren Strecke, so hörte der Tetanus sofort auf, blieb dagegen unverändert bestehen, wenn der Strom ein aufsteigender war (aufsteigend heißt der Strom, wenn er im Nerven die Richtung von der Peripherie zum Zentrum hat, absteigend bei der umgekehrten Richtung). 2) v. BEZOLD mit Hilfe der Fortpflanzungsgeschwindigkeit der Erregung im Nerven, welche eine gewisse, meßbare Größe besitzt (s. unten). Bestimmte v. BEZOLD diese letztere, indem er den Nerven einmal durch die Schließung, das andere Mal durch die Öffnung eines aufsteigenden Stromes reizte, so erfolgte die Muskelzuckung im ersten Falle später als im zweiten Falle; nach PFLÜGER, weil die Erregung dort eine größere Strecke des Nerven zu durchlaufen hatte als hier; umgekehrt war der Sachverhalt beim absteigenden Strome.

Die obige Angabe, daß bei Schließung und Öffnung eines konstanten, durch einen Nerven fließenden Stromes jedesmal eine Zuckung entsteht, trifft nicht überall zu, denn wenn man einen konstanten Strom durch einen Nerven leitet und abwechselnd schließt und öffnet, so findet bald bei der Schließung oder nur bei der Öffnung eine Erregung bzw. Zuckung statt. Beachtet man aber die Stärke des Stromes und seine Richtung, so zeigen sich vollkommen gesetzmäßige Erscheinungen, die im „Zuckungsgesetz“ zusammengefaßt worden sind (PFLÜGER). Dasselbe lautet:

Zuckungsgesetz.

| Stromstärke | Aufsteigender Strom ↑ | Absteigender Strom ↓ |
|---|---|---|
| Schwacher Strom | *S* Zuckung +<br>*O* Ruhe – | *S* Zuckung +<br>*O* Ruhe – |
| Mittelstarker Strom | *S* Zuckung +<br>*O* Zuckung + | *S* Zuckung +<br>*O* Zuckung + |
| Starker Strom | *S* Ruhe –<br>*O* Zuckung + | *S* Zuckung +<br>*O* Ruhe – |

(*S* = Schließung, *O* = Öffnung; der übrigen eingeführten Zeichen bedient man sich sehr häufig der Kürze wegen für die entsprechenden Begriffe.) Die Erklärung des Zuckungsgesetzes findet sich weiter unten.

Schwache Induktionsströme sind in ihrer Wirkung identisch mit gleichgerichteten Schließungen eines konstanten Stromes (ROSENTHAL).

Das Verhalten des Nerven im Elektrotonus wird durch Fig. 18 veranschaulicht. Wenn *nn'* den Nerven, *A* die Anode, *K* die Kathode bedeutet, der Strom also in der Richtung des Pfeiles fließt, so bezeichnet die punktierte Kurve die Erregbarkeitsverhältnisse bei schwachem Strom, die ausgezogene Kurve die Verhältnisse bei mittelstarkem Strom und die gestrichelte Kurve die Erregbarkeitsveränderungen bei starkem Strom. Die Kurven sind dadurch gewonnen, daß die Erregbarkeitsgrößen im Katelektrotonus als positive Ordinaten

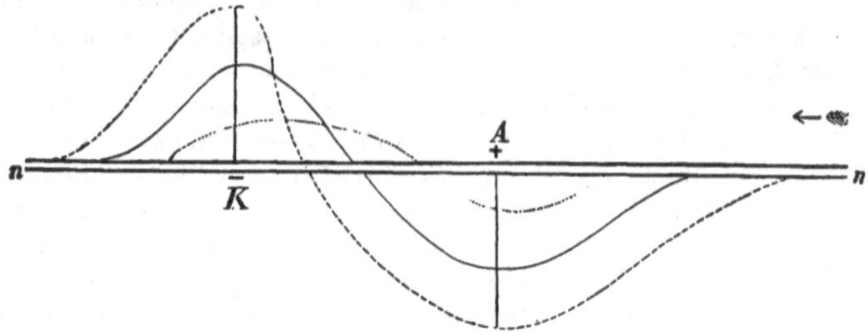


Fig. 18. Graphische Darstellung der Erregbarkeitsverhältnisse im Elektrotonus.

auf die Längsrichtung des Nerven aufgetragen und ihre Höhen miteinander verbunden worden sind, während die Größen im Anelektrotonus als negative Ordinaten unter diese Linie aufgetragen werden.

Die Prüfung der Erregbarkeit irgend einer Stelle des Nerven geschieht in der Weise, daß man den Nerven mit einzelnen Induktionsschlägen reizt und die Zuckungshöhen des Muskels vergleicht, oder indem man diejenige Stromstärke aufsucht, welche eben die erste Zuckung hervorruft.

Aus der Kenntnis der elektrotonischen Veränderungen, die durch den konstanten Strom erzeugt werden, erklärt sich das Zuckungsgesetz in folgender Weise: „Schwache Ströme" geben nur Schließungs-, keine Öffnungszuckung, weil der Strom noch so schwach ist, daß nur der stärker wirkende Katelektrotonus die Erregung hervorrufen kann; die Stärke der „mittleren Ströme" reicht aus, um Schließungs- und Öffnungszuckung hervorzurufen; bei „starkem, aufsteigendem Strome" fehlt die Schließungszuckung, weil die Erregung, die von der Kathode ausgeht, sich durch die leitungsunfähig gewordene Strecke des Anelektrotonus zum Muskel hin nicht fortpflanzen kann; bei der Öffnung tritt eine Zuckung ein, weil der Reiz von der Strecke, in welcher der erregende Anelektrotonus eben verschwunden ist, ungehindert zum Muskel gelangt. Bei „absteigenden, starken Strömen" ist die Schließungszuckung aus dem gleichen Grunde vorhanden, dagegen fehlt die Öffnungszuckung, weil nach dem Öffnen eines so starken Stromes der Elektrotonus äußerst rasch in seine negative Modifikation übergeht und der Katelektrotonus zum leitungsunfähigen Anelektrotonus geworden ist, welcher der Erregung, da sie oberhalb liegt, den Weg zum Muskel versperrt hat.

Das vorstehende allgemeine Gesetz der Nervenerregung hat wesentlich nur Gültigkeit für den motorischen Nerven, obgleich es, wie der RITTERsche Öffnungstetanus lehrt, auch hier nicht ausnahmslos gilt. Für den sensiblen Nerven ist das noch weit weniger der Fall, denn leitet man durch denselben einen konstanten Strom von ausreichender Stärke, so hat man davon eine Empfindung während der ganzen Dauer der Durchströmung, während bei Schließung und Öffnung des Stromes allerdings eine Zunahme der Empfindung auftritt. Nicht minder verschieden verhalten sich die beiden Nervenarten bei einem eng begrenzten Drucke, durch den sein Leitungsvermögen früher einbüßt der sensible als der motorische Nerv. Auch durch thermische Reize werden sie verschieden beeinflußt: es werden motorische Nerven durch Temperaturen über 40° gar nicht gereizt, während sensible Nerven dabei heftige Reflexe auslösen (Grützner).

## Fortpflanzungsgeschwindigkeit der Erregung.

Die Erregung pflanzt sich im Nerven mit meßbarer Geschwindigkeit fort. Dieselbe ist von Helmholtz bestimmt worden, indem er den Nerven des Nervmuskelpräparates das eine Mal entfernt und ein zweites Mal nahe dem Muskel reizte und die Größe der Verschiebung der beiden so gewonnenen Zuckungskurven bestimmte. Für den zentrifugalleitenden (motorischen) Froschnerven beträgt die Fortpflanzungsgeschwindigkeit 27 m in der Sekunde. In den zentrifugalleitenden Nerven des Menschen ist sie nach Helmholtz u. Baxt 33·9 m in der Sekunde. In den zentripetalleitenden (sensiblen) Nerven des Menschen fällt sie nach den verschiedenen Meßmethoden (Helmholtz, Kohlrausch u. a.) außerordentlich verschieden aus und schwankt von 94—30 m für die Sekunde, doch ist wahrscheinlich, daß sie mit der Geschwindigkeit in den Bewegungsnerven übereinstimmt.

Verzögert wird die Fortpflanzungsgeschwindigkeit: a) durch Herabsetzung der Temperatur, b) durch den Elektrotonus, c) durch die Einwirkung des amerikanischen Pfeilgiftes Curare.

Die Fortpflanzungsgeschwindigkeit der Erregung im Nerven ist nicht auf allen Punkten ihres Verlaufes gleich groß, sondern scheint mit der Länge der leitenden Strecke abzunehmen, sog. Dekrement (H. Munk, Helmholtz u. Baxt), sowie mit der Stärke des Reizes zuzunehmen.

Die Bestimmung der Fortpflanzungsgeschwindigkeit im Nerven machte Helmholtz mit dem Myographion und der zeitmessenden Methode nach Pouillet, worüber das Nähere im Anhange zu finden ist.

## Die Erregbarkeit des Nerven.

Man unterscheidet beim Nerven, wie auch beim Muskel, allgemeine Bedingungen, von denen seine normale Erregbarkeit abhängt, und spezielle Bedingungen, unter deren Einfluß die normale Erregbarkeit verändert werden kann.

Die normale Erregbarkeit des Nerven hängt ab: 1) von einer normalen Ernährung; 2) von einem zweckmäßigen Wechsel zwischen Ruhe und Tätigkeit (die näheren beim Muskel [S. 244] gegebenen Daten gelten hier ebenso, ausgenommen sind nur die Veränderungen im Stoffwechsel, die im Nerven während der Tätigkeit ebenfalls eintreten mögen, bisher aber noch nicht beobachtet werden konnten); 3) von seinem Zusammenhange mit dem Zentralorgan. Durchschneidet man nämlich einen Nervenstamm an irgend einer Stelle seines Verlaufes, so wird das periphere Ende unerregbar. Dieser Zustand tritt bei Säugetieren schon nach 4—6 Tagen, bei Kaltblütern später auf, während das zentrale Ende keine wesentliche Veränderung erfährt. Dieser physiologischen Veränderung entspricht auch eine solche in der anatomischen Beschaffenheit der Nervenfaser, welche die fettige Degeneration genannt wird: bei mikroskopischer Betrachtung sieht man Markscheide und Achsenzylinder vollständig zugrunde gegangen und in fettige Massen verwandelt. Sind die Schnittenden nicht zu weit voneinander entfernt, so können die Nervenfasern wieder vollkommen verheilen und funktionsfähig werden.

Änderungen der Erregbarkeit des Nerven treten ein: 1) durch Anlegung eines Querschnittes am Nerven, wodurch die Erregbarkeit erhöht wird (Heidenhain); 2) reizt man an dem Nervmuskelpräparat einen dem Muskel nahegelegenen Punkt des Nerven relativ schwach, so bekommt man keine Wirkung, während man sie von der entfernteren Stelle bekommt (Pflüger). Macht man denselben Versuch am unversehrten Nerven (der in natürlichem Zusammenhange mit dem Körper sich befindet), so ist die Erregbarkeit überall die gleiche, ebenso wie sie es bei chemischer und mechanischer Reizung ist; 3) jede Wasserentziehung, wie sie schon beim Austrocknen eintritt, erhöht die Erregbarkeit und ruft spontane Zuckungen hervor, die bald aufhören, wenn die Erregbarkeit durch weiteren Wasserverlust vollkommen erloschen ist; 4) Zerstörung des Baues der Nerven durch chemische Agentien vernichtet auch die Erregbarkeit; 5) ebenso mechanische Insulte; 6) durch Temperaturschwankungen: wenn die Temperatur bis zu 45° steigt oder zu —10° fällt, tritt erst Steigerung, dann Herabsetzung der Erregbarkeit ein, die bei über diese Grade hinausgehenden Temperaturen in völlige Unerregbarkeit, in den Tod übergeht. Von ganz besonderem Einflusse auf die Erregbarkeit ist 7) der konstante Strom, wenn derselbe den Nerven in auf- oder absteigender Richtung durchfließt (s. Elektrotonus).

## Elektrische Erscheinungen an den Nerven.[1]

### 1. Der Nervenstrom des ruhenden Nerven.

Wenn man den Nerven mit zwei künstlichen Querschnitten versieht und an bestimmte Punkte seines Längs- und Querschnittes Elektroden anlegt, die zu einem Galvanometer führen, so findet man den Nerven elektromotorisch wirksam in derselben Weise wie den Muskel (vgl. oben S. 247).

Der Nervenstrom ist, wie der Muskelstrom, nur eine Erscheinung des lebenden Nerven; der tote Nerv gibt keinen gesetzmäßigen Strom.

Die elektromotorische Kraft des Querschnitt-Längsschnittstromes ist nach du Bois-Reymond = 0·02 Volt.

Den Nervenstrom geben sowohl zentrifugal- wie zentripetalleitende Nerven, ebenso neben den Froschnerven die Nerven aller übrigen Tiere in derselben Gesetzmäßigkeit. Auch die marklosen Nerven (N. olfactorius des Hechtes) geben den Nervenstrom (Kühne u. Steiner).

Von Einfluß auf das Verhalten des Nervenstromes ist die Temperatur, die, wenn sie beim Froschnerven von 2° C. erhöht wird, den Nervenstrom wachsen läßt, bis er bei einer Temperatur von 20° C. ein Maximum erreicht hat, über das hinaus seine elektromotorische Kraft kontinuierlich abnimmt (Steiner).

Nach L. Hermann ist der unversehrte Nerv stromlos, wie der unversehrte Muskel.

### 2. Der Nervenstrom des tätigen Nerven.

Die negative Schwankung des Nervenstromes. Ebenso wie der Muskelstrom zeigt nach du Bois-Reymond auch der Nervenstrom, wenn der Nerv an irgend einer Stelle mit tetanisierenden elektrischen, mit chemischen oder mechanischen Reizen erregt wird, eine „negative Schwankung", die im Galvanometer ebenfalls als eine kontinuierliche Abnahme des ursprünglichen Stromes erscheint, die aber in Analogie zum Muskel auch als ein diskontinuierlicher Vorgang betrachtet wird, welchem bei seiner Geschwindigkeit die träge Galvanometernadel nicht folgen kann. In der Tat hat sich nachweisen lassen, daß diese Schwankung aus periodischen Unterbrechungen des Eigenstromes zusammengesetzt ist (J. Bernstein).

Nach Hermann spricht man auch beim Nerven in diesem Sinne von seinem Aktionsstrome.

Wenn man zwei ausgeschnittene Froschnerven zweckmäßig aneinandergelegt und den einen mit alternierenden Induktionsströmen tetanisiert, so gerät auch der anliegende Nerv in Tetanus und zeigt die negative Schwankung

[1] E. du Bois-Reymond a. a. O.

(E. Hering). Das ist der „sekundäre Tetanus des Nerven“, welcher wohl zu unterscheiden ist von der sekundären Zuckung vom Nerven aus.

Fortpflanzungsgeschwindigkeit der negativen Schwankung. Die Erregung des Nerven, der seines Muskels beraubt ist, kann an sich nicht beobachtet werden; setzt man aber ein Ende des Nerven in zweckmäßiger Weise mit dem Galvanometer in Verbindung, so vertritt dasselbe den Muskel (du Bois-Reymond), indem die negative Schwankung den Erregungsvorgang anzeigt. Da man nach Helmholtz weiß, daß der die Muskelzuckung auslösende Erregungsvorgang mit meßbarer Geschwindigkeit sich fortpflanzt, so war es sehr wahrscheinlich, daß der analoge Vorgang der negativen Schwankung sich gleichfalls mit meßbarer Geschwindigkeit fortpflanzen würde. In der Tat wurde bewiesen, daß die negative Schwankung mit einer Geschwindigkeit von 27—28 m in der Sekunde fortschreitet, also eine der Fortpflanzung der Erregung gleiche Fortpflanzungsgeschwindigkeit besitzt (Bernstein), so daß die „negative Schwankung“ der Ausdruck des im Nerven ablaufenden Erregungsvorganges zu sein scheint. Da die Dauer der einzelnen Schwankung = 0·0005—0·0008 Sekunden beträgt und ihre Geschwindigkeit bekannt ist, so berechnet man, daß die Stromschwankung sich in einer Welle, der sogenannten „Reizwelle“, die eine Länge von 18 mm hat, fortpflanzt.

Wie die Leitung der Erregung, so wird auch die Fortleitung der negativen Schwankung beeinflußt: 1) durch das Curare, 2) durch die Temperatur, welche der Leitung der Schwankung bei 20° C. ihren höchsten Wert verleiht (Steiner). Ähnliches ist für die Leitung der Erregung gefunden worden (Troitzky).

Die Summe aller dieser Momente schließt den Kreis der Beweise für die Identität jener beiden Vorgänge.

Die Fortpflanzungsgeschwindigkeit der negativen Schwankung ist von J. Bernstein mit Hilfe des Differential-Rheotoms bestimmt worden; das Nähere darüber im Anhang.

Elektrotonus. Liegen die ableitenden Elektroden am Quer- und Längsschnitt des Nerven und wird in einiger Entfernung von diesen ein konstanter Strom (der „polarisierende Strom“) der Länge nach durch den Nerven geleitet, so tritt, wenn der konstante Strom geschlossen wird, eine Veränderung des Nervenstromes ein, die in einer Zunahme oder einer Abnahme des ursprünglichen Stromes bestehen kann, je nachdem der polarisierende Strom dem Eigenstrome des Nerven gleich- oder entgegengesetzt gerichtet ist. Diese Veränderung, welche der Strom des ruhenden Nerven erfährt, nennt man nach du Bois-Reymond den „Elektrotonus“, dessen Wesen darin besteht, daß er einen Zuwachsstrom hervorruft, der sich zu dem übrigen Nervenstrome algebraisch summiert; der elektrotonische Strom ist unabhängig von der Größe des Nervenstromes und erscheint auch dann noch, wenn der letztere gleich Null ist.

Die Stärke des Elektrotonus hängt ab von der Stärke des polarisierenden Stromes und der Länge der durchflossenen Nervenstrecke; er tritt am stärksten hervor in der Nähe der Elektroden und nimmt mit ihrer Entfernung von diesen allmählich ab, er gehört nur dem lebenden Nerven an und verschwindet mit dessen Tode.

Der elektrotonische Zustand erklärt eine eigentümliche Erscheinung, welche die sekundäre Zuckung vom Nerven aus genannt wird, und welche die Richtigkeit des Gesetzes von der isolierten Leitung in der Nervenfaser in Frage zu stellen drohte. Die Tatsache ist folgende: Wenn man an den Nerven eines Nervenmuskelpräparates einen zweiten muskelfreien Nerven anlegt und durch letzteren einen konstanten Strom sendet, so zuckt der zu dem anderen Nerven gehörige Muskel, obgleich die Kontinuität zwischen der Reizstelle und dem Muskel nicht vorhanden ist. Die Erklärung ist die, daß der elektrotonische Strom des muskelfreien Nerven durch den Nerven des Nervenmuskelpräparates, der für jenen Nerven einen ableitenden Bogen bildet, geht und ihn erregt. Eine besondere Form der sekundären Zuckung vom Nerven aus ist die paradoxe Zuckung: reizt man nämlich den einen der beiden Nerven, in die sich der Hüftnerv des Frosches teilt, bevor er in die Unterschenkelmuskel eintritt, so können die Muskeln, die zu dem anscheinend nicht gereizten Nerven gehören, in Zuckung geraten. Die Erklärung ist dieselbe.

Negative Schwankung und Elektrotonus zeigen auch die marklosen Nerven (Kühne u. Steiner).

### Die primäre Färbbarkeit der Nervenfaser und ihre Bedeutung.

Frische oder nur durch Wasserentziehung veränderte Neurofibrillen werden durch die meisten basischen Farbstoffe gefärbt: primäre Färbbarkeit. In Alkohol gehaltene Nervenfasern verlieren diese Färbbarkeit ebenso wie solche Nerven, welche durch Druck ihr Leitungsvermögen eingebüßt haben; sie kehrt aber zurück, wenn das Leitungsvermögen wieder hergestellt ist.

Im Elektrotonus ist die Färbbarkeit ebenfalls verändert und zwar derart, daß sie an der Anode aufgehoben, an der Kathode verstärkt ist. Nach Ausschaltung des konstanten Stromes kehren die normalen Verhältnisse der Färbbarkeit wieder. An toten Nerven ruft die Durchströmung solche Veränderungen nicht hervor, wonach sie als ein Lebensvorgang zu betrachten sind.

Reizung mit Induktionsströmen von großer Frequenz erzeugt ein Verhalten der Färbbarkeit, wie an der Kathode, während Reizung mit geringer Frequenz ein anodisches Verhalten schafft.

Es scheint ganz allgemein, daß überall da, wo die Leitungsfähigkeit gelitten hat, auch die primäre Färbbarkeit Einbuße erfährt.

Zur Erklärung dieser Erscheinungen nimmt man an, daß den Neurofibrillen eine Säure, die „Fibrillensäure“, anhaftet, welche sich mit den basischen Farbstoffen verbindet und jenes Färbungsbild erzeugt. Es ist endlich wahrscheinlich, daß bei der Nervenleitung eine Wechselwirkung zwischen Neurofibrille und Fibrillensäure stattfindet (Bethe).

### Der Stoffwechsel des tätigen Nerven.

Über die Veränderungen, welche der Stoffwechsel im tätigen Nerven erfährt, ist nichts bekannt. Weder konnte man bisher eine dem Muskel analoge Veränderung seiner Reaktion, noch eine Wärmeentwicklung, noch eine Ermüdbarkeit mit Sicherheit nachweisen.

### Die Wirkung von Nerv auf Muskel.

In welcher Weise die Übertragung der Erregung des motorischen Nerven auf den Muskel geschieht, ist eine noch offene Frage. Da nach den histologischen Kenntnissen über die motorische Endplatte gewiß ist, daß der Nerv dem Muskel nur anliegt, so hat man verschiedentlich die Ansicht vertreten (E. du Bois-Reymond u. a.), daß elektrische Ströme des Nervenendorganes dem Muskel einen elektrischen Schlag erteilen und so die Erregung bewerkstelligen (Entladungshypothese). Doch hat sich diese Vorstellung nicht behaupten können.

Indes ist festgestellt, daß die Übertragung der Erregung von Nerv auf Muskel eine meßbare Zeit (ca. $^1/_{300}$ Sekunde nach Bernstein) in Anspruch nimmt und daß sie auf dem Wege der „Kontiguität", nicht der Kontinuität erfolgt.

### Der Tod des Nerven.

Von dem Tode des Nerven, welchem derselbe innerhalb des Körpers durch die fettige Degeneration anheimfällt, vollkommen verschieden ist der Tod des aus dem Körper herausgeschnittenen Nerven, der niemals fettig degeneriert, sondern in Fäulnis übergeht, wenn er durch Austrocknen nicht davor geschützt wird. Der absterbende Nerv unterscheidet sich von dem lebenden zunächst wesentlich durch den Verlust seiner Erregbarkeit, die aber nicht auf allen Punkten des Nerven gleichmäßig abnimmt, sondern nach dem Ritter-Vallischen Gesetze in zentrifugaler Richtung, so daß erst das zentrale Ende unerregbar wird, während mehr peripher gelegene Punkte noch erregt werden können usw. Dieser Abnahme der Erregbarkeit geht an allen Punkten des Nerven eine Zunahme derselben voraus. Der ganze Vorgang verläuft schneller an zentralen als an peripheren Punkten und wird in seinem Ablauf durch das Anlegen eines Querschnittes noch beschleunigt (Rosenthal).

Die Angabe, daß der Nerv beim Absterben saure Reaktion, wie der Muskel, zeigen soll, harrt noch der Bestätigung.

**Anhang.**

## Die elektrischen Fische oder Zitterfische.[1]

Während die Elektrizitätsentwicklung in den Nerven und Muskeln nur mit sehr feinen Hilfsmitteln nachweisbar ist, kennt man einige Fische, welche die Fähigkeit besitzen, elektrische Schläge mit einer Stärke zu entladen, wie man sie nur bei den stärksten Elektrisiermaschinen erhält; es sind dies die elektrischen Fische oder Zitterfische, nämlich: 1) der Zitteraal, Gymnotus, in den Landseen von Surinam in Südamerika heimisch; 2) der Zitterwels, Malopterurus, im Nil vertreten; 3) der Zitterrochen, Torpedo, der im Mittelmeer sowie im Atlantischen Ozean in mehreren Spezies vorkommt.

Ihre elektrischen Fähigkeiten verdanken die Zitterfische dem elektrischen Organe, welches bei ihnen in verschiedener Mächtigkeit entwickelt durch in dasselbe eintretende Nerven, die elektrischen Nerven, zu elektrischen Entladungen angeregt wird. Bei dem Zitteraal liegt das elektrische Organ beiderseits der Wirbelsäule entlang bis in das Schwanzende und empfängt sehr zahlreiche Nerven aus dem Rückenmarke. Bei dem Zitterwels liegt es ebenso beiderseits an der Wirbelsäule, die Seiten des Körpers fast vollständig umfassend, und hört am Schwanze auf; das ganze Organ empfängt nur eine einzige Nervenfaser, die beiderseits aus dem Rückenmark nahe der Med. oblongata als nackter Achsenzylinder aus einer sehr großen Ganglienzelle entspringt. Das elektrische Organ des Zitterrochens liegt am Vorderkörper zwischen dem Knorpelgerüst und der Brustflosse, durchsetzt die ganze Dicke des Tieres und ist auf der Rücken- wie Bauchseite nur von der Haut bekleidet, durch welche das Organ, namentlich auf der Bauchseite, durchscheint. Jederseits erhält das Organ mehrere Nerven, die aus einem besonderen Gehirnteil entspringen, der, zwischen Vierhügel und verlängertem Mark gelegen, als Lobus electricus bezeichnet wird.

Das Element der elektrischen Organe aller Zitterfische ist nach den Untersuchungen von A. Bilharz u. M. Schultze die „elektrische Platte“ (eine gallertartige Scheibe). Zu jeder dieser Platten tritt der Endast einer Nervenfaser, der sich vielfach teilt und sich schließlich in einem feinen Netzwerk verzweigt. Beim Zitteraal und dem Wels stehen die Platten vertikal aneinandergereiht, und der Nerv tritt bei dem ersteren in die vordere Seite der Platte ein (Kopfseite), bei dem letzteren in die hintere Seite (Schwanzseite); bei dem Zitterrochen, dessen Platten horizontal liegen, tritt die Nervenfaser an die untere Seite der Platte (Bauchseite). Entwicklungsgeschichtlich erscheinen die elektrischen Organe als den Muskeln homologe Bildungen (Babuchin).

Das elektrische Organ reagiert wie der Muskel im untätigen Zustande neutral oder schwach alkalisch, während der Tätigkeit und beim Absterben sauer. Die Entladungen der Organe geschehen bei dem Aal und Wels willkürlich und reflektorisch, bei dem Zitterrochen scheint nur eine reflektorische Entladung einzutreten.

Im Augenblicke des Schlages wird beim Zitteraal das Kopfende des elektrischen Organes positiv, das Schwanzende negativ, so daß im ableitenden Bogen ein Strom vom Kopf zum Schwanze, in dem Fische selbst ein aufsteigender Strom fließt (Faraday, E. du Bois-Reymond). Im Wels wird das Schwanzende positiv, das Kopfende negativ; es fließt also im Fische ein absteigender Strom (E. du Bois-Reymond). Am Zitterrochen ist die Rückenfläche positiv, die

[1] Vgl. E. du Bois-Reymond, Carl Sachs' Untersuchungen am Zitteraal. Leipzig 1881.

Bauchfläche negativ, im Körper geht also der Strom von der Bauch- zur Rückenseite (GALVANI).

Nach den zeitmessenden Versuchen von MAREY besitzt der elektrische Schlag, wie der Muskel, ein Stadium der „latenten Reizung" von 0·016 Sekunden und eine Dauer von 0·07 Sekunden, so daß die beiden Zustände von einerlei Ordnung mit dem Muskel zu sein scheinen, wenn nicht die schwer zu umgehende Ermüdung des elektrischen Organes diese Zeiten länger erscheinen läßt, als sie in Wirklichkeit sind.

Während eines elektrischen Schlages, von dem Stromanteile auch durch den Körper des Fisches gehen, sollen die Muskeln beim Zitteraal und Wels unbewegt bleiben, die des Zitterrochens geraten in Zuckungen (STEINER).

## § 2. Spezielle Physiologie der Nerven.[1]

Man unterscheidet: 1) zentrifugalleitende, 2) zentripetalleitende und 3) interzentrale Nerven.

1) Die zentrifugalleitenden Nerven, welche die Erregungen vom Zentrum zur Peripherie leiten, bezeichnet man je nach dem Effekt, den sie durch ihre Erregung hervorrufen, als a) motorische Nerven, deren Erregung die Organe, in denen sie enden, die Muskeln, zur Bewegung veranlaßt; b) Drüsen- oder Sekretionsnerven, deren Tätigkeit in der mit ihnen verbundenen Drüse Sekretion derselben anregt; c) Hemmungsnerven, die eine schon bestehende Tätigkeit (Bewegung, Sekretion usw.) unterdrücken, bzw. aufheben, und d) vasomotorische Nerven, welche die Muskeln der Blutgefäße zur Tätigkeit veranlassen.

Hierher gehören auch die elektrischen Nerven der Zitterfische, deren Erregung die Entladung der elektrischen Organe zur Folge hat, und die sog. trophischen Nerven, deren Vorhandensein durch neuere physiologische Versuche gefordert wird (GAULE), während pathologische Erscheinungen schon früher dafür eingetreten waren.

2) Die zentripetalleitenden Nerven, welche die an der Peripherie aufgenommenen Erregungen nach dem Zentrum, den nervösen Zentralorganen, leiten und in denselben entweder Empfindungen auslösen oder ihre Erregungen auf andere Nervenelemente übertragen, die ihrerseits neue Kräfte, z. B. Bewegungen usw., hervorrufen. Die ersteren nennt man: a) Empfindungsnerven, deren Erregung entweder Allgemeingefühle, wie Schmerz, Lust usw., folgen, und die als eigentlich $\alpha$) sensible Nerven unterschieden werden von $\beta$) den Sinnesnerven, welche „spezifische" Empfindungen, die sogenannten Sinnesempfindungen, wie Licht-, Gehör-, Tastempfindungen usw., vermitteln und in einem gesonderten Kapitel (s. unten) behandelt werden; b) Reflexnerven oder excito-

[1] M. SCHIFF, Lehrbuch d. Muskel- u. Nervenphysiologie. 1858. VULPIAN, Leçons sur la physiologie du système nerveux. Paris 1866. C. ECKHARD, Experimentalphysiologie des Nervensystems. Gießen 1867.

motorische Nerven, welche wieder je nach der Tätigkeit, welche die im Zentrum umgesetzte Erregung hervorzurufen vermag, $\alpha$) Reflexbewegungen, $\beta$) Reflexabsonderungen, $\gamma$) Reflexhemmungen vermitteln können.

3) Interzentrale Nerven, welche Nervenzellen oder Haufen von solchen (Zentren) miteinander behufs Leitung oder Übertragung von Erregung in Verbindung setzen.

Die Aufgabe der folgenden Seiten besteht darin, die Funktion der im Körper vorhandenen Nerven aufzusuchen. Bei den vielfach verschlungenen Wegen, auf denen die Nerven sich bewegen, benutzt man zur ersten Orientierung die anatomische Grundlage ihres Ursprunges aus Gehirn, Rückenmark und grauem Ganglienneryensystem oder Sympathicus, nach welchem man sie abhandelt 1) als Rückenmarksnerven, 2) als Gehirnnerven und 3) als sympathische Nerven.

Die Methoden, deren man sich zur Auffindung ihrer Funktion bedient, sind folgende: 1) Man durchschneidet einen Nervenstamm und untersucht die Folgen dieser Durchschneidung an ihren Enden; ob Bewegungslosigkeit, Empfindungslosigkeit usw. eingetreten ist an Punkten, die vor der Durchschneidung normal funktionierten; 2) man wartet nach der Durchschneidung die Degeneration ab und sucht die degenerierten Nervenfasern in dem Organe auf; dieser letzte Weg wird namentlich benutzt, um Nervenfasern, welche einem zweiten Nervenstamme von einem anderen zugeführt worden sind, als solche ausfindig zu machen; 3) man reizt den peripheren und zentralen Teil des durchschnittenen Nervenstammes und beobachtet den Erfolg dieser Reizung.

Die Tatsache des doppelsinnigen Leitungsvermögens der Nervenfaser lehrt, daß physiologisch so wenig wie anatomisch ein prinzipieller Unterschied zwischen den verschiedenen Nervenfasern besteht. Funktionelle Verschiedenheiten verdanken sie zum Teil den Organen, mit denen sie im Zentrum und an der Peripherie verknüpft sind, denn unter geeigneten Umständen vermag der motorische Nerv auch in zentripetaler Richtung zu leiten (s. oben S. 271). Anderseits bestehen doch gewisse Verschiedenheiten (s. S. 274), so daß man die Eigenschaften nicht kurzweg verallgemeinern kann.

### 1. Rückenmarksnerven.

Aus der Anatomie ist bekannt, daß die 31 Rückenmarks- oder Spinalnerven aus je zwei Wurzeln, einer vorderen und einer hinteren, welch letztere in ihrem Verlaufe das Ganglion spinale besitzt, entspringen, die sich noch innerhalb des Wirbelkanals miteinander vermischen und nicht mehr zu unterscheiden sind.

Charles Bell[1] kam durch Beobachtung und Induktion zu dem Schluß, daß die vorderen Wurzeln des Rückenmarks motorisch, die hinteren Wurzeln sensibel wären. Die Richtigkeit dieses Schlusses wurde erst durch Magendies Versuch (1822) zum Gesetz erhoben, welcher die vorderen und hinteren Rückenmarks-

[1] Ch. Bell, An idea of a new anatomy of the brain. London 1811.

wurzeln bei Säugetieren isoliert durchschnitten hatte. Indes konnte der BELL-MAGENDIEsche Lehrsatz erst mit den fortgeschritteneren Versuchen von JOH. MÜLLER (1832) der Physiologie vollständig einverleibt werden: an Fröschen, welche diese Operation viele Tage überlebten, konnte JOH. MÜLLER vollkommen deutlich sehen, wie nach Durchschneidung der vorderen Wurzel des Plex. ischiadicus die Hinterpfote vollständig gelähmt, aber die Sensibilität durchaus erhalten war, während Reizung des peripheren Endes Bewegung des Beines hervorrief. Umgekehrt blieb auf der anderen Seite, wo die hinteren Wurzeln durchschnitten waren, die Reizung des peripheren Endes ohne Erfolg, dagegen hatte die Reizung des zentralen Endes Schmerzensäußerungen (bzw. Reflexe) zur Folge.

Jener Satz blieb indes nicht ohne Widerspruch, denn schon MAGENDIE hatte bei seinen Versuchen bemerkt, daß zwar die hintere Wurzel sensibel, daß aber auch die Reizung der vorderen Wurzel neben der Muskelzuckung Schmerzensäußerungen hervorrufen könne, eine Beobachtung, die CL. BERNARD bestätigen, aber gleichzeitig hinzufügen mußte, daß nach Durchschneidung der hinteren Wurzel die Sensibilität auch der vorderen aufgehört hatte. Diese Erscheinung rührt nämlich von Fasern her, welche, ursprünglich den hinteren Wurzeln entstammend, weiterhin umbiegen und sich in die vordere Wurzel begeben, weshalb man diese Erscheinung die rückläufige Empfindlichkeit oder rekurrierende Sensibilität (Sensibilité récurrente) genannt hat. Endlich haben Versuche erwiesen (BAYLYSS, STRICKER, MORAT u. a.), daß die gefäßerweiternden Nervenfasern durch die hinteren Wurzeln austreten. Dasselbe gilt für gewisse visceromotorische Nervenfasern (STEINACH).

Wenn man die motorische Wurzel durchschneidet, so degeneriert, wie schon oben für die zentrifugalen Nerven bemerkt worden ist, nur der periphere Teil des Nerven, der zentrale bleibt unverändert; durchschneidet man hingegen die sensible Wurzel, und zwar zwischen ihrem Ganglion und dem Rückenmarke, so degeneriert umgekehrt das zentrale Stück, das periphere bleibt intakt (WALLER). Das Spinalganglion scheint daher der Ernährungsherd für die sensible Faser zu sein, für die motorische wäre dieser Herd im Rückenmark selbst zu suchen.

Die motorischen Nerven des Rückenmarks versorgen: a) sämtliche willkürliche Muskeln des Rumpfes und der Extremitäten, wobei folgendes Verhalten befolgt wird: *α*) jede Rückenmarkshälfte versorgt nur die entsprechende Körperhälfte, ohne die Mittellinie zu überschreiten, *β*) die Nerven für funktionell zusammengehörige Muskeln, z. B. für die Atemmuskeln, für die Beuger und Strecker der Extremitäten usw., entspringen aus beschränkten, aneinander liegenden Rückenmarksteilen, *γ*) die Nerven eines Muskels, die aus einer zirkumskripten Partie des Rückenmarks entspringen, verlassen das Rückenmark nicht durch eine Wurzel, sondern durch mehrere, so daß, wenn eine Wurzel durchschnitten wird, noch nicht vollständige Lähmung des Muskels die Folge ist; b) einige Eingeweide: die Harnblase, die Samenleiter (s. unten), den Uterus (s. unten), die erigierenden Nerven (s. unten), den Penis durch den N. pudendus communis, dessen Durchschneidung eine Erweiterung der Art. dorsalis penis zur Folge hat, während seine sensiblen Elemente reflektorisch die Nn. erigentes beeinflussen; c) die Gefäße (s. unten), d) die Schweißdrüsen, wie vorläufig für die Hinterpfoten der Katze festgestellt ist (LUCHSINGER).

Die sensiblen Nerven folgen in ihrer Verteilung über die Hautoberfläche ähnlichen Gesetzen wie die motorischen Nerven (TÜRK).

Die Funktion der einzelnen Rückenmarksnerven entspricht ihrer anatomischen Ausbreitung in den verschiedenen Organen (s. die Lehrbücher der Anatomie).

## 2. Hirnnerven.

### Nervus oculomotorius.

Der N. oculomotorius entspringt aus der grauen Substanz, welche sich am Boden der SYLVIschen Wasserleitung befindet, gelangt zum Auge und versorgt von den äußeren Augenmuskeln: a) den Levator palpebrae superioris, b) die geraden und schiefen Augenmuskeln mit Ausnahme der Mm. rectus externus und obliquus superior; von den inneren Augenmuskeln: a) den M. ciliaris, und zwar durch Fasern, welche vom Ganglion ciliare kommen, b) den Sphincter pupillae. Letzterer ist es, welcher reflektorisch die Verengerung der Pupille hervorruft, wenn ein starker Lichtreiz auf die Retina einwirkt. Bei Amaurose (Zerstörung der Retina), sowie nach vorhergehender Durchschneidung des N. opticus kommt die Pupillenverengerung nicht mehr zustande, dagegen wird sie durch Reizung des zentralen Opticusendes hervorgerufen, bleibt aber aus, wenn der N. oculomotorius vorher durchschnitten worden ist (MAYO). Es folgt daraus, daß Opticus und Oculomotorius im Gehirn miteinander in Verbindung stehen müssen, und zwar wahrscheinlich in den Vierhügeln, deren direkte Reizung bei Vögeln Verengerung der Pupille herbeiführt (FLOURENS). Die Tätigkeit des inneren geraden Augenmuskels wird stets von einer Pupillenverengerung begleitet (Mitbewegung), es scheint zwischen diesen beiden Fasern eine engere Beziehung zu bestehen. Die Verengerung und Erweiterung der Pupille geschieht niemals einseitig, sondern stets doppelseitig, so daß, wenn selbst nur das eine Auge nach dem hellen Himmel sieht, während das andere bedeckt wird, eine beiderseitige Pupillenverengerung eintritt; es müssen also auch zwischen rechtem und linkem Oculomotorius anatomische Verbindungen vorhanden sein.

Wird der N. oculomotorius in der Schädelhöhle durchschnitten, so ist die Folge: a) Herabfallen des oberen Augenlides (Ptosis); b) Unbeweglichkeit des

Augapfels; c) Schielen nach außen; d) bei Tieren Hervortreten des Augapfels, deren M. retractor bulbi gelähmt ist; e) mäßige Erweiterung der Pupille; f) Reaktionslosigkeit derselben auf Lichtreiz; g) Lähmung der Akkommodation des Auges (s. unten): das Auge bleibt auf die Ferne eingestellt.

Nach Valentin, Schiff, Cl. Bernard hat der Oculomotorius in der Schädelhöhle rekurrente Sensibilität, welche er beigemengten Trigeminusfasern verdankt.

## Nervus trochlearis.

Der N. trochlearis entspringt jederseits aus einem grauen Kerne, der unter dem Aquaeductus Sylvii liegt, und gelangt zu dem M. obliquus superior, den er motorisch versorgt.

Die Durchschneidung oder Lähmung des N. trochlearis zeigt keine besonderen Veränderungen in der Stellung des Augapfels; läßt man aber den Patienten Drehungen des Kopfes ausführen, so macht das Auge, welches im normalen Zustande frei beweglich ist und bei Kopfdrehungen seine primäre Stellung festhalten kann, die Drehung mit. Außerdem fühlt das Individuum Sehstörungen, denn es sieht Doppelbilder, welche schräg übereinander stehen, und die, wenn der Kopf auf die gesunde Seite geneigt wird, sich einander nähern, aber sich entfernen, wenn der Kopf auf die andere Seite geneigt wird. Die Gründe dafür s. unten.

## Nervus abducens.

Derselbe entspringt aus einem grauen Kern der Rautengrube und verläuft zum M. rectus externus oculi, den er motorisch innerviert.

Bei Lähmung des N. abducens beobachtet man Schielen des Auges nach innen.

## Nervus facialis.

Der Antlitznerv, der unter dem Boden des vierten Ventrikels aus dem Facialiskern entspringt, führt: 1) vorwiegend motorische Nerven, mit denen er besonders die mimischen Gesichtsmuskeln versorgt, nämlich: a) die Muskeln der Stirn, b) den M. orbicularis des Auges und den M. corrugator supercilii, c) die Muskeln der Nase, wodurch er, da bei jeder Inspiration die Nasenlöcher erweitert werden, in indirekter Beziehung zu den Atembewegungen steht, d) die kleinen Muskeln der Wange, e) den M. orbicularis des Mundes, f) die Muskeln des Kinnes, g) die Muskeln des äußeren Ohres und durch einen bald unterhalb des Ganglion geniculi abgehenden Zweig den M. stapedius, h) einige Kaumuskeln, nämlich den M. buccinator, den hinteren Bauch des M. digastricus, den M. stylohyoideus und den latissimus colli, i) Muskeln des Gaumensegels, und zwar den M. azygos uvulae; die Fasern verlassen den N. facialis am Ganglion geniculi, gelangen durch den N. petrosus superficialis major (Teil des N. vidianus) in das Ganglion spheno-palatinum und von hier durch die Nn. palatini descendentes zu ihrem Ziele. 2) Sekretorische Nerven: innerhalb des Falloppischen Kanals sondert sich vom N. facialis die

Chorda tympani, läuft durch die Trommelhöhle und verläßt dieselbe durch die Fissura Glaseri, um sich unter spitzem Winkel in den N. lingualis (Ast des N. trigeminus) einzusenken, den sie später wieder aufgibt, um in das Ganglion submaxillare und von da zu der Unterkieferspeicheldrüse zu gehen. Ihre Reizung ruft lebhafte Speichelsekretion hervor.

Sensible Nerven, welche ihm vom N. trigeminus und N. vagus zugeführt werden. Innerhalb der Schädelhöhle ist der N. facialis nicht sensibel, doch wird er es bei seinem Austritt aus dem Foramen stylomastoideum, denn seine Durchschneidung an dieser Stelle ruft Schmerzensäußerungen hervor; er muß also innerhalb des Verlaufes durch den Fallopischen Kanal sensible Fasern aufgenommen haben, und zwar durch den N. petrosus superficialis major aus dem N. trigeminus; denn wird letzterer in der Schädelhöhle durchschnitten, so erregt die Durchschneidung des N. facialis bei seinem Austritt aus der Schädelhöhle keine Schmerzen mehr. Beim Durchschneiden des N. facialis im Gesicht zeigt er sich noch empfindlicher (Magendie); es müssen ihm demnach im Gesicht nochmals sensible Nerven zugeführt worden sein, und zwar vom N. vagus durch den Ramus auricularis N. vagi und vom Halsgeflecht durch den N. auricularis major.

Bei seinem langen intrakraniellen Verlauf kommen Lähmungen des N. facialis häufig vor und werden bald erkannt, da sie sehr auffallende Erscheinungen verursachen, die nach dem Orte, wo die Lähmungsursache vorhanden ist, ob innerhalb des Schädels oder außerhalb desselben, verschieden sein müssen. Sei etwa eine einseitige zentrale Lähmung vorhanden, so treten Störungen ein a) im Gesichtsausdruck: die eine Gesichtshälfte ist vollkommen gelähmt und nach der gesunden Seite hinübergezogen: die Stirn ist glatt und faltenlos, der Schluß des Auges ist unmöglich (Lagophthalmus), ebenso ein Spitzen des Mundes, wie es zum Pfeifen erforderlich ist, Anomalien, die noch besonders hervortreten, wenn der Patient lacht; b) in der Atmung: die bei der Inspiration normalerweise eintretende Erweiterung der Nasenlöcher fällt weg, ohne aber beim Menschen zu sichtbaren Atemstörungen Veranlassung zu geben; dagegen sollen Pferde, deren Nase die Knorpel fehlen, und die nur durch die Nase atmen, nach doppelseitiger Durchschneidung des N. facialis asphyktisch zugrunde gehen (Cl. Bernard); c) beim Kauen: da der M. buccinator ebenfalls vom N. facialis versorgt wird, geraten die Speisen beim Kauen zwischen die Zähne und die Backen, so daß die Bildung des Bissens erschwert ist; der Patient pflegt mit dem Finger nachzuhelfen; d) der Sprache, aber nicht regelmäßig; es stellt sich nämlich das Zäpfchen schief, und zwar meistenteils nach der gesunden Seite; e) der Speichelsekretion, welche vermindert ist, da der gewöhnlich von der Mundhöhle ausgelöste Reflex auf die Chorda tympani wegen Unterbrechung der motorischen Leitung nicht mehr zur Wirkung gelangen kann; f) im Gehör, namentlich eine schmerzhafte Empfindlichkeit gegen stärkere Geräusche, welche durch das Schlottern des Steigbügels, dessen Muskel gelähmt ist, hervorgerufen sein soll; g) im Geruch, welcher oft geschwächt erscheint, weil die Nasenflügel sich nicht erweitern können, um den Riechstoff ungehindert zu den Ausbreitungen des N. olfactorius gelangen zu lassen; h) im Geschmack, welcher zuweilen gestört ist durch Teilnahme der Chordafasern; i) im Gesichtssinn: solche können vorhanden sein, fehlen aber ebenso häufig. Wenn sie eintreten, so ist die Ursache eine indirekte und beruht auf der Schließungsunfähigkeit des Auges, dessen Cornea allen mechanischen Schädlichkeiten ausgesetzt ist, welche leicht zu Entzündungen führen.

Befindet sich der Sitz der Lähmung des N. facialis an seiner Austrittsstelle aus dem Schädel, wie sie infolge von Kompression durch Geschwülste dieser Gegend vorkommt, so fehlen alle die Lähmungserscheinungen, welche auf Rechnung der Nervenzweige zu setzen sind, die den Stamm innerhalb seines Verlaufes im Canalis Fallopiae bis zu seinem Ursprung im vierten Ventrikel verlassen.

Durchschneidet man bei Tieren, Hund, Katze, Kaninchen, auf der einen Seite den N. facialis, so erscheint die Mundspalte mit der Schnauze nach der gelähmten Seite verzogen. Dauert die Lähmung längere Zeit, so werden namentlich bei jungen Tieren die Muskeln der gelähmten Seite atrophisch und die Schädelknochen verkrümmt (Brown-Séquard). Die Verkrümmung der Knochen und die Atrophie der Muskeln wird von Brücke bestätigt, die Verzerrung des Gesichtes, sogleich nach der Durchschneidung des Nerven, findet nach Brücke, wie beim Menschen, nach der gesunden Seite hin statt; erst später, besonders bei jungen Tieren, verzieht sich das Gesicht nach der gelähmten Seite. Brücke erklärt, daß durch den weniger lebhaften Blutverkehr in den gelähmten Muskeln das Wachstum derselben zurückbleibt und dieselben so verkürzt werden, daß, wenn die Muskeln der anderen Seite untätig sind, sie das Gesicht nach ihrer Seite ziehen müssen. Derselbe Zug kann nun auch während des Wachstums auf die Knochen gewirkt und ihre Verkrümmung herbeigeführt haben.

Die Verziehung der Mundspalte beim Menschen nach einseitiger Lähmung des N. facialis ist bisher nicht anders zu erklären als durch den Wegfall des Tonus (s. unten) der Muskeln auf der gelähmten Seite, wodurch die Muskeln der anderen Seite das Übergewicht bekommen und jenen Zug ausüben.

## Nervus trigeminus.

Der N. trigeminus, welcher motorische und sensible Fasern führt, entspringt mit zwei Wurzeln, von denen die kleinere, die motorische, in einem grauen Kerne, der am Boden des vierten Ventrikels liegt, entsteht, während die größere, die sensible, welche das Ganglion Gasseri bildet, durch die ganze Med. oblong. bis an die untere Grenze der Oliven herabsteigt und auf diesem Wege Verbindungen von Ganglienzellen eingeht, durch welche sie mit den im verlängerten Mark gelegenen grauen Kernen der Nn. facialis, glossopharyngeus, vagoaccessorius und hypoglossus in Verkehr tritt.

Die im Trigeminus verlaufenden Nerven sind:

1) der sensible; er ist Empfindungsnerv für a) die Dura mater (durch den N. tentorii vom Ram. primus und die Nn. recurrentes vom r. sec.), b) das ganze Gesicht, c) die Augenhöhle und den Augapfel, d) die Nasenhöhle, e) die Mundschleimhaut, den vorderen Teil der Zunge, den harten Gaumen und die Zähne, f) die Vorderfläche des äußeren Ohres und den äußeren Gehörgang;

2) der motorische; er versorgt a) die Kaumuskeln: die Mm. masseter, temporalis, beide pterygoidei, mylohyoideus und digastricus anterior, b) den Tensor palati mollis und c) den Tensor tympani;

3) der sekretorische, indem er beim Menschen die Tränendrüse, bei Tieren ebenso die Orbitaldrüse zur Tätigkeit anregt;

4) die Tast- und Geschmacksnerven für die Zunge; erstere Funktion wird einstimmig von allen Beobachtern dem R. lingualis n. trigemini zugeschrieben, über letztere Funktion sind die Ansichten geteilt, doch ist wahrscheinlich, daß der N. trigeminus die Geschmacksempfindung von „Süß und Sauer“ vermittelt;

5) die irisbewegenden Nerven; die allgemein anerkannte und bei jeder Trigeminusdurchschneidung zu beobachtende Tatsache ist die, daß bei Kaninchen und Hasen auf die Durchschneidung des N. trigeminus in der Schädelhöhle die Pupille sich sofort stark verengert, aber bald zu ihrer normalen Weite zurückkehrt und auf Lichtreiz empfindlich ist. Diese Verengerung tritt bei Kaninchen nach SCHIFF auch ein, wenn die Durchschneidung vor dem GASSERschen Ganglion gemacht wird. Bei Meerschweinchen, Hunden, Katzen und Vögeln ist die Trigeminusdurchschneidung von einer Verengerung nicht begleitet (VALENTIN).

Die Verengerung der Pupille bei Kaninchen und Hasen nach der Durchschneidung des N. trigeminus kann entweder auf dem Wegfall einer reflektorischen Erregung des M. dilatator pupillae oder auf der Durchtrennung der verengernden Fasern beruhen, die im N. trigeminus selbst verlaufen. GRÜNHAGEN hat die Verengerung noch bei atropinisiertem Auge, in welchem nachweisbar durch das Atropin der Sphinkter gelähmt ist, eintreten sehen.

6) Gefäßnerven, und zwar für das Auge, das Zahnfleisch, den Unterkiefer und den Boden der Mundhöhle. Der Ramus lingualis enthält die Gefäßdilatatoren für die Zunge, welche indes aus der Chorda facialis stammen (VULPIAN).

7) Nervenfasern, welche Reflexbewegungen auslösen, und zwar a) den Schluß der Augenlider auf Reizung des Auges, b) das Niesen durch Reizung der Nasenschleimhaut, und c) Schlingbewegung auf mechanische Reizung des weichen Gaumens, wohin Fasern vom zweiten Aste des N. trigeminus gelangen (s. S. 155).

Wenn man bei einem Kaninchen die eine Gesichtshälfte mit den Fingern kraut, richtet sich die Ohrmuschel derselben Seite auf. Wird der N. trigeminus intrakraniell durchschnitten, so fällt die Ohrmuschel sogleich zurück (FILEHNE). Es handelt sich hier um einen vom N. trigeminus ausgelösten Reflextonus, welcher jenem von BRONDGEEST ganz analog ist.

Auch von den Ciliarnerven und anderen Körpergegenden her kann das Niesen hervorgerufen werden, denn nur diese Annahme erklärt das Niesen, wenn man in die Sonne sieht, oder wenn andere Ursachen auf beliebige Punkte des Körpers einwirken. Da aber dem Niesen jedesmal ein Kribbeln in der Nase vorhergeht, so ist es wahrscheinlich, daß durch Mitempfindung die zur Nasenschleimhaut verlaufenden Nervenfasern die reflektorische Bewegung des Niesens auslösen, während die primäre Ursache anderswo einwirkt (BRÜCKE).

8) Nervenfasern, welche Reflexabsonderung hervorrufen, nämlich Speichel- und Tränenabsonderung, die im ersten

Falle durch Reizung der Zungenschleimhaut, im anderen Falle durch Reizung der Nasenschleimhaut und der Conjunctiva des Auges ausgelöst werden.

Die Durchschneidung des N. trigeminus in der Schädelhöhle ruft 1) sofort hervor: a) Gefühllosigkeit der ganzen Gesichtshaut, des Auges, der Nasen- und Mundhöhle, so daß die Einwirkung von Reizen weder Lidschluß noch Niesen erzeugt und die Tiere sich in die gefühllose Zunge und Lippe beißen; b) Störungen der Kaubewegungen: bei einseitiger Durchschneidung weicht der Unterkiefer nach der gelähmten Seite hin ab, und die Zähne werden nach derselben ganz schief abgeschliffen, so daß sie an ihrer Innenseite spitz sind und leicht die unempfindliche Zungen- und Mundschleimhaut blutig reißen; c) Gefäßlähmung des Gesichtes, des Auges, der Nasen- und Mundhöhle; 2) treten späterhin, nach einigen Stunden schon beginnend, folgende Störungen auf: a) Abschuppung des Epithels der Cornea (daneben die Hyperämie), Geschwürsbildung und vollständige Vereiterung des Auges (Panophthalmie); b) Geschwürsbildung an der Mundschleimhaut (Magendie).

Die Erklärung der verheerenden Augenentzündung wurde in folgender Weise versucht: Nach Schiff entsteht die Entzündung dadurch, daß das Auge die aus der Luft anfliegenden festen Partikelchen, weil es dieselben nicht fühlt, von der Cornea durch reflektorischen Schluß der Augenlider nicht mehr abhält, und jene auf dem durch die Hyperämie sehr günstigen Boden schnell als Entzündungserreger wirken (neuroparalytische Entzündung). Dagegen ist zu erwähnen, daß andere hyperämisch gewordene Organe, z. B. das Ohr, nach Durchschneidung des Sympathicus, trotz äußerer Schädlichkeiten niemals in Entzündung übergehen. Einen anderen Weg betrat H. Snellen (1857), der, von der Ansicht ausgehend, daß es nur die festen an der Cornea haftenden Partikelchen sind, welche die Entzündung hervorrufen, das Ohr des Kaninchens vor das Auge der operierten Seite nähte. Die Entzündung wurde zwar verzögert, trat aber später doch noch ein. Ferner zeigte er, daß ein unter die zugenähten Augenlider gebrachter Fremdkörper die gleiche Entzündung in dem ganz gesunden Auge hervorbringe. Meissner u. Büttner wußten die Entzündung vollkommen aufzuhalten, wenn sie einen festen Schutz, der aus einer, aus steifem Leder gebildeten Kapsel bestand, vor das operierte Auge befestigten; indes sie schlossen, daß, wenn die Entzündung auch traumatischer Natur sei, doch noch eine „verminderte Widerstandsfähigkeit" des Auges durch die Lähmung von im Trigeminus verlaufenden „trophischen Nerven" vorhanden wäre. Die wahre Ursache der Entzündung besteht darin (Senftleben), daß das gefühllose Auge gegen die Kanten der Behälter stößt, wodurch eine zirkumskripte Nekrose der Cornea entsteht, die als Entzündungsreiz wirkt und eben jene Entzündung, die zur Vereiterung führt, hervorruft. Wird nun ein Schutz in Gestalt eines durchbrochenen Drahtgitters (Pfeifendeckel) vor das Auge befestigt, so bleibt die Entzündung nach der Trigeminusdurchschneidung aus. Die Annahme von trophischen Nerven erscheint demnach überflüssig.

## Nervus glossopharyngeus.

Er entspringt vom Boden der Rautengrube, nach aufwärts vom Vaguskern; seiner Funktion nach ist er besonders:

1) Geschmacksnerv, und zwar für den hinteren Teil der Zunge, während im vorderen Teil derselben der N. lingualis die Geschmacksempfindungen vermittelt, doch ist die Qualität der Empfindung bei beiden verschieden: der N. glossopharyngeus vermittelt nur den bittern Geschmack, während der N. lingualis besonders für „sauer und süß" empfindlich ist, aber dadurch, daß dem N. lingualis Fasern vom N. glossopharyngeus zufließen, vermag auch die Zungenspitze bitter zu schmecken;

2) Bewegungsnerv für die Mm. stylopharyngeus, constrictor pharyngis medius, levator palati mollis und azygos uvulae;

3) Empfindungsnerv für die Zungenbasis, die vordere Fläche des Kehldeckels, den Arcus glossopalatinus und den weichen Gaumen, für die Tonsillen, die Tuba Eustachii und die Trommelhöhle;

4) Absonderungsnerv für die Parotis (s. S. 114);

5) vermittelt er Reflexe; besonders führt seine Erregung zu reichlicher Speichelabsonderung sowie Reizung am Zungengrunde zu Brechbewegungen.

Die Schmeckbecher, eigentümliche Endorgane des N. glossopharyngeus an den Papillae vallatae und foliatae, sind etwa vier Monate nach der Durchschneidung des Nerven vollkommen oder fast vollkommen verschwunden, und an ihre Stelle ist gewöhnliches Plattenepithel getreten, woraus der immer noch fraglich gewesene Zusammenhang zwischen N. glossopharyngeus und Schmeckbechern faktisch bewiesen zu sein scheint (v. Vintschgau u. Hönigschmied).

## Nervus hypoglossus.

Dieser Nerv ist der eigentliche Bewegungsnerv der Zunge und enthält demnach:

1) motorische Nervenfasern für sämtliche Zungenmuskeln und einige Nachbarmuskeln, nämlich die Mm. styloglossus, hypoglossus, genioglossus, lingualis, thyreohyoideus, sternohyoideus und omohyoideus (Eckhard); die drei letzteren erhalten ihre Nerven durch den Ramus descendens n. hypoglossi;

2) sensible Nervenfasern, welche ihm selbst nicht angehören, sondern ihm durch seinen R. descendens, der mit der ersten Ansa cervicalis eine Anastomose eingeht, und aus dem N. vagus oder trigeminus (Luschka) zugeführt werden. Die Folge dieses Eintrittes sensibler Elemente in die Zunge im N. hypoglossus zeigt sich darin, daß nach Durchschneidung des N. trigeminus die Oberfläche der Zungenspitze zwar unempfindlich ist. daß aber beim Kneifen der Zungensubstanz

19*

selbst, durch eine Zange oder dergleichen, das Tier noch Schmerzensäußerungen wahrnehmen läßt;

3) vasomotorische Nervenfasern für die Zunge.

Durchschneidung des N. hypoglossus führt a) zu Sprachstörungen, b) zu Bewegungsstörungen der Zunge; ist die Durchschneidung der Zungennerven eine doppelseitige, so hören alle willkürlichen Bewegungen der Zunge auf. Nach einseitiger Durchschneidung des Hypoglossus wendet sich die Zunge, wenn sie aus dem Munde hervorgestreckt wird, nach der gelähmten Seite, dagegen beim Zurückziehen in die Mundhöhle nach der gesunden Seite hin. Der Grund ist der, daß beim Zurückziehen der Zunge sich die Längsfasern zusammenziehen, die Zunge also auf der gesunden Seite kürzer wird, somit auch nach dieser Seite sich wenden muß; beim Herausstrecken geraten die Querfasern der Zunge in Aktion, verschmälern und verlängern die Muskeln der gesunden Seite, so daß sich die Zunge nach der gelähmten Seite wenden wird.

Der Hypoglossus als Gefäßnerv zeigt nach Schiff ein sehr merkwürdiges Verhalten. Seine Durchschneidung führt zu Gefäßerweiterung erst, wenn vorher der N. lingualis durchschnitten worden war, und umgekehrt. Den Grund dafür sucht Schiff in dem Umstande, daß die Gefäßnerven der Zunge aus zahlreichen, mikroskopischen Ganglien stammen, welche ihre Äste sowohl aus dem Hypoglossus als aus dem Lingualis beziehen.

## Nervus accessorius Willisii.

Dieser Nerv entspringt zum Teil aus dem verlängerten Marke, zum größeren Teile bezieht er aber seine Wurzeln aus dem Halsmark bis zum 7. Halswirbel hinunter. Noch innerhalb des Foramen jugulare teilt er sich in einen vorderen (oder inneren) und hinteren (oder äußeren) Ast; der letztere gelangt zum M. sternocleidomastoideus, den er, nachdem er ihm Äste abgegeben hat, durchbohrt, um sich endlich im M. cucularis zu verzweigen, während der vordere Ast sich in den N. vagus einsenkt und sich mit demselben vollkommen vermischt, mit dem zusammen er auch abgehandelt werden soll.

## Nervus vagus.

Der Vagus entspringt am Boden der Rautengrube in den Alae cinereae, von wo aus Verbindungen nach den verschiedenen Punkten, wie z. B. zum Atemzentrum u. a., stattfinden müssen, obgleich sie anatomisch noch nicht nachgewiesen werden konnten. Der Vagus ist von allen Hirnnerven derjenige, welcher den meisten Funktionen vorsteht, er führt

1) Bewegungsnerven für a) die Mm. constrictores pharyngis; b) den Ösophagus, c) die Muskeln des weichen Gaumens: levator veli palati, azygos uvulae und M. tensor veli palati; d) den M. circo-

thyreoideus durch den N. laryngeus superior und die übrigen Kehlkopfmuskeln durch den N. recurrens; e) für die Bronchialmuskeln; f) für den Magen und den oberen Teil des Dünndarms (s. oben S. 156 u. 159), der auch von anderen Seiten motorische Nerven erhält;

2) Hemmungsnerven, und zwar den von Ed. Weber (1845) entdeckten Hemmungsnerven für das Herz (vgl. oben S. 61).

Reißt man nach Cl. Bernard den N. accessorius mit seinen Wurzeln heraus, so überzeugt man sich, daß die Nerven des Kehlkopfes wie die des Halsösophagus und der Hemmungsnerv für das Herz aus dem inneren (s. oben) Aste des N. accessorius stammen, während die übrigen motorischen Nerven des N. vagus ihm selbst angehören.

3) Sensible Nerven: a) für den Schlund, den Ösophagus und die Lungen.

4) Gefäßnerven für den Magen und Dünndarm (Rossbach u. Quellenhorst).

5) Nervenfasern, welche Reflexbewegungen und Reflexhemmungen vermitteln: a) Brechbewegungen auf Reizung der Schleimhaut des Schlundes, b) Schluckbewegungen auf Reizung des N. laryngeus superior (der N. laryngeus inferior wirkt ebenso nur bei Herbivoren), c) Reizung des zentralen Stumpfes vom N. laryngeus superior führt zu Stillstand der Atembewegungen in Exspiration und zu Verschließung der Stimmbänder (Rosenthal); d) Reizung des zentralen, am Halse durchschnittenen Vagusstumpfes vermehrt die Atemfrequenz, bis bei starken Reizen Stillstand in Inspiration eintritt (L. Traube); bei Hunden erfolgen gleichzeitig heftige Brechbewegungen; e) Reizung der Schleimhaut des Kehlkopfes, der Luftröhre, besonders der Bifurkationsstelle (Nothnagel) löst Husten aus, ebenso der Schleimhaut der Bronchien, doch erst wenn eine Summe von Reizen hintereinander wirken, so daß bei Anwesenheit von Fremdkörpern in den Bronchien nur periodische Hustenstöße erfolgen (Kaninchen vermögen weder zu husten noch zu brechen); f) Reizung der Zungenwurzel, besonders der beiden Falten neben dem Kehldeckel, wohin ein kleiner Ast vom N. laryngeus superior gelangt, verursacht ebenfalls Husten; g) ebenso Reizung des tiefsten Teiles des äußeren Gehörganges, wo sich der N. auricularis n. vagi verbreitet; h) auf direkte Reizung des Herzens sah Goltz in den Beinen des Frosches Reflexbewegungen auftreten, die nach Durchschneidung beider Vagi nicht mehr hervorgerufen werden konnten, bei jungen Katzen wurde dieselbe Reflexbewegung nach Trennung der Vagi nicht aufgehoben; i) Reizung des Ramus auricularis n. vagi führt zu reflektorischer Erweiterung der Ohrgefäße (Snellen, Lovén).

6) Fasern, welche **Reflexsekretionen** anregen; durch Reizung der Vagusenden im Magen soll die Speichelsekretion vermehrt werden.

7) Der **N. depressor**, der zuerst am Kaninchen aufgefunden wurde, wo er mit zwei Wurzeln aus dem Winkel, den der N. laryngeus superior mit dem N. vagus bildet, von den beiden Nerven als Ramus cardiacus n. vagi entspringt, am Hals herabsteigt, vom Ganglion stellatum einige Fäden aufnimmt und zum Aortenbogen (Schuhmacher, Köster u. Tschermak) gelangt. Reizung seines zentralen Endes setzt den Blutdruck herab und verringert die Pulsfrequenz (s. S. 63).

Durchschneidet man beide Laryngei superiores, so tritt a) geringe Abnahme der Atemfrequenz ein infolge der Lähmung des M. cricothyreoideus (Sklarek); b) sensible Lähmung des Kehlkopfes, so daß der zufällige Eintritt von Mundflüssigkeit oder Futterteilen durch reflektorischen Schluß der Stimmbänder nicht verhütet werden kann, ein Übelstand, der zu chronischer Bronchopneumonie (Kaninchen) und weiterhin zum Tode führt (Friedländer). Nach Durchschneidung beider Nn. recurrentes folgt a) Lähmung des Kehlkopfes, und diese führt zu der gleichen chronischen Bronchopneumonie (Arnsperger, Traube u. a), wie oben, weil der reflektorische Schluß der Stimmbänder unausführbar ist; der Eintritt von Fremdkörpern in die Luftwege ist hier dadurch noch begünstigt, daß die obere Hälfte des Ösophagus, der seine Nerven aus dem N. recurrens erhält, gelähmt wird. b) Folgt Stimmlosigkeit. Durchschneidung beider Nn. vagi am Hase hat zur Folge: a) bedeutende Herabsetzung der Atemfrequenz (oben S. 104); b) Erhöhung der Pulsfrequenz (oben S. 61); c) Erschweren des Schlingens, Lähmung des Ösophagus und Beschränkung der Magenbewegungen; d) Tod des Tieres in verschiedener Zeit nach der Lähmung: Kaninchen nach 24—30 Stunden, Hunde nach einem oder mehreren Tagen. Die Sektion zeigt ausnahmslos eine mehr oder weniger vorgeschrittene, akute Bronchopneumonie (Legallois [1812], Traube, Schiff u. a.). Diese Entzündung erklärte Schiff als „neuroparalytische" Hyperämie, hervorgerufen durch Lähmung der irrtümlich von ihm im Vagus angenommenen Vasomotoren für die Lunge, und leugnete damit vollständig den Charakter dieser Erscheinung als Entzündung, der jetzt vollkommen anerkannt ist (Traube, Friedländer). Dagegen hatte Traube erklärt, daß die Entzündung hervorgerufen sei durch die in die Luftröhre und Lunge eindringende Mundflüssigkeit (Traubes Fremdkörper oder Schluckpneumonie, und er konnte die Entzündung verhindern, wenn er durch eine in die Luftröhre eingebundene Kanüle die Mundflüssigkeit vom Atmungsapparat abhielt. Bestätigt wurde diese Erklärung noch dadurch, daß Traube nach Durchschneidung beider Nn. recurrentes und Unterbindung des Ösophagus dieselbe Pneumonie hat eintreten sehen. Man kann den Eintritt der Pneumonie auch dadurch verhindern, daß man das Kaninchen, dem beide Vagi am Halse durchschnitten waren, horizontal auf dem Rücken befestigt liegen läßt: die Mundflüssigkeit fließt durch die Nasenlöcher nach außen ab. Der Tod tritt erst nach 4 Tagen ein (Steiner). Werden bei Hunden beide Vagi nicht auf einmal, sondern nacheinander in mehrwöchentlichem Abstande durchschnitten, so können die Tiere am Leben bleiben (Pawlow), namentlich wenn man sie durch eine Magenfistel reichlich ernährt, weil die Vagi auch die pressorischen Fasern für den Magen und Dünndarm enthalten, so daß ihre Lähmung die Magenverdauung stört.

### Nn. olfactorius, opticus und acusticus.

Die Nn. olfactorius, opticus und acusticus werden bei den Sinnen speziell abgehandelt. Hier sei nur der wichtigen Tatsache Erwähnung getan, daß Reizung der Nasenschleimhaut einen deutlichen Einfluß auf Atmung und Herzschlag ausübt, der noch lebhafter hervortritt, wenn diese Gegend sich in entzündetem Zustande befindet (FRANCOIS-FRANCK). Ferner wirken sowohl die adäquaten sowie die künstlichen Reize, die den N. opticus oder acusticus treffen, auf die Atmung beschleunigend und verlangsamend auf die Herztätigkeit (A. CHRISTIANI).

### 3. Die sympathischen Nerven.

Siehe weiter unten.

## Zweites Kapitel.

# Die Sinnesorgane.[1]

Allgemeines. Die in den Endigungen der peripheren sensiblen Nerven liegenden, zur Aufnahme äußerer oder innerer Reize bestimmten Apparate heißen Sinnesorgane. Wie der motorische Nerv jeden ausreichenden Reiz mit einer Zuckung seines Muskels beantwortet, so folgt auf die Erregung eines sensiblen Nerven in den Zellen der Großhirnrinde eine Empfindung.

Die Empfindungen, welche auf diese Weise bewirkt werden, sind, wie auch der Reiz beschaffen sein möge, immer ein und dieselben und ändern sich nur mit dem Nerven. Ist es der sensible Nerv im engeren Sinne des Wortes (s. unten), so entsteht auf jeden Reiz Schmerzempfindung; ist der gereizte Nerv der Sehnerv, so entsteht, mag der Reiz mechanischer, elektrischer oder anderer Natur sein, stets nur eine Lichtempfindung usw. Diesen unabänderlichen Erfolg der Reizung eines Sinnesnerven nennt man seine „spezifische Energie".

Die Empfindungen können zu „Vorstellungen" oder zu „Wahrnehmungen" führen, wenn sie durch die Tätigkeit der Großhirnrinde zu einem „Schlusse" verwertet werden. Dieser Schluß ist in der Regel ein unbewußter Schluß, weil er nicht ein Akt des bewußten Denkens, sondern der Erfahrung ist (Helmholtz).

Man unterscheidet zwischen Allgemeinempfindungen (Gemeingefühl) und spezifischen Empfindungen (Sinnesempfindungen). Zu den ersteren zählen der Schmerz, die Lust usw.; zu den letzteren die Licht-, Schall- usw. Empfindungen. Beiden Arten von Empfindungen ist aber gemeinsam, daß sie stets nach außen, an die Peripherie oder den Ort verlegt werden, wo die Ursache der Empfindung liegt. Daher empfindet man den Schmerz an irgend einer Körperstelle und sieht

---

[1] E. H. Weber, Die Lehre vom Tastsinn und Gemeingefühl. 1851. J. Bernstein, Die fünf Sinne des Menschen (Internat. Wissenschaftliche Bibliothek. Bd. 12). 1875. Physiologie der Sinnesorgane, L. Hermanns Handbuch der Physiologie. Bd. 3. 1880. H. Ebbinghaus, Grundzüge der Psychologie. Bd. 1. 2. Auflage. 1905. W. Nagels Handbuch der Physiologie. Bd. 3. 1904.

das Licht außerhalb im Raume, aber empfindet weder Schmerz, noch sieht Licht im Zentrum selbst. Diese Tätigkeit des Zentrums, die Empfindung, „peripher zu lokalisieren“, erstreckt sich selbst auf den Fall, daß jener Reiz nicht mehr auf das periphere Ende des Nerven, sondern auf irgend einen Punkt im Verlaufe des Stammes einwirkt; jedesmal wird die Empfindung an die Peripherie verlegt. Man nennt diese Erscheinung das Gesetz von der „peripheren Lokalisation der Empfindung“ oder das Gesetz der „exzentrischen Empfindung“. Die Empfindungen werden aber peripher nur dann lokalisiert, wenn sie zu Vorstellungen über den Ort geführt haben, wo die Ursache der Empfindung ihren Standort hat.

Hierin liegt aber schon die Erklärung für die Fähigkeit der peripheren Lokalisation. Durch die Erfahrung lernt nämlich das Individuum, daß die Berührung einer gewissen Hautstelle jedesmal einer ganz bestimmten Empfindung entspricht; umgekehrt verlegt es bei einer bestimmten Empfindung den Ort der Erregung an eine ganz bestimmte Stelle der Hautoberfläche. Die Macht der Gewohnheit und Erfahrung, die in dem Gesetze der exzentrischen Empfindung ausgedrückt wird, ist so groß, daß selbst die Empfindungen, welche durch innere Reize (Reize, die direkt auf das Empfindungszentrum wirken) hervorgerufen sind, peripher lokalisiert zu werden pflegen. Dann entstehen Phantasmen und Halluzinationen, Schmerzen an dieser oder jener Körperstelle, es werden Objekte gesehen oder Töne gehört, wo in Wahrheit keine vorhanden sind usw.

Soviel Ähnlichkeit auch Gemeinempfindung und spezifische Empfindung miteinander haben, so unterscheiden sie sich doch prinzipiell dadurch, daß die Gemeinempfindungen nur zu Vorstellungen führen können über Zustände des eigenen Körpers, während die spezifischen Empfindungen im Gegensatz nur Vorstellungen erzeugen von Vorgängen und Objekten außerhalb der Person, von den Dingen in der Außenwelt. Dies geschieht in der Weise, daß durch ganz bestimmte, von den Sinnesorganen aufgenommene Reize die entsprechenden peripheren sensiblen Nerven erregt werden, von denen diese Erregung zu den nervösen Zentralorganen geleitet wird. Man nennt den spezifischen Reiz eines Sinnesorganes, zu dessen Aufnahme es speziell gebaut ist, seinen „adäquaten Reiz“. So ist z. B. das Licht der adäquate Reiz für die Endausbreitung des Sehnerven, der Schall für die Endapparate des Hörnerven usw.

Die Sinnesempfindungen bilden den Gemeinempfindungen gegenüber eine höhere Art von Empfindung. In ihnen spiegelt sich oder reflektiert gewissermaßen die Außenwelt, und die so entworfenen Bilder, welche nicht sowohl Abbilder als vielmehr Zeichen der Objekte sind, benutzt die Seele, um aus ihnen die Außenwelt zu konstruieren. So gelangt das Individuum zu einer Kenntnis der Umgebung, allerdings nicht wie sie wirklich ist, sondern wie sie auf die Sinneszentren wirkt, und wie diese Eindrücke von der Seele verwertet werden. Diese nimmt ihre Realität an, weil die gleichen Zeichen unter gleichen Umständen gleichen Objekten entsprechen. Die Vorstellung von der Außenwelt hört auf, sobald in der Kette der Mechanismen von der Erregung bis zur Vorstellung ein Glied funktionsunfähig geworden ist.

## § 1. Der Gefühlssinn.

Der einfachste Sinn ist der Gefühlssinn, der sich aus den Tast-, Orts-, Druck- und Temperaturwahrnehmungen zusammensetzt. Von den, in den Endigungen der aus dem verlängerten Mark und Rückenmark entspringenden sensiblen Nerven liegenden Sinnesorganen werden die auf die Haut wirkenden Reize aufgenommen, um von den sensiblen Nerven zum Gehirn geleitet zu werden.

Die Endigungen sensibler Nerven in der Haut sind: 1) die Vater-Pacinischen Körperchen, die sich im Unterhautbindegewebe der Hohlhand und der Fußsohle, ferner an den Geschlechtsorganen und Gelenken, sowie im Innern des Körpers (z. B. im Mesenterium der Katze) vorfinden. Sie sind eiförmig und bestehen aus konzentrisch angeordneten, durch einen Zwischenraum getrennten Bindegewebslamellen, von denen die innerste ein mit Flüssigkeit gefülltes Säckchen einschließt, in welchem der eintretende, vorher marklos gewordene Nerv mit einer knopfförmigen Anschwellung endet. 2) Die Nervenendkolben (Krause), welche in der Conjunctiva, in der Zunge, im weichen Gaumen, in den Lippen und in der Schleimhaut der Glans penis et clitoridis vorkommen. Sie erscheinen als kugelförmige Bläschen, deren Hülle bindegewebiger Natur ist, und in deren flüssigem Inhalte sensible Nervenfasern zugespitzt endigen. 3) Die Tastzellen (Merkel) und Tastkörperchen (Wagner u. Meissner). Die Tastzellen sind blasenförmige Zellen mit blassem Kerne, ähnlich den Zellen der Spinalganglien, die, der Oberfläche der Haut parallel, an den tiefsten Schichten des Rete Malpighi oder dicht unter demselben in der Spitze der Hautpapillen liegen und mit je einer sensiblen Nervenfaser so verbunden sind, daß das Neurilemm in die Hülle der Zelle übergeht, während sich der Achsenzylinder in die Zellsubstanz auflöst. Tritt die eine Nervenfaser in zwei benachbarte Tastzellen ein, so entsteht die Zwillingstastzelle. Sind mehr als zwei Tastzellen in einer Hülle vereinigt, so bildet sich ein einfaches Tastkörperchen mit je einer dunkelrandigen Nervenfaser, die zwischen die Zellen eindringt und in jede ein zartes Ästchen abgibt. Mehrere einfache Tastkörperchen zusammengesetzt ergeben ein zusammengesetztes Tastkörperchen. Die Tastzellen sind bei Vögeln in der Zunge und im Schnabel gefunden worden, beim Säugetier im Schweinsrüssel. Die Tastkörperchen finden sich äußerst zahlreich an der Volarseite der Fingerspitzen, in der Hohlhand und Fußsohle. Sie erscheinen als länglich ovale Zapfen, in welche eine oder mehrere Nervenfasern eintreten, und auf denen man hell glänzende, unregelmäßige Querstreifen unterscheidet, welche wahrscheinlich als die Grenzen der Tastzellen zu betrachten sind, die aufeinanderliegend das Tastkörperchen zusammensetzen. 4) Die Nervenendknöpfchen, welche die Enden der sensiblen Corneanerven darstellen. Diese letzteren gelangen in das Epithel der Cornea, treten durch dasselbe, um auf der freien Oberfläche oder im Epithel selbst mit knopfförmigen Anschwellungen zu enden.

Der Tastsinn. Durch die Tastsinnesorgane sind wir imstande, die Form und den Ort der berührenden oder der berührten Gegenstände zu erkennen. Dem Tastsinne dienen die sämtlichen sensiblen Hautnerven und der Tastnerv der Zunge, der N. lingualis des Trigeminus. Der adäquate Reiz (d. h. der Reiz, der das Organ normalerweise erregt) für den Tastsinn ist ein auf die Haut ausgeübter Druck, der eine gewisse Höhe nicht übersteigen darf, weil sonst Schmerz (Gemeingefühl, s. unten) hervorgerufen würde. Die Tastwahrnehmung der Haut ist an den verschiedenen Punkten sehr ungleich. Am meisten entwickelt erscheint sie da, wo die Tastkörperchen am zahlreichsten vorhanden sind, also an den Fingerspitzen und der Zunge; diese Beobachtung entspricht auch der täglichen Erfahrung, die uns für feine Unterschiede des Tastens auf jene beiden Organe hinweist.

Die Tastempfindung ist keine einfache Empfindung, sondern stets mit einer Druck- und Temperaturempfindung verbunden. Bei der Betastung irgend eines Objektes hat man nicht allein die Tastempfindung, sondern empfindet auch einen Druck, den jenes Objekt auf die Haut ausübt, und in geeignetem Falle auch eine Temperaturempfindung. Dazu gesellt sich infolge des Ortssinnes jedesmal ein Urteil über den Ort, wo jene Erregungen stattgefunden haben.

Der Ortssinn. Der Ortssinn befähigt, gewisse Empfindungen mit einer örtlichen Bestimmung zu versehen: Wird irgend ein Punkt der Haut mit einem Stecknadelkopf oder einer Zirkelspitze leicht berührt, so empfinden wir nicht allein diese Berührung, sondern vermögen sie auch sicher zu lokalisieren und den Ort der Berührung anzugeben (Lokalisationsvermögen).

Um die Feinheit der Lokalisation der Berührungsempfindungen zu messen, schlug E. H. Weber folgendes Verfahren ein: man setze die beiden etwas abgestumpften Spitzen eines Stangenzirkels in einem gewissen Abstande voneinander auf die zu prüfende Hautstelle; die Versuchsperson hat bei geschlossenen Augen anzugeben, ob sie die Berührung zweier Spitzen gesondert empfindet, oder ob sie die Empfindung der Berührung nur durch eine Spitze hat. Bei der auf diese Weise ausgeführten Untersuchung der Haut ergab sich nun, daß 1) bei einem gewissen Abstande jedesmal die beiden Zirkelspitzen nur eine Empfindung hervorrufen, und daß 2) ihr Abstand auf verschiedenen Hautstellen verschieden groß gewählt werden muß, um zu einer Empfindung zu verschmelzen. Der Abstand der beiden Zirkelspitzen gibt den Maßstab für die Feinheit der Lokalisation; sie erscheint um so entwickelter, je geringer die Entfernung der beiden Zirkelspitzen gewählt werden kann, um noch als zwei Spitzen empfunden zu werden. Die feinste Berührungsempfindlichkeit besitzt die Zungenspitze, wo schon 1 mm Abstand der beiden Zirkelspitzen eine doppelte Empfindung gibt. Es folgt die Volarseite der Fingerspitzen mit 2 mm; nach dem Handgelenk hin nimmt die Empfindlichkeit stetig ab, ist aber auf der Volarseite feiner als auf der Dorsalseite, wo 4—5 mm kaum eine doppelte Empfindung erzeugen. Im Gesicht ist die Empfindlichkeit am größten auf den Lippen mit 4 mm, die übrigen Punkte der Gesichtshaut sind viel weniger empfindlich. Am geringsten ist der Ortssinn der Rückenhaut, wo 40—60 mm häufig nicht ausreichen, um eine doppelte Empfindung zu erhalten. An den Armen und Beinen nimmt die Empfindlichkeit mit der Entfernung vom Rumpfe und der Beweglichkeit der Teile zu; endlich ist die Empfindlichkeit auf der Beugeseite größer als auf der Streckseite.

Mißt man für irgend eine Hautstelle den Abstand der beiden Zirkelspitzen, bei welchem die doppelte Empfindung zu einer einfachen verschmilzt, und führt diese Messungen nach verschiedenen Richtungen aus, so erhält man eine nahezu kreisförmige Fläche, innerhalb welcher die zwei gereizten Punkte nicht mehr getrennt wahrgenommen werden, sondern nur eine Empfindung geben. Man nennt diese Flächen Empfindungskreise (J. Bernstein), die nach dem Obigen an den verschiedenen Hautstellen sehr verschiedene Größen werden besitzen müssen. Durch Übung werden die Empfindungskreise bedeutend verkleinert, und man findet sie daher bei Blinden, die in Ermangelung des Gesichtssinnes sich sehr viel des Tastsinnes bedienen, besonders klein.

Als einfachste Vorstellung für die Erklärung der einfachen Empfindung zweier gesonderter Erregungen innerhalb eines Empfindungskreises erscheint die Annahme, daß eine vom Hirn zur Haut gelangende sensible Nervenfaser innerhalb eines Empfindungskreises ihre gesamte Endausbreitung besitzt, die immer nur, wie viele derselben auch gleichzeitig erregt werden, eine Empfindung geben. Gegen diese einfache anatomische Erklärung spricht 1) die Tatsache, daß die Empfindungskreise durch Übung sich verkleinern, und 2) die Beobachtung, daß, wenn man zwei Punkte aus zwei benachbarten Empfindungskreisen, deren Entfernung kleiner ist als der Durchmesser eines Empfindungskreises, mit zwei Zirkelspitzen berührt, auch nur eine Empfindung entsteht, obgleich die beiden Punkte in zwei verschiedenen Empfindungskreisen liegen. Daher nimmt Weber an, daß jeder dieser Empfindungskreise aus etwa sechseckigen, mosaikartig angeordneten Feldern besteht, und daß in jedem dieser Mosaikfelder („Tastfeld") sich der Endbezirk einer Nervenfaser befindet. Damit nun zwei Eindrücke doppelt empfunden werden, müssen nach Weber zwischen den erregten Punkten eine gewisse Anzahl unerregter Tastfelder liegen, und die Zwischenlagerung dieser letzteren ist es, die im Gehirn das Bewußtsein hervorbringen, daß es sich um zwei getrennte Punkte der Haut handelt. Gleichzeitig bietet die Zahl der zwischen den beiden erregten Punkten unerregt gebliebenen Nervenfasern dem Gehirn einen Maßstab für die Entfernung der beiden berührten Punkte.

Ursprünglich waren es die Tastfelder, welche nach Weber den Namen der Empfindungskreise führten. Diese Bezeichnung ist ihnen später genommen und von J. Bernstein auf die oben bezeichneten kreisförmigen Figuren übertragen worden, innerhalb welcher zwei gleichzeitig wirkende Eindrücke zu einer Empfindung verschmelzen, während Webers Empfindungskreise den Namen der Tastfelder erhalten haben.

Aus der eben vorgetragenen Annahme, nach welcher die Ortsunterscheidung eine Leistung des Gehirns ist, lassen sich alle bekannten Erscheinungen genügend erklären, namentlich auch die schon erwähnte Tatsache, daß die Empfindungskreise durch Übung sich verkleinern, indem nämlich das Gehirn allmählich lernt, schon zwei Punkte räumlich voneinander zu trennen, zwischen denen eine geringe Zahl unerregter Tastfelder liegt.

Der Ortssinn der Haut erklärt sich in ähnlicher Weise, wie die exzentrische Empfindung. Die Erregungen werden von der Haut in isolierten Bahnen zum Gehirn geleitet, das durch Erfahrung unterscheiden lernt, auf welcher Bahn die Erregung zugeleitet wird und die ganze Empfindung in die gereizte Hautstelle versetzt. Das Gehirn erhält nach der einen Anschauung durch die Erfahrung, nach der andren auf Grund einer angeborenen Einrichtung gewissermaßen ein Bild von der gesamten Körperoberfläche, auf der den einzelnen Hautstellen infolge ihrer Verbindung mit entsprechenden Punkten im Gehirn bestimmte „Lokalzeichen" zukommen. Daher wird die Orientierung auf der Haut nur so lange vollkommen sein, als jene mit Lokalzeichen begabten Hautstellen ihre Plätze nicht verändern. Es treten aber sofort Täuschungen auf, sobald dieselben ihren Platz wechseln. Eine sehr interessante, hierhergehörige Täuschung ist der „Versuch des Aristoteles". Kreuzt man den Mittelfinger über den Zeigefinger und betastet mit den so gekreuzten Fingern eine Erbse oder die Nasenspitze, so bekommt man die Vorstellung von zwei Erbsen oder zwei Nasenspitzen. Die Erklärung dieses Irrtums folgt aus den obigen Auseinandersetzungen.

Der Drucksinn. Durch die Haut vermögen wir auch die Größe des Druckes abzuschätzen, welchen aufgelegte Gewichte auf sie ausüben. Die Empfindlichkeit für Druckunterschiede prüft man durch Auflegen von Gewichten auf die flache und genügend unterstützte Hand. Das kleinste Gewicht, das notwendig ist, um eben eine Druckempfindung zu erzeugen, beträgt 15 mg auf einer 9 qmm großen Fläche an der Volarseite der Finger. Je dicker die Epidermis ist, um so größer muß das drückende Gewicht sein, um jenen Eindruck hervorzurufen und umgekehrt, so daß an der Stirn schon 2 mg genügen. Ein Versuch von MEISSNER scheint zu lehren, daß Druckempfindung nur an der Grenze von gedrückter und nicht gedrückter Haut zustande kommt, denn taucht man die Hand in Quecksilber, so empfinden die Hautstellen innerhalb des Quecksilbers keinen Druck, sondern nur die Hautstellen, welche an der Grenze des Quecksilbers liegen.

Zwei nacheinander auf die Haut gelegte Gewichte, die sich wie 29 zu 30 zueinander verhalten, vermag man noch als verschieden schwer zu erkennen. Um zwei nacheinander aufgelegte Gewichte voneinander zu unterscheiden, ist aber nicht stets dieselbe Differenz von 1 erforderlich, sondern es können auch solche Gewichte voneinander unterschieden werden, die sich überhaupt zueinander verhalten wie 29 : 30, also 58 von 60 g, 87 von 90 g usw. (E. H. WEBER).

Bei eingehender Untersuchung der Haut hat man gefunden, daß es nur ganz bestimmte gesonderte Punkte sind, welche auf Druck ein spezifisches Druckgefühl erzeugen, während die zwischenliegenden Punkte unter dem Einflusse eines drückenden Körpers nur eine matte Empfindung geben (BLIX, GOLDSCHEIDER). Jene Punkte nennt man „Druckpunkte"; sie sind anatomisch konstante Punkte und stehen in Ketten angeordnet verschieden dicht in den verschiedenen Gegenden. An den Extremitäten nimmt ihre Dichte nach den Enden hin zu. Kantige Objekte werden um so schärfer bestimmt, je mehr Druckpunkte sie berühren. Es scheint, daß die Druckpunkte vielfach nach den Haaren angeordnet sind, insofern als nahe der Austrittsstelle jedes Haares ein Druckpunkt liegen soll (v. FREY).

Der Temperatursinn. Der Temperatursinn bezeichnet die Fähigkeit der Haut, Wärme und Kälte annähernd zu empfinden; ausgeschlossen ist die Fähigkeit, absolute Temperaturen anzuzeigen. Die Nullpunktstemperatur nennt E. HERING die objektive Temperatur, welche der thermische Apparat einer Hautstelle besitzt, wenn derselbe weder Kälte noch Wärme empfindet. Steigt die Hauttemperatur, so entsteht die Empfindung von Wärme, fällt sie, so entsteht das Kältegefühl. Wie schon früher bemerkt

(S. 230), pflegt mit der Füllung der Hautgefäße die Temperatur zu steigen, daher auch das Erröten von einer Wärmeempfindung begleitet ist und umgekehrt das Erbleichen von Kältegefühl. Am häufigsten werden diese Empfindungen aber durch Berührung von Gegenständen hervorgebracht, die wärmer oder kälter sind als die Haut. Hierbei kommt noch wesentlich in Betracht, ob dieser Körper ein guter oder schlechter Wärmeleiter ist. Ein guter Wärmeleiter nämlich (z. B. Eisen) erscheint dann kälter als ein schlechter Wärmeleiter (z. B. Holz), wenn sie auch vollkommen gleiche Temperatur besitzen, weil durch den guten Wärmeleiter der Haut sehr rasch Wärme entzogen und wesentlich der Akt der Wärmeentziehung empfunden wird, was auf die Stärke der Kälteempfindung von bedeutendem Einflusse ist. Taucht man einen Finger in Wasser von verschiedener Temperatur, so zeigt sich, daß noch Differenzen von $^1/_4{}^0$ C. unterschieden werden können (E. H. Weber).

Die Temperaturempfindung scheint auch von der Größe der gereizten Hautfläche abzuhängen, denn beim Eintauchen der ganzen Hand in Wasser von 40° ist die Empfindung wärmer als beim Eintauchen nur eines Fingers. Die verschiedenen Hautstellen besitzen einen sehr verschiedenen Temperatursinn: die größte Empfindlichkeit besitzen die Wange, die Augenlider, der äußere Gehörgang und besonders die Zungenspitze. Alle in der Mittellinie des Gesichtes, der Brust usw. befindlichen Hautpartien erscheinen empfindlicher als die seitlichen Teile.

Besonders sei hier hervorgehoben, daß alle die eben betrachteten Empfindungen ausschließlich der Haut, als dem entsprechenden Sinnesorgan, eigentümlich sind, denn von Haut entblößte Körperstellen können jene Empfindungen ebensowenig vermitteln, als sie durch direkte Reizung sensibler Nervenstämme hervorgerufen werden. In solchen Fällen entstehen keine Sinnesempfindungen, sondern Gemeingefühle, Schmerz.

Gleich den Druckpunkten hat man auch „Wärme- und Kältepunkte" aufgefunden (Blix, Goldscheider), d. h. Punkte, welche nur durch warme oder nur durch kalte Objekte die spezifische Empfindung von „warm" und „kalt" geben. Dieselbe Empfindung geben sie auch auf elektrische Reizung, sowie auf leichten Stoß mit einem spitzen Körper. Diese Resultate nötigen zur Annahme von gesonderten Wärme- und Kältenerven, sowie zur Trennung des Temperatursinnes in einen Wärme- und Kältesinn, was schon vorher auf Grund gewisser Beobachtungen verlangt worden war; so z. B. bemerkte man, daß eingeschlafene Glieder wohl Wärme, aber nicht Kälte empfinden (A. Herzen).

## Das Gemeingefühl.

Zu denjenigen Empfindungen, für welche das ganz allgemeine Gefühl des körperlichen Wohl- und Unwohlbefindens charakteristisch ist, den Gemeingefühlen, zählt man Schmerz, Kitzel, Schauder, Wollust, Hunger, Durst und Ekel. Nur der Schmerz scheint lokalisierbar zu sein, seltner ist er eine exzentrische Erscheinung, d. h. er hat seine Ursache an einem anderen Orte, als da, wo er empfunden wird; so kommt es sogar vor, daß über Schmerzen in schon lange amputierten Gliedern geklagt wird. Der Kitzel ist in seinem örtlichen Auftreten zwar ebenfalls lokalisierbar, aber die Lokalisation ist weit mehr auf die gleichzeitige Tastempfindung zu beziehen. Die übrigen Gemeingefühle sind ihrem örtlichen Auftreten nach gar nicht näher zu bestimmen.

Der Schmerz kann durch heftigen Zug und Druck, durch Elektrizität und chemische Agentien, durch Wärme und Kälte erregt werden, und zwar sowohl, wenn diese Ursachen auf die Haut, als auch wenn sie auf die Nervenstämme einwirken. Entsteht der Schmerz durch Einwirkung auf die Haut, so ist im Momente der Einwirkung der schmerzerregenden Ursache jedesmal mit demselben eine Tastempfindung verbunden, die aber sehr bald vom Schmerz übertönt wird; der Teil ist selbst eine Zeitlang unfähig, Empfindungen hervorzurufen.

Am besten studiert ist der Wärme- und Kälteschmerz, da sich Wärme und Kälte als Reiz ihrer Intensität nach abstufen lassen. In den entsprechenden Versuchen hat sich ergeben, daß die Haut bis zu 48° C. erhitzt werden muß, damit Schmerz (Wärmeschmerz) entsteht; umgekehrt entsteht der Kälteschmerz bei ca. 12° C. Von entschiedenem Einfluß auf die Entstehung des Schmerzes ist die Größe der erwärmten Hautfläche: während ein in 48° C. warmes Wasser eingetauchter Finger nur Temperaturempfindung besitzt, entsteht beim Eintauchen der ganzen Hand in gleich warmes Wasser sehr starker Schmerz. Ähnlich ist es bei 9° C. mit dem Kälteschmerz.

Kitzel und Schauder entstehen durch leise Berührung gewisser Hautstellen, ohne daß sich an diesen Stellen besondere Vorrichtungen zum Zwecke dieser Empfindungen nachweisen lassen. Das Wollustgefühl entsteht durch Reizung der Nerven der Wollustorgane; etwas Näheres hierüber ist nicht bekannt. Hunger und Durst treten nach kürzerer oder längerer Entziehung von Speise und Trank auf. Welche Teile des Nervensystems bei der Entstehung dieser Empfindungen beteiligt sind, ist nicht ermittelt. Ebensowenig läßt sich etwas Sicheres über das Ekelgefühl sagen, das sich mit gewissen Geruchs- und Geschmacksempfindungen verbindet und dem Erbrechen vorauszugehen pflegt.

Ob die Gemeinempfindungen und die Sinnesempfindungen in denselben oder in verschiedenen Nervenbahnen geleitet werden, ist vorläufig nicht zu entscheiden. Die verschiedene Empfindungsweise der sensiblen Hautnerven könnte für die letztere Anschauung sprechen.

### Die Organempfindungen.

Den Gemeingefühlen reihen sich die Organempfindungen an, mit denen sie die Eigenschaft teilen, nur Auskunft zu geben über Zustände des Körpers selbst; sie werden aber noch weiter begrenzt dadurch, daß sie Empfindungen sind, welche nicht durch äußere Reize (wie dort), sondern durch innere Vorgänge peripher ausgelöst werden.

Dazu gehören die Muskel-, Sehnen- und Gelenkempfindungen (event. rechnet man dazu auch die unter besonderen Umständen auftretenden Schmerzgefühle, welche vom Herzen, dem Verdauungs- und Urogenitalapparat ausgehen können).

Mit Hilfe dieser Empfindungen sind wir imstande, auch nach Ausschluß des Sehvermögens, uns ganz bestimmte Rechenschaft zu geben über die Lage der Glieder des Körpers und seiner Anhänge, auch jede Veränderung in ihrer Stellung und Bewegung uns vorzustellen, sowie das Gewicht gehobener Gegenstände zu bestimmen.

Diese Empfindungen werden vermittelt durch zentripetale Nerven, welche für die entsprechenden Organe auch anatomisch nachgewiesen sind.

Um die Muskelsensibilität zu messen, werden in Tücher gepackte (um das Druckgefühl auszuschließen) Gewichte nacheinander gehoben und der Unterschied geschätzt. Dabei hat sich ergeben, daß Gewichte voneinander unterschieden werden können, die sich wie 39:40 verhalten.

Man hat für die Bewegungsempfindungen auch das zentrale Innervationsgefühl in Anspruch genommen, d. h. die Anstrengung, welche bei der zentralen Innervation zur Erreichung eines Zweckes gemacht wird, was zutreffend sein mag; doch ist dasselbe unter steter Kontrolle von zentripetalen Erregungen tätig, welche von den Muskeln, Sehnen usw. ausgehen.

Alle diese Bewegungsempfindungen werden in ihrer Leistungsfähigkeit durch die Empfindungen der Haut unterstützt.

## § 2. **Der Gesichtssinn.**[1]

Mit Hilfe des Gesichtssinnes werden Objekte der Außenwelt wahrgenommen, wenn genügendes Licht in das Sehorgan, das Auge,

[1] H. Helmholtz, Handbuch d. physiologischen Optik. 1867. 2. Aufl. 1896. E. Hering, Lehre vom Lichtsinn. Wien 1876. E. Hering, Raumsinn und

gelangt. Dieses Licht trifft auf die flächenartige Ausbreitung der Sehnerven, welche von dem adäquaten Reiz erregt werden und diese Erregung dem Sehzentrum zusenden, wo sie zu einer bewußten Empfindung (Lichtempfindung) führt.

Demnach ist zu betrachten:

1) die Dioptrik des Auges oder die Lehre von der Brechung der Lichtstrahlen im Auge;
2) die Gesichtsempfindungen, welche im Sehzentrum hervorgerufen werden, ohne Rücksicht darauf, daß sie zur Wahrnehmung von Objekten führen;
3) die Gesichtswahrnehmungen, welche das Bewußtsein auf Grund der Gesichtsempfindungen zu machen imstande ist.

### 1. Die Dioptrik des Auges.

Das Auge gleicht in seiner optischen Wirkung einer für sehr weite Gegenstände eingestellten Camera obscura, in welcher die von einem leuchtenden Objekte ausgehenden Lichtstrahlen durch eine bikonvexe Linse gebrochen werden und auf einer dahinter stehenden, matten Glastafel ein umgekehrtes, verkleinertes Bild des leuchtenden Objektes entwerfen. Ein ebensolches Bild wird auch auf der Retina des Auges entworfen, wenn man vor dasselbe ein leuchtendes Objekt bringt, wovon man sich sehr leicht an dem ausgeschnittenen Auge eines weißen Kaninchens überzeugen kann: wird dasselbe von allen ihm anhängenden Teilen, wie Fettgewebe usw., gereinigt und wird vor die Cornea in geeigneter Entfernung eine brennende Kerze aufgestellt, so sieht man durch die der Cornea gegenüberliegende Wand der Sklera das auf der Retina entworfene, umgekehrte, verkleinerte Bild der Kerzenflamme sehr deutlich hindurchschimmern.

In der Tat sind aber die Brechungsverhältnisse der Lichtstrahlen im Auge viel komplizierter als in der Camera obscura, in der nur zwei brechende Medien, bikonvexe Linse und Luft, vorhanden sind, während wir im Auge mit mehreren brechenden Medien und mit der Entwerfung des Bildes an der hinteren Grenze des letzten Mediums selbst zu rechnen haben. Die brechenden Medien sind: 1) die Cornea (Hornhaut), 2) der Humor aqueus (Kammerwasser), 3) die Kristallinse mit ihrer Kapsel und 4) der Glaskörper. Ein zur Netzhaut, Retina, strebender Lichtstrahl hätte demnach vier brechende

Augenbewegungen in Hermanns Handbuch 3, 1, 1879. E. Hering, Physiologische Optik in Sämischs Handbuch der Augenheilkunde. 1905. v. Kries, Nagel, Zoth, Gesichtssinn in Nagels Handbuch 3, 1, 1904.

Medien: Cornea, Humor aqueus usw., also vier Trennungsflächen: vordere und hintere Hornhautfläche, sowie vordere und hintere Linsenfläche, zu durchlaufen. Da die Cornea aus parallelen Lamellen besteht und vorn und hinten an Flüssigkeiten von annähernd gleichem Brechungsvermögen grenzt (vorn: Tränenflüssigkeit, hinten: Kammerwasser), so kann man sie vernachlässigen und annehmen, daß das Kammerwasser bis an die vordere Grenze der Tränenschicht reicht. Es bleiben somit nur drei brechende Medien übrig: Humor aqueus, Linse und Glaskörper, also auch nur drei Trennungsflächen: vordere Corneafläche, vordere und hintere Linsenfläche. Die Trennungsflächen des Auges sind sphärisch gekrümmt; ihre Achse ist auf einer geraden Linie gelegen, die optische Augenachse genannt wird. Mit ihrem vorderen Ende fällt dieses etwa in den Mittelpunkt der Hornhaut, während das hintere Ende zwischen dem gelben Flecke und der Opticuspapille hindurchgeht. So stellt das dioptrische System des Auges ein Sammelsystem von drei annähernd zentrierten sphärischen Trennungsflächen dar.

Die Linse ist kein einfach brechendes Gebilde, sondern besteht aus konzentrisch angeordneten Lamellen von zum Kern hin immer zunehmender Dichtigkeit, so daß der letztere das Licht am stärksten bricht. Die Brechung des Lichtes in diesen vielfachen, brechenden Flächen ist empirisch als absoluter Brechungsindex der Linse bestimmt worden, wobei sich ergeben hat, daß die Brechung dieser so eigentümlich zusammengesetzten Linse größer ist, als wenn sie im ganzen aus einem Material von der Brechbarkeit des Kernes bestände.

Um den Gang der Lichtstrahlen, welche durch das zentrierte System von drei Trennungsflächen auf die Retina zielen, verfolgen zu können, muß man notwendigerweise kennen: 1) die Gestalten der Trennungsflächen; 2) ihren Abstand voneinander und von der Netzhaut, und 3) die Brechungsindices der brechenden Medien (Sinus des Einfallswinkels dividiert durch den Sinus des Brechungswinkels).

Nach Listing sind die Trennungsflächen Krümmungsflächen; es betragen

1) die Krümmungshalbmesser:

| | |
|---|---|
| a) Vordere Hornhautfläche . . . . . . . | = 8 mm |
| b) Vordere Linsenfläche . . . . . . . . | = 10 „ |
| c) Hintere Linsenfläche . . . . . . . . | = 6 „ |

2) der Abstand:

| | |
|---|---|
| a) Vordere Hornhaut- und vordere Linsenfläche | = 3·671 mm |
| b) Vordere Hornhaut- und hintere Linsenfläche | = 7·498 „ |
| c) Linsendicke . . . . . . . . . . . | = 3·827 „ |
| d) Hintere Linsenfläche zur Retina . . . | = 15·021 „ |

3) die Brechungsindices (der der Luft = 1 gesetzt):

a) Humor aqueus . . . . . . . . . $= \frac{103}{77}$

b) Kristallinse . . . . . . . . . . . $= \frac{16}{11}$

c) Glaskörper . . . . . . . . . . . $= \frac{103}{77}$

Trotz der Kenntnis dieser Zahlen wäre die Aufgabe, den Gang der Lichtstrahlen durch das Auge in den einzelnen Phasen der Brechung zu verfolgen, ein außerordentlich schwieriges Unternehmen. Nun hat aber Gauss (1841) durch Rechnung entwickelt, daß für jedes zentrierte optische System von beliebig vielen, sphärisch begrenzten brechenden Medien drei Paare von „Kardinalpunkten" sich bestimmen lassen, durch welche, wenn ihre gegenseitige Lage durch die Brechungsindices, die Radien der Krümmungsflächen und deren Scheitelabstände gegeben ist, die Lage und Größe der optischen Bilder sowie der Gang eines jeden Lichtstrahles ermittelt werden kann, sobald die Lage des einfallenden Lichtstrahles bekannt ist.

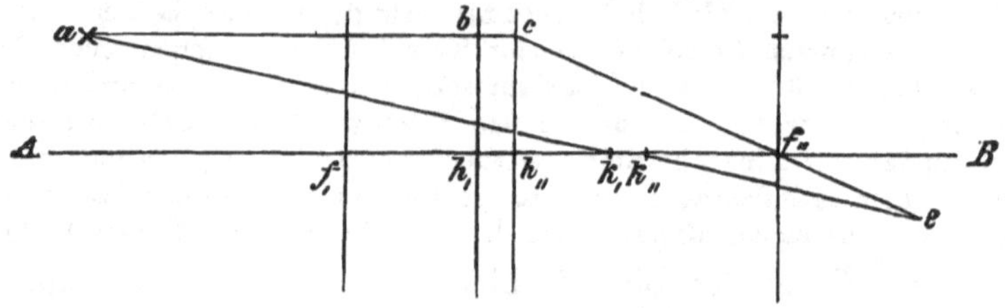


**Fig. 19. Gang der Lichtstrahlen durch ein zentriertes optisches System (Gauss).**

Diese vier Kardinalpunkte sind der erste und der zweite Hauptpunkt $h_,$ und $h_{,,}$ und der erste und zweite Brennpunkt $f_,$ und $f_{,,}$; die durch diese Punkte senkrecht zur optischen Achse $AB$ gelegten Ebenen mögen die entsprechenden Haupt- und Brennebenen heißen. Hierzu kommen noch die beiden Knotenpunkte, welche voneinander so weit entfernt sind wie die beiden Hauptpunkte, und deren Entfernung von der hinteren Brennebene so groß ist wie die der beiden Hauptebenen von der vorderen Brennebene; diese beiden Punkte seien $K_,$ und $K_{,,}$ (s. Fig. 19). Die beiden Hauptebenen entsprechen den Trennungsflächen und die Knotenpunkte den Krümmungsmittelpunkten jener. Die erste Brennebene, auf der linken Seite des brechenden Systems gelegen, befindet sich in einem anderen brechenden Medium als die zweite rechts gelegene Brennebene. Die Gesetze, nach welchen nun die Lage und Größe des von einem leuchtenden Objekte entworfenen Bildes sich bestimmen lassen, sind folgende:

1) Jeder Strahl, welcher durch den ersten Brennpunkt geht, wird nach der Brechung parallel mit der Achse und umgekehrt; jeder Strahl, welcher im zweiten Medium durch den zweiten Brennpunkt geht, wird nach der Brechung parallel der Achse; daraus folgt:

2) Jeder Strahl, welcher im ersten Medium parallel der Achse liegt, geht nach der Brechung durch den zweiten Brennpunkt.

3) Jeder Strahl, welcher im ersten Medium nach dem ersten Knotenpunkte hin gerichtet ist, geht nach der Brechung sich selbst parallel durch den zweiten Knotenpunkt.

4) Strahlen, welche im ersten Mittel untereinander parallel sind, vereinigen sich in einem Punkte der zweiten Brennebene.

Nach diesen Regeln läßt sich nun leicht das Bild eines leuchtenden Punktes oder Objektes bestimmen, dessen Strahlen durch ein zentriertes System von sphärischen Flächen gebrochen werden. Sei z. B. in Fig. 19 $a$ der leuchtende Punkt, so genügt es, um den entsprechenden Bildpunkt zu bestimmen, den Gang zweier von $a$ ausgehender Lichtstrahlen, die sich im zweiten Medium schneiden, zu bestimmen. Der eine Strahl $a\ b$, der im ersten Medium parallel zur Achse liegt, geht ungebrochen bis $c$, um im zweiten Medium durch den zweiten Brennpunkt $f_{,,}$ in der Richtung $c\ e$ gebrochen zu werden; der andere Strahl $a\ k_{,}$, der direkt auf den Knotenpunkt gerichtet ist, geht sich selbst parallel, aber von $k_{,}$ nack $k_{,,}$ verschoben in der Richtung $k_{,,}\ e$ weiter, so daß $e$, als der Schnittpunkt jener beiden Strahlen, den zum leuchtenden Punkt gehörigen Bildpunkt darstellt. Nach den obigen Regeln lassen sich auch zwei andere Strahlenpaare zur Konstruktion des Bildpunktes verwerten.

Die optischen Kardinalpunkte müssen nun auf das zentrierte dreiflächige System des Auges übertragen werden. Ihre gegenseitige Lage wird aus den oben angegebenen Daten (Krümmungshalbmesser der Trennungsflächen usw.) berechnet, eine Rechnung, welche nach Listing zu einem „schematischen oder mittleren Auge“ geführt hat, in welchem die auf der Augenachse gelegenen Kardinalpunkte folgende Lage zueinander haben (Treutler):

1) der erste Brennpunkt liegt 14·932 mm vor der Hornhaut, der zweite Brennpunkt liegt 23·845 mm hinter der Hornhaut;

2) der erste Hauptpunkt liegt 1·541 mm, der zweite 1·828 mm hinter der Vorderfläche der Hornhaut, ihr Abstand beträgt 0·287 mm;

3) der erste Knotenpunkt liegt 7·084 mm, der zweite 7·327 mm hinter der Hornhaut;

4) die vordere Brennweite beträgt demnach 16·473 mm, die hintere 22·016 mm.

Die Lage der Hauptpunkte $h_{,}$ und $h_{,,}$, der Knotenpunkte $K_{,}$ und $K_{,,}$, der Brennpunkte $F_{,}$ und $F_{,,}$ ist im schematischen Auge in Fig. 20 gegeben, welche den horizontalen Durchschnitt eines frischen rechtsseitigen Auges in vierfacher linearer Vergrößerung darstellt (Arlt).

Mit Hilfe der Kardinalpunkte des Auges läßt sich sowohl der Weg eines gegebenen einfallenden Strahles nach der letzten Brechung, als auch der Lichtpunkt jedes in der Nähe der Augenachse liegenden leuchtenden Punktes konstruieren. Da übrigens die beiden Haupt- und die beiden Knotenpunkte im Auge einander sehr nahe liegen, so kann man ohne wesentlichen Fehler die beiden Hauptpunkte in einen Punkt zusammenziehen und ebenso die beiden Knotenpunkte.

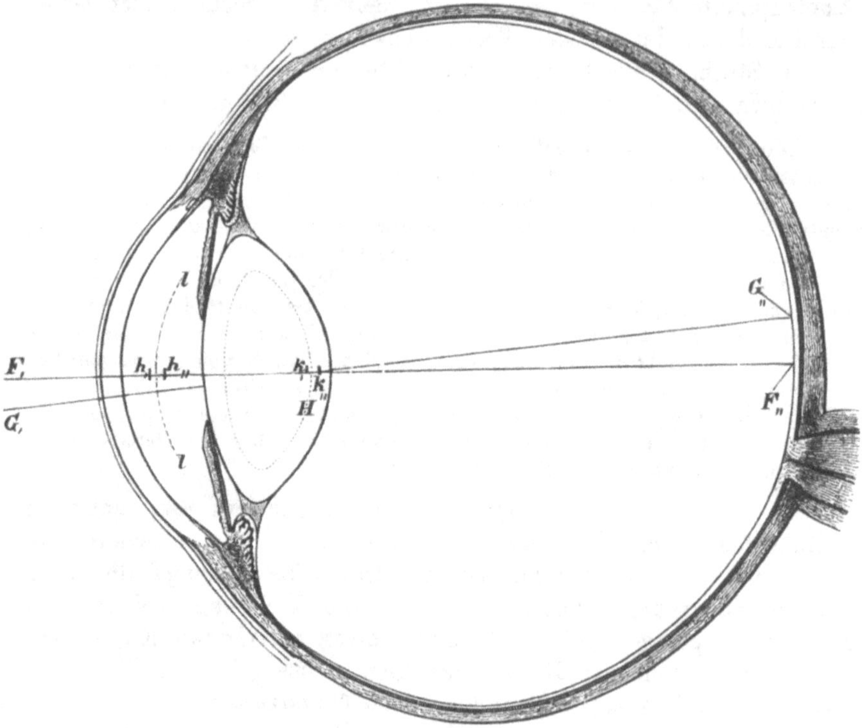

Fig. 20. Schematisches und reduziertes Auge.

So erhält man ein noch mehr vereinfachtes Schema des Auges: Listings „reduziertes Auge". In demselben liegt der einfache Hauptpunkt 1·907 mm hinter der Vorderfläche der Hornhaut, der Knotenpunkt *H* (Fig. 20) 0·4764 mm vor der hinteren Fläche der Linse, während die Brennpunkte unverändert bleiben.

Das reduzierte Auge kommt in seiner optischen Wirkung gleich einer brechenden Kugelfläche von 5·1248 mm Radius, deren Mittelpunkt der Knotenpunkt wäre, und deren Scheitelpunkt im Hauptpunkt läge, während sich vor ihr Luft, hinter ihr der Glaskörper befinden würde. So ist in dem reduzierten Auge (Fig. 20) die brechende Kugelfläche durch den gestrichelten Bogen *ll*, ihr Mittelpunkt in *H* gegeben.

Für den Fall, daß es nur darauf ankommt, den Ort des Bildes auf der Netzhaut für einen bestimmten Punkt des Objektes zu finden, genügt die Kenntnis des Knotenpunktes. Man findet den Ort des Bildes, wenn man von dem leuchtenden Punkte eine gerade Linie durch den Knotenpunkt bis zur Netzhaut zieht. Diese gerade Linie, die Richtungslinie, gibt da, wo sie die Netzhaut trifft, den Ort des Bildes an. Der Knotenpunkt ist somit der Kreuzungspunkt der Richtungslinien, und der Winkel, welchen zwei Sehstrahlen miteinander machen, heißt der Gesichtswinkel. Derjenige Richtungsstrahl, welcher die Stelle des direkten Sehens im gelben Flecke (macula lutea) trifft, heißt nach Helmholtz die Gesichtslinie, welche durchaus verschieden von der Augenachse ist und vor dem Auge stets nach innen von derselben liegt; in der Fig. 20 ist sie durch $G_{,}$ $G_{,,}$ gegeben.

Die Achse des Augapfel ist von Brücke an ausgeschnittenen Augen zu 23—26 mm bestimmt worden. Die Brechungsindizes der brechenden Medien werden ebenfalls an ausgeschnittenen Augen nach den entsprechenden, physikalischen Methoden ausgeführt. Die Krümmungsradien können am lebenden Auge bestimmt werden, wenn man die Größe des Spiegelbildes kennt, das ein in gewisser Entfernung aufgestelltes, leuchtendes Objekt von bekannter Größe auf den brechenden Flächen der Cornea, der vorderen und der hinteren Linsenfläche entwirft. Es verhält sich nämlich die Größe des Objektes zur Entfernung wie die Größe des Spiegelbildes zum halben Radius der spiegelnden Fläche. Das Spiegelbild hat zuerst Helmholtz mittels seines Ophthalmometers gemessen, welches im wesentlichen ein zum Sehen auf kurze Entfernungen eingerichtetes Fernrohr ist. Vor dem Objektiv desselben steht eine planparallele Glasplatte senkrecht zur Achse des Fernrohres, welche durch einen horizontalen Schnitt in zwei gleiche Teile geteilt ist, so daß die eine Hälfte des Objektivglases durch die obere, die andere durch die untere Platte sieht; es erscheint dem Beobachter nur ein Bild des betrachteten Objektes. Die beiden Platten, welche durch eine vertikale drehbare Achse miteinander verbunden sind, können voneinander in entgegengesetzter Richtung entfernt werden, so daß sie miteinander einen Winkel bilden: in diesem Falle teilt sich das einfache Bild in zwei horizontale Bilder, deren Entfernung um so größer wird, je größer der Drehungswinkel der Glasplatten ist. Man kann nun die Platten so drehen, daß die innersten Punkte der beiden Bilder sich eben berühren, für welchen Fall jedes Bild gerade um seine halbe Länge verschoben ist. Aus der Größe des Winkels, den die Platten jetzt miteinander machen, und den man am Instrumente selbst ablesen kann, ihrer Dicke und ihrem Brechungsindex läßt sich die Größe des Bildes berechnen.

Die Entfernung der Scheitelpunkte der brechenden Flächen wurde früher ebenfalls am ausgeschnittenen Auge bestimmt; sie geschieht jetzt besser ebenfalls am lebenden Auge mit Hilfe des Ophthalmometers.

## Deutliches Sehen.

Lichtstrahlen, welche von einem entfernten, leuchtenden Punkte auf das Auge fallen, werden zunächst von der Hornhaut gebrochen und gelangen in konvergenter Richtung auf die Linse, von welcher sie noch konvergenter gemacht werden, so daß sie auf der Netzhaut vereinigt werden können. Deutliches Sehen eines leuchtenden Punktes ist nur dann möglich: wenn 1) alle von dem leuchtenden Punkte ausgehenden Strahlen sich in einem Punkte der Netzhaut vereinigen, und wenn 2) der Richtungsstrahl von dem leuchtenden Punkte den Mittelpunkt des gelben Fleckes trifft, also in die Gesichtslinie fällt. In der Tat hat HELMHOLTZ mit dem Augenspiegel (s. unten) beobachten können, daß derjenige Punkt des Gesichtsfeldes, den wir direkt betrachten oder mit dem Blicke fixieren, jedesmal im Mittelpunkte des gelben Fleckes abgebildet wird. Daraus folgt, daß wir im Gesichtsfelde immer nur einen Punkt — also nur ein beschränktes Objekt — deutlich sehen können, während die übrigen undeutlich gesehen werden, aber durch die Bewegungen des Auges können wir nach und nach jeden einzelnen Punkt mit der Gesichtslinie berühren und deutlich sehen (s. unten).

## Zerstreuungsbilder auf der Netzhaut.

Das Licht, welches von einem leuchtenden Punkte durch die kreisförmige Pupille ins Auge gelangt, bildet hinter der Pupille einen Strahlenkegel, dessen Basis in der Pupille, dessen Spitze in der Netzhaut liegt und dem Bildpunkt entspricht. Nach der Vereinigung divergieren die Strahlen wieder. Würde nun die Netzhaut vor oder hinter dem Vereinigungspunkt der Strahlen von dem Strahlenkegel getroffen werden, so würde nicht nur ein einzelner Punkt, sondern eine dem kreisförmigen Durchschnitte des Strahlenkegels entsprechende Fläche der Netzhaut erleuchtet werden, welche man „Zerstreuungskreis" nennt. Dieses Sehen nennt man „Sehen in Zerstreuungskreisen", und das Bild erscheint seiner Undeutlichkeit wegen nicht scharf, sondern „verwaschen". In Fig. 21 werden die von dem leuchtenden Punkte *a* ausgehenden Strahlen durch die Linse *b* gebrochen und auf der Netzhaut *nn* in *c* sämtlich vereinigt, in welchem Falle deutlich gesehen wird. Befindet sich aber die Netzhaut in *mm* oder *ll* (was einer Verschiebung des Punktes *a* in die Ferne oder Nähe entsprechen würde), so entstehen auf der Netzhaut Zerstreuungskreise, deren Durchmesser für die Netzhaut *mm* z. B. *pq* ist.

Es folgt daraus, daß bei normalem ruhenden Auge nur diejenigen Objekte deutlich gesehen werden können, welche in einer Ebene liegen, während man die nicht in derselben Ebene gelegenen Punkte des Objektes in Zerstreuungskreisen oder verwaschen sieht, oder es können verschieden weit vom Auge entfernte Gegenstände nicht gleichzeitig deutlich gesehen werden.

Die Entstehung von Zerstreuungskreisen kann man objektiv nachahmen, wenn man in einiger Entfernung von einer Sammellinse einen Schirm mit einer engen Öffnung aufstellt, durch welche ein Licht scheint, dessen Bild auf einer hinter der Linse aufgestellten weißen Papierfläche aufgefangen wird. Man sieht, daß ein scharf umschriebenes Bild der Flamme auf der Papierfläche nur dann entworfen wird, wenn das Licht sich in einer ganz bestimmten Entfernung von der Linse befindet; sobald man es aber derselben nähert oder von derselben entfernt, so dehnt sich der Lichtpunkt zu einem hellen Kreise (Zerstreuungskreis) aus.

Da die Größe der Zerstreuungskreise von der Größe des Strahlenkegels und dieser wieder von der Weite der Pupille abhängt, so kann man dieselben durch Verkleinerung der Pupille verkleinern und das Bild wieder deutlicher machen, indem man vor das Auge ein Kartenblatt mit einer runden Öffnung hält, welche kleiner als die natürliche Pupille ist. — Setzt man vor die Linse in Fig. 21 einen Schirm mit zwei Öffnungen *e* und *f*, so werden, wenn die weiße Papierfläche in *m m* steht, aus dem Zerstreuungskreise *p q* zwei gesonderte

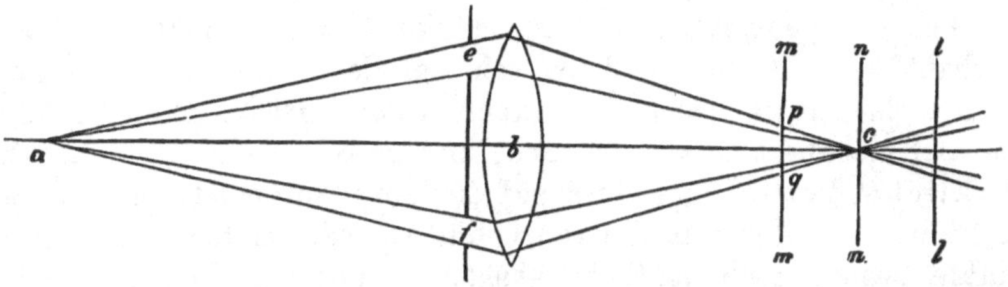


Fig. 21. Sehen in Zerstreuungskreisen; Scheinerscher Versuch.

kleinere Zerstreuungskreise herausgeschnitten. Ebenso werden unter denselben Verhältnissen auf der Retina zwei Zerstreuungskreise entworfen, welche das leuchtende Objekt doppelt erscheinen lassen werden (Scheinerscher Versuch).

Daß verschieden weit vom Auge abstehende Gegenstände nicht gleichzeitig scharf gesehen werden können, ergibt sich leicht, wenn man etwa 6 cm vor dem Auge einen Schleier, in einer Entfernung von einem halben Meter dahinter ein Buch hält und ein Auge schließt. Erscheinen die Fäden des Schleiers deutlich, so werden die Buchstaben undeutlich und umgekehrt.

## Die Akkommodation.

Das schematische Auge, dessen wir uns bisher bedient haben, ist so eingerichtet, daß es nur parallel auffallende Strahlen auf seiner Netzhaut vereinigen, also nur unendlich ferne Objekte sehen kann. In der Tat aber können wir verschieden weit vom Auge entfernte Gegenstände, wenn auch nicht gleichzeitig, so doch nacheinander deutlich sehen. Es muß also das Auge die Fähigkeit besitzen, auch Strahlen, welche aus endlicher Entfernung kommend divergent auf die Cornea treffen, auf der Netzhaut in einem Punkte zu vereinigen, d. h. sich für Objekte, die in verschiedener Entfernung von ihm liegen, einzustellen oder anzupassen. Diese Fähigkeit, bald ferne, bald nahe Gegenstände deutlich zu sehen, nennt man das Akkommodationsvermögen.

Die Entfernungen, für welche das Auge akkommodieren kann, sind außerordentlich verschieden. Der dem Auge nächste Punkt, für den noch akkommodiert wird, heißt der Nahepunkt, der entfernteste der Fernpunkt der Akkommodation; die Entfernung dieser beiden voneinander, d. h. den Inbegriff aller der Entfernungen, für welche ein Auge durch die Akkommodation deutlich sehen kann (auf der Richtung der Sehachse gemessen), nennt man die Akkommodationsbreite, welche für ein normales Auge im Alter von 10 Jahren von etwa 70 mm Abstand bis in unendliche Ferne reicht. Innerhalb der Akkommodationsbreite findet daher eine allmählich zunehmende Akkommodation statt, die, vom Fernpunkt beginnend, im Nahepunkt am größten ist.

Aus der geometrischen Konstruktion des Bildpunktes auf der Netzhaut geht hervor, daß in sehr großer Entfernung gelegene Objekte, bei einem gegebenen Akkommodationszustande, dem Auge erheblich genähert werden können, und zwar bis auf ca. 10 m, ehe merkliche Zerstreuungskreise auf der Netzhaut entstehen, so daß die Bilder von Objekten, die sehr nahe vor oder hinter dem fixierten Punkte liegen, noch deutlich gesehen werden können. Umgekehrt genügt für sehr nahe gelegene Objekte eine geringfügige Verschiebung, um schon merkliche Zerstreuungskreise auf der Netzhaut und somit undeutliches Sehen entstehen zu lassen. Man nennt den Teil der Akkommodationsbreite (oder der Gesichtslinie), in welcher bei einer gewissen Akkommodationsstellung des Auges ungleich entfernte, aber einander sehr nahe gelegene Objekte ohne merkliche Undeutlichkeit gesehen werden können, die Akkommodationslinie (J. Czermak), und es ist leicht verständlich, daß die Akkommodationslinie für ein fern gelegenes Objekt viel länger sein muß als für ein nahe gelegenes Objekt. Es folgt daraus weiter, daß beim Sehen in die Nähe, im Gegensatz zum Sehen in die Ferne, die Akkommodation fortwährend in Tätigkeit sein muß, wenn deutliche Bilder auf der Netzhaut entworfen werden sollen.

Um die Akkommodationsbreite des Auges zu bestimmen, bedient man sich der Optometer, deren Prinzip auf dem Scheinerschen Versuche basiert. Bringt man ein Kartenblatt mit zwei sehr feinen Öffnungen vor das Auge, deren Entfernung kleiner ist als der Durchmesser der Pupille und hält davor eine feine Nadel in näherer und weiterer Ferne, so sieht man dieselbe bei einer gewissen Entfernung oder Annäherung an das Auge doppelt; die Strecke, innerhalb welcher sie einfach gesehen wird, wo also immer eine Vereinigung der Strahlen auf der Netzhaut stattfindet, ist die Akkommodationsbreite. Eins der ersten Optometer stammt von Th. Young, das, von Stampfer verbessert, an Stelle einer

Nadel einen engen Spalt hat, der statt durch zwei Löcher durch parallele Spalten betrachtet werden kann. — Der Fernpunkt ergibt sich aus der Bestimmung des Brechungszustandes des Auges, während der N. P. in der Weise ermittelt wird, daß man feine Objekte dem Auge so weit nähert, bis sie anfangen undeutlich zu werden. Als Maß für die Akkommodationsbreite gilt die Differenz der reziproken Werte der Entfernung des Nahe- und Fernpunktes $\left(\frac{1}{n} - \frac{1}{f} = \frac{1}{a}\right)$.

## Mechanismus der Akkommodation.

Die Veränderungen, welche bei der Akkommodation am Auge eintreten, zuerst von Cramer u. Helmholtz beobachtet, sind folgende: 1) die Pupille wird enger, 2) der Pupillenrand der Iris rückt vor und nähert sich der Cornea, während der Ciliarrand zurückweicht, 3) die Vorderfläche der Kristallinse wird stärker gekrümmt und rückt nach vorn, 4) die hintere Fläche der Linse krümmt sich ebenfalls und rückt nach hinten; beides aber in viel geringerem Grade als die Vorderfläche.

Die Veränderungen, welche in dem dioptrischen Apparate des Auges bei der Akkommodation hervorgerufen werden, gibt die Fig. 23 auf der mit *N* bezeichneten Seite, während bei *F* der Ruhezustand wiedergegeben ist.

Die Veränderungen der Linse bei der Akkommodation haben Cramer u. Helmholtz unabhängig voneinander mittels der Purkinje-Sansonschen Bildchen ermittelt und die Größe dieser Veränderungen gemessen. Es sind dies drei Reflexbildchen (*a*, *b*, *c*), welche durch Spiegelung einer Kerzenflamme von der Cornea, der vorderen und hinteren Linsenfläche entworfen werden (s. Fig. 22). Dieselben können deutlich beobachtet werden, wenn man seitlich von dem Auge der Versuchsperson die Kerzenflamme aufstellt und von der anderen Seite her das Auge beobachtet: man sieht am weitesten nach innen das sehr lichtstarke, aufrechte Bild der Kerzenflamme (*a*); mehr nach außen ebenfalls ein aufrechtes Bildchen der Flamme, etwas größer als das andere, aber sehr lichtschwach und verwaschen (*b*); am meisten nach außen erscheint das dritte Bildchen, welches viel kleiner als die beiden vorigen ist, aber umgekehrt und deutlich begrenzt erscheint (*c*). Das erste Bild ist das Cornealbild, das mittlere entspricht der Vorderfläche der Linse — erstes Linsenbild —, das dritte gehört der Hinterfläche der Linse an — zweites Linsenbild.

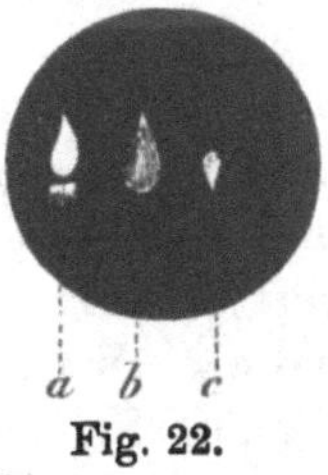

Fig. 22.

Wenn das Auge aus der Fernstellung in eine Nahestellung übergeht, so verkleinert sich das erste Linsenbild und nähert sich der Mitte der Pupille, das zweite Linsenbild wird etwas kleiner, während das Cornealbild vollkommen unverändert bleibt. Da nun ein konvexer Spiegel unter sonst gleichen Umständen desto kleinere Bilder entwirft, je kleiner sein Radius, so folgt aus dieser Beobachtung, daß die vordere Fläche der Kristallinse bei der Akkommodation für die Nähe sich stärker wölbt. Die Unveränderlichkeit des Cornealbildes weist hingegen darauf hin, daß die Cornea bei der Akkommodation untätig bleibt.

Die Größe dieser Veränderungen bei der Akkommodation sind folgende:

| | Akkommodation für | |
|---|---|---|
| | Ferne | Nähe |
| Abstand der vorderen Linsenfläche von der vorderen Hornhautfläche | 3·6 | 3·2 |
| Abstand der hinteren Linsenfläche | 7·498 | 7·584 |
| Dicke der Linse . . . . . . . | 3·6 | 4·0 |

Dieselben reichen, wie durch Rechnung nachgewiesen worden ist, vollkommen aus, um die bei der Akkommodation auftretenden Veränderungen zu erklären.

Wodurch wird die Formveränderung der Linse bei der Akkommodation hervorgebracht? Helmholtz lehrt, daß die Linse im ruhenden Zustande des Auges durch die an ihren Rand befestigte Zonula Zinnii gedehnt und über ihre Gleichgewichtslage durch radialen Zug

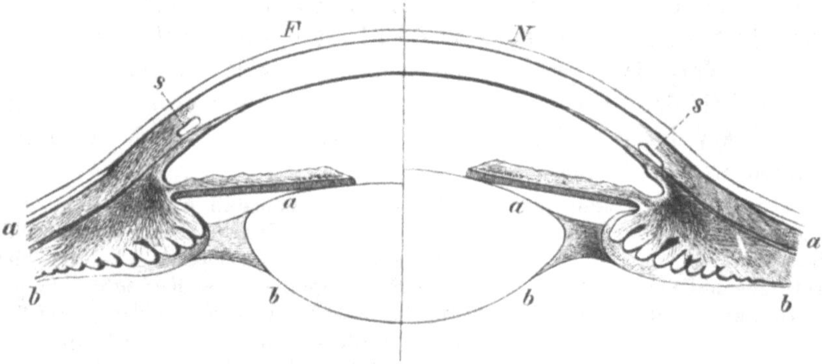


Fig. 23. Akkommodation des Auges.

nach außen gespannt wird, womit ihr Durchmesser sich verringern muß. Von dem Ansatz der Zonula an der Linsenkapsel nach außen und hinten laufen halskrausenartige Falten, in welche die Proc. ciliaris eingreifen und dadurch die Zonula in ihrer Spannung erhalten. Wenn sich der M. ciliaris, der sein Punctum fixum am Canalis Schlemmii (Fig. 23 bei *s*) hat, kontrahiert, so nähert sich das hintere Ende der Zonula dem Linsenrande, die Zonula selbst wird entspannt und mit ihr die Linse, welche sich verdickt und vorwölbt. Bei maximaler Akkommodation findet innerhalb der erschlafften Linsenkapsel ein geringes Herabsinken der Linse statt (C. Hess).

Die Akkommodationsveränderung für die Nähe hat Cramer zuerst auf Reizung eines ausgeschnittenen Seehundsauges mit Induktionsströmen beobachtet; später haben Hensen u. Völckers den Akkommodationsapparat durch Reizung der Nn. ciliares in Tätigkeit versetzt; die Nerven für den Akkommodationsmuskel stammen aus dem N. oculomotorius.

Der Akkommodationsapparat kann durch gewisse Alkaloide auf einige Zeit außer Funktion gesetzt werden; das Atropin z. B. lähmt ihn und stellt das Auge für die Zeit der Lähmung auf den Fernpunkt ein (bei gleichzeitiger Erweiterung der Pupille); Calabar (Physostigmin), das Alkaloid von Physostigma venenosum, erzeugt einen Krampf des Akkommodationsapparates und stellt das Auge auf den Nahepunkt ein (bei gleichzeitiger Verengerung der Pupille).

## Emmetropie, Myopie, Hypermetropie (Brechungszustände).

Emmetropie oder Normalsichtigkeit nennt man den Zustand, bei welchem der Fernpunkt des Auges in unendlicher Entfernung vor dem Auge gelegen ist, und parallele Lichtstrahlen auf das Auge fallen, welche sich genau in einem Punkte der Netzhaut vereinigen.

Solche Augen, bei denen diese Bedingungen nicht zutreffen, stellen denjenigen Refraktionszustand dar, welchen man als Ametropie bezeichnet, welcher als Gruppen die Myopie und Hypermetropie enthält.

Als Myopie bezeichnet man den Zustand des Auges, bei welchem der Fernpunkt in endlicher Entfernung liegt und die Vereinigung paralleler Strahlen

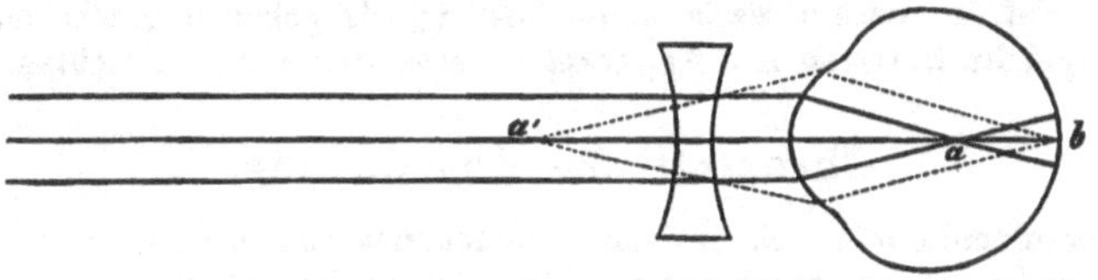


Fig. 24. Das myopische Auge und seine Korrektion.

vor der Netzhaut stattfindet. Der myopische Augapfel ist in der Richtung seiner Achse zu lang.

Zur Verbesserung des myopischen Auges wird demselben eine Brille mit bikonkaver oder Zerstreuungslinse vorgesetzt, durch welche parallele Strahlen

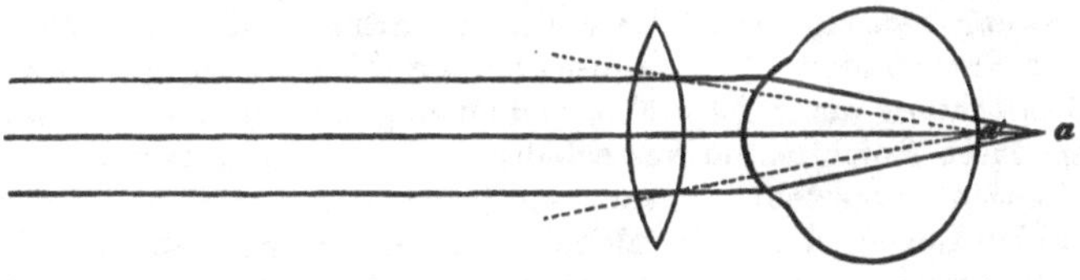


Fig. 25. Das hypermetropische Auge und seine Korrektion.

so divergent gemacht werden, als ob sie aus dem Fernpunkte ebendieses myopischen Auges kämen.

Die Fig. 24 erläutert das kurzsichtige Auge und seine Korrektion durch das bikonkave Glas: die parallel auf das Auge fallenden Strahlen vereinigen sich vor der Netzhaut bei *a*; durch die Zerstreuungslinse werden sie divergent auf das Auge gerichtet, scheinen aus dem Fernpunkt *a'* zu kommen und werden in der Netzhaut bei *b* vereinigt.

Hypermetropie oder Weitsichtigkeit ist der Zustand, bei welchem der Fernpunkt des Auges gewissermaßen in überunendlicher Entfernung liegt und die Vereinigung der Lichtstrahlen erst hinter der Netzhaut stattfindet. Das hypermetropische Auge ist also in der Richtung seiner Achse zu kurz. Zur Korrektur erhält das hypermetropische Auge eine bikonvexe oder Sammellinse vorgesetzt, durch welche die Strahlen stärker gebrochen schon auf der Netzhaut zur Vereinigung gelangen können.

Die Fig. 25 erläutert diese Verhältnisse: die Strahlen, welche parallel auf das Auge auffallen und erst hinter der Netzhaut bei *a* zur Vereinigung kommen, werden durch die vorgesetzte Sammellinse so stark gebrochen, daß sie schon in der Netzhaut bei *a'* vereinigt werden können.

Presbyopie ist ein Fehler des Auges bei alten Leuten, der darin besteht, daß ihr Nahepunkt sich vom Auge entfernt und die ganze Akkommodationsbreite sich verkürzt hat: sie werden „weitsichtig" und müssen beim Lesen das Buch sehr weit vom Gesicht entfernen, um deutlich sehen zu können. Dieser Fehler ist dadurch bedingt, daß die Linse im Alter starr wird und sich nur wenig für die Akkommodation krümmen kann. Man verbessert den Fehler ebenfalls durch Vorsetzen einer bikonvexen Linse, die natürlich nur für die Nähe ihren Zweck erfüllen kann.

## Mängel des Auges.

Wir haben bisher unserem Auge eine Vollkommenheit zugeschrieben, die es in der Tat in diesem Maße nicht besitzt; wir gehen nunmehr dazu über, diese Mängel im dioptrischen Apparate unseres Auges zu betrachten.

## Chromatische Abweichung.

Das Sonnenlicht ist kein einfaches, homogenes, sondern ein aus verschiedenfarbigen Strahlen zusammengesetztes Licht, in welche zerlegt wir es im Sonnenspektrum wiederfinden. Die verschiedenfarbigen Lichtstrahlen sind aber verschieden brechbar, und zwar ist rot am wenigsten, violett am stärksten brechbar, d. h. ein und dieselbe Linse, z. B. eine Sammellinse vereinigt die violetten Strahlen in einem der Linse näheren Punkte als die weniger brechbaren roten Strahlen, so daß man streng genommen durch eine einfache Linse niemals ein scharf umschriebenes Bild eines leuchtenden Objektes, sondern stets ein Bild mit Zerstreuungskreisen erhält, deren Ränder farbig erscheinen müßten. Man nennt diese Erscheinung die „chromatische Abweichung". Da dieselbe bei der Beobachtung durch Fernröhre und Operngläser sehr störend sein könnte, so werden durch Kombination verschiedenartig brechender Mittel „achromatische" Linsen hergestellt, welche von jenem Fehler frei sind. Man erhält achromatische Linsen durch Kombination einer Sammellinse von Crownglas und einer Zerstreuungslinse von Flintglas.

Das Auge besitzt ebenfalls den Fehler der chromatischen Abweichung, der aber so gering ist, daß wir von demselben für gewöhnlich nichts wahrnehmen. Die Farben des Spektrums werden in unserem Auge nicht vollständig voneinander getrennt, sondern es treffen bei guter Akkommodation die verschiedenfarbigen Strahlen, welche auf der Netzhaut konzentrische Zerstreuungskreise bilden, so auf die Netzhaut, daß auf den beiden Seiten der Augenachse verschiedenfarbige Zerstreuungskreise zum großen Teil aufeinander fallen und wieder weiß geben (s. unten). Die Fig. 26 zeigt deutlich den Sachverhalt: auf die Linse *a b* fallen zwei parallele Lichtstrahlen, welche konvergent gebrochen werden; *a r* und *b r'* sind zwei rote Strahlen, deren Vereinigungspunkt in *R* sein mag; *a v* und *b v'* sind zwei violette Strahlen mit ihrem Vereinigungspunkt in *V*, während die Retina in *c c* steht; es werden in diesem Falle beiderseits der Augenachse in *e* und *f* je ein roter Zerstreuungskreis der einen Seite auf den violetten der anderen Seite fallen; in der Strecke *ef* geschieht ein gleiches mit den zwischen rot und violett liegenden Strahlen, so daß der Gesamteindruck wieder ziemlich rein weiß ist.

Um die Chromasie des Auges wahrzunehmen, müssen besondere Bedingungen eintreten, die wir aus unserer Figur ableiten können. Wird nämlich in Fig. 26 eine matte Glastafel nach *m n* gerückt, so entsteht auf derselben ein Bild, dessen Zentrum violett, dessen Peripherie rot ist; umgekehrt in dem Zentrum rot und die Peripherie violett, wenn die matte Glastafel nach *p s* rückt. In dem einen Falle, wo ein Objekt betrachtet wird, dessen Bild näher als in *c c*, nämlich in *V* entworfen wird, scheint es an seinen Rändern rot

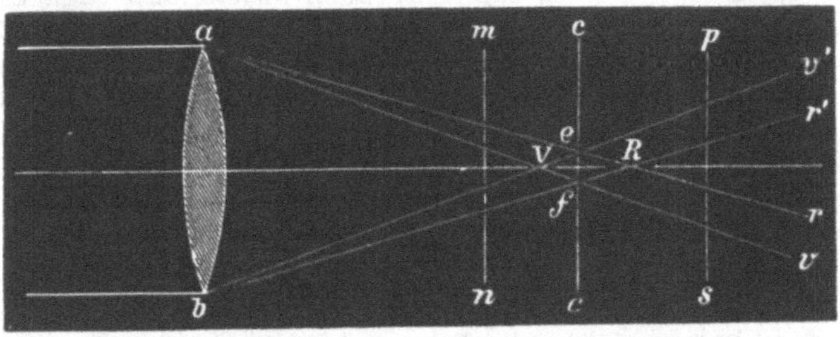


**Fig. 26. Darstellung der chromatischen Abweichung des Auges.**

gefärbt; im anderen Falle, wenn das Objekt näher liegt und sein Bild nach *R* fällt, erscheint es mit violetten Rändern. Wir sehen demnach die Chromasie unseres Auges, wenn wir gleichzeitig zwei leuchtende Objekte betrachten, von denen wir bekanntlich nur auf das eine genau akkommodieren können. Ebenso folgt aus der Fig. 26, daß wir chromatisch sehen, wenn die Hälfte der Pupille bedeckt wird.

## Monochromatische (sphärische) Abweichung.

Lichtstrahlen, welche auf eine sphärische Fläche treffen, vereinigen sich in einem Punkte nur dann, wenn die Strahlen der Achse sehr nahe liegen (Achsenstrahlen); diejenigen Strahlen, welche näher dem Rande auffallen, werden bedeutend stärker als die Achsenstrahlen gebrochen, so daß selbst im günstigsten Falle keine scharfen Bilder durch Glaslinsen mit sphärischen Flächen entworfen werden, eine Abweichung, welche als sphärische oder, weil sie auch einfarbigen Lichtstrahlen zukommt, als monochromatische Abweichung (Helmholtz) bezeichnet wird (Flächen, welche diesen Fehler nicht besitzen, heißen aplanatische Flächen). Die Folgen dieses Fehlers für ein gut zentriertes optisches System sind nur sehr geringe, da der Zerstreuungskreis des durch das System von einem leuchtenden Punkte entworfenen Bildes rings um die Achse symmetrisch liegt, so daß der Bildpunkt vom Zentrum nach der Peripherie an Lichtstärke sehr rasch abnimmt.

Das strahlige Aussehen leuchtender Punkte beruht hauptsächlich auf Astigmatismus und Unregelmäßigkeiten der Linse.

## Astigmatismus.

Ein weiterer Fehler unseres Auges ist der Astigmatismus, der physiologisch in geringem Grade in jedem normalen Auge vorkommt und darauf beruht, daß die Cornea nicht in allen ihren Meridianen eine gleichmäßige Krümmung besitzt, sondern daß sie meist im Vertikalmeridian stärker gekrümmt erscheint als im horizontalen Meridian. Die Folge davon ist, daß die Strahlen, welche auf den vertikalen Meridian der Cornea auftreffen, früher vereinigt werden als die im horizontalen Meridian und ein homozentrisches Strahlenbündel, das auf unser Auge auffällt, nicht mehr in einem Punkte vereinigt werden kann. Man überzeugt sich davon, wenn man auf ein weißes Papier acht feine schwarze Linien zieht, die sich in einem Punkte schneiden. Betrachtet man diesen Stern mit einem Auge, so nimmt man wahr, daß bei derselben Entfernung stets nur eine Linie deutlich gesehen wird, während die anderen ein wenig verwaschen, d. h. weniger schwarz erscheinen. — Pathologisch kann der Astigmatismus zu erheblichen Sehstörungen führen, die durch eine Zylinderbrille korrigiert werden.

Die obige Erscheinung der sternförmigen Bilder wird auch nach Donders als „unregelmäßiger“ Astigmatismus gegenüber dem „regelmäßigen“ bezeichnet, der aus der verschiedenen Krümmung seiner Meridiane folgt. Den unregelmäßigen Astigmatismus bezeichnet Donders als „eine Abweichung, die sich auf die Strahlen bezieht, welche in einem und demselben Meridiane gebrochen werden“, den regelmäßigen als „eine Abweichung, welche von Unterschieden in der Brennweite verschiedener Meridiane des lichtbrechenden Apparates abhängt“.

## Die entoptischen Erscheinungen.

Dieselben bestehen in eigentümlichen, schwarzen Punkten (Mouches volantes), Streifen usw., welche unter Umständen vor dem Auge gesehen werden und den Augenbewegungen folgen, aber auch eigene Bewegungen machen. Sie beruhen auf den Schatten, welche von undurchsichtigen Körperchen des Glaskörpers (Reste der embryonalen Gewebe des Glaskörpers) auf die Netzhaut geworfen werden, und welche nach dem Gesetz der exzentrischen Empfindung nach außen projiziert werden. Man beobachtet sie am besten, wenn man gegen eine helle Fläche, den bedeckten Himmel, in ein Mikroskop oder durch eine feine Öffnung in einem schwarzen, dem Auge sehr genäherten Schirme sieht.

Als entoptische Erscheinung ist auch der Schatten zu bezeichnen, welchen die Blutgefäße in der Netzhaut entwerfen („Purkinjesche Aderfigur“). Wenn man nämlich des Abends in einem dunklen Zimmer gegen eine schwarze Wand sieht und eine Kerzenflamme mit der Hand seitswärts am Auge hin- und herbewegt, so bemerkt man nach einiger Übung auf der schwarzen Wand baumförmig verzweigte Adergeflechte, welche von den Blutgefäßen im Innern des Auges, denen der Retina, herrühren, die jedenfalls vor den empfindenden Teilen der Netzhaut gelegen auf diese ihren Schatten entwerfen. Wenn die Kerzenflamme hin- und herbewegt wird, so bewegt sich auch der Gefäßbaum, und zwar in derselben Richtung mit der Flamme. — Wenn wir für gewöhnlich die Aderfigur nicht wahrnehmen, so ist der Grund der, daß beim gewöhnlichen Sehen kein scharfer Schatten entsteht, da von allen Punkten der Pupille aus Licht auf die Netzhaut fällt, und daß nur Veränderungen auf unserer Netzhaut wahrgenommen werden, während dieser Schatten für gewöhnlich immer an dieselbe Stelle fällt, auf welcher derselbe infolge lokaler Adaptation unwirksam wird.

## Das Augenleuchten und der Augenspiegel.

Trotz der großen Menge von Licht, welche in das Auge fällt, erscheint die Pupille schwarz, so daß der Augenhintergrund unsichtbar ist. Die Pupille erscheint aber dunkel, weil 1) der größte Teil des Lichtes im Auge absorbiert wird und die Beleuchtung durch den Rest von Licht, der aus dem Auge herauskommt, nicht genügt, um es hinreichend zu erhellen, und weil 2) selbst bei hinreichender Beleuchtung das Auge des Beobachters, um die Lichtstrahlen auffangen zu können, die von dem Netzhautbild als leuchtendem Objekte kommen und zur Lichtquelle, ihrem Ausgangspunkt, wieder zurückkehren, zwischen die Lichtquelle und das beobachtende Auge gebracht werden müßte, wodurch aber wieder das Licht von dem beobachtenden Auge abgeblendet wird.

Die ausreichende Beleuchtung bzw. Erhellung des Augenhintergrundes läßt sich durch eine starke Lichtquelle (direktes Sonnenlicht oder Lampenlicht) erreichen. Daß in der Tat nicht alles Licht im Auge absorbiert wird, beweist das Augenleuchten einiger Tiere im Halbdunkel, z. B. des Hundes, der Katze, sowie aller der Tiere, bei denen das schwarze Pigment eines Teiles der Chorioidea durch eine hellglänzende, stark reflektierende Membran, das sog. Tapetum, ersetzt ist. Diese Augen sind, wie Brücke gezeigt hat, nicht selbstleuchtend, sondern sie werfen soviel von dem empfangenen Licht nach der Lichtquelle wieder zurück, daß sie dem Beobachter leuchtend erscheinen. Am besten beobachtet man das Augenleuchten, wenn das Tier in einem dunklen Zimmer sich befindet, in welches durch einen breiten Türspalt reichlich Licht einfällt und man selbst an der Tür stehen bleibt. Auch das menschliche Auge reflektiert einen Teil des Lichtes, obgleich freilich der größere Teil von dem schwarzen Pigment der Chorioidea absorbiert wird; indes bei einer starken Lichtquelle könnte immerhin soviel Licht reflektiert werden, daß der Augenhintergrund sichtbar würde. Um nun weiter wenigstens einen Teil der aus dem Auge zurückkehrenden Lichtstrahlen auffangen zu können, stellt Brücke vor das zu beobachtende Auge eine Flamme, in welche das Auge sieht, aber gleichzeitig auf einen entfernten Gegenstand akkommodiert. Die aus dem Auge kommenden Strahlen werden jetzt nicht mehr in der Flamme vereinigt, sondern gehen nahe derselben vorbei; bringt man das eigene Auge in die Richtung des beobachteten Auges und der Flamme und einen Schirm, um nicht geblendet zu werden, zwischen das beobachtende Auge und die Flamme, so kann man jene an der Flamme vorbeigehenden Lichtstrahlen auffangen und den Augenhintergrund in diffusem roten Licht erleuchtet sehen. Nach Helmholtz ist der Versuch auch ohne Berücksichtigung der Akkommodation ausführbar, wenn der Beobachter selbst weit entfernt ist, weil die meisten Augen auf größere Entfernungen nicht scharf akkommodieren können, oder wenn der Beobachtete seitwärts sieht, weil dann das Bild des Lichtes an den

Seitenteilen der Netzhaut entworfen wird, wo die Bilder niemals scharf sind. Immerhin aber kann man den Hintergrund des Auges nur diffus erleuchtet sehen.

Noch besser beobachtete Helmholtz das Augenleuchten, wenn er die Flamme seitlich vom Auge und an die Stelle des Schirmes eine planparallele Glasplatte so aufstellte, daß das Licht in das beobachtete Auge geworfen wurde. Die aus dem Auge zurückkehrenden Strahlen gelangen wieder zur Glasplatte zurück, werden hier teils in die Flamme reflektiert, teils aber durch die Platte in ein hinter derselben befindliches Auge gebrochen, so daß der Beobachter ein vollständiges Bild des beobachteten Auges erhält. Statt der Glasplatte benutzt man besser einen kreisrunden Metallspiegel, der im Zentrum eine enge Öffnung besitzt, durch welche der Beobachter sieht. Um den Augenhintergrund nicht allein leuchtend, sondern auch deutlich zu sehen und einzelne Punkte der Netzhaut unterscheiden zu können, bedarf es für den Emmetropen und Hypertropen keines weiteren Hilfsmittels, während für den Myopen passende Glaslinsen eingeschaltet werden müssen. Eine solche Kombination nennt man nach Helmholtz den „Augenspiegel".

Bei der Betrachtung des Augenhintergrundes durch den Augenspiegel kehrt sich das bisherige Verhältnis von Bild und Objektpunkt um. Das Netzhautbild,

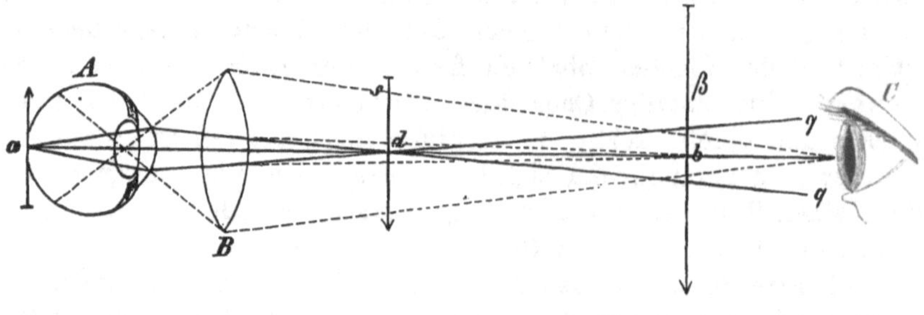


Fig. 27. Betrachtung des Augenhintergrundes im Augenspiegel.

das von einem leuchtenden Gegenstand entworfen wird, wird jetzt zum leuchtenden Objekte, von welchem Strahlen ausgehen, die durch die brechenden Medien des Auges gebrochen werden und nach außen gelangen, um dort ein Bild zu entwerfen in einem Punkte, der durch den jeweiligen Zustand des Akkommodationsapparates bzw. die geringere oder größere Krümmung der Linse bestimmt ist. Das Auge des Beobachters hat dieses Bild aufzufassen. Der einfachste Fall bei der Benutzung des Augenspiegels ist der, daß das beobachtete und das beobachtende Auge emmetropisch sind und sich in akkommodationslosem Zustande befinden. Die Strahlen, welche aus dem beobachteten Auge parallel austreten, müssen, da sie parallel auf das beobachtende Auge gelangen, genau auf dessen Netzhaut vereinigt werden und dort ein Bild des Hintergrundes des beobachteten Auges entwerfen. Dieser einfachste Fall trifft in Wirklichkeit selten zu, sondern es ist wenigstens in einem Auge eine der oben erwähnten Refraktionsanomalien vorhanden, oder das Auge ist nicht akkommodationslos, wovon die notwendige Folge die ist, daß wie durch eine Lupe ein umgekehrtes und vergrößertes Bild des Augenhintergrundes in irgend einem Punkte außerhalb entworfen wird, z. B. in Fig. 27 ist so der Pfeil bei *b*, das Bild des Pfeiles bei *a*. Befindet sich das Auge des Beobachters *C* in Sehweite, so wird es den Augenhintergrund zwar erleuchtet sehen, aber auf demselben nichts zu erkennen vermögen, weil infolge der starken Vergrößerung des Pfeiles in *b* das durch die Pupille begrenzte Gesichtsfeld des Auges *C* zu klein ist. Setzt man vor das beobachtete Auge *A* eine Sammellinse *B* von kurzer Brennweite (1—3 Zoll), so wird ein kleineres und näheres Bild, als *b* ist, in *d* entworfen. Das Auge *C* befindet sich in solcher Entfernung von *d*, daß es auf *d* genügend akkommodieren und dann hinreichend deutlich sieht. Benutzt man eine Zerstreuungslinie (bikonkav), so beobachtet man den Augenhintergrund in ähnlicher Weise, aber im aufrechten und virtuellen Bilde.

## Die Iris.

Die Iris dient dem Auge als Blende, wie solche Einrichtungen auch in den optischen Instrumenten angebracht sind, um die der Achse der brechenden Fläche entfernten Randstrahlen abzublenden und die monochromatische Abweichung, soweit sie im Auge überhaupt in Betracht kommt, zu beschränken.

Die Iris, welche durch ihre beiden Muskeln den Sphinkter und Dilatator iridis erweitert und verengert werden kann, erscheint uns nicht in ihrer wirklichen Lage, sondern die Hornhaut entwirft durch Brechung ein ihr genähertes und vergrößertes Bild der Iris. Mit ihrem Pupillarrande liegt die Iris auf der Linse auf und rückt, wenn sie sich verengert, nach vorn vor, während sie bei der Erweiterung zurückweicht; eine Ortsveränderung, welche durch die Konvexität der vorderen Linsenfläche bedingt ist. Die wirkliche Lage und die Lageveränderungen der Regenbogenhaut lassen sich durch J. Czermaks „Orthoskop" deutlich nachweisen.

Das Orthoskop ist ein sechsseitiges Kästchen, dessen obere und hintere Seite offen und dessen vordere Seite durch eine Glasplatte geschlossen ist. Nachdem die hintere Seite vor dem Auge wasserdicht befestigt ist, wird das Kästchen mit lauwarmem Wasser gefüllt und durch die vordere Wand das Auge beobachtet. Der Einfluß der Hornhaut ist dadurch beseitigt, daß das Wasser mit dem Kammerwasser ziemlich gleiches Brechungsvermögen besitzt.

Von den beiden Muskeln der Iris läuft der Sphinkter zirkulär um die Pupille, der Dilatator hat radiäre Fasern. Die alleinige Tätigkeit des ersteren verengert, die des letzteren erweitert die Pupille; für gewöhnlich erscheinen beide in mäßigem Grade tätig, denn die Lähmung des einen läßt sofort die volle Funktion des anderen hervortreten. Werden beide gleichzeitig durch starke elektrische Schläge gereizt, so verengert sich die Pupille (Ed. Weber); somit erscheint während des Lebens der Sphinkter der kräftigeren Wirkung fähig; kurze Zeit nach dem Tode kehrt sich unter den gleichen Bedingungen das Verhältnis um.

Der Sphinkter wird vom N. oculomotorius versorgt durch Fasern, die durch das Ganglion ciliare zum Auge verlaufen (das Nähere sowie den Einfluß des N. trigeminus auf die Pupille s. S. 285); der Dilatator wird vom N. sympathicus versorgt, dessen Durchschneidung am Halse zu dauernder Verengerung der Pupille führt. Die Pupillarfasern des Sympathicus haben ein eigenes Zentrum, das nach BUDGE im Rückenmark in der Höhe der drei ersten Brustwirbel liegt, aus welchen sie durch die vorderen Wurzeln der beiden ersten Brustnerven in die Rami communicantes treten. Das Zentrum wird das Centrum ciliospinale genannt.

Die Weite der Pupille verändert sich unter folgenden Bedingungen:

1) Bei starkem Lichtreiz verengert sich die Pupille beiderseitig, auch wenn der Reiz nur einseitig gewirkt hat, durch reflektorische Erregung des N. oculomotorius (s. S. 285).

2) Die Pupille verengert sich bei Reizung der sensiblen Trigeminusäste der Nase und des Auges.

3) Die Pupille verengert sich bei der Akkommodation in die Nähe (s. S. 315), wahrscheinlich eine Mitbewegung.

4) Eine Verengerung der Pupille begleitet die Konvergenzbewegung des Auges, die ebenfalls als Mitbewegung zu deuten ist.

5) Im Schlafe ist die Pupille verengert; die meisten Menschen richten während des Schlafes die Augen nach oben und außen; doch hat RUETE Fälle gesehen, in denen Personen mit gerade gestellten Augen und verengerten Pupillen schliefen.

6) Die Pupille verengert sich bei Anämie des Gehirns (KUSSMAUL), wenn die Karotiden oder der Truncus anonymus komprimiert werden; nach einiger Zeit erfolgt Erweiterung: Stauung des venösen Blutes im Kopfe durch Kompression der Jugularvenen bewirkt nur zuweilen Verengerung.

7) Die Pupille erweitert sich während der Asphyxie durch Reizung des Centrum ciliospinale.

8) Erweiterung der Pupille erfolgt auf schmerzhafte Reizung irgend einer Hautpartie der Körperfläche.

9) Die Pupille erweitert sich bei jeder tiefen In- und Exspiration (VIGOUROUX), wahrscheinlich durch Mitbewegung, welche durch Übergang der Erregung des Atmungszentrums auf das benachbarte ciliospinale Zentrum hervorgerufen wird; auch bei starken Muskelanstrengungen ist Pupillenerweiterung beobachtet worden.

10) Die Pupille verändert sich unter dem Einflusse verschiedener Gifte: z. B. a) Atropin erweitert die Pupille (Mydriasis) durch Lähmung des Sphinkter, denn Reizung desselben in der Schädelhöhle vermag die Pupille nicht mehr zu verengern; b) Calabar, Nikotin und Morphium verengern die Pupille (Miosis) entweder durch Lähmung des Dilatator oder durch Reizung des Sphinkter.

### 2. Die Gesichtsempfindungen.

Der adäquate Reiz für das Sehorgan ist das Licht, dessen Einwirkung auf die Netzhaut das Sehzentrum vermöge seiner spezifischen Energie mit einer Lichtempfindung beantwortet. Welche Teile der Netzhaut sind aber durch Licht erregbar?

### Der Ort der Erregung in der Netzhaut.

Bekanntlich kann man an der Netzhaut, abgesehen von den beiden Begrenzungsmembranen, sieben verschiedene Schichten unterscheiden, von denen die innerste die Nervenfaserschicht, die Aus-

Fig. 28. Demonstration des blinden Fleckes im Auge.

breitung der Sehnervenfasern, die äußerste die Stäbchen- und Zapfenschicht (Sehepithel) darstellt. Aber nur die Erregung der Stäbchen und Zapfen durch das Licht führt zu einer Lichtempfindung, während die anderen Schichten sich unempfindlich gegen den Lichtreiz erweisen. Der Beweis dafür wird durch folgende Tatsachen gegeben: 1) die Eintrittsstelle des Sehnerven, die Papilla optica, welche nur aus Nervenfasern besteht, ist blind und ohne Lichtempfindung (Mariottes blinder Fleck). Schließt man das linke Auge und fixiert mit dem rechten Auge das Kreuz in Fig. 28, indem man aus mäßiger Entfernung immer näher heranrückt, so verschwindet der Kreis in einer gewissen Entfernung, um bei noch größerer Annäherung wieder zu erscheinen. Bei monokularem Sehen ist keine Lücke im Gesichtsfelde zu bemerken, unter Umständen erscheint allerdings daselbst ein dunkler Fleck (Purkinje);

2) der gelbe Fleck, welcher nur aus Zapfen besteht, ist auf der Netzhaut der Punkt des schärfsten Sehens; und 3) das Sichtbarwerden der PURKINJEschen Aderfigur, da die Gefäße der Retina hinter der Nervenfaserschicht, aber vor der Stäbchen- und Zapfenschicht liegen.

## Das Unterscheidungsvermögen der Netzhaut.

Wie bei entsprechender Anordnung jeder leuchtende Punkt einem Bildpunkte auf der Netzhaut entspricht, so kann man sich das Bild eines leuchtenden Objektes entstanden denken aus einer sehr großen Anzahl nebeneinander gelegener Bildpunkte, die alle den ebenfalls nebeneinander liegenden leuchtenden Punkten entsprechen. Um aber die einzelnen Punkte des Bildes (bzw. des Objektes) in seiner flächenhaften Ausdehnung unterscheiden zu können, müssen sie räumlich voneinander getrennt sein, und zwar genügt eine Trennung insoweit, daß ein deutlich zu unterscheidender Punkt auf je einen Zapfen in der Netzhaut fällt, der einen Durchmesser von 0·002—0·003 mm besitzt. (Man übersieht leicht, daß das Unterscheidungsvermögen der Netzhaut dieselbe Bedeutung hat wie der Ortssinn der Haut; das Verhältnis des ganzen Vorganges ist hier ein höheres, da für die Empfindungskreise der Netzhaut auch schon das anatomische Substrat in den Zapfen gefunden ist, was man bei der Haut noch nicht erreicht hat.) Der Versuch hat seinerseits nun auch ergeben, daß zwei Bildpunkte, die voneinander unterscheidbar sein sollen, wenigstens 0·002 mm auseinander liegen müssen. Da das Unterscheidungsvermögen der Netzhaut auf den Zapfen basiert, und da dieselben in der Netzhaut sehr verschieden dicht stehen, so folgt daraus, daß das Unterscheidungsvermögen der Netzhaut an verschiedenen Punkten durchaus verschieden sein muß. In der Tat gelten jene Bestimmungen nur für die Mitte der Fovea, wo dichtgedrängt Zapfen an Zapfen stehen. Weiter entfernt davon wird das Unterscheidungsvermögen immer geringer, und es werden daher wirklich scharf nur diejenigen Punkte gesehen, welche sich auf diesem Flecke abbilden: „direktes Sehen“, während die übrigen Punkte der Netzhaut viel weniger scharf unterscheiden und demnach weniger deutlich sehen: „indirektes Sehen“. Um nun alle Punkte eines Objektes deutlich sehen zu können, wird das Auge so bewegt, daß die Gesichtslinie das ganze Objekt nach und nach gewissermaßen abtastet.

## Die Art der Erregung der Netzhaut.

Es ist mit Sicherheit nicht auszuschließen, daß die Lichtwellen selbst mechanisch erregend auf die Netzhaut wirken. Dagegen ist es gewiß, daß die Erregung in der Netzhaut durch das Licht von chemischen Prozessen begleitet ist. Dafür spricht die Entdeckung von Franz Boll, daß die Retina während des Lebens purpurrot ist, im ausgeschnittenen Auge unter dem Einflusse des Lichtes schnell bleicht und gelblichweiß wird, welche Farbe bisher auch der lebenden Retina zugeschrieben worden war. Diese rote Farbe verdankt die Retina dem „Sehrot“ (Boll) oder „Sehpurpur“ (Kühne), einem Farbstoffe, welcher durch das Licht fortwährend zerstört und immer wieder durch den Stoffwechsel hergestellt wird. Es würde also in der Retina, wie auf einer photographischen Platte, ein substantielles Bildchen entworfen, das während des Lebens immer wieder verschwindet, und an dessen Stelle bald wieder ein Ersatz des Sehpurpurs stattfindet. In der Tat ist es Kühne gelungen, auf der Retina eines eben ausgeschnittenen Kaninchenauges ein solches substantielles Bildchen des leuchtenden Objektes, Optogramm, zu fixieren, indem er ein eben ausgeschnittenes Kaninchenauge mit der Cornea gegen das helle Fenster richtete und es nach einiger Zeit der Lichteinwirkung in $5\,^0/_0$ige Alaunlösung legte: auf der Retina zeigte sich eine Photographie des Fensters, die Scheiben hell, das Fensterkreuz dunkelrot.

Jener Farbstoff befindet sich indes nur innerhalb der Stäbchen, nicht in den Zapfen, so daß der gelbe Fleck, bekanntlich nur aus Zapfen zusammengesetzt und zugleich den Punkt des schärfsten Sehens enthaltend, davon frei ist. Es ist deshalb noch unklar, welche Rolle der Sehpurpur spielt; event. kann man annehmen, daß die Retina noch andere Sehstoffe enthält, welche aber farblos sind.

Unter dem Einflusse des Lichtes findet ferner in der Netzhaut ein Vorwandern der Farbstoffkörnchen zu den Zellen des Pigmentepithels statt. In der Dunkelheit weichen diese Elemente wieder zurück.

Endlich ist der Erregungsvorgang in der Retina auch mit elektromotorischen Vorgängen verbunden, insofern als bei Ein- und Austritt des Lichtes eine elektrische Stromesschwankung erscheint (Holmgren, Kühne u. Steiner).

## Zeitlicher Verlauf der Netzhauterregung; Ermüdung und Erholung.

Licht von bestimmter Intensität, das in das Auge fällt, muß, um Lichtempfindung hervorzurufen, eine gewisse Zeit einwirken, die aber sehr kurz sein kann, da wir den elektrischen Funken wahrnehmen. Die Empfindung erreicht aber nicht sogleich ihre volle Stärke, sondern erst nach einer gewissen sehr kurzen Zeit; ebensowenig aber schwindet die Empfindung sofort, wenn das Licht erlischt, sondern sie überdauert den Reiz um eine gewisse Zeit (Abklingen der Lichtempfindung). Letzteres geht aus folgenden Beobachtungen hervor: Wenn man einen hell leuchtenden Gegenstand, z. B. die Sonne, ganz kurze Zeit betrachtet und plötzlich die Augen schließt, so schwebt vor den Augen ein deutliches, hell leuchtendes Bild der Sonne (positives Nachbild). Bewegt man eine feurige Kohle mit einer gewissen Geschwindigkeit im Kreise herum, so sieht man einen feurigen Kreis (nicht einzelne feurige Kohlen).

Andrerseits nimmt ein Lichteindruck von bestimmter Stärke, wenn er längere Zeit dauert, an Wirkung allmählich ab, weil eine Ermüdung eintritt, welche nach einiger Zeit der Erholung wieder schwindet. Der Eintritt der Ermüdung folgt aus der Tatsache, daß bei längerer Beleuchtung (5—15 Sek.) eines hellen Lichtes, z. B. der Sonnenscheibe, ein negatives Nachbild auftritt, d. h. ein Bild, in dem die vorher hellen Stellen dunkel erscheinen.

Es entstehen unter gewissen Bedingungen auch farbige Nachbilder, wovon weiterhin die Rede sein wird.

Aus den beiden Beobachtungen des „Abklingens“ und der „Ermüdung“ geht hervor, daß intermittierende Lichtreize wirksamer sein müssen als kontinuierliche Beleuchtung.

## Die Farbenempfindungen.

Das Licht entsteht durch wellenförmige Schwingungen des Äthers, an denen man die Länge und die Elongation (Oszillationsamplitude) der Schwingungen zu unterscheiden hat. Die Größe der Elongation bestimmt (vgl. S. 334) die Quantität oder Intensität der Lichtempfindung, so daß Ätherwellen gleicher Länge, aber ungleicher Elongation, welche die Retina in den Erregungszustand versetzen, die Empfindung eines Lichtes von größerer oder geringerer Intensität hervorrufen. Die verschiedene Wellenlänge dagegen bestimmt die Qualität der Lichtempfindung, die als „Farbe“ bezeichnet wird. Betrachtet man auch das Schwarz als positive Empfindung (Hering), so unterscheiden sich sämtliche Lichtempfindungen, auch die farblosen, qualitativ.

Die Irradiation. Die Irradiation umfaßt eine Reihe von Erscheinungen, die das Gemeinsame haben, daß stark beleuchtete Flächen größer erscheinen, als sie wirklich sind, während die benachbarten dunklen Flächen um gleich viel kleiner aussehen. So erscheinen helle Flächen auf dunklem Grunde vergrößert, z. B. ein weißes Quadrat in Mitte eines größeren dunklen Quadrates, oder enge Löcher und Spalten erscheinen, wenn Licht durch sie fällt, größer als sie wirklich sind, u. dgl. m. Die Irradiation ist besonders stark ausgesprochen, wenn nicht scharf akkommodiert wird. Diese Erscheinung erklärt sich dadurch, daß die Ränder der hellen Flächen über die der benachbarten, dunkleren Flächen gewissermaßen übergreifen, um so mehr, je größer die Zerstreuungskreise sind, welche von den lichten Flächen im Auge entworfen werden. Diese

Zertreuungskreise bewirken nun, daß am Rande des Netzhautbildes einer hellen Fläche Licht sich weiter verbreitet, als das scharfe Bild selbst reichen würde.

Die verschiedenen Farben, welche wir empfinden können, sind fast sämtlich im Sonnenspektrum enthalten. Dasselbe stellt man in der Weise her, daß man das Sonnenlicht in geeigneter Weise durch ein Prisma leitet, worauf man ein farbiges Band, das Sonnenspektrum, erhält, in welchem die Farben in bestimmter Reihe aufeinander folgen, nämlich Rot, Orange (Gelbrot), Gelb, Grün, Grünlichblau oder Cyanblau, Indigoblau, Violett. Es folgt daraus, daß das weiße Sonnenlicht kein einfaches, sondern gemischtes Licht ist, das im Spektrum in seine Komponenten, in einfaches Licht, zerlegt ist. Diese Zerlegung ist die Folge der verschiedenen Brechbarkeit des einfachen Lichtes und zwar ist das rote Ende am wenigsten, das violette Ende am meisten brechbar; dazwischen nimmt die Brechbarkeit vom roten zum violetten Ende allmählich zu (außerdem befinden sich im Spektrum dunkle Linien [FRAUENHOFER], welche dem Sonnenlichte eigentümlich zur Orientierung in den einzelnen Farben mit den Buchstaben *A*, *B* usw. bezeichnet worden sind). Die verschiedene Brechbarkeit des Lichtes ist wieder bedingt durch ihr verschiedenes Fortpflanzungsvermögen in festen und flüssigen Körpern. Sie haben dementsprechend verschiedene Schwingungszahl, sowie verschiedene Wellenlängen und zwar ist letztere im äußersten Rot = 760 $\mu\mu$ (Linie *A*), im äußersten Violett = 397 $\mu\mu$ (Linie *H*).

Das Gesetz der Ermüdung gilt für farbiges Licht ebenso wie für weißes Licht.

Das Spektrum reicht über die beiden Enden hinaus, enthält außer den eben angegebenen noch ultrarote und ultraviolette Strahlen, die nicht wahrnehmbar sind, entweder weil sie von den brechenden Medien des Auges absorbiert werden, oder weil sie die Netzhaut nicht zu erregen vermögen. Das erstere ist bei den ultravioletten, das letztere bei den ultraroten Strahlen der Fall. Hingegen sind die ultravioletten Strahlen auf bestimmte Salze stark chemisch wirksam (Photographie), während die roten sehr warm sind (Wärmestrahlen).

## Die Farbenmischung.

Wenn zwei Farben des Spektrums miteinander gemischt werden, so erhält man:

1) Farbenempfindungen, welche im Spektrum noch nicht vorhanden sind, nämlich:

a) Purpurrot, das durch Mischung der beiden äußersten Farben des Spektrums, des Rot und des Violett, entsteht.

b) Weiß, das durch Zusammensetzung verschiedener Paare von einfachen Farben entsteht; man nennt die Farben, welche in einem bestimmten Verhältnis miteinander gemischt, Weiß geben, komplementär. Unter den Spektralfarben sind komplementär:

Rot und Grünlichblau,
Orange und Cyanblau,
Gelb und Indigoblau,
Grünlichgelb und Violett.

2) Farbenempfindungen, welche im Spektrum schon vorhanden sind, und Mischfarben genannt werden. Sie unterscheiden sich von den durch homogene Spektrallichter erzeugten Farbenempfindungen nur durch ihre geringere Sättigung, d. h. sie erscheinen mit einem Anflug von Weiß oder Grau. Es gelten für diese durch Mischung verschiedener Spektrallichter hervorgerufenen Farbeneffekte folgende Regeln (Helmholtz): a) Mischt man zwei einfache Farben, die im Spektrum weniger voneinander entfernt sind, als die komplementären Farben, so erhält man als Mischfarbe eine Farbe, die zwischen den beiden Farben liegt, welche um so weniger gesättigt ist, je größer der Abstand der gemischten Farben in der Spektralreihe ist, um so gesättigter, je geringer er ist. b) Werden dagegen zwei Farben gemischt, die im Spektrum weiter voneinander abstehen, als die komplementären Farben, so erhält man im allgemeinen Purpur. Die Mischfarbe ist in diesem Falle um so gesättigter, je größer der Abstand der gemischten Farben ist, und um so weniger gesättigt, je geringer er ist.

Werden Farbengemische selbst wiederum miteinander gemischt, so gehen daraus keine neuen Farben mehr hervor, sondern nur solche, wie sie die entsprechenden Spektrallichter liefern, nur erscheinen sie mehr oder weniger gesättigt.

Die Qualität eines jeden Farbeneindruckes ist vollständig bestimmt durch die Helligkeit (in erster Linie abhängig von der Lichtstärke, in zweiter Linie abhängig vom jeweiligen Zustande des Auges), den Farbenton (abhängig von der Wellenlänge) und den Sättigungsgrad (mehr oder weniger Beimengung von Weiß, bzw. Grau, dessen Helligkeit selbst wieder die sog. Nuance bestimmt).

Der Ruhezustand der Retina erregt uns nicht die Empfindung tiefster Dunkelheit, sondern den Eindruck eines grauen Nebels (Eigengrau oder Eigenlicht der Netzhaut).

Methoden der Farbenmischung. Zur Mischung von Farben bedient man sich folgender drei Methoden: 1) Man kreuzt Spektra übereinander in der Weise, daß entweder einzelne oder mehrere Farben derselben sich decken; 2) man legt zwei farbige Quadrate vor sich hin auf den Tisch und hält eine Glasplatte so vor sein Auge, daß man das eine Quadrat direkt und das andere im Spiegelbilde sieht: die beiden Bilder decken und ihre Farben mischen sich;

3) die Methode des Farbenkreisels, auf dem man Scheiben schnell rotieren läßt, welche mit verschiedenfarbigen Sektoren versehen sind (MAXWELL). Da die Empfindung den Reiz überdauert, so werden sich bei genügend schneller Rotation die Farben der einzelnen Sektoren mischen (diese Farbenmischung ist nicht zu verwechseln mit der Mischung farbiger Pigmente, bei der nur Mischfarben zum Vorschein kommen können, welche beide Farbstoffe durchlassen oder reflektieren).

Farbige Nachbilder. Wenn man längere Zeit ein farbiges Objekt betrachtet und dann das Auge auf eine weiße Fläche wendet, so sieht man farbige Nachbilder, die positiv sind, wenn sie mit dem Objekte gleich gefärbt erscheinen, negativ, wenn sie komplementär zu dem Objekte gefärbt sind. Das positiv farbige Nachbild beruht auf der Nachwirkung des Reizes; das negative ist dadurch hervorgerufen, daß die Fasern, welche durch die Farbe des Objektes ganz besonders erregt werden, ermüden, worauf dann die komplementäre Farbe hervortritt. Auch weiße Objekte geben farbige Nachbilder, in denen die Farben vielfach wechseln: farbiges Abklingen der Nachbilder, indem das Nachbild für alle Farben nicht gleichmäßig und gleichzeitig schwindet, woraus sich immer neue Farbenkombinationen ergeben müssen.

Da die Komplementärfarben auch Kontrastfarben genannt worden sind, so werden die farbigen negativen Bilder auch als sukzessiver Kontrast bezeichnet, im Gegensatz zum simultanen Kontrast, der entsteht, wenn zwei verschiedene Helligkeiten oder Farben im Gesichtsfelde nicht nacheinander, sondern nebeneinander gleichzeitig erscheinen. Der wesentliche Unterschied dieses Kontrastes gegen den sukzessiven besteht darin, daß hier zwei differente Netzhautstellen nebeneinander verschiedene Farben vermitteln, dort dieselbe Netzhautstelle nacheinander zwei Farben empfindet. Am deutlichsten tritt der simultane Kontrast bei Betrachtung der farbigen Schatten hervor. Entwirft man auf weißem Grunde durch einen vertikalen Stab von entgegengesetzten Seiten her den Schatten des Tageslichtes und den einer Kerzenflamme, so erscheint der erstere, der von dem weißen Tageslichte sein Licht erhält, nicht weiß, sondern blau, komplementär zur Farbe des Grundes, welche weißliches Rotgelb ist, da der Grund von dem weißen Tageslicht und dem rotgelben Kerzenlicht beschienen ist.

## Theorien der Farbenempfindung.

A. Die Dreifarbentheorie. Dieselbe nimmt Rot, Grün und Violett als Grundfarben an (YOUNG, MAXWELL, HELMHOLTZ), weil sie durch Mischung anderer Farben nicht dargestellt werden können, und folgert aus der Lehre von den spezifischen Energien, daß es in der Netzhaut drei verschiedene Arten von Nervenfasern gibt, von denen Reizung der ersten die Empfindung von Rot, Reizung der zweiten die von Grün, Reizung der dritten die von Violett hervorruft. Diese drei Arten von Fasern werden durch objektives homogenes Rot, Grün und Violett verschieden stark erregt, und zwar die ersten am stärksten durch Rot, die zweiten durch Grün, die dritten durch Violett (wie es die Fig. 29 wiedergibt, wo in horizontaler Richtung die Spektralfarben in ihrer natürlichen Reihenfolge aufgetragen zu denken sind, während die Kurven die

Erregungsstärke der entsprechenden Faserart bezeichnen). Aus diesen drei Grundempfindungen lassen sich durch Mischung bei ungleich starker Erregung alle Farbenempfindungen hervorrufen; nur Weiß würde bei gleich starker Erregung aller drei Empfindungen entstehen.

Diese Hypothese wird gestützt: 1) durch die Beobachtung, daß die Peripherie der Netzhaut für die rote und grüne Farbe unempfindlich zu sein scheint; wenn man eine Stange roten Siegellacks von hinter dem Gesichtsfelde her, während das Auge geradeaus sieht, nach vorn bewegt, bis sie eben am Rande des Gesichtsfeldes wahrgenommen wird, so erscheint sie nicht rot, sondern grau; plötzlich wird sie rot, wenn sie noch weiter vorwärts bewegt wird; 2) durch die Farbenblindheit, die darin besteht, daß einzelne Personen gewisse Farben nie empfinden können. Am häufigsten wird Rot nicht empfunden: Rotblindheit; solche Individuen sehen im Spektrum nur zwei Farben,

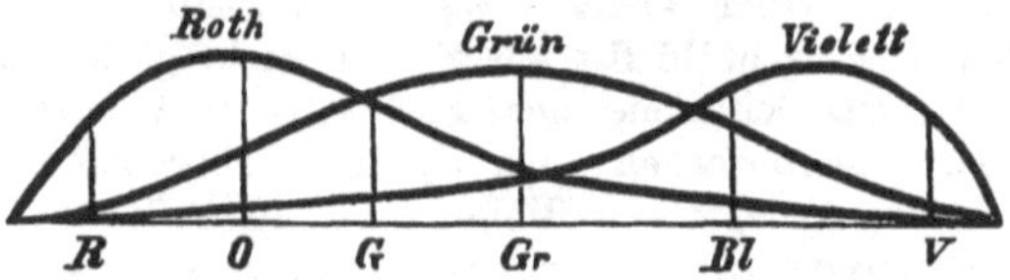


Fig. 29. Graphische Darstellung der Young-Helmholtzschen Farbentheorie.

die sie Blau und Gelb nennen. Für eine solche Person lassen sich alle von ihr empfundenen Farben aus Grün und Violett ableiten. Auch Grünblindheit kommt vor, während die der Theorie entsprechende Violettblindheit wohl noch nicht beobachtet worden ist (normale Augen = trichromatisch; farbenblinde = dichromatisch, weil für das Farbensystem dieser Augen je drei oder zwei Grundfarben vorauszusetzen sind).

B. Theorie der Gegenfarben. Eingehenderes Studium der „Farbenblindheit" hat zur Kenntnis einer Reihe von Tatsachen geführt, welche der Young-Helmholtzschen Farbentheorie gewisse Schwierigkeiten bereiten. Um diese zu überwinden, sowie als Ausdruck der subjektivistischen Sinnesphysiologie überhaupt, hat E. Hering eine andere Theorie folgenden Inhalts aufgestellt: Es gibt sechs einfache oder Grundempfindungen, und zwar weiß und schwarz, rot und grün, sowie gelb und blau, durch deren Mischung alle vorhandenen Empfindungen gewonnen werden können. Schwarz und Weiß in verschiedenen Verhältnissen gemischt geben alle Übergänge vom reinsten Weiß bis zum tiefsten Schwarz. Wenn die Grundfarben rot und grün oder blau und gelb paarweise gemischt werden, so enthält die Mischung keine der ursprünglichen Farben mehr, sondern diese beiden Paare von Farben heben sich auf, vernichten einander, und niemals sind beide Farben nebeneinander darin deutlich zu erkennen. Zwei solche Farben, die niemals beide zugleich in einer Gesichtsempfindung deutlich sind, werden Gegenfarben genannt. Dazu kommt, daß jede farbige Gesichtsempfindung, auch wenn sie durch ein reines Spektrallicht hervorgerufen ist, immer zugleich noch mehr oder weniger deutliches Weiß, Schwarz oder Grau enthält, so daß bei der Mischung von Gegenfarben nicht Empfindungslosigkeit, sondern eine weißliche Lichtempfindung entsteht. Jedes sogen. farbige Licht hat demnach eine doppelte Wirkung auf das Auge, eine farbige und eine farblose. Bei der Mischung von zwei gegenfarbigen Lichtern zu Weiß heben sich die farbigen Wirkungen auf, die farblosen addieren sich.

Als Substrat dieser Empfindungen läßt Hering die „Sehsubstanz", d. h. den nervösen Apparat, dessen Stoffwechselvorgänge sich in Gesichtsempfindungen äußern, aus verschiedenen Komponenten bestehen, welche als schwarz-weiße, rot-grüne und blau-gelbe Sehsubstanz bezeichnet werden und die in fortwährender Zerstörung („Dissimilierung") und Regeneration („Assimilierung") begriffen sind. Der Verbrauch der entsprechenden Sehsubstanz ruft die eine, die Regeneration die andere Farbenempfindung hervor; z. B. die Dissimilierung der schwarz-weißen Sehsubstanz ruft „weiß", die Assimilierung ruft „schwarz" hervor. Fehlen der Rotempfindung bedingt eo ipso auch den Ausfall von Grün (Rot-Grünblindheit); ebenso verhält es sich für Blau und Gelb (Gelb-Blaublindheit). Bei totaler Farbenblindheit, bei welcher alles in Grau und selbst im Spektrum keine Farbe gesehen wird, fehlen die beiden Sehsubstanzen für Farbenempfindung, die schwarz-weiße ist hingegen vorhanden.

## Die physiologische Verschiedenheit der Stäbchen und Zapfen.

Aus der Tatsache, daß der gelbe Fleck, der Punkt des schärfsten Sehens, nur Zapfen enthält, geht schon hervor, daß die Funktion der Zapfen von jener der Stäbchen verschieden sein muß. Vergleichend-anatomische Beobachtungen haben festgestellt (M. Schultze), daß die Netzhaut derjenigen Säugetiere und Vögel, welche nach ihrer Lebensweise auf Sehen bei geringerer Beleuchtung angewiesen sind (Fledermaus, Katze, Maulwurf, Eule), vorwiegend reich an Stäbchen sei. Schließlich liegen eine Reihe von direkten physiologischen Beobachtungen vor, welche zu einer bestimmten Ansicht über die Verschiedenheit in der Funktion der Stäbchen und Zapfen geführt haben.

A. Die verschiedene Helligkeit der einzelnen Teile des Sonnenspektrums. Wenn man das Sonnenspektrum genauer beobachtet, so sieht man, daß gelb, genauer gesagt die Strecke zwischen den Linien *D* und *E* die größte Helligkeit aufweist und daß dieselbe nach beiden Enden hin abnimmt. Für diese Erscheinung kann man als Erklärung, nach Ausschluß aller anderen Möglichkeiten, nur anführen, daß Licht von dieser Wellenlänge auf die lichtempfindliche Schicht der Netzhaut die stärkste Wirkung ausübt.

B. Die Adaptation des Auges. Wenn man aus einem hellen in ein dunkles Zimmer tritt, das nur ganz schwach beleuchtet wird, so sieht man zunächst gar nichts oder nur wenig, bis sich das Auge an das Dunkel gewöhnt und allmählich immer deutlicher die Gegenstände unterscheidet, d. h. die Empfindlichkeit der Netzhaut nimmt allmählich zu und die schwache Lichtquelle verursacht deutlich wahrnehmbare Erregung. Genauere Messungen (Piper) haben ergeben, daß die Empfindlichkeit nach 40—50 Minuten zu einem Maximum aufsteigt und daß sie im Dunkelzimmer den 1400- bis 8000fachen Wert erreichen kann.

Wenn man umgekehrt aus dem Dunkelzimmer in helles Tageslicht tritt, so ist man im ersten Augenblick geradezu geblendet infolge der großen Empfindlichkeit der Netzhaut, welche indessen nach kurzer Zeit abnimmt, so daß keine Überreizung mehr stattfindet.

Man bezeichnet diese Vorgänge als Adaptation und unterscheidet das dunkel- und das helladaptierte Auge.

Es ist nun weiter festgestellt worden, daß die Empfindlichkeitszunahme des dunkeladaptierten Auges wesentlich für die exzentrischen Teile der Netzhaut gilt, während für die Fovea centralis die Empfindlichkeit sehr viel weniger zunimmt und nur etwa das 20—30fache beträgt von der des helladaptierten Auges (Hering, Tschermak, bestätigt von Nagel u. Schäfer, im Gegensatze zu v. Kries).

Mit dunkeladaptiertem Auge beobachtet man ferner, daß man ein sehr lichtschwaches Spektrum farblos sieht mit einem Helligkeitsmaximum, das gegen das brechbare Ende verschoben ist und in dem das rote Ende ganz unsichtbar sein kann (Kühne, Hering). Schließlich ist die absolute Empfindlichkeit in der Fovea centralis bei Dunkeladaptation wesentlich niedriger, als außerhalb derselben, so daß Lichter, die bei direkter Fixation verschwinden, peripher deutlich, aber farblos gesehen werden. Aus diesen Tatsachen wird gefolgert, daß das Sehen sich in verschiedener Weise auf die Zapfen und Stäbchen verteilt: Die Fovea centralis ist der farbentüchtige Apparat, wo außer den Farbenempfindungen bei Reizung durch gemischte Lichter, sowie durch gewisse schwache einfarbige Lichter die Empfindung von Weiß vermittelt wird. Die Faser beansprucht eine etwas größere Lichtstärke und erreicht in ihrer Empfindung sehr hohe Werte. Die Stäbchen sind dagegen farbenblind, unterscheiden nur hell und dunkel, funktionieren aber bei weit geringerer Lichtstärke (M. Schultze, Char-

PENTIER, PARINAUD; v. KRIES, welcher ein trichromatisches Zapfenweiß und ein monochromatisches Stäbchenweiß unterscheidet).

Im allgemeinen sieht man bei hellem Lichte mehr mit den Zapfen, bei geringem mehr mit den Stäbchen.

### 3. Die Gesichtswahrnehmungen.

Die Gesichtsempfindungen benutzen wir, um durch gewisse psychische Tätigkeit uns eine Vorstellung von der Existenz, Form und Lage äußerer Objekte zu machen. Eine solche Vorstellung nennen wir eine Gesichtswahrnehmung. Dieselbe setzt sich demnach aus drei Akten zusammen, welche an drei anatomisch gesonderten Stationen sich abspielen, nämlich der photochemischen Entstehung des Bildes in der Netzhaut, der durch die Erregung hervorgerufenen Gesichtsempfindung im Sehzentrum und der hinzutretenden psychischen Tätigkeit in der Großhirnrinde. Diese psychische Tätigkeit besteht nach der Auffassung von HELMHOLTZ in einem Schlusse, der ein unbewußter Schluß ist, weil er nicht ein Akt des bewußten Denkens, sondern der Erfahrung ist.

Folge dieser Erfahrung ist es, daß wir im Sinne des Gesetzes von der exzentrischen Empfindung die Wahrnehmungen nach außen verlegen, und zwar jedesmal in die Verlängerung der Richtungslinien des Netzhautbildes, so daß wir die Objekte aufrecht sehen, trotz der umgekehrten Netzhautbilder, von denen wir keine Kenntnis haben.

Die Fläche, in die wir alle die durch die Erregung der Netzhaut hervorgerufenen Empfindungen hineinverlegen, projizieren, nennt man das „Sehfeld", welches wir fortwährend sehen, solange von demselben Erregungen ausgehen, welches aber „schwarz" erscheint, wenn solche fehlen. Der Projektionslehre steht die Theorie angeborener Lokalzeichen gegenüber, vermöge deren die Erregungen der einzelnen Netzhautelemente von vornherein einen bestimmten subjektiven Raumwert besitzen (HERING, TSCHERMAK).

Auf diesem Erfahrungsgesetze, der Projektion der Empfindungen in das Sehfeld, beruhen eine Reihe von optischen Täuschungen, wie das objektive Sehen der Nachbilder, die objektiven Lichterscheinungen auf irgend welche Reizung des N. opticus, sowie phantastische Gesichtserscheinungen, Halluzinationen usw., die durch innere, auf die lichtempfindenden Elemente wirkende Ursachen, wie im Fieber usw., hervorgerufen werden können; in allen diesen Fällen werden subjektive Empfindungen durch Projektion ins Gesichtsfeld objektiviert.

## Die Augenbewegungen.

Da die Augenbewegungen für die Gesichtswahrnehmungen eine wesentliche Bedeutung besitzen, so müssen sie hier schon ihren Platz finden.

Die folgenden Bezeichnungen, deren wir uns weiterhin noch bedienen werden, sollen zunächst definiert werden: Wir betrachten das Auge als eine Kugel, welche den einen ihrer Pole, der im Scheitel der Cornea liegt, nach vorn kehrt, während der andere in entgegengesetzter Richtung nach hinten gelegen ist. Die beiden senkrecht zueinander durch die Pole in vertikaler und horizontaler Richtung gelegten größten Kreise heißen die vertikalen bzw. horizontalen Meridiane, welche das Auge, also auch die Retina in vier Quadranten trennen und deshalb auch vertikale und horizontale Trennungslinien genannt werden. Der senkrecht zu den Meridianen durch die Querachse des Auges gelegte größte Kreis heißt der Äquator. Die durch die bezeichneten größten Kreise gelegten Ebenen erhalten die entsprechenden Bezeichnungen. Der vertikale Durchmesser des Äquators heißt die Höhenachse, der horizontale Durchmesser die Querachse des Auges.

Das Auge kann in der Augenhöhle, wie der Gelenkkopf eines Gelenkes in der Pfanne, nach sehr vielen Richtungen bewegt werden. Diese Bewegungen, bei welchen eine Seite des Augapfels in die Augenhöhle zurücktritt, während eine andere heraustritt, werden um den Drehpunkt des Auges ausgeführt, der, in der Augenachse gelegen, nach den Bestimmungen von Donders 10·957 mm hinter der durch den Rand der Hornhaut gelegten Ebene, 13·557 mm hinter dem Scheitel sich befindet. Man nennt Blicklinie die Verbindungslinie des Drehpunktes mit dem fixierten Punkte (Blickpunkt), und die „Primärstellung" der Blicklinie ist diejenige ausgerechnete Stellung, von welcher aus die Blickbewegung in geraden Bahnen ohne Raddrehung des Auges erfolgt. Blickebene heißt die durch die beiden Blicklinien gelegte Ebene und die Verbindungslinie der beiden Drehpunkte ihre Grundlinie. Die Medianebene des Kopfes schneidet die Blickebene in der Medianlinie der Blickebene.

Der Blickpunkt kann gehoben und gesenkt werden; das von ihm durchlaufene Feld, das Blickfeld, kann man sich als Teil einer Kugeloberfläche denken, deren Mittelpunkt im Drehpunkt liegt. Der Grad der Erhebung oder Senkung der Blickebene wird gemessen durch den Winkel, den sie jedesmal mit ihrer Primärstellung macht; derselbe wird positiv gerechnet, wenn die Blickebene nach oben, und negativ, wenn sie nach unten verschoben ist.

Die Blicklinien können in der Blickebene lateral- oder medianwärts abweichen; die Größe dieser Abweichung wird durch den Winkel gemessen, welchen die Blicklinie mit der Medianlinie der Blickebene bildet (Seitenwendungswinkel); der Wert desselben ist positiv, wenn die Abweichungen des hinteren Teiles nach rechts, negativ, wenn sie nach links geschehen (man nennt die Erhebung oder Senkung oder seitliche Abweichung die „Sekundärstellung" der Augen). Durch jene beiden Winkel ist jedesmal wohl die Lage der Blicklinie, aber noch nicht die Stellung des

Auges gegeben, indem der Augapfel noch beliebig viele Drehungen um die Gesichtslinie als Achse ausführen könnte, ohne daß diese ihre Lage verändert. Solche Drehungen werden Raddrehungen oder Rollungen genannt, weil die Iris sich dabei wie ein Rad dreht. Dieselben werden durch den Raddrehungswinkel bestimmt, welchen bei einer bestimmten Augenstellung der sog. Netzhauthorizont mit seiner Primärlage, also mit der Wagrechten bildet (der Netzhauthorizont ist die Ebene desjenigen Meridians, welcher bei der Primärstellung mit der Blickebene bzw. der Wagrechten zusammenfällt); der Wert des Raddrehungswinkels ist positiv, wenn die Raddrehung von vorn gesehen in der Richtung des Zeigers der Uhr geschieht, negativ bei umgekehrter Richtung. (Durch die Raddrehungen gelangen die Augen in eine „Tertiärstellung"; genau genommen erfolgt eine eigentliche Raddrehung nur, wenn der Übergang in die Tertiärstellung aus einer Sekundärstellung geschieht, nicht bei geradlinigem Übergang aus der Primärstellung in eine Tertiärstellung [Listingsches Gesetz]).

Diese drei Winkel bestimmen nun die jedesmalige Stellung des Auges vollständig, doch vereinfacht sich das Verhältnis noch dadurch, daß bei der von uns angegebenen Primärstellung nach Donders der Raddrehungswinkel eine Funktion der beiden anderen Winkel, also mit diesen auch schon selbst gegeben ist. Nach Helmholtz sind alle Augenstellungen aus folgenden Gesetzen abzuleiten: 1) „Reine Erhebung oder Senkung des Auges ohne Seitenabweichung oder reine Seitenabweichung ohne Erhebung und ohne Senkung bringt keine Raddrehung hervor"; 2) „wenn der Erhebungs- und Seitenwendungswinkel dasselbe Vorzeichen haben, ist die Drehung negativ, wenn jene ungleiches Vorzeichen haben, ist die Drehung positiv." Die beiden Sätze besagen also, daß bei bloßer Erhebung oder Senkung des Blickes sowie bei seitlicher Wendung des Blickes aus der Primärstellung der Netzhauthorizont in der Blickebene bleibt; dagegen neigt sich bei den Raddrehungen der Netzhauthorizont unter die Blickebene.

Die Größe der Raddrehung ist abhängig von der Summe der Hebung und der Seitenabweichung, durch deren Zunahme sie ebenfalls wächst.

Um sich von der Richtigkeit dieser Tatsachen zu überzeugen, bedient man sich nach Rüte am besten der Nachbilder. Man stelle sich einer Wand gegenüber, die mit einer Tapete überzogen ist, auf welcher sich horizontale und vertikale Linien unterscheiden lassen; die Farbe der Tapete sei etwa matt blaßgrau, damit man unschwer auf derselben Nachbilder erkennen kann. In der Höhe der Augen des Beobachters wird auf die Tapete ein farbiges Band, etwa grell rot, von 2 bis 3 Fuß Länge in horizontaler Richtung ausgespannt, dessen Mitte der Beobachter eine kurze Zeit fixiert, um dann, ohne den Kopf zu bewegen, die Augen nach einer anderen Stelle der Wand zu wenden. Er sieht dort ein Nachbild des Bandes, das entweder horizontal oder gegen die Horizontale geneigt ist, wie sich durch Vergleichung mit den horizontalen Linien der Tapete bestimmen läßt. Das Nachbild ist horizontal, wenn der Beobachter gerade nach oben und unten oder nach rechts und links gesehen hat; es erscheint gegen die Horizontale geneigt, wenn die Augen Raddrehungen ausgeführt haben, und zwar, wenn er nach rechts und oben oder nach links und unten sieht, so ist das Nachbild nach unten gedreht, d. h. sein linkes Ende steht tiefer als das rechte verglichen mit den horizontalen Tapetenlinien; blickt er nach links oben oder nach rechts unten, so ist das Nachbild umgekehrt.

## Die Wirkung der Augenmuskeln.

Die Augenbewegungen werden durch sechs Muskeln ausgeführt, welche mit Ausnahme des unteren schiefen Muskels um das Sehloch herum entspringen und zu dem Bulbus hinziehen, um sich an der Sklera zu inserieren. Die vier geraden Muskeln gelangen in gerader Richtung dorthin und befestigen sich hier 5,5—7,7 mm vom Hornhautrande entfernt; von den beiden schiefen Muskeln läuft der obere über die Rolle und kommt schief nach hinten und außen verlaufend zur Sklera, während der untere schiefe am inneren Augenhöhlenrande entspringt und nach außen, oben und hinten verläuft, um sich gegenüber dem vorigen an der Sklera zu befestigen. Diese sechs Muskeln stellen drei Antagonistenpaare dar, welche von den Mm. rectus externus und internus, Mm. superior und inferior, Mm. obliquus superior und inferior gebildet werden. Den Weg, welchen ihre Insertionspunkte in einer zur Primärstellung senkrechten Ebene zurücklegen würden, wenn das Auge dem Zuge des einzelnen Muskels folgen würde, ist in Fig. 30 wiedergegeben. Der Drehpunkt des Auges befindet sich senkrecht über dem Mittelpunkte der Figur in der Entfernung der nebengezeichneten Linie *dd*. Die starken Striche am Ende des zurückgelegten Weges zeigen die Linie, deren Bild bei der betreffenden Lage des Auges auf den Netzhauthorizont fallen würde. Die Zahlen bedeuten die Winkelgrade, um welche das Auge bis zu dem betreffenden Punkte durch den entsprechenden Muskel gedreht worden ist.

Es folgt direkt aus der Figur, daß zu einer senkrechten Erhebung der Blickrichtung die beiden Muskeln, der M. rectus superior und der M. obliquus inferior, notwendig sind, ebenso wie zur senkrechten Senkung der M. rect. inf. und der M. obliq. superior gemeinsam eintreten müssen. Nur für die Bewegung nach außen oder innen genügt die Tätigkeit des M. rect. externus bzw. internus. Ebenso ist deutlich, daß zur Diagonalstellung des Auges jedesmal drei Muskeln nötig sind, z. B. für die Erhebung nach außen und oben: die Mm. rect. externus, obliq. inferior, rect. superior, usw.

Während jedes Auge allein eine sehr große Zahl von Stellungen sollte annehmen können, ist bei gleichzeitiger Bewegung beider Augen ihre Zahl beschränkt. So sind ausgeschlossen: 1) gleichzeitige Erhebung des einen und Senkung des anderen Auges, 2) gleichzeitige Divergenz beider Sehachsen, 3) gleichzeitige Rad-

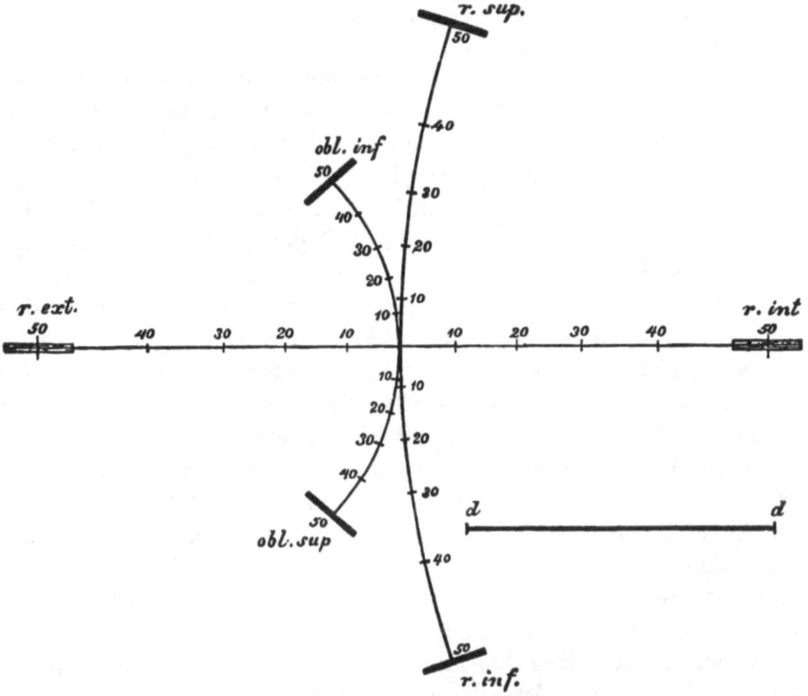


Fig. 30. Wirkung der Augenmuskeln.

drehung nach entgegengesetzten Seiten. Außerdem besteht eine enge Beziehung zwischen der Konvergenz der Gesichtslinien und dem Akkommodationsapparate, die sich darin ausspricht, daß mit der Zunahme der Konvergenz der ersteren die Tätigkeit des letzteren ebenfalls wächst. Demnach besteht eine bestimmte Kombination von Innervationsvorgängen nicht allein bei der Bewegung des einen, sondern vorzüglich bei der beider Augen, für deren Angeborensein zahlreiche Gründe sprechen (vgl. u. a. die kombinierten Augenbewegungen bei Reizung der Hirnrinde ganz junger Tiere [Steiner]).

Bei einzelnen Personen kommen abnorme Augenstellungen vor; man nennt diese Art des Sehens: Schielen, Strabismus.

## Die Wahrnehmung der Tiefendimension.

Die Betrachtung mit einem Auge gibt uns mehr flächenhafte Ansichten von den Objekten des Gesichtsfeldes, an denen man eine Ausdehnung in die Höhe und Breite unterscheidet. Sobald wir aber auch den Abstand jedes gesehenen Punktes im Gesichtsfelde bestimmen können, tritt zu der Erkenntnis der Flächendimension noch die Kenntnis der dritten, der Tiefendimension, also auch die des Raumes. Die Erfahrung hat gelehrt, daß selbst Erwachsene nach Verlust eines Auges die Tiefenwahrnehmung bis zu einem gewissen Grade wiedergewinnen. Die Schätzung des Abstandes oder der Entfernung geschieht nun in folgender Weise: 1) Solange die gesehenen Gegenstände uns von anderwärts her bekannt sind, kann ihr Abstand aus der Größe des Netzhautbildes geschätzt werden, denn dasselbe ist um so größer, je näher der Gegenstand dem Auge liegt; bei uns unbekannten Gegenständen läßt uns dies Hilfsmittel im Stich. 2) Innerhalb mäßiger Entfernung, wo jede Verschiebung eines Objektes im Gesichtsfelde eine Akkommodationstätigkeit verlangt, um das Objekt immer wieder deutlich sehen zu können (s. oben S. 314), kann man aus der Größe der Anstrengung, welche der Akkommodationsmuskel (Muskelgefühl) machen muß, erkennen, daß ein Punkt dem Auge näher liegt als ein anderer, und dadurch erfahren, daß zwei oder mehrere Punkte in verschiedener Entfernung vom Auge liegen, worauf hin auf die Tiefendimension geschlossen werden kann. 3) Betrachtet man denselben Gegenstand mit einem Auge von zwei verschiedenen Standpunkten aus, so wird er jedesmal in einer anderen Richtung erscheinen, und der Durchschnittspunkt der beiden Richtungslinien bestimmt dann seine Lage im Raume vollständig. Auf diese Weise läßt sich durch sukzessive Betrachtung auch sein Abstand vom Auge erkennen. 4) Das Sehen mit beiden Augen, das im Prinzip gleichwertig ist mit der monokularen Betrachtung von verschiedenen Standpunkten aus, da jedes der beiden Augen tatsächlich von einem anderen Orte aus denselben Gegenstand betrachtet. Doch übertrifft die Leistung beider Augen die des einen um vieles.

## Sehen mit beiden Augen.

Beim Sehen mit beiden Augen verlegen wir den Ort des leuchtenden Punktes in den Durchschnittspunkt der beiden Gesichtslinien. Aus der Größe des Gesichtswinkels (des Winkels, den die beiden

Gesichtslinien miteinander bilden) oder vielmehr aus der Größe der Anstrengung, welche die Augenmuskeln machen müssen, um die notwendige Konvergenz der Gesichtslinien zu erzeugen, machen wir einen unbewußten Schluß auf die absolute Entfernung des leuchtenden Punktes. Auf diese Weise gelangt man sehr sicher zur Wahrnehmung der Tiefendimension und damit auch zu der des Raumes.

Der Beweis für die Richtigkeit dieser Anschauung liegt darin, 1) daß leuchtende Objekte, welche in unendlicher Entfernung liegen, so daß die Sehachsen sich nicht schneiden können, sondern parallel verlaufen, wie z. B. die Sterne, nicht räumlich oder körperlich, sondern flächenhaft erscheinen; 2) daß die Unterscheidung der Entfernung im allgemeinen um so weniger genau ist, je entfernter die Gegenstände liegen, und daß umgekehrt die Konvergenz der Gesichtslinien, wenn sehr entfernte Objekte gemustert werden, nur sehr geringe Veränderungen erfährt, während bei der sukzessiven Betrachtung naher Objekte die Konvergenz rasch wechselt.

Um die Gegenstände im Gesichtsfelde selbst räumlich oder körperlich zu sehen, wird das Objekt nach allen drei Dimensionen (Höhe, Breite und Tiefe) vermittelst der Gesichtslinien nach und nach abgetastet. Da man aber selbst bei der äußerst kurzen Beleuchtung eines Objektes durch den elektrischen Funken denselben räumlich aufzufassen vermag (Dove), obgleich dies Herumführen der Gesichtslinien an dem Objekte einige Zeit in Anspruch nimmt, so müssen wohl noch andere Hilfsmittel für die räumliche Auffassung vorhanden sein.

Dieses Hilfsmittel besteht darin, daß die beiden Augen bei dem verschiedenen Standpunkte, den sie im Kopfe einnehmen, verschiedene perspektivische Bilder desselben Objektes sehen, welche in gesetz-

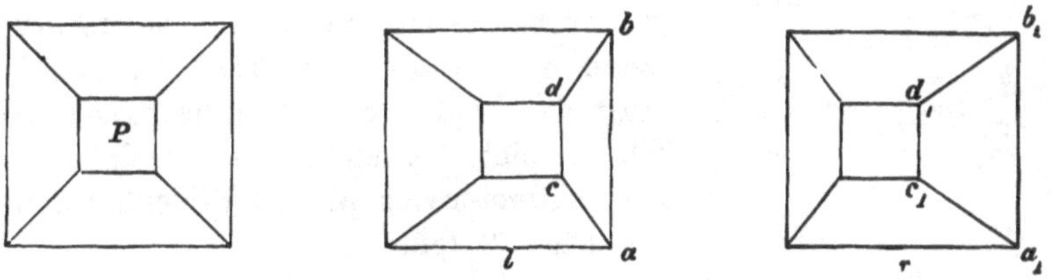


Fig. 31. Perspektivische Betrachtung der Pyramide *P*.

mäßiger Weise gegeneinander verschoben erscheinen, und zwar wird im allgemeinen von zwei hintereinander befindlichen Objekten das nähere gegen das entferntere vom rechten Auge mehr nach links, vom linken mehr nach rechts verlegt. Betrachtet man z. B. von oben her die abgestumpfte vierseitige Pyramide *P*, Fig. 31, so wird, wenn die Medianebene des Kopfes genau die Mitte der Pyramide schneidet und das linke Auge geschlossen ist, das obere Quadrat wie in *r* nach links verschoben sein; betrachten wir sie mit dem linken Auge, so erscheint es, wie in *l*, nach rechts verschoben.

Bei Betrachtung der Pyramide *P* mit beiden Augen sieht demnach das rechte Auge ein Bild der Pyramide wie in *r*, das linke wie in *l*; aus dieser scheinbaren Verschiebung des kleinen gegen das große Quadrat schließen wir, daß sie sich in einem gegenseitigen Abstand voneinander befinden, und kommen damit zu einer körperlichen Ansicht der Pyramide, indem gleichzeitig beide Bilder zu einem einzigen verschmelzen (über die Verschmelzung zweier Bilder s. unten: Einfachsehen).

## Das Stereoskop.

Durch das Stereoskop werden zwei nebeneinanderliegende, für beide Augen richtig perspektivisch entworfene Zeichnungen eines Objekts als ein einziges körperliches Bild des Objekts gesehen.

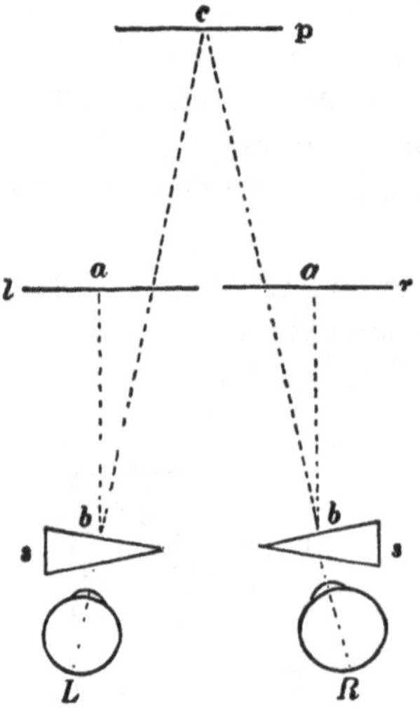


Fig. 32.
Brewsters Stereoskop.

Wheatstone, der Erfinder des Stereoskopes, konstruierte ein Spiegelstereoskop, das aus zwei rechtwinkelig gegeneinander geneigten Spiegeln besteht. Die beiden Augen betrachten die seitlich von den Spiegeln angebrachten, umgekehrten perspektivischen Bilder, die sich zu decken scheinen und dann den Eindruck eines körperlichen Objekts machen. Das Wheatstonesche Stereoskop ist von dem Brewsterschen vollständig verdrängt, in welchem statt der beiden Spiegel zwei prismatische Gläser sich befinden, durch welche beide Augen die stereoskopischen Bilder betrachten, wie Fig. 32 lehrt.

In Fig. 32 werden die beiden Lichtstrahlen *a b*, die von den Objekten *l* und *r* kommen, durch die Prismen *s* und *s* so gebrochen, daß sie dem Auge (*L* und *R*) von *c* herzukommen scheinen. Sie treffen in *p* zusammen; beide Eindrücke verschmelzen zu einem körperlichen Bilde.

**Bei der Schätzung der Entfernung** werden auch gewisse Erfahrungen über die Größe von Personen, Tieren usw. benutzt; wir kennen ihre natürliche Größe und wissen, daß sie klein erscheinen, wenn sie sich in größerer

Entfernung befinden. Wir schließen jetzt umgekehrt, daß wenn sie uns klein erscheinen, sie in großer Entfernung sich befinden müssen.

Schätzung der Größe. Die Größe eines gesehenen Gegenstandes hängt vornehmlich von der Größe des Netzhautbildes ab: es erscheinen daher verschieden große Objekte unter verschiedenem Gesichtswinkel. Da derselbe aber nicht allein von der Größe des Gegenstandes, sondern auch von seiner Entfernung abhängt, so verbinden wir mit jeder Messung der Entfernung auch die der Größe. Aus dem schon angegebenen Grunde werden die Größenmessungen für entfernte Objekte viel unsicherer ausfallen als für solche, die nahe liegen.

Optische Täuschungen. Die Schätzung von Lage, Größe und Entfernung eines Gegenstandes ist hauptsächlich eine erworbene Eigenschaft und

1

2

3

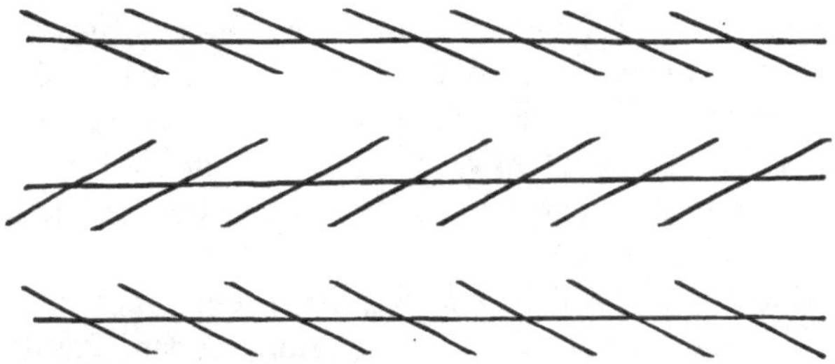

Fig. 33. Zöllners Liniensystem (optische Täuschung).

kann deshalb durch Übung bedeutend erhöht werden, wie denn auch Jäger, Soldaten usw. eine große Fertigkeit darin gewinnen. Anderseits unterliegen wir vielfachen Täuschungen. Eine sehr interessante optische Täuschung ist die, daß der Mond, wenn er tief am Horizont steht, uns viel größer erscheint, als wenn er sich hoch am Himmel befindet. Dafür lassen sich zwei Ursachen anführen. Die eine ist die, daß der Himmel wie eine ellipsoide Glocke aussieht und wir deshalb den Stand des Mondes am Horizont für entfernter halten als seinen höchsten Stand im Zenith. Da nun trotz dieser größeren Entfernung die scheinbare Größe des Mondes dieselbe bleibt, so schätzen wir ihn am Horizont für größer als im Zenith. Die zweite Ursache liegt darin, daß wir ihn am Horizonte mit irdischen Gegenständen, denen er sehr nahe zu liegen scheint, vergleichen können. Infolgedessen bemessen wir ihn nach der Größe dieser Objekte, im Vergleich zu denen, da sie uns selbst sehr fern am Horizont stehen, er uns von bedeutender Größe zu sein scheint, während er im Zenith sich nur gegen die Himmelsfläche vergleichen läßt, der gegenüber er uns sehr klein vorkommen muß. Nach den Versuchen von Zoth u. Guttmann ist schon die Blickrichtung von wesentlichem Einflusse, indem bei erhobenem Blicke zu klein geschätzt wird.

Über die Lage von Objekten täuschen wir uns oft in sehr merkwürdiger Weise. Während wir für gewöhnlich den Parallelismus zweier Linien ziemlich genau schätzen, unterliegen wir sofort einer Täuschung, wenn die parallelen Linien, wie Zöllner aufmerksam macht, von kleineren, schrägen Linien durchkreuzt werden, die sich einander zuneigen, wie in Fig. 33. Trotzdem alle drei Linien vollkommen parallel sind, so scheinen die Linien 1 und 2 nach links, 2 und 3 nach rechts zu konvergieren.

## Einfachsehen.

Obgleich, wie wir wissen, beim Sehen mit beiden Augen auf jeder Netzhaut ein Bild des gesehenen Objektes entworfen wird, sehen wir größtenteils doch nicht doppelt, sondern einfach. Die Ursache des Einfachsehens mit beiden Augen liegt nach der sog. Projektionstheorie darin, daß die auf bestimmten Netzhautpunkten entworfenen Bilder an denselben Ort des Gesichtsfeldes verlegt werden, und daß wir gelernt haben, dieselben in unserem Bewußtsein zu einem Bilde zu verschmelzen. Nach Joh. Müller, E. Hering u. a. beruht die Verschmelzung auf einer angeborenen Verknüpfung beider Netzhäute. Solche Punkte der beiden Netzhäute, deren Bilder einfach gesehen werden, nennt man nach Joh. Müller „identische", nach E. Hering „korrespondierende" Punkte, und der Inbegriff aller der Punkte im Raume, welche bei einer bestimmten Augenstellung einfach gesehen werden, heißt der „Horopter" (Sehkreis).

Der letztere läßt sich bei Kenntnis der Lage der korrespondierenden Netzhautpunkte durch Rechnung finden, da das zu einem Bildpunkt gehörige Objekt in der Richtungslinie liegt.

## Lage der identischen Netzhautpunkte und der Horopter.

Identische Netzhautpunkte sind: 1) die beiden Netzhautgruben, die Punkte des direkten Sehens; 2) die entsprechenden Punkte der beiden Meridiane sind korrespondierend; 3) die entsprechenden Quadranten, in welche die Netzhäute durch die Trennungslinien (Meridiane) geteilt werden; 4) alle diejenigen Netzhautpunkte, welche sich decken, wenn die beiden Netzhäute mit den korrespondierenden Trennungslinien aufeinander gelegt werden.

Sobald die beiden Bilder des Gegenstandes nicht auf identische Netzhautpunkte zu liegen kommen, werden sie doppelt gesehen, wie in Fig. 34, wo in $G^1$ und $G^2$ Doppelbilder des Gegenstandes $g$ wahrgenommen werden, wenn ein davor gelegenes Objekt $f$ fixiert wird, weil $g^1$ und $g^2$ nicht auf identische Netzhautpunkte fallen. Wird umgekehrt, wie in Fig. 35, $G$ fixiert, so erscheinen zwei Doppelbilder $F^1$ und $F^2$ vor einem davor gelegenen Objekte $f$, weil jetzt $f^1$ und $f^2$ nicht auf identische Netzhautpunkte fallen.

Wir werden demnach stets bei gleichzeitiger Betrachtung zweier Gegenstände den einen doppelt sehen. Eine scheinbare Ausnahme hiervon machen die Gegenstände, welche sich in unendlicher Entfernung von unserem Auge befinden, wie die Sterne, deren Licht in parallelen Strahlen in unser Auge fällt. Betrachten wir, wie in Fig. 36, den Stern 1, so erhalten wir Parallelstrahlen 1 *c*, die auf identische Netzhautpunkte fallen; von dem Nachbarstern 2 erhalten wir gleichzeitig die Parallelstrahlen 2 *a*, die von *c* nach derselben Richtung gleich weit entfernt liegen und auf identische Punkte *a a* fallen, so daß wir auch diesen einfach sehen.

Was die Lehre vom Horopter betrifft, so seien hier nur die beiden folgenden Fälle betrachtet: 1) Der Fixationspunkt liegt in

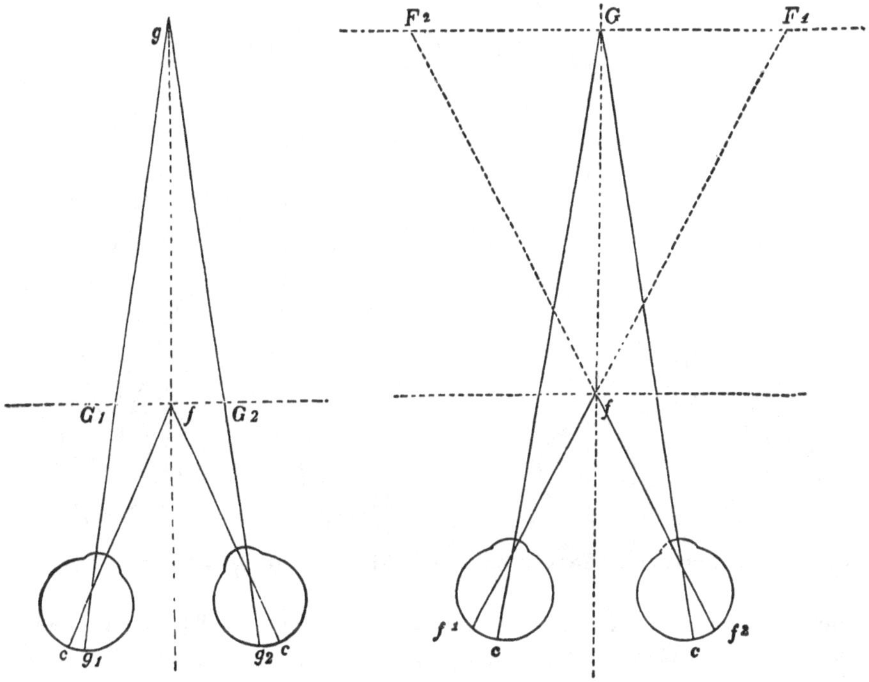


Fig. 34. Fig. 35.

Entstehung von Doppelbildern.

endlicher Entfernung, so daß die Sehachsen konvergieren, und die Blickebene liegt horizontal: dann ist der Horopter ein Kreis (sog. Müllerscher Kreis nach Joh. Müller), dessen Peripherie durch den Fixationspunkt und die Knotenpunkte beider Augen läuft; alle in dieser Kreislinie liegenden Punkte fallen auf identische Netzhautstellen und werden einfach gesehen. Wird nämlich nach dem Punkte *C* (Fig. 37), dessen Richtungslinien durch die Augenachsen dargestellt werden, demnach auf identische Netzhautpunkte fallen, noch ein zweiter in der Kreislinie gelegener Punkt *A* fixiert, so läßt sich beweisen, daß auch dessen Richtungslinien *Aa* und *Aa* identische Netzhautpunkte treffen, denn die beiden Winkel *cka* und *cka* sind gleich als Scheitelwinkel der auf demselben Kreisbogen stehenden Peripheriewinkel *AkC* und *AkC*, also muß *a* von *c* und *a* von *c* in beiden Augen nach derselben Seite gleich weit entfernt sein. Dasselbe läßt sich von jedem anderen Punkte der Kreislinie beweisen. Zu dieser Kreislinie kommt noch eine gerade Linie hinzu, welche in der Fig. 37

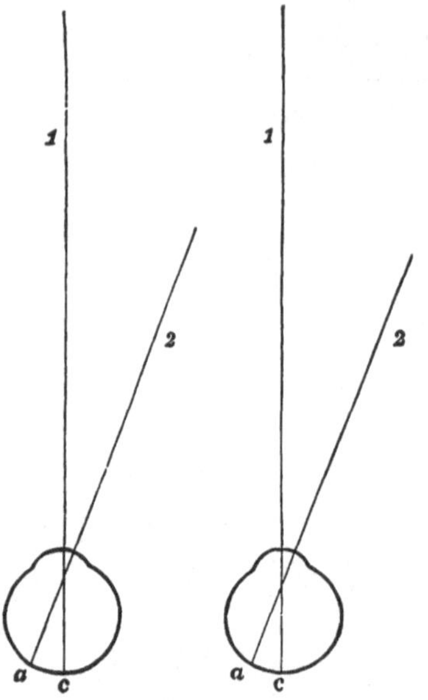


Fig. 36. Betrachtung der Sternbilder.

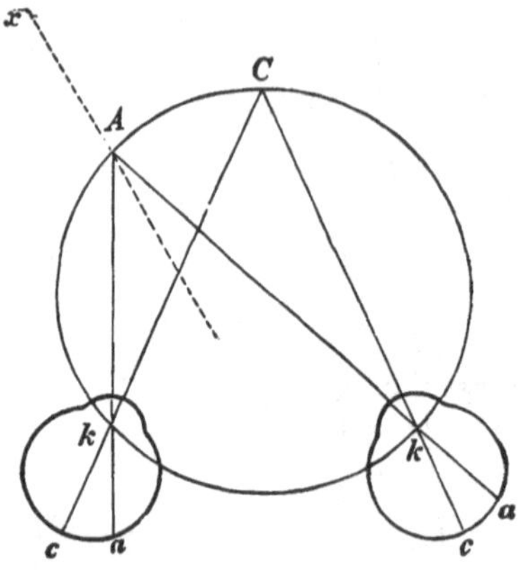


Fig. 37. JOH. MÜLLERscher Horopterkreis.

durch den fixierten Punkt *C* senkrecht durch die Kreisfläche zu ziehen ist. 2) Der Fixationspunkt liegt in unendlicher Entfernung, so daß die Sehachsen in Primär- und Sekundärstellung einander parallel und geradeaus gerichtet sind; dann wird der Horopter durch die Fläche des Fußbodens dargestellt (HELMHOLTZ).

## Vernachlässigung der Doppelbilder.

Da der Horopter nur beschränkte Ausdehnung hat und gleichzeitig mehrere Objekte auf nicht identischen Netzhautpunkten abgebildet werden, so müssen wir neben den einfachen Bildern im Raume auch sehr viele Doppelbilder zu sehen bekommen. Wenn das tatsächlich nicht der Fall ist, so müssen Gründe vorhanden sein, die es bedingen, daß wir die Doppelbilder vernachlässigen. Diese Gründe liegen darin, daß 1) im Gesichtsfelde immer Objekte vorhanden sind, welche auf identische Netzhautpunkte fallen und deshalb einfach gesehen werden; daß 2) die Bilder dieser einfach gesehenen Objekte uns einen stärkeren Eindruck hervorrufen als die anderen, so daß 3) unsere psychische Tätigkeit, die ja das Endglied für die Gesichtswahrnehmung bildet, sich besonders diesen Bildern zuwendet und ganz besonders auf diese ihre Aufmerksamkeit richtet, während die daneben liegenden, doppelt zu sehenden Bilder vernachlässigt werden. Diese durch Gewohnheit geübte Vernachlässigung der Doppelbilder bildet sich schließlich so weit aus, daß wenn später aus irgend welchen Gründen Doppelbilder gesehen werden sollen, wir erst gewisse Kunstgriffe dazu anwenden und dieses neuerdings einüben müssen.

## Gegenseitige Unterstützung beider Augen.

Den Defekt im Gesichtsfelde, welcher durch den blinden Fleck in demselben vorhanden ist, haben wir beim monokularen Sehen mit Hilfe unserer Einbildungskraft zu ergänzen gelernt. Wenn mit beiden Augen gesehen wird, werden die durch die blinden Flecke hervorgerufenen Lücken im Gesichtsfelde durch ihnen entsprechende empfindliche Netzhautteile im anderen Auge ersetzt, weil die blinden Flecke nicht identische Netzhautpunkte sind.

Das gleiche kann bei pathologischen Fällen eintreten, wenn kleine Defekte in der Retina vorhanden sind, welche sich in beiden Netzhäuten nicht decken.

## Der Wettstreit der Sehfelder.

Liegen im gemeinschaftlichen Gesichtsfelde beider Augen Gegenstände von ganz verschiedenartigen Formen, welche keine Kombination zu dem Bilde eines Körpers zulassen, so werden beide Bilder im Gesichtsfelde gleichzeitig gesehen, oder es herrscht bald das eine, bald das andere Bild vor, oder sie verdrängen sich nacheinander. Diesen Wechsel, in welchem die Bilder sich gegenseitig neben- oder nacheinander verdrängen, nennt man den Wettstreit der Sehfelder.

Wir wollen davon nur zwei der einfachsten Fälle anführen: 1) Das eine Sehfeld ist in ganzer Ausdehnung gleichmäßig erleuchtet, wenn man z. B. ein Auge schließt und mit dem anderen das bedruckte Blatt ansieht, so sieht man Buchstaben und Papier vollkommen deutlich mit gleicher Helligkeit wie vorher, ohne das Dunkel des anderen Gesichtsfeldes zu empfinden. 2) Beide Augen sehen durch verschiedenfarbige Gläser von lebhaften Farben, so daß beiden Augen verschiedenfarbige Sehfelder dargeboten werden, z. B. ein rotes dem rechten und ein blaues dem linken Auge; man sieht die betrachteten Objekte bald fleckig rot und blau bei fortwährendem Wechsel der Farben, bis sich die Empfindlichkeit für die Farben abstumpft und das Aussehen unbestimmt grau wird.

Die Erscheinung des Wettstreites der Sehfelder ist von Bedeutung, weil sie lehrt, daß die beiden Gesichtsfelder unabhängig voneinander wahrgenommen werden können, und daß ihre Verschmelzung zu einem gemeinsamen Gesichtsfelde ein psychischer Akt ist.

Der stereoskopische Glanz. Wenn man von zwei stereoskopischen Bildern das eine schwarz, das andere weiß färbt, so erscheint uns das Objekt bei stereoskopischem Sehen glänzend, weil keine Vereinigung der beiden Farben zu grau, sondern ein Wettstreit der Sehfelder eintritt, so daß stellenweise bald hell, bald dunkel hervortritt; diese abwechselnde Wahrnehmung von hell und dunkel in beiden Augen führt nun zur Empfindung des Glanzes.

Derselbe entsteht im allgemeinen auf solchen Oberflächen, welche spiegeln, aber nicht ganz glatt und gleichartig sind. Sind die stereoskopischen Bilder z. B. rot und blau, so wird aus demselben Grunde das Bild glänzend erscheinen.

## Die Schutzorgane des Auges.

Der Teil des Augapfels, welcher nicht durch die knöchernen Wände der Orbita geschützt ist, liegt frei zutage und kann durch den Schluß der Augenlider bedeckt und vor äußeren, schädlichen Einflüssen bewahrt werden. Der Schluß der Augenlider erfolgt auf Kontraktion des M. orbicularis oculi, der vom N. facialis innerviert wird; die Öffnung der Augenlider geschieht dadurch, daß das obere Augenlid durch den M. levator palpebrae superioris wie ein Vorhang in die Höhe gezogen wird, während das untere Augenlid durch seine eigene Schwere heruntersinkt. Die Innervation des M. levator geht vom oberen Aste des N. oculomotorius aus.

Der Schluß der Augenlider erfolgt: 1) willkürlich, 2) unwillkürlich wie im Schlaf, 3) reflektorisch bei Berührung des Augapfels, der Wimperhaare oder bei Lichtreiz.

Die Tränenflüssigkeit erhält die freie Oberfläche des Auges feucht und rein; sie gelangt, wenn sie nicht zu reichlich wie beim Weinen ist, besonders durch den Lidschluß zum inneren Augenwinkel, wo sie vom „Tränensee“ aufgenommen wird. Derselbe steht durch die beiden feinen Tränenkanälchen mit dem Tränensack in Verbindung, der sich beim Schluß der Augenlider erweitert, weil seine vordere Wand mit dem Lig. palpebrale internum, welches beim Lidschlusse angespannt wird, verwachsen ist. Auf die Erweiterung des Tränensackes erfolgt durch die Tränenröhrchen eine Ansaugung der Tränen aus dem Tränensee, welche weiter durch den Tränennasenkanal in die Nasenhöhle geschafft werden. Die Augenbrauen sollen das Auge vor dem von der Stirn herabfließenden Schweiße schützen.

## § 3. Der Gehörsinn.[1]

Der adäquate Reiz des Gehörorgans wird vom N. acusticus zum Gehirn geleitet, wo die Geräusch- und Tonempfindungen ausgelöst werden. Das „innere Ohr“ oder Labyrinth, ein mit Flüssigkeit gefüllter Hohlraum im Felsenbein, erhält die Schallwellen von

[1] Helmholtz, Die Lehre von den Tonempfindungen usw. 4. Aufl. 1877. V. Hensen, Akustik in Hermanns Handbuch der Physiologie. Bd. III. 1879. Stumpf, Tonpsychologie. 2 Bde. 1890. L. T. Schäfer in Nagels Handbuch. Bd. III. 1904.

außen durch das äußere Ohr und das Mittelohr zugeleitet. Wir haben demnach zu behandeln:

1) die Schallleitung bis zu den im inneren Ohre gelegenen Endausbreitungen des Gehörnerven;

2) die Geräusch- und Tonempfindungen, welche durch die Erregung des Gehörnerven entstehen;

3) die Gehörwahrnehmungen.

## 1. Die Schallleitung.

Die Schallwellen, welche dem Ohre zugeleitet werden, werden durch die Schwingungen der Körper in der umgebenden Luft erzeugt und schreiten in Verdichtungen und Verdünnungen fort wie Wasserwellen, die durch Schwankungen eines Kahnes auf einem Teich entstehen.

### Leitung durch das äußere Ohr.

Die durch die Luft fortgeleiteten Schallwellen gelangen zunächst an das äußere Ohr, das aus der Ohrmuschel und dem äußeren Gehörgang besteht. Der Ohrmuschel mit ihrer Konkavität hat man nach Boerhave die Aufgabe zugeschrieben, wie der Eingang eines Trichters die auf sie gelangenden Schallwellen in den äußeren Gehörgang zu reflektieren, gleichsam zu sammeln, womit eine Verstärkung des Schalles gegeben wäre. Diese Funktion kommt der Ohrmuschel sicher auch bei vielen Tieren, z. B. den Pferden, zu, bei denen sie mit dem äußeren Gehörgang zusammen gewissermaßen ein trichterförmiges Hörrohr bildet, das durch die ausgiebige Beweglichkeit seines Trichters nach den verschiedenen Seiten hin bewegt werden kann. Beim Menschen kann die Ohrmuschel diese Aufgabe nicht erfüllen, denn 1) ist ihre Beweglichkeit eine sehr geringe, 2) kann man die ganze Ohrmuschel, nachdem man ein kurzes Röhrchen in den äußeren Gehörgang eingesenkt hat, mit einer teigigen Masse ausfüllen, 3) kann die Ohrmuschel ganz fehlen, ohne daß die Schärfe des Hörens merklich abnimmt.

Doch scheint die Ohrmuschel nicht ganz ohne Einfluß zu sein, denn wir können die Wirkung eines Schalles verstärken, wenn wir durch Anlegen der Hohlhand die Ohrmuschel vergrößern, in welcher Weise namentlich Schwerhörige ihrem Gehör nachzuhelfen versuchen.

Der Gehörgang, welcher aus dem knorpeligen und knöchernen Teile besteht, ist ein gewundener Kanal, dessen Dimensionen nicht überall gleich weit sind; am engsten ist er an seinem Eingang, um sich zum Trommelfell hin zu erweitern. In dem Gehörgang werden die Schallwellen nach mehrmaliger Reflexion an dessen Wänden nach innen fortgepflanzt, ohne daß seine Krümmungen die Zuleitung wesentlich beeinflussen.

Nach Helmholtz wird im äußeren Gehörgang der Schall durch Resonanz verstärkt, indem die in demselben vorhandene Luftsäule, wie jeder eingeschlossene Luftraum, wenn er angeblasen wird, in Mitschwingungen gerät. Dieser Eigenton ist wegen der Kürze des Kanals (3 cm lang) sehr hoch, so daß Töne von derselben Höhe infolge starker Resonanz uns unangenehm vorkommen, wie z. B. die sehr hohen Violintöne. Der Eigenton des Gehörganges kann beliebig vertieft werden, wenn man kleine Röhrchen von Papier in den Gehörgang steckt.

Der äußere Gehörgang, dessen Epithel eine Fortsetzung der äußeren Haut ist, besitzt reichlich entwickelte Talgdrüsen, die sog. Ohrenschmalzdrüsen, welche das Ohrenschmalz absondern, das die Wände und vielleicht auch das Trommelfell geschmeidig erhält und vor Trockenheit schützt.

## Leitung durch das Trommelfell.

Der äußere Gehörgang wird nach innen durch das Trommelfell geschlossen, dessen Stellung nicht genau vertikal, sondern etwas schräg von außen und oben nach innen und unten orientiert ist, so daß die Trommelfelle der beiden Seiten in ihrer Verlängerung nach innen und unten konvergieren. Die Fläche des Trommelfelles ist nicht eben, sondern vom äußeren Gehörgang aus gesehen konkav; die tiefste Stelle dieser Konkavität heißt der Nabel. Derselbe ist dadurch bedingt, daß an der inneren Wand des Trommelfelles eines der drei Gehörknöchelchen, nämlich der Stiel des Hammers, in seiner ganzen Länge festgewachsen ist und mit seinem Ende das Trommelfell trichterförmig nach innen zieht.

Die Schallwellen treffen am Ende des äußeren Gehörganges auf das Trommelfell, welches dieselben den Gehörknöchelchen mitzuteilen hat. Allgemein wissen wir, daß jede Membran beim Anschlagen einen Ton gibt, welcher nur von ihrer Größe und ihrer Spannung abhängt; man nennt diesen Ton ihren Eigenton. Die Membran gerät stets in Mitschwingung, wenn ihr Eigenton in ihrer Nähe erklingt; auf andere Töne reagiert sie nur wenig oder gar nicht. Demnach hätte auch das Trommelfell seinen Eigenton, der allein, welche Schwingungszahl auch immer die erregenden Schallwellen besäßen, stark gehört werden würde, während die übrigen Töne nur sehr schwach oder gar nicht wahrgenommen würden. Doch ist bekanntlich unser Ohr imstande, Töne von beliebiger Höhe innerhalb einer Schwingungszahl von 60—4000 in der Sekunde (s. unten) aufzufassen. Daher müssen Einrichtungen vorhanden sein, welche das Trommelfell befähigen, durch eine so große Skala von Tönen in Schwingungen versetzt zu werden. Diese Einrichtungen sind: 1) die trichterförmige Gestalt des Trommelfelles und 2) die Belastung des Trommelfelles durch die Kette der Gehörknöchelchen. Eine solche trichterförmig gestaltete Membran hat an verschiedenen Punkten eine sehr verschiedene Spannung, die am größten in der Mitte ist und nach der Peripherie hin stetig abnimmt. Daraus folgt, daß dieselbe bei ihrer ungleichmäßigen Spannung keinen gemeinsamen Eigenton besitzt, vielmehr fähig ist, Schwingungen von verschiedener Zahl fortzupflanzen. Dieselbe Fähigkeit besitzt nun das Trommelfell infolge seiner trichterförmigen Gestalt (HELMHOLTZ).

Die Belastung durch die Masse der Gehörknöchelchen hat zur Folge: a) dem Trommelfell wird jeder Rest von Eigenschwingung genommen, so daß es sich allen Schwingungen gleich gut akkommodiert, b) jede Nachschwingung des Trommelfelles wird aufgehoben, so daß die verschiedenen Schwingungen nicht aufeinander treffen und sich gegenseitig stören, vielmehr genau getrennt nacheinander folgen; die Gehörknöchelchen wirken also wie Dämpfer, die, wenn sie den schwingenden Körper treffen, dessen Schwingungen sofort unterbrechen. — Die trichterförmige Vertiefung des Trommelfelles hat noch die weitere Bedeutung, daß die Kraft der Schwingungen von allen Seiten sich im Nabel sammelt und dazu verwendet wird, die Gehörknöchelchen in Schwingungen zu versetzen. Dadurch aber nehmen die Schwingungen an Höhe ab, was hier von Bedeutung ist, da die Membran des ovalen Fensters, zu welcher sich die Schwingungen fortpflanzen, keine so großen Schwingungen, wie das zwanzigmal größere Trommelfell, machen kann.

Das Trommelfell wird durch den M. tensor tympani, dessen Sehne sich am Stiele des Hammers nahe seinem Halse ansetzt, und dessen Zug senkrecht gegen das Trommelfell gerichtet ist, in verschiedene Spannung versetzt. Man hat früher geglaubt, daß dieser Muskel die Spannung des Trommelfells ändere, um es für alle Schwingungen zu akkommodieren; das erscheint aber unmöglich, weil der Muskel den raschen Veränderungen der Schwingungen gar nicht folgen kann. Dagegen ist es möglich, daß er beim aufmerksamen Hören auf einen langdauernden Ton in Tätigkeit gerät und dann die Spannung vermehrt, um namentlich hohe Töne zu vermitteln. Auch als Dämpfer sollte der Muskel tätig sein; das mag der Fall sein, wenn das Trommelfell plötzlich in heftige Schwingungen versetzt wird, z. B. durch einen Kanonenschlag. Diese selbst vermag er, da er sich nicht schnell genug kontrahieren kann, freilich nicht zu dämpfen, aber um so mehr die nicht unbedeutenden Nachschwingungen des Trommelfelles.

## Leitung durch die Paukenhöhle.

Die Leitung der Schallschwingungen durch die Paukenhöhle geschieht durch das System der Gehörknöchelchen, welche einerseits mit dem Trommelfell, anderseits mit der Membran des ovalen Fensters, der Membrana secundaria, in Verbindung stehen.

Die Gehörknöchelchen sind der Hammer, der Amboß und der Steigbügel. Der Hammer besitzt den Stiel, der mit dem Trommelfell verwachsen ist, den Kopf, der über den oberen Rand des Trommelfells reicht und in die Paukenhöhle hineinragt; an demselben befindet sich eine Gelenkfläche *h* (Fig. 38) zur Verbindung mit dem Körper des Ambosses. Außerdem besitzt der Hammer noch den langen und kurzen Fortsatz, welche zusammen mit dem Hammerhalse durch Bandmassen, das Achsenband, mit Knochenpunkten verbunden sind; das Achsenband geht von vorn nach hinten durch den Hals des Hammers und ist in Fig. 38 in *a* zu denken. Der Amboß hat die Gestalt eines zweiwurzeligen Backzahnes, dessen Kaufläche mit der Gelenkfläche des Hammerkopfes ein Gelenk, und zwar ein Sperrgelenk bildet, welches in seiner Wirkung mit Sperrzähnen verglichen werden kann (Helmholtz). Vom Körper des Ambosses gehen wurzelartig zwei Fortsätze ab, von denen der kürzere gegen die hintere Paukenhöhlenwand gerichtet ist, an die er durch Bänder befestigt erscheint; der längere ragt frei in das Innere der Paukenhöhle und endet mit einem kleinen Gelenk zur Verbindung mit dem Steigbügel. Der Steigbügel stößt mit seiner ovalen Fußplatte nach innen gegen das ovale Fenster.

Die Gehörknöchelchen, welche durch die Schwingungen des Trommelfelles in Bewegung versetzt werden, schwingen als ein leicht bewegliches Hebelwerk in folgender Weise: Alle Punkte des Hammers, welche sich unterhalb des Achsenbandes befinden, schwingen bei der Einwärtsbewegung des Trommelfelles nach innen, wie die Pfeile in Fig. 38 zeigen; währenddessen schwingt der Hammerkopf nach außen und zwingt dabei den Amboß durch seine Sperrzähne, die Schwingungen mitzumachen, und zwar so, daß der Körper des Ambosses mit dem Hammerkopf nach hinten, der lange Fortsatz aber wie der Hammerstiel nach oben und innen gedreht wird. Dadurch wird auch die ovale Platte des Steigbügels in Bewegung versetzt, stößt gegen das ovale Fenster und überträgt die Schwingungen auf das Labyrinthwasser.

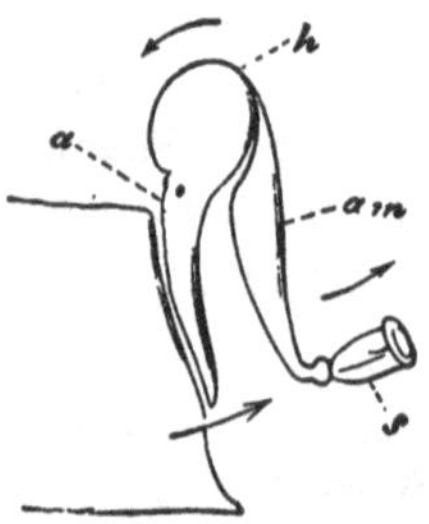

Fig. 38.
Gehörknöchelchen.

Beim Rückschwung geschehen alle Bewegungen in umgekehrter Richtung, nur ist zu bemerken, daß die Sperrzähne des Hammer-Amboßgelenkes nicht ineinander greifen. Dadurch wird verhütet, daß der Steigbügel aus dem ovalen Fenster gerissen wird, wenn ein hoher Luftdruck in der Paukenhöhle den Hammerstiel nach außen treibt und den Kopf nach innen bewegt.

Das System der Gehörknöchelchen macht also eine gemeinsame Drehbewegung um eine Achse, das Achsenband, und schwingt wie ein Winkelhebel, dessen einen Arm der Hammerstiel, den anderen das Hammerköpfchen mit dem Amboß und dem Steigbügel bildet.

Senkrecht gegen die Achse des Steigbügels greift an dessen Köpfchen ein Muskel, der M. stapedius, an, der die Schallschwingungen zu dämpfen vermag, indem ein senkrechter Zug gegen den Steigbügel die Exkursionen desselben verkleinert. Bei den Vögeln werden die Gehörknöchelchen durch ein stabförmiges Gebilde, die Columella, vertreten.

## Leitung durch das Labyrinth.

Die Schallwellen werden dem Labyrinth durch die Gehörknöchelchen zugeführt, die durch den Steigbügel mit der Membran des ovalen Fensters in Verbindung stehen und auf diese die Transversalschwingungen des Trommelfells übertragen; die zähe Flüssigkeit im häutigen Labyrinth, die Endolymphe, wird dadurch in Bewegung versetzt. Da die Endolymphe in einer sonst unnachgiebigen Höhle eingeschlossen ist, so muß sie demnach ausweichen können, was in der Tat der Fall ist, indem die Membran des runden (Schnecken-)Fensters auf Druck gegen die Membran des ovalen (Vorhof-)Fensters nach außen (in die Paukenhöhle) sich vorwölbt. Durch die von den Anstößen des Steigbügels in der dünnflüssigen Perilymphe des knöchernen Labyrinths verursachten Wellenbewegungen wird die Basilarmembran in Schwingung versetzt und die Endapparate des Hörnerven werden dadurch mechanisch gereizt.

Von den beiden Hauptteilen des Labyrinthes, der Schnecke und dem Sacculus und den Bogengängen und dem Utriculus, kommt für die Physiologie des Hörens wesentlich nur die Schnecke in Betracht.

Die Scheidewand zwischen dem Schneckenkanal und der Paukentreppe bildet die Basilarmembran.

Das die Basilarmembran der Schnecke überwölbende Cortische Organ besteht aus den Cortischen Bögen und den Cortischen Zellen oder den Haarzellen, den eigentlichen schallempfindlichen Apparaten, von denen auf einem radiär gelegten Schnitt eine innen und 3—4 außen von jedem Bogen zu stehen kommen. Jeder Cortische Bogen erscheint gestreckt S-förmig gekrümmt und besteht aus dem inneren und dem äußeren Pfeiler. Oben sind die Pfeiler gelenkartig ineinander gefügt, und man sieht ein kurzes horizontales Stäbchen als Fortsetzung des inneren Pfeilers den äußeren überragen. An die inneren Pfeiler legen sich in einer einfachen Reihe die inneren Haarzellen an, welche zylinderförmig und mit borstenähnlichen Wimpern besetzt sind. An die äußeren Pfeiler des CORTIschen Bogens lagern sich die äußeren Haarzellen an, die bei den meisten Säugetieren in drei spiralig verlaufenden Parallelreihen angeordnet sind, nur der Mensch hat deren vier bis fünf, und an diese die zylindrischen Stützzellen.

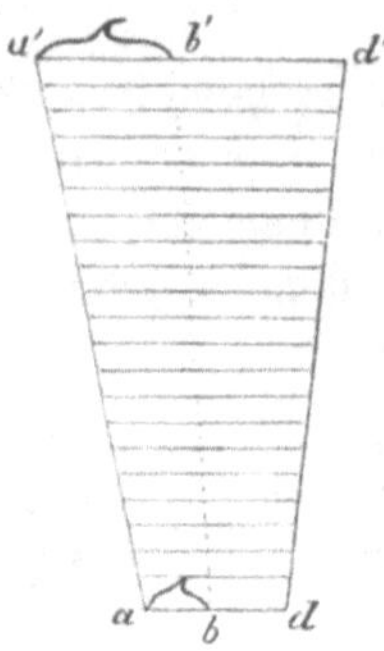


Fig. 39. Spannweite der CORTIschen Bögen und Schema der abgewickelten Basilarmembran.

Das CORTIsche Organ wird von der Deckhaut oder CORTIschen Membran bedeckt. Von oben gesehen macht es den Eindruck einer sehr genau gearbeiteten Klaviatur, wie Fig. 41 B zeigt (s. folg. Seite).

Nach KÖLLIKER enthält die Schnecke bis 3000 CORTIsche Bögen, deren Spannweite von der Basis bis zur Kuppe wechselt, so zwar, daß sie, wie in Fig. 39, an der Basis höher und schmäler (s. in der Fig. *ab*), an der Kuppe niedriger und breiter (in Fig. *a′b′*) erscheinen. Auch die Breite der Basilarmembran ändert sich nach oben hin; sie nimmt allmählich zu. Würde man sie auf eine gerade Ebene abwickeln, so hätte sie die Gestalt der Fig. 39. — In der Schnecke der Vögel, in der nur Haarzellen, keine CORTIschen Bögen vorhanden sind, konnte man den Zusammenhang von marklos gewordenen Nervenfasern mit den Haarzellen feststellen (C. HASSE).

In Fig. 40 ist das CORTIsche Organ abgebildet (KÖLLIKER) in seiner Stellung auf der Basilarmembran *o*; *acdef* bildet den CORTIschen Bogen; die rechte Seite der Figur liegt nach außen, wo

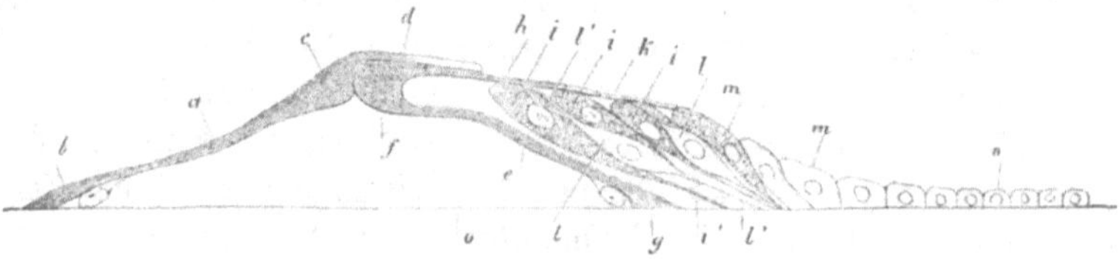

Fig. 40. CORTIsches Organ.

zwischen der Basilarmembran und der Deckhaut oder CORTIschen Membran *h* die Haarzellen ausgespannt sind. In Fig. 41 A ist ein einzelner CORTIscher Bogen abgebildet mit dem Außengliede *i* und dem Innengliede *e*; in Fig. 41 B sieht man die Struktur der Deckhaut und Zusammensetzung der Basilarmembran aus nebeneinander liegenden Saiten.

Die Wellenbewegungen der Perilymphe breiten sich im Vorhof aus, steigen in der Vorhofstreppe auf und versetzen die saitenähnlichen Fasern der Basilarmembran in Schwingungen, welche den daraufstehenden Haarzellen mitgeteilt werden. Diese erst versetzen die an ihnen endigenden Fasern (*i′*) des Nervus acusticus bzw.

cochleae in Erregung. Die Schwingungen breiten sich durch die membranöse Wand des Schneckenkanals auch auf die Lymphe der Paukentreppe aus, welche nun gegen das runde Fenster hingedrängt wird (Helmholtz).

Die Erregung der Endapparate des Hörnerven pflanzt sich zum Gehirn fort und ruft die Gehörempfindung hervor. Bevor wir auf

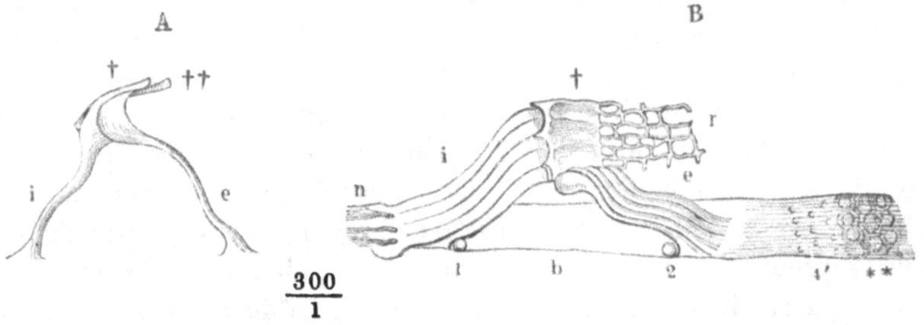


Fig. 41 A. Einzelner Cortischer Bogen. B. Struktur der Deckhaut und Zusammensetzung der Basilarmembran.

diese eingehen, soll noch eine zweite Leitung zu den Acusticusendigungen, nämlich durch die Kopfknochen, sowie die Funktion der Eustachischen Trompete behandelt werden.

## Leitung durch die Kopfknochen.

Wiewohl die Zuleitung der Schallwellen zu unserem Labyrinthe in der dargestellten Weise die gewöhnliche ist, so findet noch eine zweite Leitung zum Labyrinth statt, nämlich durch die Kopfknochen, die gegenüber jener Leitung freilich nur gering ist, von deren Anwesenheit man sich aber leicht überzeugen kann. Schlägt man nämlich eine Stimmgabel so schwach an, daß sie durch die Luft nicht hörbar ist, so kann ihr Ton hörbar werden, wenn man sie auf den Scheitel setzt, indem ihre Schwingungen durch die Kopfknochen dem Labyrinth direkt zugeleitet werden.

Um dieselbe Erscheinung handelt es sich, wenn man eine Uhr so in die Mundhöhle steckt, daß sie deren Wände, namentlich die Zähne, nicht berührt; man hört ihren Schlag dann entweder gar nicht oder nur sehr schwach. Er wird aber sofort laut vernehmbar, wenn die Uhr mit den Zähnen in Berührung kommt.

Die Leitung durch die Kopfknochen leistet den Ohrenärzten Dienste bei der Diagnose, um zu entscheiden, ob eine vorhandene Gehörstörung durch Anomalien im Schallleitungsapparat oder im Labyrinth in den Acusticusendigungen bedingt ist; im letzteren Falle hört der Patient die auf den Kopf gesetzte, in Schwingungen versetzte Stimmgabel oder den Schlag der mit den Zähnen festgehaltenen Uhr nicht mehr.

Funktion der Eustachischen Trompete (Tuba Eustachii).

Die Paukenhöhle ist ein mit Luft erfüllter Hohlraum, von dem ein Kanal nach der Rachenhöhle führt, wo er sich frei öffnet und als Ohr- oder Eustachische Trompete den Verkehr zwischen der Paukenhöhle und der Luft vermittelt. Für gewöhnlich ist die Ohrtrompete geschlossen, dagegen öffnet sie sich bei jeder Schluckbewegung, wie die folgenden Versuche von Valsalva lehren. Hält man nämlich Nase und Mund nach einer kräftigen Exspiration zu und macht eine Schluckbewegung, so empfindet man in beiden Ohren ein eigentümliches Sausen, ein Knacken der Gehörknöchelchen (positiver Valsalvascher Versuch), das dadurch hervorgerufen ist, daß Luft aus der Mundhöhle durch die geöffnete Trompete in die Paukenhöhle gepreßt wird und das Trommelfell nach außen drängt. Man kann die Luft in der Paukenhöhle auch verdünnen, wenn man nach einer Inspiration Nase und Mund zuhält und darauf eine Schluckbewegung macht; man hört ebenfalls ein Knacken der Gehörknöchelchen, das dadurch entsteht, daß das Trommelfell nach innen gedrängt wird, weil Luft aus der Paukenhöhle nach der Mundhöhle angesaugt worden und dadurch der Luftdruck in der ersteren unter den atmosphärischen gesunken ist (negativer Valsalvascher Versuch). Die Ohrtrompete hat offenbar die Funktion, die Spannung zwischen der Paukenhöhlenluft und der Rachenhöhlenluft auszugleichen.

Daß die Ohrtrompete nicht fortwährend offen steht, hat wohl seinen Grund darin: daß 1) durch sie eine Schallleitung stattfinden könnte, wodurch wir unsere eigene Sprache mit lästigem Dröhnen hören würden; daß 2) durch die Ein- und Ausatmung eine Bewegung der Paukenluft und eine Änderung der Trommelfellspannung eintreten könnte, welche den erwähnten Nachteil mit sich führte.

Die Ohrtrompete ist endlich auch der Weg, auf welchem die Absonderungen der Schleimhaut der Paukenhöhle fortgeschafft werden.

Ist die Trompete z. B. durch einen Katarrh, der sich vom Rachen in sie fortgepflanzt hat, geschlossen, so treten Gehörstörungen ein, die bedingt sind einmal durch die Folgen, welche die Abnahme des Luftdruckes in der Paukenhöhle, deren Blutgefäße die Luft nach und nach resorbieren, mit sich führt, und anderseits durch die Anhäufung von Schleim. Durch Einführen von elastischen Kathetern wird die Trompete wieder wegsam.

## 2. Die Gehörempfindung.

Die Erregung des Hörnerven ruft, wenn sie zum Gehörzentrum fortgeleitet wird, die Gehörempfindung hervor, die nach Stärke oder Quantität und nach Qualität verschieden sein kann.

Die Quantität der Gehörempfindung oder ihre Intensität ist abhängig von der Amplitude der Schallwellen; nimmt letztere zu, so wächst auch die Intensität und umgekehrt.

## Qualität der Gehörempfindung.

Die Gehörempfindungen sind musikalische Töne oder Klänge und Geräusche. Physikalisch unterscheiden sie sich dadurch, daß Klänge ausgelöst werden durch regelmäßige (sog. periodische) Schwingung des tönenden Körpers, Geräusche durch unregelmäßige Bewegungen. Die Höhe der Töne ist abhängig von der Schwingungszahl; sie wächst mit der Schnelligkeit, mit der die einzelnen Schwingungen aufeinander folgen. Die Schwingungszahl ist die Anzahl der in einer Sekunde stattfindenden ganzen Schwingungen.

Tonbildung im allgemeinen. Ein einfacher Ton entsteht durch regelmäßige schwingende Bewegung eines Körpers, z. B. einer Stimmgabel. Dagegen werden die Töne der Instrumente nicht durch einfache pendelartige Schwingungen, sondern durch komplizierte regelmäßige Schwingungen hervorgerufen, die man nach dem subjektiven Gehöreindruck nicht mehr als Töne, sondern als Klänge bezeichnet (Helmholtz). Jeder Klang ist zusammengesetzt aus einer Reihe bestimmter einfacher Töne, die man Teiltöne oder Nebentöne nennt, und deren Schwingungszahlen zueinander im Verhältnis einfacher ganzer Zahlen 1 : 2 : 3 usf. stehen. Der tiefste Nebenton des Klanges heißt Grundton; die übrigen, höher als der Grundton liegenden Nebentöne heißen auch Obertöne. Ein Klang, dessen Grundton die Schwingungszahl $n$ besitzt, enthält Obertöne von der Schwingungszahl $2n$, $3n$ usw. Die Klangfarbe, das Timbre, beruht auf dem Mitklingen von verschiedenen und verschieden starken Obertönen, welche den Grundton begleiten. Die Töne unterscheiden sich nur durch ihre verschiedene Höhe und Stärke, die Klänge, deren Tonhöhe nach ihrem Grundton bemessen wird, auch durch ihre Klangfarbe.

Die Zerlegung eines „Klanges“ in seine Nebentöne kann nach Helmholtz geschehen mit Hilfe von Resonatoren, Hohlkugeln aus Metall, deren eine Öffnung der Tonquelle zugewandt ist, während die andere trichterförmige in den äußeren Gehörgang hineingeschoben wird. Wenn in dem zu untersuchenden Klang der Eigenton des Resonators enthalten ist, so wird dieser deutlich ertönen. Ebenso können einzelne Töne durch gleichzeitiges Streichen entsprechend abgestimmter Stimmgabeln zu Klängen kombiniert werden.

Man unterscheidet die Klänge:

1) nach ihrer Stärke,
2) nach ihrer Tonhöhe,
3) nach ihrer Farbe.

Über Stärke und Tonhöhe ist schon gesprochen worden. Die Farbe eines Klanges hängt von seiner Zusammensetzung, von der verschiedenen Anzahl und Stärke seiner Nebentöne ab und kann durch Verstärkung usw. willkürlich verändert werden. Eine und dieselbe Note besitzt einen eigentümlichen Charakter, je nachdem sie auf der Violine, der Klarinette usw. angegeben wird. Jeder zur Klangerzeugung fähige Körper besitzt einen Eigenton.

Wir haben nun zu untersuchen: 1) die verschiedenen Töne und Klänge in der Musik, 2) diejenige Anzahl derselben, welche unser Ohr empfinden kann, und 3) die Vorrichtungen, durch welche das Ohr zu dieser Empfindung befähigt ist oder die Theorie der Tonempfindungen.

Zwei Töne, deren Schwingungszahl in dem Verhältnis von 1:2 steht, nennt man Oktaven, und zwar den Ton von der Schwingungszahl 2 die höhere Oktave im Vergleich zu der tieferen Oktave von der Schwingungszahl 1. Auch physiologisch sind diese Oktaven in gewisser Weise charakterisiert, nämlich dadurch, daß sie auf unser Ohr einen angenehmen und einander sehr ähnlichen Eindruck machen, im allgemeinen scheinbar zu einem Tone verschmelzen (C. Stumpf). Wir können die Länge der schwingenden Saite, welche die Töne gibt, auf $^1/_4$, $^1/_8$, $^1/_{16}$, $^1/_{32}$ usw. verkürzen und erhalten immer wieder angenehme und ähnliche Töne. Alle diese Töne sind also um das Intervall (unter Intervall versteht man das Verhältnis zweier Töne von verschiedener Schwingungszahl) einer Oktave voneinander unterschieden, und ihre Schwingungszahlen verhalten sich zueinander wie 1 : 2 : 4 : 8 : 16 : 32 usw. In der Musik sind sieben Oktaven gebräuchlich, von denen die tiefste mit $C_1$ (Kontraoktave), die nächsten mit $C$, $c$, $c'$, $c''$, $c'''$, $c''''$ bezeichnet werden.

Die Musik hat die Reihe der Töne innerhalb einer Oktave in sieben Intervalle eingeteilt und auf diese Weise die Tonleiter gebildet, in welcher der erste und letzte (8.) Ton durch die beiden Oktaven dargestellt werden. Die Bezeichnungen für die Töne sind: *C*, *D*, *E*, *F*, *G*, *A*, *H*, *C*. Das Intervall zwischen *E* und *F* sowie zwischen *H* und *C* ist im Verhältnis ungefähr halb so groß als das zwischen den übrigen Tönen. Die Intervalle zwischen den letzteren heißen deshalb ganze Töne, zwischen *EF* und *HC* halbe Töne.

Die Schwingungsverhältnisse der Tonleiter sind namentlich mit Hilfe der Sirene genau ermittelt; es verhalten sich nämlich die Schwingungszahlen von

$$\begin{array}{rccccccccc} & C & : D & : E & F & : G & : & A & : H & : C \\ \text{wie} & 1 & : {}^9/_8 & : {}^5/_4 & : {}^4/_3 & : {}^3/_2 & : & {}^5/_3 & : {}^{15}/_8 & : 2 \\ \text{oder wie} & 8 & : 9 & : 10 & : 10^2/_3 & : 12 & : & 13^1/_3 & : 15 & : 16, \end{array}$$

d. h. während der Ton *C* 8 Schwingungen macht, macht *D* 9 Schwingungen usw. Man nennt das Intervall zwischen dem ersten und zweiten Tone eine Sekunde, zwischen dem ersten und dritten eine Terz usw. bis zum achten eine Oktave. Während wir bisher nur die Verhältnisse der Schwingungszahlen der Töne zueinander angegeben haben, gibt die folgende von Helmholtz entworfene Tabelle die absoluten Schwingungszahlen aller Töne innerhalb der sieben gebräuchlichen Oktaven an, welche mit Hilfe der Sirene und des Savartschen Zahnrades bestimmt worden sind:

| Noten | Kontra-Oktave $C_1$—$H_1$ | Große Oktave $C$—$H$ | Ungestrichene Oktave $c$—$h$ | Eingestrichene Oktave $c'$—$h'$ | Zweigestrichene Oktave $c''$—$h''$ | Dreigestrichene Oktave $c'''$—$h'''$ | Viergestrichene Oktave $c''''$—$h''''$ |
|---|---|---|---|---|---|---|---|
| *C* | 33 | 66 | 132 | 264 | 528 | 1056 | 2112 |
| *D* | 37·125 | 74·25 | 148·5 | 297 | 594 | 1188 | 2376 |
| *E* | 41·25 | 82·5 | 165 | 330 | 660 | 1320 | 2640 |
| *F* | 44 | 88 | 176 | 352 | 704 | 1408 | 2816 |
| *G* | 49·5 | 99 | 198 | 396 | 792 | 1584 | 3168 |
| *A* | 56 | 110 | 220 | 440 | 880 | 1760 | 3520 |
| *H* | 61·875 | 123·75 | 247·5 | 495 | 990 | 1980 | 3960 |

Wir wollen hier noch untersuchen, wie man sich die Entstehung einer so komplizierten, periodischen Bewegung, durch welche der Klang erzeugt wird, vorzustellen hat. Wird eine Violinsaite durch den Bogen angestrichen, so kann dieselbe in ihrer ganzen Länge schwingen; gleichzeitig aber hat die Saite auch die Neigung, sich in zwei Hälften zu teilen, deren jede für sich schwingt. Es ist nun verständlich, daß, während die ganze Saite ihre Schwingung ausführt, zugleich auch jede Hälfte ihre Schwingungen machen kann, und so gesellt sich zu der Schwingung des Grundtones der Saiten ein zweiter, leiserer Ton, der erste Oberton, hinzu. Diese Schwingung kann sich noch weiter komplizieren, indem nämlich gleichzeitig die Saite auch noch in drei gleichen Teilen schwingt; in diesem Falle klingt dann noch der zweite Oberton mit usw.

Das Ohr des Menschen besitzt die Fähigkeit, auf Schwingungen von der Frequenz 33—3960 pro Sekunde mit Tonempfindungen zu reagieren. Doch sind das nicht die äußersten Grenzen; denn Savart will noch Töne wahrgenommen haben, die durch 7—8 Stöße erzeugt worden sind, indes meint Helmholtz, daß die von Savart gehörten Töne Obertöne des Grundtones von 7—8 Schwingungen gewesen seien. Anderseits wird die Zahl 11 als untere Grenze angegeben (F. Bezold). Jedenfalls beginnt nach Helmholtz der musikalische Charakter der Töne erst bei 28—30 Schwingungen in der Sekunde; die tieferen Töne erzeugen nur ein Schwirren und Dröhnen im Ohr.

Umgekehrt waren die höchsten Töne, die Savart wahrnehmen konnte, durch 24000 Stöße in der Sekunde erzeugt, und Edelmann hat einen Ton von etwa 50000 Schwingungen erhalten. Indes verlieren die Töne, welche über die siebente Oktave hinausreichen, ihren angenehmen, musikalischen Charakter, erregen eine schmerzhafte Empfindung und sind ihrer Höhe nach nur sehr unsicher zu unterscheiden.

Im allgemeinen kann eine Tonempfindung niemals durch eine Schwingung erzeugt werden, zum wenigsten müssen deren zwei mit hinreichender Geschwindigkeit in periodischer Wiederkehr aufeinander folgen; denn hält man gegen ein schnell rotierendes SAVARTsches Zahnrad ein Kartenblatt, so hört man einen Ton, der immer tiefer und dumpfer wird, je mehr Zähne man aus dem Rade entfernt; bei zwei Zähnen ist ein Ton zwar vernehmbar, aber sehr dumpf; ist nur noch ein Zahn am Rade geblieben, so hört man keinen Ton mehr, sondern nur einen Stoß.

Die Geräusche entstehen durch unregelmäßige oder nichtperiodische Bewegungen; man kann sie als reibende, knarrende, zischende Geräusche unterscheiden. Diese Charaktere hängen zum Teil von der Stärke und der Geschwindigkeit der Stöße ab, zum Teil auch davon, daß dem Geräusch wirkliche Töne von verschiedener Höhe beigemischt sind; in diesem Falle können wir die Geräusche auch nach ihrer Höhe unterscheiden. So sind z. B. Reibgeräusche mit tiefen, zischende Geräusche mit hohen Tönen verbunden.

## Theorie der Tonempfindungen.

Daß unser Ohr eine so große Anzahl von einzelnen Tönen zu empfinden vermag, ist dadurch möglich, daß die Basilarmembran des CORTIschen Organes, die wir als eine Aneinanderreihung gespannter Saiten von verschiedener Länge betrachtet haben, in ihren einzelnen Teilen in Mitschwingung versetzt werden kann durch die Schwingungen, welche ihrem Eigentone entsprechen. Durch diese Schwingungen werden die auf der Basilarmembran liegenden Teile, namentlich die Haarzellen, ebenfalls in schwingende Bewegung und damit auch die an ihnen endigenden Nervenfasern in Erregung versetzt. Die Empfindung verschieden hoher Töne (in weiterer Entwickelung der Lehre von der spezifischen Energie) wird durch die Erregung verschiedener Fasern des Hörnerven hervorgerufen. Der ganze akustische Apparat der Schnecke stellt sich demnach wie eine Klaviatur dar, welche durch die verschiedensten Töne, auf die sie abgestimmt ist, in Schwingung versetzt wird (HELMHOLTZ).

Anatomisch könnte diese Theorie insofern ausreichend befriedigt werden, als man 24000 Fasern in der Membrana basilaris gezählt hat (S. RETZIUS).

Das Ohr besitzt aber noch die weitere Fähigkeit, bei gehöriger Aufmerksamkeit neben dem am stärksten erklingenden Grundton eines Klanges auch einen oder mehrere der schwächer klingenden Obertöne zu unterscheiden, also die Fähigkeit einen Klang zu analysieren (das Auge besitzt diese Fähigkeit für das Licht nicht, s. oben), und es analysiert also das Ohr gleichsam nach dem FOURIERschen Lehrsatz periodische Schwingungen von komplizierter Form in einfache Schwingungen. Diese Erscheinung läßt sich nach derselben, oben angegebenen Theorie erklären. Ein Klang, d. h. eine komplizierte oder zusammengesetzte Schwingung, erregt die akustischen Apparate in der Schnecke in der Weise, daß durch die einzelnen Teilschwingungen alle Apparate in der Schnecke in Schwingungen versetzt werden, welche auf die entsprechenden Einzeltöne abgestimmt sind, mit dem Unterschiede aber, daß der Grundton die stärksten Schwingungen hervorruft, die Obertöne um so schwächer, je weiter sie sich in ihrer Schwingungszahl von der des Grundtones entfernen. Dadurch werden gleichzeitig eine Anzahl von Nervenfasern gereizt, welche ihre Erregung zum Gehörzentrum leiten, wo die Klangempfindung hervorgerufen wird. Die Empfindung eines Klanges entsteht also dadurch, daß zu der Erregung bestimmter Nervenfasern des Schneckennerven (*Nervus cochleae*), die durch den Grundton hervorgerufen wird, eine mehr oder weniger schwache Erregung bestimmter anderer Nervenfasern hinzutritt, deren Enden durch die Obertöne gereizt werden.

Einen Beweis für diese Theorie hat Helmholtz durch folgenden Versuch geliefert: er ließ eine Reihe von Stimmgabeln, welche die zu einem Grundton gehörigen Obertöne erzeugten, gleichzeitig ertönen; es entstand ein Klang, der einem bestimmten, komplizierten Wellensystem entsprach. Er ließ nun die Stimmgabeln nicht alle gleichzeitig ertönen, sondern es folgten die einzelnen in kurzen Intervallen aufeinander; es entstand jetzt offenbar ein Wellensystem von ganz anderer komplizierter Form, welches, wenn es als solches die Schneckenapparate in Schwingungen versetzen würde, einen ganz anderen Klang erzeugen müßte. Das ist aber niemals der Fall, sondern es entsteht jedesmal derselbe Klang, woraus offenbar hervorgeht, daß das Ohr die Klänge analysiert, in seine Komponenten zerlegt.

Aus der geringeren Breite der Basilarmembran an der Basis gegenüber der Breite an der Kuppe folgert man, daß die Fasern der ersteren durch die hohen, die der letzteren durch die tiefen Töne angesprochen werden; eine Folgerung, welche durch klinische und experimentelle Beobachtungen bestätigt wird (Moos u. Steinbrügge, B. Baginsky).

Früher hatte Helmholtz die Cortischen Bögen als diejenigen Apparate angesehen, welche durch die Wellenbewegung des Labyrinthwassers in Mitschwingung versetzt würden, doch mußte dies fallen gelassen werden angesichts der von Hasse entdeckten Tatsache, daß in der Schnecke der Vögel, die sicher musikalisches Gehör besitzen, die Cortischen Bögen vollständig fehlen. Die ganze Theorie ist wesentlich nur eine weitere Entwicklung der Lehre von der spezifischen Energie, welche, wie die Theorie der Farbenempfindung durch die Farbenblindheit, eine ähnliche Stütze dadurch erhält, daß Gehörstörungen vorkommen, bei denen einige Töne der Skala nicht empfunden werden können.

Aber schon normalerweise kommen größere oder kleinere Lücken in der Reihe der wahrnehmbaren Töne vor. Es gibt Personen, bei denen solche Defekte in der Tonreihe an der oberen und unteren Grenze sich vorfinden; weiter solche, bei denen sie nur an der oberen oder nur an der unteren Grenze vorkommen; endlich auch solche, bei denen Lücken innerhalb der Kontinuität der Skala auftreten (F. Bezold).

Die Empfindung von Geräuschen wird durch die Annahme verständlich, daß die unregelmäßigen Schwingungen auch sehr unregelmäßige Bewegungen der Basilarmembran hervorrufen, welche eine verworrene Empfindung, wie wir sie eben beim Geräusch haben, erzeugen.

## Harmonie der Klänge.

Wenn zwei Töne gleichzeitig erklingen, so rufen dieselben eine angenehme oder eine unangenehme Empfindung hervor. Die angenehme des Zusammenklanges bezeichnet man als Konsonanz und die unangenehme des Mißklanges als Dissonanz. Im allgemeinen sind diejenigen Töne konsonant, deren Schwingungen in einem einfachen Verhältnis zueinander stehen; so ist die Oktave *c* und *c'* (wie 1:2) die beste Konsonanz; ferner ist die Quinte *c* und *g* (wie 2:3) konsonant, ebenso die Terz *c* und *e* (wie 4:5); zwei näher liegende Töne wie *c* und *d* (8 : 9) sind dagegen dissonant. Helmholtz hat nun gezeigt, daß die Konsonanz auf kontinuierlicher, die Dissonanz auf diskontinuierlicher Tonempfindung beruhe. Der Sachverhalt ist folgender: Wenn auf das Ohr gleichzeitig zwei Töne einwirken, welche nur um ein oder ein halbes oder noch geringeres Intervall voneinander entfernt sind, so hört man einzelne Stöße, welche um so langsamer auftreten, je geringer das Intervall der beiden Töne ist. Man nennt diese Stöße Schwebungen. Diese Schwebungen sind nichts anderes als Interferenzen der Schallwellen, indem Wellenberge mit Wellentälern zusammenfallen und ihre Bewegungen gegenseitig aufheben. So entstehen abwechselnde Verstärkungen und Schwächungen der Töne, welche eine diskontinuierliche Tonempfindung und damit eine Dissonanz geben. Die Dissonanz ist also Folge der Schwebungen, die um so langsamer eintreten werden, je näher die beiden Töne einander liegen, weil es um so länger dauert, bis der höhere Ton dem tieferen um einen ganzen Wellenberg vorangeschritten ist, und umgekehrt; bei einer gewissen, großen Differenz der Schwingungszahlen der beiden Töne entschwinden die Schwebungen dem Ohre vollständig.

Die Anzahl der Schwebungen, die zwischen Tönen von gleichem Intervall in der Sekunde entstehen, ist gleich der Differenz ihrer Schwingungszahlen. Die Dissonanz ist um so größer, je größer die Anzahl der Schwebungen ist und erreicht bei 33 Schwebungen ihr Maximum, wie z. B. *h'* bis *c''* = 528 − 495 = 33 Schwebungen; in den tieferen Tönen z. B. *H* bis *C* = 62 − 66 = 4 Schwebungen ist die Dissonanz viel geringer wie im allgemeinen in den tiefen Tonlagen, während sie in den mittleren am stärksten ist und in den hohen Tonlagen verschwindet. Nach der Verschmelzungstheorie ist nicht der Mangel an Schwebungen, sondern der verschieden abgestufte Eindruck der Einheitlichkeit oder Verschmelzung die Grundlage der Konsonanz (C. STUMPF).

Kombinationstöne. Klingen zwei Töne von verschiedener Höhe gleichzeitig kräftig und gleichmäßig anhaltend zusammen, so entstehen neue Töne, welche Kombinationstöne genannt werden. Dieselben zerfallen in zwei Klassen, von denen die ersten Differenztöne (auch TARTINIsche Töne) heißen und dadurch charakterisiert sind, daß ihre Schwingungszahl gleich ist der Differenz der Schwingungszahl der primären Töne. Die Summationstöne (HELMHOLTZ), welche die zweite Klasse bilden, sind ihrer Schwingungszahl nach gleich der Summe der Schwingungszahlen der primären Töne. Die Entstehung dieser Töne ist von HELMHOLTZ darauf zurückgeführt worden, daß die Schwingungen der tönenden Körper nicht mehr als unendlich klein betrachtet werden und nicht genaue Pendelschwingungen sind, um so weniger, je größer ihre Amplitude ist. So geben stark anhaltende Klänge, wie die einer Orgel, starke Kombinationstöne.

Wie die Grundtöne, so können auch die Obertöne und endlich auch die Kombinationstöne Veranlassung zu Schwebungen und damit zu Dissonanzen geben, doch sind die durch Kombinationstöne hervorgerufenen Schwebungen von geringerer Bedeutung als die der Obertöne.

Der Akkord. Klingen mehr als zwei Töne zu einem Klang zusammen, so entsteht der Akkord. Derselbe ist konsonant, wenn jeder Ton desselben mit jedem anderen konsonant ist, wenn also die Töne des Akkordes miteinander keine Schwebungen erzeugen. So ist der Dreiklang *CEG* ein konsonierender Akkord; die Musik kennt deren noch eine ganze Reihe.

Man unterscheidet in der Musik die Akkorde als Dur-Akkorde und als Moll-Akkorde. Der Dreiklang *CEG* bildet für die ersteren den Grundakkord, für die letzteren der Dreiklang *CEsG*. Beide Akkorde klingen für unser Ohr durchaus verschieden. Der Dur-Akkord hat etwas Bestimmtes, Klares und Abgeschlossenes, wodurch er das Gefühl der Befriedigung zu erwecken vermag, während der Moll-Akkord den Charakter des Unklaren und Verhüllten an sich trägt, so daß er sich zum Ausdruck von unbestimmten und trüben Stimmungen eignet. Die Kirchenglocken aus älterer Zeit sind auf Dur-Akkorde, die der neueren Zeit vielfach auf Moll-Akkorde gestimmt. Akustisch unterscheiden sie sich nach HELMHOLTZ dadurch, daß im Dur-Akkord die entstehenden Kombinationstöne konsonieren, im Moll-Akkord dissonieren.

### 3. Die Gehörwahrnehmungen.

Tritt zu einer Gehörempfindung der psychische Akt, welcher zu einem unbewußten Schlusse führt, so entsteht in gleicher Weise eine Gehörwahrnehmung, wie wir es in ausgedehntem Maße bei den Gesichtswahrnehmungen gesehen haben. In derselben Weise werden die Tonempfindungen auf Grund der gemachten Erfahrung im Sinne des Gesetzes der exzentrischen Empfindung nach außen verlegt.

#### Beurteilung der Richtung und Entfernung des Schalles.

Man pflegt auf die Richtung, aus der der Schall kommt, im allgemeinen nach dessen Intensität zu schließen. Bei gleicher Entfernung der Schallquelle wird die Intensität des Schalles für uns am größten sein, wenn das Ohr der Schallquelle gerade zugewendet wird, so daß die Ohrmuschel die günstigste Stellung einnimmt, um Schallwellen in den äußeren Gehörgang zu reflektieren. Weniger günstig steht sie, wenn der Schall von vorn kommt und am ungünstigsten, wenn der Schall von hinten kommt. Vorn und hinten wird jedoch sehr leicht verwechselt. Eine Orientierung über die Richtung des Schalles wird auch ermöglicht, wenn durch Kopfbewegungen Vergleiche angestellt werden können. Die folgenden Versuche von Ed. Weber unterstützen diese Ansicht: Achtet man auf einen von vorn kommenden Schall und setzt beide Hohlhände, nach hinten gerichtet, so vor das Ohr, daß sie künstliche Ohrmuscheln bilden, so scheint der Schall von rückwärts zu kommen. Ferner hat Weber beobachtet, daß wir die Richtung des Schalles sehr schlecht unterscheiden, wenn die Ohrmuschel platt an den Kopf angedrückt wird.

Nach der Intensität verlegen wir die Quelle eines schwachen Schalles in große, die eines starken Schalles in geringe Entfernung. Doch sind wir, sowohl was die Richtung als die Entfernung der Schallquelle betrifft, noch weit größeren Täuschungen ausgesetzt, als es beim Gesicht der Fall ist.

#### Hören mit beiden Ohren.

Der Nutzen zweier Ohren ist nicht nur auf Unterstützung unseres Orientierungsvermögens über Richtung und Entfernung der Schallquelle beschränkt, indem wir durch die Bewegung des Kopfes bald das eine, bald das andere Ohr in Stellung bringen; wir schließen, daß der Schall von der Seite des stärker erregten Ohres kommt. Bei gleich starker Erregung beider Ohren verlegen wir die Schallquelle nach vorn in die Medianebene. Bei Eintritt von Taubheit auf einem Ohre funktioniert das andere für sich allein weiter.

Obgleich wir mit beiden Ohren den Schall nur einfach hören, so ist doch nicht zu entscheiden, ob, wie bei den beiden Netzhäuten, auch eine „Identität" der beiden Hörnervenenden vorhanden ist. Gegen die Identität spricht folgender Versuch von Dove: Wenn man zwei gleich tönende Stimmgabeln vor beide Ohren hält und die eine um ihre Achse so dreht, daß ihr Ton abwechselnd verschwindet und wieder auftritt, so scheinen beide Stimmgabeln abwechselnd zu tönen, und zwar hören wir die feststehende nur dann, wenn die andere nicht gehört wird. Es nimmt nämlich die Erregbarkeit des Ohres ab, auf der kontinuierlich gereizten Seite mehr als auf der anderen, die intermittierend gereizt wird, und ein Ton wird bei gleich starker Erregung nur von dem höher erregbaren Ohre wahrgenommen. Gegen die Identität spricht ferner eine Beobachtung von Fessel u. Fechner, nach welcher eine Anzahl Individuen schon normal, noch häufiger in krankhaften Zuständen (v. Wittich), denselben Ton auf der einen Seite höher als auf der anderen empfinden.

## Die Bogengänge.

Die den hinteren Teil des knöchernen Labyrinths bildenden drei häutigen Bogengänge (*Canales semicirculares*) liegen in drei Ebenen, die senkrecht zueinander stehen; einer von ihnen verläuft vertikal, die beiden anderen horizontal. Jeder Bogengang hat eine erweiterte Mündung, die Ampulle, in die feine Härchen hineinragen, und ein freies Ende. Auf den Haarzellen sind die Otolithen (Hörsteinchen), kalkhaltige feste Körperchen, gelagert. Zu diesen Zellen begeben sich periphere Ausläufer von Nervenfasern, welche aus dem N. vestibuli stammen.

Die Bogengänge mit ihren Nachbargebilden gelten als ein Sinnesorgan für die Wahrnehmung der richtigen Kopfstellung im Raum und der Kopfbewegungen (Gleichgewichtssinn).

Nach der Entdeckung von Flourens (1824) zeigten Tauben nach Zerstörung der Bogengänge eigentümlich pendelnde Bewegungen des Kopfes, welche im allgemeinen in der Ebene des vorletzten Bogenganges abliefen. Wenn man sie einzeln reizte, so traten die gleichen Bewegungsstörungen auf (Breuer). Nach Goltz handelt es sich hierbei um Störungen des Gleichgewichtes.

Vollkommenere Versuche von Ewald lehren,[1] daß nach Ent-

[1] J. R. Ewald, Physiolog. Untersuchungen über das Endorgan des N. octavus. Wiesbaden 1892.

fernung der sämtlichen häutigen Bogengänge die Tauben bei oberflächlicher Prüfung keine besonderen Störungen aufweisen. Erst bei genauerem Zusehen findet man, daß die Tiere nicht fliegen können, daß sie sich ungern bewegen, sowie daß ihr Vermögen herabgesetzt ist, die Lage ihres Körpers zu erkennen. Endlich sollen sämtliche Muskeln eine außerordentliche Schlaffheit zeigen. Entfernt man nur die Schnecke, so bleiben Störungen in der Bewegungsfähigkeit aus.

Beim Menschen werden nach krankhaften Veränderungen des Labyrinthes bzw. der Bogengänge Störungen im Gleichgewicht beobachtet, welche jenen bei Tieren durchaus gleichen (Menièrescher Schwindel). Sendet man einen galvanischen Strom quer durch den Kopf in der Richtung beider Ohren, so entsteht der sog. galvanische Schwindel, wobei man bei der Schließung gegen die Kathode, bei der Öffnung gegen die Anode zu fallen glaubt (Hitzig), was auf eine Reizung der Bogengänge bezogen wird.

Nach Ewald geht von den Bögen ein Tonus auf die quergestreiften Muskeln aus, dessen Aufhebung alle jene Störungen erklären soll, während von Cyon die Bogengänge als periphere Organe des Raumsinnes gedeutet werden.

## Stimme und Sprache.[1]

Wenn der Exspirationsstrom durch die Luftröhre, den Kehlkopf, die Rachen-, Mund- und Nasenhöhle streicht, so entstehen Töne und Geräusche; die ersteren nennt man die Stimme; beide zusammen bilden zu Lauten geformt die Sprache.

### 1. Die Stimme.

Die Stimme wird im Kehlkopfe durch den Luftstrom, mit dem die wahren Stimmbänder angeblasen werden, erzeugt. Der Kehlkopf stellt ein Zungenwerk mit membranösen Zungenpfeifen dar. Die Lungen dienen als Blasebalg, die Luftröhre als Windrohr, die Stimmbänder als Zungen, die Rachen-, Mund- und Nasenhöhle als Ansatzrohr.

Zur Untersuchung des Stimmorganes, des Kehlkopfes, dient der Kehlkopfspiegel. Stimmlosigkeit (*Aphonia*) beruht zumeist auf Lähmung der Stimmbänder, Stimmfehler (*Cacophonia*) auf Abweichungen von der Regelmäßigkeit der Stimmbänder.

[1] E. von Brücke, Grundriß der Physiologie und Systematik der Sprachlaute. 2. Aufl. 1876. Grützner, Stimme und Sprache. Hermanns Handbuch d. Physiologie. Bd. II. 1879.

Der Kehlkopf (Larynx).

Der Kehlkopf besteht aus einem Knorpelgerüst, in welchem die wahren Stimmbänder so aufgehängt sind, daß sie mit Hilfe einer Reihe von Muskeln, deren Tätigkeit die Stellung der Knorpel in zweckentsprechender Weise verändert, gespannt und entspannt werden können. Das Knorpelgerüst besteht aus vier Knorpeln, der Cartilago cricoidea (Ringknorpel), der Cart. thyreoidea (Schildknorpel oder Adamsapfel) und den beiden Cartt. arytaenoideae (Gießbecken- oder Stellknorpel [C. LUDWIG]). Die kleinen Hörner des Schildknorpels sind mit dem siegelringförmigen Ringknorpel durch Gelenke verbunden, in denen sie eine Drehung ausführen können, welche durch die beiden Hörner verläuft, also um eine Querachse, so daß der obere Teil des Ringknorpels nach vorn und unten gezogen wird. Die Gießbeckenknorpel sind dreiseitig pyramidenförmig und stehen auf dem oberen Rande der Platte des Ringknorpels so auf, daß eine Fläche der Pyramide nach innen, die zweite nach hinten und die dritte nach vorn und außen sieht, während eine Kante geradeaus nach vorn, die zweite nach hinten und ein wenig nach innen, die dritte nach außen gerichtet ist. An dem Fuße der vorderen Kante befindet sich der Processus vocalis (Stimmfortsatz), an dem der nach außen gerichteten Kante der Proc. muscularis (Muskelfortsatz). Die Verbindung zwischen dem Stell- und Schildknorpel bildet ebenfalls ein Gelenk, in welchem der Stellknorpel rotierende Bewegungen um seine Gelenkachse so ausführen kann, daß Stimm- und Muskelfortsatz sich der Mittellinie nähern oder davon entfernt werden.

Die beiden aus elastischem Gewebe bestehenden, mit Schleimhaut überzogenen Stimmbänder sind vorn dicht nebeneinander an der hinteren Fläche des Schildknorpels, hinten an der vorderen Kante des Gießbeckenknorpels befestigt. Der dazwischen gelegene feine Spalt, die Stimmritze (*Glottis*), der die Form eines gleichschenkligen Dreiecks hat, steht bei ruhigem Atmen offen und besteht aus zwei Abschnitten, einem vorderen, der Glottis intermembranacea, und einem hinteren, der Glottis intercartilaginea, fälschlich auch Atemritze genannt.

Die Muskeln, durch deren Tätigkeit die Spannung der Stimmbänder verändert werden kann, sind folgende: 1) der Spanner des Stimmbandes, der M. cricothyreoideus, der den vorderen Teil des Ringknorpels schief nach oben und den hinteren nach unten und hinten zieht und durch die Zusammenziehung (bei feststehendem Ringknorpel) den vorderen Ansatzpunkt des Stimmbandes von seinem anderen Ansatzpunkte entfernt und so die Stimmbänder spannt; 2) der Entspanner des Stimmbandes und Antagonist des vorigen ist der M. thyreoarytaenoideus, welcher im Stimmbande liegt, dieselben Ansätze besitzt und durch seine Zusammenziehung die beiden Ansatzpunkte einander nähert, indem der obere Teil des Ringknorpels nach rückwärts gezogen wird, so daß das Band sich verkürzt und entspannt; 3) der M. arytaenoideus, transversus und obliqui, liegt auf der hinteren Fläche der Stellknorpel und läuft quer von der einen äußeren Kante hinüber zu der anderen; bei ihrer Zusammenziehung werden die Stellknorpel einander genähert, wodurch die Stimmritze geschlossen wird; 4) der Erweiterer der Stimmritze ist der M. cricoarytaenoideus posticus, welcher von der hinteren Fläche der Siegelplatte des Ringknorpels entspringt, etwas schief von innen und unten nach außen und oben verlaufend sich am Proc. muscularis des Stellknorpels festsetzt; durch die Tätigkeit desselben dreht der Stellknorpel um seine Gelenkachse nach auswärts, so daß die Stimmfortsätze voneinander entfernt werden und die Stimmritze sich erweitert; 5) der Verengerer der Stimmritze, der Antagonist des vorigen, M. cricoarytaenoideus lateralis, entspringt von dem oberen Rande des Ringknorpels und zieht von außen nach hinten und oben, um sich an den Muskelfortsatz anzusetzen; wenn er sich kontrahiert, so dreht er den Stellknorpel um seine Gelenkachse nach innen, nähert die Stimmfortsätze einander und wirkt schließend.

Die Innervation der angeführten Kehlkopfmuskeln geschieht durch den N. laryngeus inferior, nur der M. cricothyreoideus wird vom N. laryngeus superior versorgt bei Menschen, Hunden, Katzen und Kaninchen.

Die Innenfläche des Kehlkopfes ist mit einer flimmernden Schleimhaut ausgekleidet, mit Ausnahme der wahren Stimmbänder, die ein Pflasterepithel besitzen. Parallel über den wahren Stimmbändern verlaufen zwei Schleimhautfalten, die falschen Stimmbänder, die nur ihrer Ähnlichkeit mit den wahren Stimmbändern diesen Namen zu verdanken haben, ohne aber bei der Stimmbildung irgendwie beteiligt zu sein. Zwischen ihnen und den wahren Stimmbändern liegen die Ventriculi Morgagni, welche bei den Brüllaffen hoch entwickelt zu vollständigen Taschen werden.

### Die Stimmbildung.

Die von den unteren oder wahren Stimmbändern (*Ligamenta glottidis*) gebildete Stimmritze öffnet und schließt sich abwechselnd beim stoßweisen Hindurchströmen der Exspirationsluft. Durch die ausgestoßene Luft werden die Stimmbänder in Schwingungen versetzt, die im Ohr als Schall empfunden werden. Die oberhalb des Kehlkopfes gelegenen Teile, namentlich die Mundhöhle, dienen als Resonanzraum und bewirken in ihrer verschiedenen Stellung die Klangfarbe des Tones.

Die Höhe des Tones hängt ab: a) von der Länge der Stimmbänder; vergleichende Messungen zwischen den Stimmbändern männlicher und weiblicher Kehlköpfe haben ergeben, daß sich ihre Längen verhalten wie 3 : 2, daher ist die Stimme der Männer tiefer als die der Frauen; unter den Männern haben wieder die Tenöre die kürzeren Stimmbänder. Die kürzesten Stimmbänder haben die Kinder. Der Übergang der Kinderstimme zu der klangvolleren und tieferen Stimme des Erwachsenen (Stimmwechsel) findet zur Zeit der Pubertät statt. Beim Knaben geht nunmehr die Stimme aus Diskant oder Alt in Tenor oder Baß oder in eine Zwischengattung (Bariton) über; b) von der Spannung und Dicke der Stimmbänder; je stärker das Stimmband angespannt wird, um so höher tönt die Stimme. Diese Spannung wird durch die Kontraktion des M. cricothyreoideus erzeugt. Um von tieferen Tönen zu höheren überzugehen, dient, wie Garcia mit dem Kehlkopfspiegel beobachtet hat, ein anderes Mittel, nämlich die willkürliche Verkürzung der Stimmbänder, indem die Stimmfortsätze so stark aneinander gedrängt werden, daß der hintere Teil der Stimmbänder schwingungsunfähig wird.

Die Tonhöhe kann auch durch zunehmende Stärke des anblasenden Luftstromes gesteigert werden.

Unabhängig dagegen ist die Tonhöhe davon: a) ob die Stimmritze etwas mehr oder weniger eng ist, doch spricht der Ton bei enger Stimmritze leichter an; b) von dem Wind- und Ansatzrohr.

Im allgemeinen würde man erwarten, daß hohe Töne nur forte, tiefe nur piano gesungen werden könnten; die Erfahrung aber lehrt, daß auch das Umgekehrte stattfinden kann; es tritt für diesen Fall eine Kompensation der Kräfte am Kehlkopf zwischen der Stärke des Luftstoßes und der Größe der Spannung der Bänder bzw. der Muskelkontraktion derart ein, daß, wenn ein Ton allmählich stärker oder schwächer gesungen werden soll, auch die Muskelkontraktion allmählich steigt oder abnimmt.

Methoden zur Beobachtung der Stimmbildung: 1) Nach Joh. Müller werden Kehlköpfe aus Menschenleichen zweckentsprechend hergerichtet: der ausgeschnittene Kehlkopf wird mit seiner hinteren Wand auf einem Brettchen und an den Winkel des Kehlkopfes, Adamapfel, eine Wagschale befestigt, durch deren Belastung man die Spannung der Bänder hervorruft; dann wird der Kehlkopf von der Trachea aus durch ein eingebundenes Glasrohr mit dem Munde oder mit einem Blasebalg angeblasen. 2) Mit Hilfe des Kehlkopfspiegels von Garcia, Czermak u. Türk: ein größerer runder in der Mitte durchbohrter Planspiegel von Metall wirft das Licht einer nebenstehenden Lichtquelle in den weitgeöffneten Rachen der Versuchsperson. Der Beobachter führt ein kleines, rundes Spiegelchen, von Metall oder besser Glas (weil lichtstärker), in den Rachen der Person (erwärmt, damit es nicht beschlägt) so weit ein, daß es über den Kehlkopf zu stehen kommt, welcher sich in dem hellerleuchteten Spiegelchen spiegelt und von dem Beobachter durch die Bohrung des Beleuchtungsspiegels gesehen werden kann. 3) Bei lebenden Tieren (Hunden und Katzen), nach Longet u. Schiff, durch weites Aufsperren des Rachens, Herausziehen der Zunge oder Trennung der Membrana hyothyreoidea und direkte Betrachtung des Kehlkopfes; in neuerer Zeit mit dem Kehlkopfspiegel an lebenden Hunden, Katzen und Kaninchen (SCHECH, G. SCHMIDT, STEINER).

Die Gesamtheit der Töne, die ein Individuum hervorbringen kann, heißt der Umfang der Stimme. Bei beiden Geschlechtern gibt es tiefere und höhere Stimmlagen. Zwischen dem tiefsten Baß- und höchsten Sopranton liegen etwa $3^1/_2$ Oktaven, von denen das einzelne Individuum für gewöhnlich bis zu 2 Oktaven zu singen vermag. Den Sopran oder die höhere Frauenstimme nennt man auch Oberstimme oder Hauptstimme, die tiefe Männerstimme oder der Baß ist die eigentliche Grundstimme, auf deren Tönen die Akkorde ruhen; die zwei mittleren heißen Mittelstimmen. Tenor ist die hohe Männerstimme; Alt ist die tiefere Frauenstimme. Die Stimmlagen weisen gewöhnlich folgenden Umfang auf:

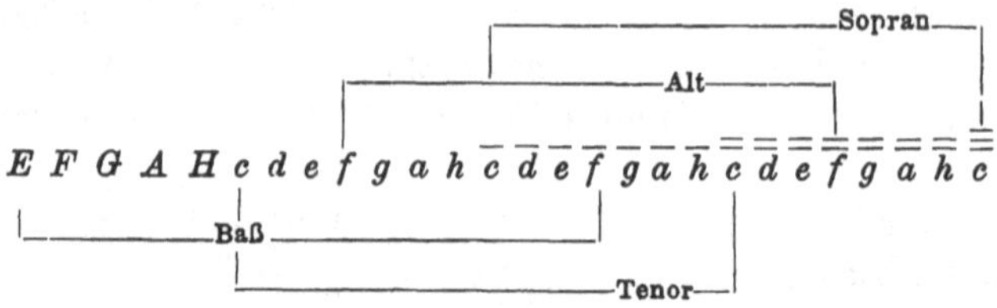


Man unterscheidet bei jeder menschlichen Stimme zwei Stimmarten oder Stimmregister; sie ist entweder Brust- oder Kopfstimme. Bei der Bruststimme werden die Stimmbänder mit ihren Innenrändern aneinandergelegt, bei der Kopfstimme ist die Stimmritze in ihrem vorderen Teil nur bis auf einen schmalen elliptischen Spalt verengert. Die Bruststimme gibt die Töne an, die einen vollen Klang haben, dem Gefühl nach aus der Tiefe der Brust kommen; die tiefe männliche Stimme gebraucht fast nur die Bruststimme. Die Kopf-, Falsett- oder Fistelstimme wird für die höheren und höchsten Töne angewandt.

Wind- und Ansatzrohr des Kehlkopfes können den Ton durch Resonanz verstärken. Bei der Bruststimme findet die Resonanz wesentlich im Windrohr statt: die aufgelegte Hand fühlt ein Erzittern der Brustwand, daher der Name „Bruststimme". Bei der Kopfstimme ist die Resonanz im Ansatzrohr am stärksten. In den Sinus Morgagni soll ebenfalls eine Resonanz stattfinden, und die weithin tönende Stimme der Brüllaffen soll auf ihre großtaschigen Sinus zurückzuführen sein.

## 2. Die Sprache.

Die dem Menschen eigentümliche Sprache, der lautliche Ausdruck des Gedankens, wird durch Töne und Geräusche gebildet, die in der Mund- und Nasenhöhle, sowie in der Rachenhöhle entstehen. Sprechen ohne Stimme nennt man flüstern.

Die Sprache setzt sich aus Einzellauten zusammen, welche man herkömmlicher, aber keineswegs einwandfreier Weise als Vokale und Konsonanten zu unterscheiden pflegt. Die Vokale sind Klänge, die Konsonanten Geräusche.

Nach ihrer Funktion als selbständige Silben bildend oder nur zu einer solchen gehörend unterscheidet man sonantische oder silbische und konsonantische oder unsilbische Laute (TRAUTMANN). Nach ihrem akustischen Wert gliedern sich die Sprachlaute in reine Stimmlaute oder Sonoren (Vokale, Liquidae, Nasales) und in Geräuschlaute (Spiranten, Verschlußlaute), welche teils stimmlos, teils stimmhaft sind (E. SIEVERS).

Die Lehre von der Erzeugung, dem Wesen und der Verwendung der Sprachlaute zur Bildung von Silben und Wörtern heißt Phonetik.

### a) Die Vokale.

Physikalische Analyse und Synthese der Vokale. Vokale sind *A*, *E*, *I*, *O*, *U*. Diese ließ HELMHOLTZ auf einen Grundton singen und fand mit Hilfe seiner Resonatoren, daß die Vokale Klänge sind, die sich nur durch die in ihnen enthaltenen Neben- oder Obertöne unterscheiden. Die Obertöne, die dem Grundton den Vokalcharakter verleihen, heißen Formanten. Die Richtigkeit dieser Analyse läßt sich unter anderem dadurch beweisen, daß man durch Stimmgabeln die einzelnen Vokale aus jenen Nebentönen künstlich (durch Synthese) zusammensetzen kann, indem man diese Stimmgabeln zweckmäßig in Schwingungen versetzt, so daß sie ihrerseits entsprechend abgestimmte Resonatoren zum Mittönen veranlassen.

Die in Schwingungen versetzte Stimmgabel von dem Tone $b$ ließ nur ein leises Summen hören; wurde aber der auf $b$ abgestimmte Resonator in den Bereich der Stimmgabelschwingung gebracht, so gab $b$ den Vokal *U*; $b$ von $b_1$ (die kleinen Zahlen bedeuten die Oktave) stark, von $f_2$ schwächer begleitet gibt den Vokal *O*; $b$ von $b_1$ und $f_2$ mäßig stark, von $f_1$ stärker, von $f_3$, $as_3$ und $b_3$ am stärksten begleitet, gibt den Vokal *E*; der Vokal *I* ließ sich nicht darstellen, weil seine sehr hohen Obertöne durch Stimmgabeln nicht zu erreichen waren.

Es ist neuerdings mit Hilfe des Phonographen festgestellt worden, daß das Wesentliche der Vokale in der absoluten Höhe gewisser Obertöne liegt (L. HERMANN).

Physiologische Analyse der Vokale. Die physiologische Analyse der Vokale hat festzustellen, auf welche Weise in der Rachen- und Mundhöhle jene Klangverschiedenheiten erzeugt werden. Auf HELMHOLTZ' Synthese fußend ergibt sich, daß jener Resonator der menschlichen Rachen- und Mundhöhle entspricht, deren Luftraum einen bestimmten Eigenton besitzt, welcher durch den in Schwingungen befindlichen Exspirationsstrom (dort die schwingenden

Stimmgabeln) zum Mittönen gebracht wird. Wäre unser Ansatzrohr von unveränderlicher Form, so würde die Tonbildung in demselben eine sehr beschränkte sein. In der Tat aber kann es willkürlich in sehr verschiedene Formen gebracht und der tönende Luftraum dadurch so verändert werden, daß die Möglichkeit einer so reichhaltigen Klangbildung gegeben ist.

Bei der Bildung des *O* und *U* nimmt, wie frühere Beobachtungen von Willis, Donders und Brücke gelehrt haben, die Mundhöhle die Gestalt einer Flasche ohne Hals an, deren Öffnung vorn der Mund ist; der Ton einer solchen Flasche ist um so tiefer, je enger die Öffnung ist. Helmholtz fand, daß bei der *U*-Stellung des Mundes der Eigenton der Mundhöhle *f*, bei der *O*-Stellung $b_1$ ist. Bei der Bildung von *A* nimmt die Mundhöhle eine gleichförmig trichterartig erweiterte Gestalt an, der Eigenton der Mundhöhle ist $b_2$. Bei *E* und *I* bildet die Mundhöhle eine Flasche mit langem, engem Halse, den Bauch bildet der Schlund, den Hals der enge Kanal zwischen Zunge und Gaumen; solche Flaschen haben zwei Grundtöne, den des Bauches und des Halses für sich, dementsprechend hat auch die Mundhöhle zwei Eigentöne, bei *E* die Töne $f_1$ und $b_3$, bei *I f* und $d_4$.

Die Formveränderung der Mundhöhle bei der Bildung der Vokale wird erreicht: a) durch die Absperrung der Nasenhöhle mittels Erhebung des Gaumensegels; ist der Verschluß nicht vorhanden, so werden die Laute „nasal", indem auch die Luft der Nasenhöhle in Schwingungen gerät; am wenigsten wird das Gaumensegel beim *A*, am meisten beim *I* und *U* angezogen, was seinen Grund darin hat, daß, wenn die Luft, wie das bei der Bildung des *A* der Fall ist, frei aus der Mundhöhle ausfließen kann, der Verschluß gegen die Nasenhöhle nur ein loser zu sein braucht und umgekehrt; b) durch gewisse Lageveränderungen der die Mund- und Rachenhöhle zusammensetzenden und erfüllenden Teile. Beim *U* wird der Kehlkopf stark herabgezogen, die Mundöffnung nach vorn geschoben und durch Zusammenziehung der Lippen zu einer runden Öffnung verengt; das *U* geht in *O* über, wenn die runde Mundöffnung etwas weniger verengt wird; für beide Vokale entsteht so die Gestalt der Flasche ohne Hals; beim *A* ist der Kehlkopf ein wenig erhoben, die Zunge legt sich auf den Boden der Mundhöhle, und der Mund ist weit geöffnet, so daß die Trichterform entsteht; beim *E* und *I* wird der hintere Teil der Mundhöhle durch Emporhebung des Kehlkopfes und Einziehen der Zungenwurzel erweitert und so der Bauch der Flasche erzeugt, während der lange Hals durch Erhebung des vorderen Teiles des Zungenrückens gegen den harten Gaumen entsteht.

Bei der lauten Sprache entstehen demnach die einzelnen

Vokale dadurch, daß gewisse Obertöne der lauten Stimme durch den Eigenton des Ansatzrohres (Rachen- und Mundhöhle), der durch die willkürliche Formveränderung des Ansatzrohres verändert wird, verstärkt werden.

Bei der Flüstersprache entstehen die Vokale in derselben Weise dadurch, daß gewisse Töne der Flüsterstimme, welche ein Reibungsgeräusch darstellt, das der Exspirationsstrom durch Reibung an den Stimmbändern der etwas weiten Stimmritze erzeugt, ebenso durch den Eigenton des Ansatzrohres verstärkt werden.

Die Diphthonge entstehen dadurch, daß man die für die Bildung eines Vokales nötige Mundform in eine für den zweiten Vokal nötige Form übergehen läßt; so z. B. wenn man die für *A* nötige Mundform in *U* übergehen macht, entsteht *AU* usw.

b) Die Konsonanten.

Die Konsonanten sind Geräusche, welche im Ansatzrohre des Kehlkopfes dadurch entstehen, daß der Exspirationsstrom, wenn er den Rachen- und Mundkanal passiert, leicht bewegliche Teile desselben, welche Verengerungen oder Verschlüsse bilden, die er durchbrechen muß, in Schwingungen versetzt. Die Konsonanten können ebenfalls mit oder ohne Stimme gesprochen werden. Nach Brücke unterscheidet man die Konsonanten je nach dem Orte, an dem sich der Verschluß oder die Verengerung bildet, in drei Gruppen, nämlich:

1) Die Lippenlaute *p, b, f, v, w*; der Verschluß oder die enge Mündung wird durch das Zusammenwirken beider Lippen oder dieser mit Hilfe einer der beiden Zahnreihen gebildet; *p* und *b* werden durch ein plötzliches Öffnen oder Schließen der vorher geschlossenen oder geöffneten Lippen (z. B. in *pa* und *ap*), während der Exspirationsstrom gegen die Mundöffnung dringt, erzeugt; *b* kann mit einem Ton verbunden werden, *p* nicht. Bei der Bildung des *f* wird eine Lippe lose an die entgegengesetzten Schneidezähne gelegt; beim *v* bilden beide Lippen einen kleinen Spalt, durch den die Luft hindurchströmen muß; beim *w* ist die Stellung von *f* oder *v* beibehalten, gleichzeitig tönt aber die Stimme mit.

2) Die Zungenlaute *t, d, s, l*; den Verschluß oder die Verengerung bildet die Zunge im Verlaufe des Mundkanales an irgend einer Stelle zwischen Rachen- und Lippentor. Das *t* entsteht dadurch, daß durch Anstemmen der Zunge gegen Schneidezähne und Gaumen dem Luftstrom ein Ausweg geöffnet oder geschlossen wird (*ta* oder *at*); *d* steht in dem gleichen Verhältnis wie *t*, wie (oben) *b* zu *p*, ersteres ist tönend, letzteres stumm. Das harte *s* entsteht, wenn, wie bei der für *t* oder *d* entsprechenden Zungenstellung eine

kleine Spalte geöffnet wird, durch welche der Luftstrom entweicht; wenn gleichzeitig die Stimme mittönt, so wird das harte *s* weich; beim *l* besteht ein Verschluß, wie beim *t*, während beiderseits neben den Backzähnen die Luft durch kleine Öffnungen streicht.

3) Die Rachen- oder Gaumenlaute *k*, *g*, *ch*, *j* entstehen durch Verschluß oder durch Verengerung in der Gegend des Racheneinganges im Mundkanal. Das *k* wird ebenso wie *p* und *t* gebildet, nur wird der Verschluß durch den hinteren Teil der Zunge und des Gaumens erzeugt; ebenso entspricht das *g* dem *d* und *b*; *ch* entsteht als ein Reibungsgeräusch zwischen dem hinteren Teile des Gaumens und der Zunge; kommt zu der *ch*-Stellung Tongebung hinzu, so entsteht das *j*.

Das *r* kann labial, lingual und guttural gebildet werden; es entsteht, wenn die betreffende Verschlußstelle, Lippen, Zunge oder Gaumen, durch den Exspirationsstrom in schwingende Bewegung versetzt wird, ohne daß aber ein Ton entstehen kann.

Die Konsonanten *m*, *n* und *ng* können als Halbvokale bezeichnet werden, da sie, wie die Vokale, durch Resonanz erzeugt werden, nur daß bei ihrer Bildung irgendwo im Ansatzrohre ein Verschluß eintritt, während bei den Vokalen das Ansatzrohr in seiner ganzen Länge offen ist; man bezeichnet sie auch als Resonanten.

Das *h* wird im Kehlkopf selbst erzeugt, wenn der Exspirationsstrom durch die Stimmritze, die etwas weiter als bei der Flüsterstimme ist, mit einem schwachen Reibungsgeräusche hindurchtritt und gegen die Rachenwand, an der dasselbe noch modifiziert wird, anprallt.

Die zusammengesetzten Konsonanten entstehen, wenn im Ansatzrohr gleichzeitig zwei Stellungen eingenommen werden, deren jede der Bildung eines Konsonanten entspricht.

Über die Beteiligung des Kehlkopfes an der Bildung der Konsonanten unterrichtet man sich dadurch, daß man ein kleines Stethoskop in den Raum zwischen Kehlkopf und Zungenbein aufsetzt (Brücke). Um das Offensein oder den Abschluß der Nasenhöhle durch das Gaumensegel zu prüfen, bringt man vor die Nase eine Kerzenflamme oder ein kleines Spiegelchen; die erstere wird durch den aus der Nase dringenden Luftstrom bewegt oder ausgelöscht, während sich der letztere durch den Luftstrom beschlägt (Czermak). Die verschiedene Konfiguration der Mundhöhle bei der Bildung der Sprache ist durch Einführen des Fingers in den Mund oder vielfach bei pathologischen Fällen im Bereich der Mundhöhle beobachtet worden.

## § 4. Der Geruchsinn.

Das Riechorgan hat seinen Sitz in der Nasenschleimhaut. Wenn in der Nase die Riechzellen, die peripherischen Endapparate des Riechnerven, des N. olfactorius, durch gewisse flüchtige oder gasförmige Stoffe, die man Riechstoffe nennt und als adäquaten Reiz des Riechorganes bezeichnet, erregt werden, so entsteht eine Geruchsempfindung. Die Regio olfactoria bildet einen kleinen Teil der Schleimhaut der oberen Nasenmuschel und der gegenüberliegenden Nasenscheidewand. Dieselbe zeichnet sich deutlich durch ihre braungelbe, nicht flimmernde Farbe von der übrigen Schleimhaut der Nase aus. Die Riechzellen unterscheiden sich von den Zylinderzellen durch ihren schlanken Bau, besonders durch ein verschmälertes oberes Stück, und dadurch, daß sie mit den Fasern des N. olfactorius in direkter Verbindung stehen. Die Riechzellen endigen öfters frei in haarförmigen Gebilden.

Nach S. Exner sollen beide Zellenarten der Regio olfactoria nur in indirekter Verbindung mit dem Riechnerven stehen, indem sie beide in ein Maschenwerk übergehen, in das auch die Olfactoriusenden eintreten.

Als eine vollkommen indifferente Lösung für die Nasenschleimhaut erweist sich eine Kochsalzlösung von 0·6 %; sie eignet sich daher zur Untersuchung von Riechstoffen in flüssigem Zustande. Der Geruchsinn des Menschen ist von außerordentlicher Feinheit; es liegen die Grenzwerte folgendermaßen:

| | | | | | | | | |
|---|---|---|---|---|---|---|---|---|
| für Kampfer | bei | 0·01 | ccm | auf | 1 | l | 0·06 % | NaCl |
| „ Nelkenöl | „ | 0·0001 | „ | „ | „ | „ | „ | „ |
| „ Eau de Cologne | „ | 1·0 | „ | „ | „ | „ | „ | „ |

Man erhält auch eine Geruchsempfindung bei Schließung und Öffnung eines konstanten Stromes, dessen Kathode oder Anode sich in der Nase befindet, während die indifferente Elektrode auf der Glabella steht.

Der Geruchsinn ermüdet nach 2—3 Minuten und erholt sich nach einer Minute. Ist das Riechorgan für einen bestimmten Riechstoff ermüdet, so kann es doch für einen anderen noch riechtüchtig sein.

Um eine Geruchsempfindung zu erzeugen, können die Riechstoffe sowohl im Inspirationsstrome als auch im Exspirationsstrome enthalten sein. Sie kommen besser zur Empfindung, wenn sie über 37·5° C. temperiert sind, als wenn ihre Temperatur darunter bleibt (Ed. Aronsohn).

Die Empfindungsqualitäten des Geruchsinnes sind so verschieden und so zahlreich als die Riechstoffe selbst, und es gibt kaum zwei Riechstoffe, welche dieselbe Geruchsempfindung hervorrufen. Man pflegt im allgemeinen die Gerüche in angenehme oder Wohlgerüche und in üble oder unangenehme Gerüche zu unterscheiden, ohne daß sich indes sagen ließe, wodurch dieser Unterschied physiologisch begründet sei. Eine sehr große Zahl von Gerüchen lassen sich in keine der beiden Arten einreihen.

Zur Messung der Empfindlichkeit des Geruchsinnes dient das Olfaktometer (ZWAARDEMAKER).

Die Geruchsempfindungen sind häufig von Tastempfindungen begleitet, da in der Nasenschleimhaut auch noch zahlreiche Gefühlsnerven (N. trigeminus) enden, und zwar in den Fällen, wo die Riechstoffe neben dem Riechnerven auch die Gefühlsnerven zu erregen imstande sind. Dies gilt namentlich von starken flüchtigen Säuren und Basen, wo man dann neben der Geruchsempfindung auch stechende (Ammoniak) und prickelnde Gefühlsempfindungen hat.

## § 5. Der Geschmacksinn.

Eine ganze Reihe flüssiger oder gelöster oder im Speichel löslicher Substanzen erregt auf der Schleimhaut der Mundhöhle eine eigentümliche Empfindung, welche man als Geschmacksempfindung bezeichnet. Diese Substanzen stellen den adäquaten Reiz des Geschmacksorgans dar. Im allgemeinen werden vier Qualitäten der Geschmacksempfindung unterschieden, nämlich süß, sauer, bitter und salzig. Diese Qualitäten entsprechen einigermaßen dem chemischen Charakter der Stoffe, durch welche sie verursacht werden. Sauer schmecken die Säuren, süß die von der Chemie als mehratomige Alkohole bezeichneten Körper, z. B. Glyzerin, Traubenzucker u. a.; salzig die leicht löslichen Neutralsalze der Alkalien und bitter die Alkaloide, doch kommen davon Ausnahmen vor, so z. B. schmeckt neutrales essigsaures Bleioxyd süß (Bleizucker).

Unter den einzelnen Teilen der Mundhöhlenschleimhaut liegt die ausgedehnteste Geschmacksempfindung in der Zunge, deren Spitze, Ränder, sowie deren Rücken zu schmecken vermögen. Ferner sollen Geschmacksempfindung besitzen der weiche und der harte Gaumen, die vorderen Gaumenbögen, die Tonsillen, die Uvula und die hintere Rachenwand.

Als eigentlicher Schmecknerv gilt der N. glossopharyngeus. Der N. lingualis des Trigeminus ist der Schmecknerv für die beiden vorderen Drittel der Zunge.

Das Geschmacksorgan hat seinen Sitz in den peripherischen Endapparaten des Geschmacksnerven, den Schmeckbechern (SCHWALBE) oder Geschmacksknospen (LOVÉN), welche sich namentlich in dem Epithel der Papillae circumvallatae, aber auch in den foliatae finden, und zwar liegen sie vorwiegend in dem geschichteten Pflasterepithel der seitlichen Abhänge der Papillae circumvallatae. Die Schmeckbecher bestehen aus Zellen; sie sind flaschenförmige Gebilde mit einem auf die Oberfläche führenden Ausführungsgange, dem Porus; daß sie dem N. glossopharyngeus entstammen, wird dadurch erwiesen, daß nach dessen Durchschneidung bei jungen Kaninchen die Schmeckbecher auf der operierten Seite innerhalb 12 Tagen vollständig verschwanden (v. Vintschgau u. Hönigschmied).

Um die verschiedenen Geschmacksqualitäten zu erklären, muß man annehmen, daß es verschiedene Arten von Geschmacksfasern gibt, welche die Erregungen zum Zentrum leiten, das jedesmal mit seiner entsprechenden Energie reagiert.

Neben den Geschmacksnerven besitzt die Zunge auch Tast-, wie Wärme- und Kältenerven. (Durch Kokaïn werden alle diese Empfindungen vernichtet.)

Der elektrische Geschmack. Leitet man einen konstanten Strom durch die Zunge, indem man den positiven Pol an die Zungenspitze und den negativen Pol an den Nacken setzt, so daß der Strom von der Zungenspitze zur Zungenwurzel fließt, so empfindet man an der Zungenspitze einen deutlich sauren Geschmack: wechselt man die Pole, so daß der negative Pol an der Zungenspitze liegt, so hat man einen alkalischen (laugenartigen) Geschmack. Die ganze Erscheinung nennt man den elektrischen Geschmack. Derselbe kann nicht davon herrühren, daß der konstante Strom die in der Mundhöhle befindlichen Salze in Säure und Alkali zerlegt, die sich am negativen bzw. positiven Pole abscheiden und ihrerseits auf die Geschmacksnerven wirken; denn bringt man die Pole nicht direkt an die Zungenspitze, sondern an einen indifferenten feuchten Leiter, den man mit der Zungenspitze in Verbindung setzt, so pflegt der elektrische Geschmack durchaus nicht zu fehlen (Rosenthal).

## Anhang.

Fechners psychophysisches Gesetz. Aus dem Gesetz von E. H. Weber über die Empfindlichkeit für Druckunterschiede hat Fechner ein andres Gesetz abgeleitet, das besagt, daß zur Bestimmung des Empfindungszuwachses, der durch einen Reiz erzeugt wird, der kleinste, durch die Empfindung noch eben merkliche Reizzuwachs dient. Dieser letztere ist dem Reiz, zu dem er hinzukommt, proportional und der Empfindungszuwachs ist also dem Reizzuwachs proportional. Die Empfindungen stehen zu den Reizen in gleichem Abhängigkeitsverhältnis wie die Logarithmen zu ihren Numeris.

Der eben merkliche Reiz heißt „Reizschwelle“, der eben merkliche Unterschied der Intensität zweier Reize „Unterschiedsschwelle“.

## Drittes Kapitel.

# Die nervösen Zentralorgane.[1]

Die nervösen Zentralorgane, Gehirn, Nackenmark und Rückenmark, setzen sich aus nervösen und nicht nervösen Elementen zusammen. Die nervösen Elemente sind die Nerven- oder Ganglienzellen und die Nervenfasern. Auf einem Durchschnitt durch Gehirn oder Rückenmark unterscheidet man die graue und die weiße Substanz: die graue enthält die Nervenzellen und markfreie Achsenzylinder, die weiße besteht aus markhaltigen Nervenfasern und verdankt ihre Farbe der starken Lichtreflexion durch das Nervenmark. Die Nervenzellen sind die eigentlich spezifischen Elemente der nervösen Zentralorgane, deren besonderen Funktionen sie auch vorstehen, während die Nervenfasern (interzentrale Fasern) hier, wie an der Peripherie, nur der Leitung dienen. Die nicht nervösen Elemente bestehen aus einem eigenartigen Zwischengewebe (Neuroglia), welches den nervösen Elementen zur Stütze dient. Den Balken der Grundsubstanz dieses Gewebes sitzen eigentümliche, mit spärlichem Protoplasma versehene Kerne auf, welche Gliazellen (Spinnenzellen) genannt werden.

Die weiße Substanz des Gehirns und Rückenmarks reagiert während des Lebens und im Ruhezustand schwach alkalisch oder neutral; die graue Substanz zeigt ebenfalls alkalische Reaktion, die aber beim Ersticken oder Absterben rasch in saure Reaktion übergeht (Langendorff). Ihrer chemischen Zusammensetzung nach bestehen die Zentralorgane aus Wasser (82%), organischen und anorganischen Bestandteilen (18%); die organischen sind: 1) Eiweißkörper, 2) Glutin, 3) Cerebrin, Nukleïn und Lecithin, 4) Fette und Cholestearin, 5) Inosit, 6) Hypoxanthin, Xanthin und Kreatin, 7) Milchsäure, 8) flüchtige Fettsäuren, 9) Harnsäure; die anorganischen sind: 1) freie Phosphorsäure, 2) phosphorsaure Alkalien, 3) Magnesium, Eisenoxyd, Kieselerde, 4) schwefelsaure Alkalien und Chlornatrium.

### Die Ganglienzellen.

Die Ganglien- oder Nervenzellen bestehen aus dem Zellenleibe (Protoplasma), dem Kern und dem Kernkörperchen. Durch gewisse

---

[1] Flourens, Recherches éxperim. sur les propriétés et les fonctions du syst. nerv. 2. édit. Paris 1842. Longet, Anatomie und Physiologie des Nervensystems. 1849. A. Tschermak, Langendorff u. Schultz, Die Physiologie des Gehirns und Rückenmarks in Nagels Handbuch IV. 1905.

Färbungsmittel gelingt es, in den Ganglienzellen schollenartige Gebilde darzustellen (Chromatinschollen oder Tigroidkörper), welche zu deren Funktion in Beziehung stehen sollen (NISSL), ebenso feine, in der Umgebung des Kerns netzartig verbundene Fasern oder Fibrillen (APATHY, BETHE). Dem Zellenleibe entsprossen zweierlei Fortsätze: 1) ein gleichmäßig feiner Fortsatz, der Stammfortsatz, Achsenzylinderfortsatz, Nervenfortsatz (Neurit), welcher oft nach mehrfacher Teilung und nach längerem oder kürzerem Verlaufe in einer Verästelung (Endbäumchen) endet. Auf seinem Wege gibt dieser Fortsatz Seitenästchen „Kollateralen" ab, welche, wie der Fortsatz selbst, mit feiner Aufsplitterung enden; 2) dickere, sich immer verzweigende Protoplasmafortsätze (Dendriten) (GOLGI, RAMON Y CAJAL).

Der wesentliche Unterschied zwischen diesen beiden Arten von Fortsätzen ist der, daß aus dem Neuriten (markhaltige) Nervenfasern hervorgehen, während die Dendriten niemals in solche übergehen (genetisch tritt der Neurit etwas früher auf als die Dendriten [HIS]).

Man hat zwei Arten von Ganglienzellen zu unterscheiden, nämlich a) solche mit langem Nervenfortsatze, der regelmäßig das Zentralnervensystem verläßt und als Achsenzylinder eines peripheren Nerven weiterziehend an der Peripherie (Muskel oder Haut) unter Verästelung endet; b) solche mit kurzem Nervenfortsatze, der niemals das Zentralorgan verläßt, sondern stets noch in der ganzen Substanz ebenfalls in ein Endbäumchen ausläuft.

Ganglienzelle, Nervenfortsatz, Endbäumchen sind eine genetische Einheit, welche man als Neuron bezeichnet. Aus solchen neben- und untereinander geschalteten Neuronen, die nach der einen Ansicht anatomisch nicht zusammenhängen (WALDEYER), nach der andren aber, sei es von vornherein, sei es infolge späterer Verwachsung, in Kontinuität stehen, baut sich das ganze Nervensystem auf.

Die Ganglienzellen besitzen Eigenschaften, die von denen der Nervenfasern verschieden und ihnen eigentümlich sind. Diese sind:

1) Der Reflex, welcher darin besteht, daß ein auf zentripetaler Leitungsbahn im Zentrum angelangter Reiz durch Vermittlung von Ganglienzellen auf eine zentrifugale Bahn übertragen wird, ohne daß Wille und Bewußtsein beteiligt sind. Je nachdem an der Peripherie eine Muskelbewegung, eine Drüsensekretion oder dergl. ausgelöst wird, spricht man von einer Reflexbewegung, einer Reflexsekretion usw. Die Reflexbahn nennt man den Reflexbogen, welcher aus der zu- und abführenden Bahn, sowie dem Reflexzentrum besteht.

2) Die Automatie. In den Ganglienzellen entstehen scheinbar selbständige Erregungen, d. h. ohne nachweisbare Ursache, die eben-

falls von Kraftäußerungen an der Peripherie gefolgt sind (z. B. die Atembewegungen unter dem Einflusse des Atemzentrums). Die Automatie (ebenfalls unabhängig von Wille und Bewußtsein) unterscheidet man als kontinuierliche (Tonus) oder rhythmische, je nachdem die periphere Kraftäußerung kontinuierlich oder rhythmisch auftritt.

3) Die Seelentätigkeit. Man begreift darunter das Denken, Wollen, Empfinden und das Gedächtnis. Die Entwicklung dieser Tätigkeit kann durch eine äußere, periphere Erregung veranlaßt oder selbständig entstanden sein, ebenso wie eine sichtbare Kraftäußerung folgen oder fehlen kann.

Die Ganglienzellen liegen in den nervösen Zentralorganen niemals einzeln, sondern in Gruppen nebeneinander und beherrschen in der Regel eine Vielheit von organischen Kräften, deren Zusammenwirken eine bestimmte, komplizierte Funktion bezweckt; ein solcher Ganglienzellenhaufen wird ein „Zentrum“ genannt (wie z. B. das Atmungszentrum, welches die Gruppe der Atemmuskeln für die regelmäßigen Atembewegungen gemeinsam innerviert).

Der Neuronenlehre wird neuerdings die Neurofibrillenlehre entgegengestellt in der Weise, daß die Neurofibrillen (s. S. 268) auch in den Zentralorganen das wesentliche Element von funktioneller, d. h. leitender und übertragender Bedeutung sind, während die Ganglienzellen nur Durchgangspunkte für die Fibrillen sein würden. Danach treten die Fibrillen der peripheren Nervenfaser kontinuierlich in die Ganglienzelle ein, um sie zu durchsetzen und in anderen Fortsätzen wieder zu verlassen, sowie außerhalb unter Bildung eines Fibrillengitters, aus dem die ganze graue Substanz bestehen soll, mit anderen Fibrillen bzw. Ganglienzellen in Verbindung zu treten (Bethe).

Entsprechend ihrer Zusammensetzung aus Zentren und Leitungsbahnen sind die nervösen Zentralorgane zu untersuchen: 1) als Zentralapparate, 2) als Leitungsapparate.

## I. Das Rückenmark.

### 1. Das Rückenmark als Zentralorgan.

Reflexe. Wenn man die Haut oder den sensiblen Nerven eines geköpften Frosches irgendwie reizt, so treten unwillkürliche Muskelbewegungen auf, die Reflexbewegungen genannt werden (spinale Reflexe). Dieselben können entweder die verschiedenen Muskeln des Rumpfes und der Extremitäten sowohl auf der gereizten (einseitiger Reflex), wie gleichzeitig die der anderen Seite (doppelseitiger Reflex) betreffen, oder bestimmte Muskelgruppen und durch ihre Zweckmäßigkeit den Anschein bewußter Tätigkeitsäußerungen erregen. Man nennt die ersteren ungeordnete, die letzteren geordnete Reflexbewegungen.

Die geordneten Reflexbewegungen erhält man am geköpften Frosche am leichtesten bei mäßiger, kurzdauernder Reizung der Haut oder eines sensiblen Nervenstammes: dieselben bestehen in der Regel in zweckmäßigen Bewegungen. So z. B. macht der Frosch, wenn man seine Haut mit einer Pinzette kneift, Abwehrbewegungen und versucht das quälende Instrument fortzustoßen (Abwehrreflex); auf Drücken der Zehen zieht er das betreffende Bein zurück und streckt zugleich das andere, bzw. kommt es zu einem Sprung.

Die ungeordneten Reflexbewegungen treten als Reflexzuckungen oder Reflexkrämpfe auf und erscheinen als klonische und tonische Kontraktionen von ganzen Muskelgruppen oder selbst sämtlicher Körpermuskeln. Dieselben treten auf: a) bei starker, sensibler Reizung, b) bei Vergiftung mit Strychnin, c) in gewissen pathologischen Fällen (Epilepsie, Hydrophobie u. a.).

An der Haut der Warmblüter ist am wirksamsten der mechanische Reiz, und zwar ist eine leichte Oberflächenreizung häufig wirksamer, als es tiefe Nadelstiche sind. Von thermischen Hautreizen wirkt beim Menschen am sichersten der Kältereiz (Berührung der Fußsohlen mit Eisstückchen).

Die Ausbreitung der Reflexbewegungen ist von der Größe des Reizes und der Erregbarkeit des Rückenmarkes abhängig; sie geschieht nach Pflüger in folgender Weise: 1) wenn der Reiz eine nur einseitige Reflexbewegung auslöst, wie es bei schwächeren Reizen stets der Fall ist, so geschieht die Bewegung auf der Seite der Reizung. 2) Erstreckt sich die Bewegung auch auf die andere Seite, wie nach stärkeren Reizen, so treten dort nur dieselben Muskeln in Tätigkeit, die auf der gereizten Seite schon tätig sind (eine Ausnahme hiervon bilden die „gekreuzten Reflexe“, z. B. die Bewegung des diagonalen Hinterbeines auf Reizung eines Vorderbeines; man findet diese Reflexe bei Tritonen, Eidechsen, Schildkröten u. a., dagegen nicht bei Frosch und Kaninchen. Dies hängt, wie es scheint, mit der trabförmigen Lokomotion jener Tiere zusammen — Luchsinger). 3) Sind die Bewegungen auf beiden Seiten verschieden stark, so finden die stärkeren Bewegungen auf der gereizten Seite statt. 4) Wird irgend ein Punkt der Haut gereizt, so treten zunächst solche Muskeln in Aktion, deren Ursprung sich in gleicher Höhe mit dem gereizten, sensiblen Nerven befindet; breitet sich die Erregung auf weitere Bahnen aus, so sind es zunächst diejenigen Nerven, welche näher dem verlängerten Marke entspringen, niemals zuerst die entfernteren.

Ganz schwache Reize, die einzeln unwirksam sind, können bei häufiger Aufeinanderfolge wirksam werden; es findet also im Rückenmark eine „Summation“ aufeinander folgender sensibler Eindrücke statt, und zwar reichen schon drei Reize in der Sekunde aus, um diese Summation zu erzeugen. Das Maximum der Wirkung erzielt man bei 16 Reizen in der Sekunde, darüber hinaus findet eine Steigerung der Wirkung nicht mehr statt (Rosenthal).

Übereinstimmend ist beobachtet worden, daß durch Reizung der Hautenden von zentripetalen Nerven Reflexe leichter ausgelöst werden als durch Reizung ihrer Stämme, obgleich in dem Stamme sämtliche Nerven einer Hautpartie gemeinschaftlich gereizt werden, während bei Reizung der Haut immer nur ein Teil zur Erregung kommt.

Reflexhemmung und Reflexbahnung. Die Reflexbewegungen können durch gewisse Einflüsse gehemmt oder befördert bzw. gebahnt werden. Sie werden gehemmt: 1) Vom Gehirn aus, denn durch den Willen können Reflexe unterdrückt werden. So z. B. treten die oben beschriebenen Reflexbewegungen am nicht enthaupteten Frosche nur sehr unsicher auf. Anderseits ist es eine bekannte Erfahrung, daß während des Schlafes, wo der Wille ausgeschlossen ist, Reflexe sehr prompt eintreten. Indes ist zu beachten, daß diese Hemmung einen nicht zu starken reflexauslösenden Reiz voraussetzt, sowie solche Bewegungen, welche auch willkürlich erzeugt werden können. 2) Durch Hemmungsvorrichtungen, welche in den hinter dem Großhirn liegenden Hirnabteilungen vorhanden sein sollen (Setschenow). Doch handelt es sich nicht um spezifische Hemmungsmechanismen, sondern um den Einfluß von Sinneserregungen, die dem Mittelhirn fortwährend (besonders vom Auge) zufließen, denn geblendete oder in Dunkelheit gehaltene Frösche zeigen gesteigerte Reflexe (Langendorff). 3) Durch Reizung zentripetaler Nerven: reizt man den einen N. ischiadicus des Frosches elektrisch, so kann man an dem anderen Beine durch mechanischen Reiz keine Reflexbewegung auslösen. 4) Durch gleichzeitige Reizung von zwei sensiblen Nerven wird die Reflexbewegung gehemmt, wenn die Reflexe antagonistische Bewegungen erzeugen (Schlösser). (Auf demselben Prinzip beruht wahrscheinlich die willkürliche Hemmung von Reflexen, wie des Niesens, des Lachens u. a., durch Innervation der antagonistischen Muskeln). 5) Während der Apnoë (s. S. 103) ist das Zustandekommen der Reflexe erschwert. (Die Reflexerregbarkeit wird durch die Zeitdauer bestimmt, welche zwischen der Reizung und der darauf folgenden Bewegung verfließt. Als Reiz dient verdünnte Schwefelsäure, zur Zeitbestimmung benutzt man das Metronom [Türck].)

Befördert (gebahnt) werden die Reflexe durch gleichzeitige oder kurz vorausgehende Reizung (bis 0,6 Sek.) der Hirnrinde (Exner). Die Erwartung eines Reflexreizes kann die Auslösung des kommenden Reflexes befördern, während anderseits die Aufmerksamkeit auf den Erfolg störend wirken kann.

Auch periphere Einwirkungen können die Reflexe fördern, wie akustische und optische Reize, sowie Anblasen der Conjunctiva, leichte taktile Reizung der Haut, ein kaltes Bad usw. steigern den Reflex oder machen ihn auftreten, wo er gefehlt hat. Im allgemeinen können dieselben zentripetalen Vorgänge, welche die Reflexe hemmen, dieselben auch bahnen, ohne daß die Bedingungen genau bekannt sind, unter denen das eine oder das andere Resultat auftritt.

Die reflektorische Übertragung eines sensiblen Reizes auf eine motorische Faser bedarf einer meßbaren Zeit, die nach HELMHOLTZ $^1/_{30}$ bis $^1/_{10}$ Sekunde beträgt. Die Zeit, welche beim einseitigen Reflex („Reflexzeit") zwischen Erregung und Bewegung verfließt, ist geringer als die Zeit bei dem doppelseitigen Reflex („Zeit der Querleitung"). Diese beiden Zeiten nehmen mit zunehmender Reizstärke ab und erreichen ein Minimum, wo sie unmerklich werden können. Durch Ermüdung und Abkühlung wird die Reflexzeit und die Zeit der Querleitung verlängert (ROSENTHAL).

Im Rückenmark liegen eine Anzahl von Zentren für geordnete Reflexbewegungen, die im Tierleben eine wesentliche Bedeutung besitzen und deshalb hier angereiht werden sollen:

1) Ein Zentrum für die Defäkation (Centrum ano-spinale), das beim Menschen im Conus medullaris in der Höhe des ersten Lendenwirbels liegt (KIRCHHOFF, OPPENHEIM). Die zentripetalen Nervenfasern kommen aus dem Plex. haemorrhoidalis superior, medius und inferior, sowie dem Plex. mesentericus inferior; die zentrifugale Bahn bilden Nervenfasern aus dem Plex. pudendus; die Muskeln sind die Sphincteres ani, die in ihrer Tätigkeit nachlassen (Reflexhemmung), und die Bauchpresse (Zwerchfell und Bauchmuskeln). Der Sphincter ani externus macht, wenn nach Durchschneidung des Rückenmarkes der Finger ins Rectum eingeführt wird (Hund), rhythmische Bewegungen (GOLTZ).

2) Ein Zentrum für das Harnlassen (Centrum vesico-spinale) liegt unterhalb des vorigen. Zentripetale Bahn: Nn. vesicales; zentrifugale Bahn: Nn. vesicales; Muskeln: M. detrusor urinae (sich kontrahierend) und sphincter (erschlaffend) (s. S. 140). Die Tätigkeit dieser beiden Zentren kann durch den Willen eine Zeitlang gehemmt werden.

3) Ein Zentrum für die Ejakulation des Samens (Centrum genito-spinale) im Lendenmark gelegen. Zentripetale Bahn: N. dorsalis penis; zentrifugale Bahn: Nn. perinei; Muskel: M. bulbocavernosus.

4) Ein Zentrum für den Geburtsakt liegt ebenfalls im Lendenmark. Zentripetale Bahn: Fasern aus dem Plex. uterinus; zentri-

fugale Bahn: motorische Nerven des Uterus; Muskel: Uterusmuskulatur.

Die genannten Funktionen werden nicht aufgehoben nach Entfernung des ganzen unteren Rückenmarkes (GOLTZ u. EWALD), sondern wahrscheinlich vom sympathischen System besorgt. Trotzdem bleibt der Wert dieser Zentren ungeschmälert wegen ihrer direkten Beziehungen zum Gehirn und zur sensiblen Körperperipherie.

5) Zentren für Sehnenreflexe, mit denen es folgende Bewandtnis hat: Wenn man auf das Ligamentum patellare (Sehne des Quadriceps) schnelle Schläge appliziert, so entstehen Zuckungen im M. quadriceps (Patellarsehnenreflex); ebenso im Triceps surae, wenn man die Achillessehne trifft (Achillessehnenreflex) (ERB, WESTPHAL). Für den Patellarsehnenreflex liegt beim Menschen der Reflexbogen in der Höhe der dritten und vierten Wurzel des N. cruralis (WESTPHAL). Diese Reflexe werden vornehmlich durch mechanischen Reiz ausgelöst, indes ist es gelungen, sie auch durch Erregung mit dem induzierten Strome zu erzeugen. Es handelt sich um Reizung der sensiblen Nerven der Sehne.

6) Das Begattungszentrum (Frosch); von hier aus wird beim Männchen jene Muskelgruppe innerviert, durch welche die während des Begattungsaktes notwendige Umklammerung besorgt wird.

Automatie. Die automatischen Bewegungen sind ausschließlich koordinierte Bewegungen, die ihre Entstehung den Erregungen verdanken, welche in einer bestimmten Gruppe von Ganglienzellen, dem sog. automatischen Zentrum, entstehen. Sie zeichnen sich dadurch aus 1) daß sie unaufhörlich während des ganzen Lebens tätig sind (z. B. Herz- und Atembewegung); 2) daß sie vom Willen gar nicht oder nur äußerst geringfügig beeinflußt werden können; und 3) daß ihre Tätigkeit durch Reizung sensibler Nerven erhöht oder herabgesetzt werden kann, ohne aber derselben an sich zu bedürfen.

Von den beiden Arten der automatischen Zentren, dem rhythmisch automatischen und kontinuierlich oder tonisch automatischen, sind im Rückenmark der Säugetiere nur letztere vertreten. Solche sind:

1) Vasomotorische Zentren (spinale Gefäßzentren), welche innerhalb des ersten Dorsal- bis vierten oder fünften Lumbalsegmentes liegen. Die Nerven treten durch die Rami communicantes in den Sympathicus und von da zu den betreffenden Gefäßen. Doch können auch große Teile des Rückenmarkes entfernt werden (Hunde), ohne die Regulierung der Gefäßweite erheblich zu stören (GOLTZ und EWALD).

2) Centrum cilio-spinale (BUDGE), welches in der Gegend der drei obersten Brustwirbel liegt; es übt einen tonisierenden Einfluß

auf den Dilatator pupillae aus. Reizung dieser Rückenmarksabteilung oder seiner vorderen Wurzeln gibt bei unversehrtem Halssympathicus Erweiterung der Pupille. (Vergl. S. 324.)

3) Schwitzzentrum, welches nach LUCHSINGER in derselben Gegend des Rückenmarkes gelegen ist, in welcher sich das vasomotorische Zentrum befindet. (Vgl. S. 142.)

4) Tonus quergestreifter Muskeln, der darin bestehen soll, daß vom Rückenmark aus eine geringe stetige Erregung auf sämtliche quergestreifte Muskeln ausgeht, durch welche dieselben in einem geringen Grade von Spannung erhalten werden. Nach der Durchschneidung der hinteren (sensiblen) Rückenmarkswurzeln erfolgt sofort eine geringe Verlängerung des Beines (BRONDGEEST), die den Muskeltonus als Reflexakt erscheinen läßt. Vielleicht sind es dieselben Nerveneinrichtungen, welche bei den Sehnenreflexen erwähnt worden sind, deren geringere Erregung Ursache des Muskeltonus ist.

5) Rhythmisch automatische Zentren finden sich im Rückenmark für die Lymphherzen der Amphibien, der Reptilien und das Caudalherz des Aales (s. S. 180). Die rhythmischen Bewegungen, welche sie ausführen, werden vom Rückenmark aus unterhalten; nach der Zerstörung desselben hören die Pulsationen auf (VOLKMANN). Das Zentrum für die vorderen Lymphherzen des Frosches liegt in der Höhe des zweiten Brustwirbels, das für die hinteren Lymphherzen in der Höhe des neunten Brustwirbels (VOLKMANN, HEIDENHAIN). Dasselbe Verhalten zeigt das Caudalherz des Aales (ECKHARD).

Seelentätigkeit. Die Frage nach einer solchen wird weiterhin im Zusammenhange mit jener des Gehirns behandelt werden.

## 2. Das Rückenmark als Leitungsorgan.

Die Erregungen, welche durch Reiz der Hautoberfläche entstehen, werden auf Nervenbahnen geleitet, die ins Rückenmark eintreten, um dort entweder Reflexbewegungen auszulösen oder durch die Länge des Rückenmarkes hindurch ins Gehirn aufzusteigen und lokalisierte oder allgemeine Empfindungen (Tast-, Wärme-, Schmerzensempfindung) hervorzurufen. Anderseits treten vom Gehirn aus Fasern durch das Rückenmark, welche die Impulse für die willkürlichen Bewegungen leiten. Die letzteren können entweder einen einzelnen Muskel oder eine zusammengehörige Muskelgruppe innervieren, worauf gewisse geordnete sog. „koordinierte" Bewegungen erfolgen, die den geordneten Reflexbewegungen vollkommen gleichen und ihre Entstehung der Erregung derselben Ganglienzellengruppen verdanken, mit dem Unterschiede, daß sie in diesem Falle durch Nervenfasern erregt werden, die vom Gehirn herabsteigen, während sie in dem obigen Falle durch eine zentripetale Erregung zur Tätigkeit veranlaßt worden sind. Demnach wird eine Durchschneidung des Rückenmarkes jede funktionelle Verbindung der unterhalb des Schnittes gelegenen Körperteile mit dem Gehirn unterbrechen, so daß daselbst willkürliche Bewegung und Empfindung aufgehoben sind.

Um die Bahnen zu ermitteln, auf welchen die Impulse im Rückenmark geleitet werden, bedient man sich: 1) der anatomischen Untersuchung, die eine vielfache ist, nämlich a) die einfache anatomisch-mikroskopische Untersuchung der Nervenzellen und der Nervenfasern mit Hilfe von Färbungsmitteln; b) die sekundäre Degeneration (Türck), welche darauf beruht, daß nach Erkrankungen von gewissen Teilen des Zentralnervensystems bestimmte Fasersysteme in ihrem ganzen Verlaufe degenerieren und sich auf diese Weise auf größere oder kleinere Strecken verfolgen lassen; c) man benutzt die Erfahrung (v. Gudden), daß die operative Entfernung peripherer oder zentraler Nervenabteilungen die weitere Entwicklung entfernter mit jenen zusammenhängender Systeme unterbricht (retrograde Degeneration); d) die embryologische Methode: man beobachtet, daß zu verschiedenen Systemen gehörige Fasern zu verschiedenen Zeiten des embryonalen und postembryonalen Lebens ihr Mark erhalten, so daß man die zu einem Systeme gehörigen Fasern durch Untersuchung immer älterer Embryonen erforschen kann (Flechsig). 2) der physiologischen Untersuchung, indem man Durchschneidungen des Rückenmarkes ausführt und die eintretenden Lähmungserscheinungen beobachtet. Die anatomische und physiologische Untersuchung wird endlich 3) durch die pathologischen Beobachtungen ergänzt.

Die anatomische Untersuchung hat folgendes ermittelt: 1) Die vorderen Rückenmarkswurzeln treten, nachdem sie die weiße Substanz schräg und ohne mit derselben eine Verbindung eingegangen zu sein, durchsetzt haben, direkt in die Nervenzellen der Vorderhörner der grauen Substanz als deren Nervenfortsatz ein, und zwar ist es wahrscheinlich, daß alle in ihnen enthaltenen Achsenzylinder sich mit je einer der Vorderhornzellen verbinden in der Weise, daß der größte Teil der Fasern in den Zellen des gleichseitigen Vorderhornes endet, während ein kleinerer Teil die vordere Kommissur überschreitend zu den Vorderhornzellen der anderen Seite sich begibt. 2) Die sensiblen Wurzeln, deren Fasern aus den bipolaren Zellen des Spinalganglions stammen, treten in horizontaler Richtung durch die weiße Substanz (Randzone) hindurch, um sich in einen ab- und aufsteigenden Ast zu teilen. Der erstere tritt nach kürzerem oder längerem Verlaufe in die graue Substanz ein, um dort in Endbäumchen zu enden, während der andere in den Hintersträngen zum Nackenmarke in die Höhe zieht. Beide Äste geben während ihres Verlaufes zahlreiche Kollateralen ab, welche unter rechtem Winkel in das Hinterhorn eintreten, um sich daselbst in Endbäumchen aufzulösen, mit denen sie die Ganglienzellen umranken, ohne aber in sie einzutreten. Die **sensiblen** Kollateralen endigen a) in den Clarkeschen Säulen, b) in der Substantia gelatinosa Rolando, c) in dem eigentlichen Hinterhorn, d) in dem Vorderhorn derselben Seite. Funktionell wirken sie entweder direkt auf die Vorderhorn- und Hinterhornzellen, oder indirekt durch Vermittelung dieser wiederum auf jene (s. Fig. 42 A u. B); endlich wirken sie auf die Hinterhornzellen der anderen Seite, wohin ein kleiner Teil der sensiblen Kollateralen durch die graue Kommissur gelangt.

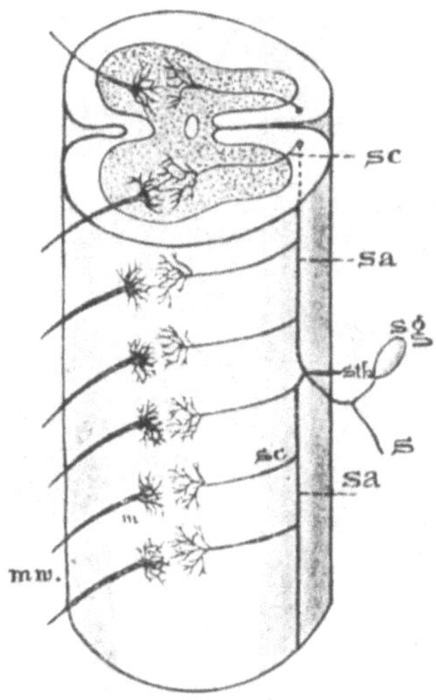


**Fig. 42 A. Schema der bei den Reflexen beteiligten Elemente, Längenansicht.**

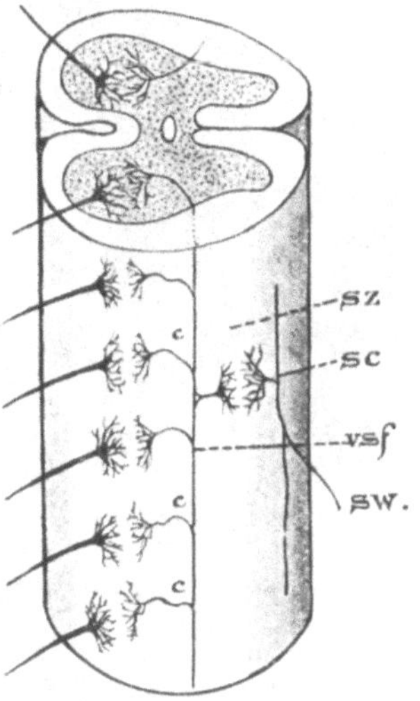


**Fig. 42 B. Schema der kurzen Bahnen.**

Wie die **Hinterstränge** sich im wesentlichen aus den Fasern der sensiblen Wurzeln aufbauen, bestehen die **Vorder- und Seitenstränge** aus langen vom Gehirn herabkommenden Fasern (Pyramidenbahnen) und solchen Fasern, welche aus den sensiblen Wurzeln stammend die graue Substanz durchsetzen und in den Seitenstrang eintreten, um nach oben zu ziehen, sowie aus Fasern, welche aus den Nervenzellen der grauen Substanz des Rückenmarkes stammen (Kleinhirnseitenstrangbahn). Von den Vorder- und Seitensträngen treten ebenfalls Kollateralen ab, welche als Vorderstrang- und Seitenstrangkollateralen bezeichnet, in die graue Substanz eindringen, um gleich den sensiblen Kollateralen in Endbäumchen überzugehen und die betreffenden Ganglienzellen zu umspinnen.

Auf Grund embryologischer und pathologischer Studien kann man auf einem Rückenmarksquerschnitt noch folgende Konfiguration erkennen (Flechsig, s. Fig. 43). Es sind zu unterscheiden: I. Im Bezirk der Vorderseitenstränge: a) die Felder der **Pyramidenbahnen** *pv* und *ps*, sie sind Verbindungsbahnen zwischen der grauen Substanz der Vorderhörner des Rückenmarkes und den Zentral-

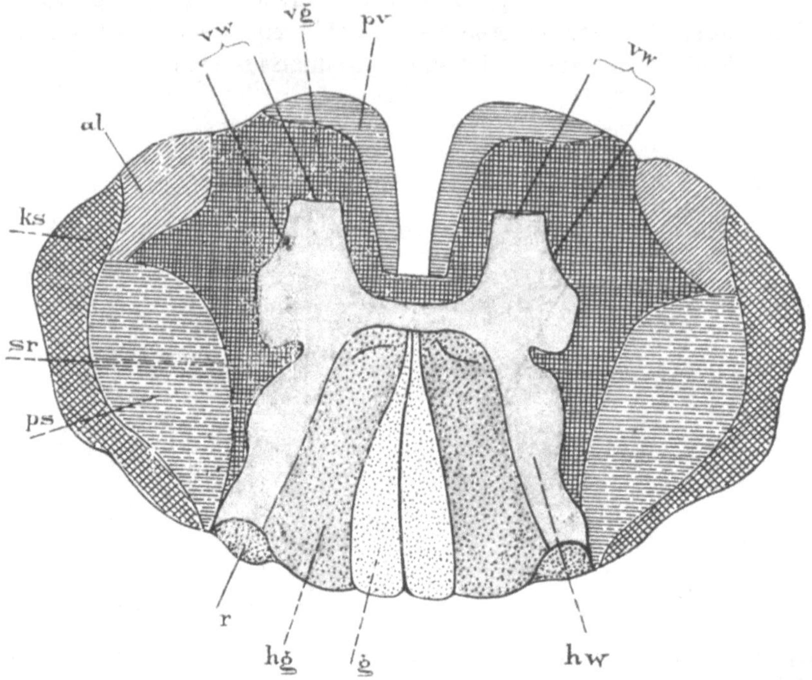


Fig. 43. Querschnitt durch das Dorsalmark nach Flechsig (aus v. Leyden u. Goldscheider).

*pv* Pyramiden-Vorderstrangbahn; *ps* Pyramiden-Seitenstrangbahn; *v g* Vorderstranggrundbündel; *a l* Anterolateraler Strang (Gowers); *vw* Vordere Wurzel; *sr* Seitenstrangrest (seitliche Grenzschicht der grauen Substanz); *ks* Kleinhirnseitenstrangbahn; *hw* Hintere Wurzel; *h g* Grundbündel der Hinterstränge oder auch Keil- oder Burdachsche Stränge; *g* Gollsche Stränge; *r* Randzone.

windungen der Großhirnrinde; b) das Feld der **direkten Kleinhirn-Seitenstrangbahn** *ks*, sie verbindet die graue Rückenmarksubstanz (Clarkesche Säulen) mit dem Kleinhirn; c) die **Seitenstrangreste** *sr* mit ihrer vorderen Abteilung als **vordere gemischte Seitenstrangzone** und der hinteren Abteilung als **seitliche Grenzschicht** der grauen Substanz. Die Fasern der letzteren treten ähnlich den Pyramidenbahnen in die graue Substanz ein; die Fasern der ersteren steigen hirnwärts in die Formatio reticularis der Oblongata auf; d) Anterolaterale Stränge *al* (GOWERS), welche aus der hinteren Kommissur kommen sollen und zentralwärts in der Schleife endigen; c) Grundbündel der Vorderstränge *vg*, welches zum Teil in das hintere Längsbündel des Nackenmarkes übergeht. II. Im Bezirk der Hinterstränge: a) die GOLLschen Stränge oder zarten Stränge *g*, Fortsetzungen der hinteren Wurzeln zu den grauen Kernen der zarten Stränge in der Oblongata; b) die Grundbündel *hg*, Keilstränge, BURDACHsche Stränge, ebenso Fortsetzungen der hinteren Wurzeln, welche zur Oblongata ziehen.

Die physiologische Untersuchung als Resultat der Durchschneidungsversuche (Hund) von LONGET, BROWN-SÉQUARD, SCHIFF u. a. lehrt folgendes: 1) In den weißen Hintersträngen werden die Sinnesempfindungen der Haut, das Tast- und Muskelgefühl geleitet; ihre isolierte Durchschneidung führt zur Empfindungslosigkeit für diese Eindrücke in der Gegend unter der Durchschneidungsstelle (Anästhesie). Indes bezieht sich diese Angabe nur auf den Hals- und Brustteil, denn in den Hintersträngen des Lendenteiles werden nur die Tasteindrücke für die Beckenorgane, die Geschlechts- und Aftergegend geleitet, während die Tasteindrücke für die Haut der Hinterextremitäten, ebenso wie die motorischen Impulse in den Seitensträngen des Lendenmarkes verlaufen (SANDERS, SCHIFF). Dasselbe lehren auch Versuche von WOROSCHILOFF, in denen Störungen der Sensibilität und Motilität in den Hinterextremitäten nach Zerstörung der Seitenstränge des Lendenmarkes beobachtet wurden, aber nicht nach Zerstörung der ganzen mittleren Partie des Lendenmarkes. Wird nur ein Teil der Hinterstränge durchschnitten, so bleibt ein entsprechender Teil der Haut ohne Hautsinnesempfindungen, so daß der Sinneseindruck von einer bestimmten Hautstelle nur durch eine bestimmte Faserreihe oder -kette zum Gehirn aufsteigt. 2) In der hinteren grauen Substanz werden die Schmerzempfindungen geleitet, und zwar durch ihre ganze Breite hindurch, so daß unterhalb der Durchschneidungsstelle noch Schmerzen erzeugt werden können, wenn nur eine kleine Brücke von grauer Substanz an der Durchschneidungsstelle stehen geblieben ist. Für diesen letzteren Fall soll nach SCHIFF die Leitung nur verlangsamt sein. Totale Unempfindlichkeit tritt erst nach vollständiger Durchschneidung dieser grauen Substanz ein. Es geht daraus hervor, daß die Schmerzeindrücke auf vielen Bahnen in der grauen Substanz zum Gehirn geleitet werden können. Indes soll die Schmerzleitung wesentlich durch die Seitenstränge gehen und zwar für jede Körperhälfte durch den Seitenstrang der gegenüberliegenden Seite. Da die Verbindung der sensiblen Wurzel mit dem Seitenstrang durch die graue Substanz gehen muß, so ist der Anteil der grauen Substanz an der Schmerzleitung verständlich. Sind die Hinterstränge unversehrt, so tritt ein sehr interessanter Zustand auf, „Analgesie“ genannt, der darin besteht, daß zwar die Sinnesempfindungen, aber nicht die Schmerzensempfindungen, welche durch Hautreizung hervorgerufen werden, zum Bewußtsein kommen. Dieser Zustand kommt nicht selten beim Erwachen aus der Chloroformnarkose zur Beobachtung: der Patient fühlt wohl den Druck des schneidenden Instrumentes, empfindet aber noch keinen Schmerz. 3) Die Leitung für die Temperaturempfindung läuft stets zusammen mit jener für die Schmerzempfindung. 4) Die reflektorischen Bewegungen werden durch die ganze Breite der grauen Substanz vermittelt, so daß nach der totalen Durchschneidung derselben trotz der stärksten sensiblen Reize Muskeln, deren Nerven auf der durch den Schnitt von der Reizstelle getrennten Körperhälfte liegen, nicht in reflektorische Bewegung werden geraten können. 5) In den weißen Vorder- und Seitensträngen werden die motorischen Impulse, die vom Gehirn zu den motorischen Nerven gehen, geleitet (Pyramidenbahnen). 6) In den Seitensträngen steigen ferner die Atemnerven und Gefäßnerven herab, ohne in Rückenmarksganglien einzutreten. Außerdem befinden sich in den Seitensträngen noch die Bahnen für die reflektorische Erregung des Gefäßnervenzentrums; diese letzteren Bahnen erfahren eine unvollkommene Kreuzung (Ludwig u. Miescher).

Die Pathologie des menschlichen Rückenmarkes ergänzt die anatomische und physiologische Untersuchung in folgender bemerkenswerter Weise: 1) Bei der Tabes dorsalis findet man regelmäßig eine Degeneration der Hinterstränge; die klinische Untersuchung weist neben der Koordinationsstörung (Ataxie) in den meisten Fällen Störungen der Hautempfindungen nach. 2) Bei der amyotrophen Lateralsklerose findet man eine Degeneration beider Pyramidenbahnen mit Atrophie der zugehörigen Ganglienzellen; das klinische Bild zeigt motorische Störungen mit Muskelatrophie. 3) Wenn eine Affektion vorliegt, welche mehr oder weniger den ganzen Querschnitt des Rückenmarkes umfaßt, so tritt a) eine sekundäre absteigende Degeneration der Pyramidenbahnen unterhalb der lädierten Stelle ein; die Pyramidenbahnen müssen also ihren Ausgang und ihr Ernährungszentrum oberhalb des Rückenmarkes haben. b) Eine sekundäre aufsteigende Degeneration oberhalb der Läsion, welche die Gollschen Stränge, die Gowersschen Stränge und die Kleinhirnseitenstrangbahnen trifft, welche aus den Clarkeschen Säulen stammen. Betrifft die Läsion die sensiblen Wurzeln, so degeneriert der ganze Hinterstrang. 4) Halbseitige

Läsionen des Rückenmarkes geben Motilitätsstörungen auf derselben Seite und Sensibilitätsstörungen auf der unverletzten Seite: die sensiblen Bahnen kreuzen sich gleich nach ihrem Eintritt in das Rückenmark mit Ausnahme jener für den Muskelsinn, welche ungekreuzt zum Gehirn aufsteigen, so daß der Muskelsinn der verletzten Seite verschwindet (Brown-Séquards Halbseitenläsion).

## II. Das verlängerte Mark (Nackenmark).

Das Nackenmark bildet die Fortsetzung des Rückenmarkes zum Gehirn hin und enthält demnach die Elemente des Rückenmarkes, daneben aber treten in demselben neue Elemente auf, welche das Verhältnis der weißen und grauen Substanz zueinander verschoben und dem verlängerten Marke eine von dem Rückenmarke verschiedene Konfiguration der Teile gegeben haben. Von physiologischer Seite beansprucht das Nackenmark eine hervorragende Wichtigkeit, durch welche es das Rückenmark und selbst das Gehirn übertrifft, denn in ihm liegen Elemente, deren Zerstörung unabweislich sofortigen Tod herbeiführt (Atmungszentrum). Zugleich wird es von Leitungsbahnen durchsetzt, welche vom Rückenmark zum Gehirn aufsteigen und von dort herunterkommen.

### 1. Das Nackenmark als Zentralorgan.

Reflexe. Im Nackenmark liegen wie im Rückenmarke Zentren, die auf dem Wege der in sie ein- und austretenden Nerven geordnete Reflexbewegungen auszulösen vermögen (bulbäre Reflexe), von denen einige besondere Wichtigkeit beanspruchen. Es sind dies:

1) Das Zentrum für die Kaubewegungen; die zentripetale Bahn bilden Nervenfasern vom zweiten und dritten Aste des N. trigeminus, sowie vom N. glossopharyngeus; die zentrifugale Bahn: die motorischen Äste des N. trigeminus, welche zu den Kaumuskeln gehen. Das Zentrum verlegt man in das Nackenmark, weil gewisse Reizungszustände, die auf die Oblongata hinweisen, auch von Krämpfen der Kaumuskeln begleitet sind.

Man bezeichnet die tonischen Krämpfe der Kaumuskeln als „Trismus".

2) Das Zentrum für den Schlingakt; die sensiblen Nervenausbreitungen in der Mund- und Schlundhöhle (Nn. trigeminus und vagus) bilden die zentripetale Bahn, in den Nerven der Schlingmuskeln findet die zentrifugale Leitung statt. Aus ähnlichen Gründen, wie oben, verlegt man das Zentrum in das Nackenmark.

3) Das Zentrum für den Schluß der Augenlider; die Nn. infraorbitalis und lacrymalis vom ersten Trigeminusast leiten die Er-

regung zum Zentrum, der N. zygomaticus des Gesichtsnerven die Impulse zu dem Muskel: M. orbicularis oculi; der Lidschluß erfolgt reflektorisch auf Reizung der Conjunctiva bulbi sowie der Wimperhaare der Augenlider und schützt den Augapfel vor Schädlichkeiten. Dasselbe vermag auch der Wille.

4) Das Zentrum für das Niesen; die sensible Bahn bildet der N. nasalis anterior, die motorische Bahn die motorischen Nerven der Exspirationsmuskeln; der ganze Akt besteht in einer kräftigen reflektorischen Exspiration.

5) Das Zentrum für das Husten; der N. laryngeus superior ist die sensible, der N. laryngeus inferior und die Exspirationsnerven die motorische Bahn.

Die beiden letzteren Reflexvorgänge, Niesen und Husten, bestehen in stoßweise erfolgenden Exspirationen, die mit einem Schalle verbunden sind. Dieser kommt dadurch zustande, daß jedesmal ein Verschluß gesprengt wird, und zwar beim Niesen der Verschluß zwischen Nasen- und Rachenhöhle, den das Gaumensegel bildet, und beim Husten die geschlossene Stimmritze. Diese explosiven Stöße vermögen fremde Körper aus den Luftwegen herauszuschleudern, die den Reiz zu dem Reflexakt abzugeben pflegen.

6) Das Zentrum für den Brechakt. Führt man einen Längsschnitt durch die Medianebene, welcher etwa 2 mm vor der Spitze des Calamus scriptorius beginnt und 3 mm dahinter endet, so tritt kein Erbrechen mehr ein. Die Atmung nimmt dagegen ruhig ihren Fortgang (L. J. Thomas).

Automatie. Das Nackenmark der Wirbeltiere besitzt ein rhythmisch automatisches und zwei kontinuierlich automatische Zentren.

1) Das Atmungszentrum (s. S. 103). Dasselbe kann wesentlich durch drei Momente beeinflußt werden, nämlich a) durch den Willen, b) durch den Gasgehalt des Blutes und c) durch Reizung zentripetaler Nerven.

Die Atembewegungen können willkürlich beschleunigt oder verlangsamt werden, selbst bis zum Stillstand, der indes nur von geringer Dauer sein kann, weil die Änderung des Gasgehaltes einen so starken Reiz auf das Zentrum ausübt, daß derselbe die vom Willen ausgehende Hemmung durchbricht.

Über den Einfluß des Gasgehaltes des Blutes s. S. 103.

Von den bezeichneten (zentripetalen) Nerven hat der N. vagus den größten Einfluß auf die Atembewegungen (s. S. 104). Nach einem Längsschnitt durch das Nackenmark wirken die Nn. vagi nur auf das Atmungszentrum derselben Seite. Weshalb die Atembewegungen rhythmisch sind, obgleich der Reiz stetig wirkt, erklärt man mit der allgemeinsten Annahme, nach welcher kontinuierlich wirkende Ursachen nur periodische Effekte hervorbringen, so daß jener in den Ganglienzellen postulierte Leitungswiderstand im Atemzentrum so bedeutend ist, daß eine Reihe von Erregungen sich summieren müssen, bevor der Reiz die Größe erreicht hat, um jenen Widerstand zu überwinden. Auf diese Weise können trotz des stetigen Reizes doch rhythmische Bewegungen entstehen (JOH. CZERMAK). Wie man sich den Einfluß vorstellen soll, welchen der N. vagus und seine Äste auf jenes Zentrum ausüben, läßt sich zurzeit nicht sicher angeben. (ROSENTHAL nimmt an, daß der N. vagus und der N. laryngeus superior im Sinne einer Verminderung oder Verstärkung jenes Widerstandes einwirken.)

Nimmt der Sauerstoffmangel, also die Größe des Reizes, noch weiter zu, so geraten nicht allein die akzessorischen Atemmuskeln, sondern nach und nach die gesamte Körpermuskulatur in Tätigkeit; es entstehen allgemeine Krämpfe (KUSSMAUL u. TENNER).

2) Das Gefäßzentrum befindet sich an einer umschriebenen, nicht näher angegebenen Stelle am Boden der Rautengrube (s. S. 75).

Dasselbe kann neben den dort angegebenen Mitteln auch reflektorisch in Tätigkeit versetzt werden, in welchem Falle Veränderungen in der Blutfülle solcher Organe auftreten, die mit dem gereizten Nerven in keiner direkten Beziehung stehen. Solche Reflexe, welche man als Gefäßreflexe bezeichnet, treten auf nach Reizung sensibler Nerven, nach Reizung von Muskel- und sympathischen Nerven sowie endlich nach Reizung gewisser Stellen des Zentralnervensystems. Die Erregung sensibler Nerven ruft meistenteils Verengerung, in einigen Fällen aber auch Erweiterung der Blutgefäße hervor (einen solchen Fall bietet die Erweiterung der Ohrgefäße auf Reizung des zentralen N. auricularis oder des N. infraorbitalis [LOVÉN]; ferner die Erweiterung der Gefäße der Rute des Hundes, wenn man die Oberfläche der Eichel sanft reibt [ECKHARD]). Von Einfluß auf den Effekt ist auch die Art der Reizung: während elektrische und chemische Reizung der Haut häufig ohne Erfolg auf die Gefäßweite ist, genügt das leichte Anblasen einer Hautstelle, um Gefäßverengerung bzw. Drucksteigerung zu bewirken (GRÜTZNER u. HEIDENHAIN). Die Wirkung der Muskelnerven auf Gefäßreflexe besteht darin, daß Reizung der zentralen Stümpfe der Muskeläste des N. ischiadicus Blutdrucksteigerung verursacht (ASP). Unter den sympathischen Nerven ist es besonders die Reizung des zentralen Endes vom N. splanchnicus, welche bedeutende Blutdrucksteigerung zur Folge hat. Gefäßreflexe, vom Gehirn aus vermittelt, rufen, wie allgemein bekannt, Erröten oder Erblassen vor Freude oder Schreck hervor. Ferner hat man beobachtet, daß auf Zerstörung gewisser

Partien in der Großhirnrinde des Hundes Gefäßerweiterungen in den kontralateralen Extremitäten gefolgt sind (Eulenburg u. Landois). Endlich verursacht die Reizung des N. depressor eine allgemeine Gefäßerweiterung und Blutdruckherabsetzung mit Verringerung der Pulszahl (s. S. 63).

Wie oben (S. 76) erwähnt, sind neben dem Zentrum in der Med. oblongata auch im Rückenmarke Gefäßzentren vorhanden, welche ebenfalls auf reflektorischer Bahn erregt werden können (spinale Gefäßreflexe).

Ob man die spinalen Gefäßzentren in ständiger Abhängigkeit von dem zerebralen Gefäßzentrum zu denken hat, ist vorläufig nicht zu entscheiden, so wenig wie die Frage, ob der N. depressor lähmend auf das Zentrum der gefäßverengernden Nerven wirkt oder erregend auf ein Zentrum, in welchem die gefäßerweiternden Nerven zusammenfließen.

3) Das Herzhemmungszentrum (s. S. 61).

Nach Versuchen von v. Bezold genügt eine rhythmische Reizung des peripheren Vagusstumpfes, um die Hemmung auf das Herz hervorzurufen. Bernstein sah nach Durchschneidung des Bauchstranges des Sympathicus den Tonus dieses Zentrums völlig aufhören. Aus der ersten Beobachtung hatte man geschlossen, daß das Vaguszentrum ein rhythmisch-automatisches Zentrum wäre, nach der letzteren Beobachtung würde es überhaupt kein automatisches, sondern ein reflektorisches Zentrum sein.

4) Das Diabeteszentrum (s. S. 187).

Cl. Bernard (ebenso Eckhard) hat angegeben, daß Verwundung einer begrenzten Stelle unterhalb des Diabeteszentrums Polyurie ohne Zuckerausscheidung bewirke, ähnlich einer Krankheitsform, die als Diabetes insipidus bezeichnet wird.

Eine dem Menschen eigentümliche Funktion ist die Sprache (inkl. Stimme), deren Bildung zunächst vom Nackenmark abhängt, insofern als hier die Kerne der Nn. hypoglossus, facialis, vagus und accessorius liegen, welche die für die Stimmbildung und die Artikulation der Sprachlaute notwendigen Muskeln in Bewegung setzen.

### 2. Die Leitung im Nackenmarke.

Die Verfolgung der Bahnen durch das Nackenmark geschieht zweckmäßiger zusammen mit denen des Gehirns.

## III. Das Gehirn.

Die graue Substanz des Zentralnervensystems, in der allein die spezifischen Elemente, die Ganglienzellen, liegen, teilt man in vier Kategorien ein (Th. Meynert), nämlich 1. die Großhirnrinde, 2. die sogenannten Hirnganglien (das Gangliengrau: Vierhügel,

Sehhügel usw.); 3. das Kleinhirngrau und 4. das zentrale Höhlengrau, d. i. die graue Substanz, welche den bleibenden Ausdruck der embryonalen Anlage des Ganzen darstellt und vom Tuber cinereum bis zum Conus medullaris des Rückenmarkes die Innenfläche des Zentralorgans ausmacht.

Von der Großhirnrinde strahlen Fasersysteme aus, die in konvergenter Richtung auf das Hinterhauptloch gerichtet in das zentrale Höhlengrau übergehen, um, nachdem dieses letztere durchsetzt ist, in divergenter Richtung als peripheres Nervensystem an die Körperoberfläche zu gelangen; das sind die zentrifugalen oder Willensbahnen. In umgekehrter Richtung läuft von der Peripherie zum Großhirn die zentripetale oder Empfindungsbahn. Ferner sind innerhalb des Gehirns noch vorhanden: a) Fasern, welche die einzelnen Punkte derselben Rindenseite miteinander verbinden (Binnen- oder Assoziationsfasern), b) Fasern, welche die identischen Rindengebiete beider Rindenseiten verbinden (Balkenfasern), und c) Fasern, welche die Großhirnrinde mit der Kleinhirnrinde verbinden und teils durch den Bindearm, teils durch das Brückengrau und den Brückenarm dahin gelangen (Großhirnrinden-Brückenbahnen).

## 1. Das Großhirn.[1]

Während Flourens nach seinen Versuchen die Großhirnrinde in allen ihren Teilen für gleichwertig erklärte, schloß Th. Meynert aus anatomischen Gründen, daß die Großhirnrinde ungleichwertig ist, und daß die vordere Abteilung der Bewegung, die hintere Abteilung der Empfindung diene.

Den direkten Beweis für diese Lehre führten Fritsch u. Hitzig durch die Entdeckung, daß die bis dahin für unerregbar geltende Rinde durch den elektrischen Strom erregbar ist und zwar in der Weise, daß man von ihrem vorderen Teile aus bestimmte Muskelbewegungen hervorrufen kann, während der hintere Teil der Rinde solche Bewegungen nicht liefert.

### A. Die motorischen Rindenfelder.

Wenn man gewisse Punkte auf der vorderen Hälfte des Großhirns von Säugetieren (Hund) mit beliebigen

[1] Fritsch u. Hitzig, Über die elektrische Erregbarkeit des Großhirns, Archiv. f. Anat., Phys. u. w. M. 1870, zusammengefaßt in E. Hitzig, Das Gehirn. Berlin 1902; D. Ferrier, Functions of the brain. 1876; H. Munk, Über die Funktionen der Großhirnrinde. Zweite Aufl. Berlin 1890; Fr. Goltz, Die Funktionen des Großhirns. Bonn 1881; C. Wernicke, Lehrbuch der Gehirnkrankheiten. Bd. I. Cassel 1881; C. v. Monakow, Gehirnpathologie. 2. Aufl. Wien 1904.

elektrischen Strömen reizt, so treten bestimmte koordinierte Muskelbewegungen der gegenüberliegenden Seite auf, welche sich von den durch Reizung peripherer Nerven erzeugten Effekten dadurch unterscheiden, daß stets bestimmt begrenzte Muskelgruppen, ähnlich wie bei den willkürlichen Bewegungen, in Tätigkeit geraten und daß bei jeder Bewegung Zweige von verschiedenen peripheren Nerven zusammen wirken.

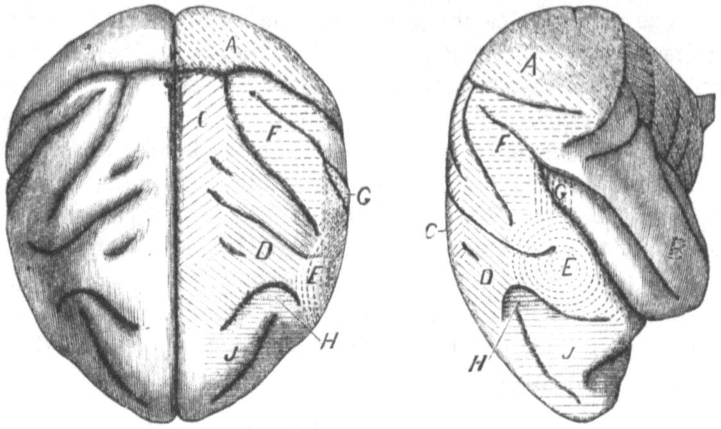


Fig. 44. Großhirnrinde des Affen nach H. Munk.
*A* Sehsphäre; *B* Hörsphäre; *C—J* Fühlsphäre.

Man nennt die erregbaren Teile der Hirnrinde die motorischen Rindenfelder, welche bei dem Hunde und den niederen Affen vielfach zerstreut (s. Fig. 44) sich im wesentlichen um die Fissura Rolando (vordere und hintere Zentralwindung) gruppieren, während sie bei den anthropoiden Affen und dem Menschen ein geschlossenes Areal bedecken, welches bei letzterem vorwiegend die vordere Zentralwindung, den Lobulus paracentralis und den Fuß der ersten Stirnwindung einnimmt. Im allgemeinen gilt weiter das Gesetz, daß die Anzahl der isolierten Bewegungen, welche in dem motorischen Rindenfelde lokalisiert werden können (Foci), um so größer ist, je höher das Tier in der Reihe steht. Sonach gibt das motorische Rindenfeld des Menschen die größte Anzahl von Bewegungen, die sich schließlich auf ganz isolierte Muskeln ausdehnen (s. Fig. 45 u. 46).

Wenn man die motorischen Felder ausschneidet, so treten Bewegungsstörungen auf, welche um so größer sind, je höher das Tier entwickelt ist: Beim Hunde werden alle, auch die bewußten Bewegungen ausgeführt, aber es fehlt ihnen die feinere

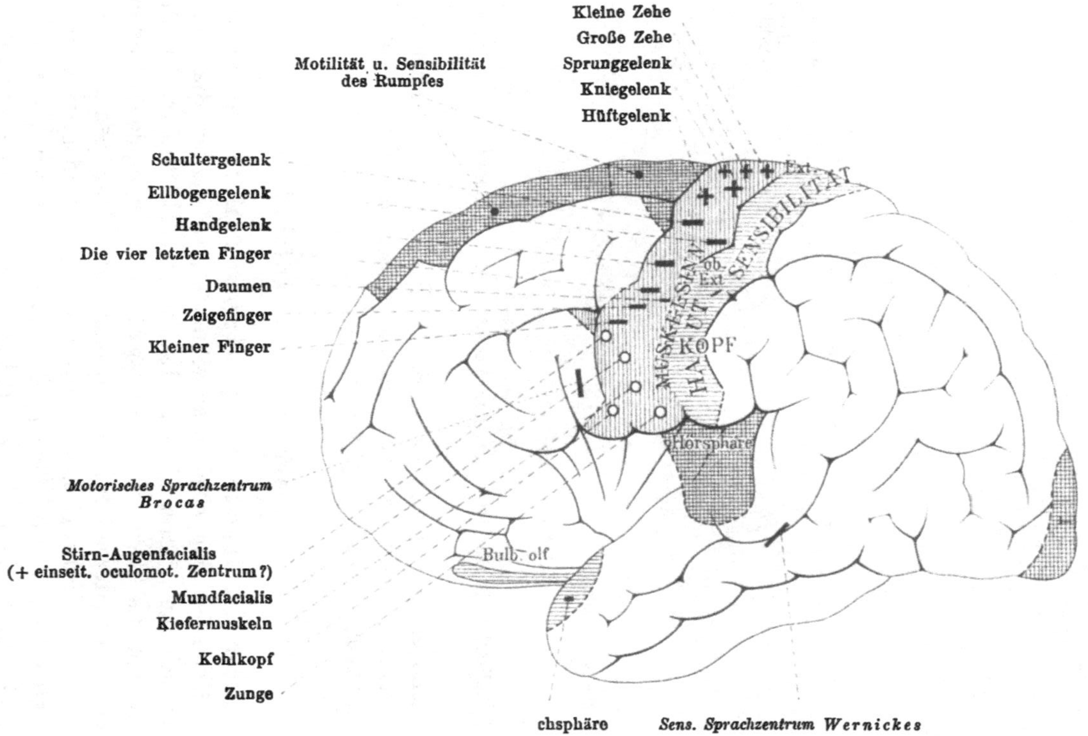


Fig. 45.
Lokalisation in der Großhirnrinde des Menschen (Außenfläche).
Nach TSCHERMAK.

Regulation, so daß solche Tiere auf glattem Boden leicht ausgleiten und gelegentlich den Fuß mit der Rückenfläche aufsetzen. Bei dem Affen und dem Menschen tritt eine bis zu vollständiger Lähmung auftretende Schwäche ein, welche eine ganze Gruppe von Bewegungen

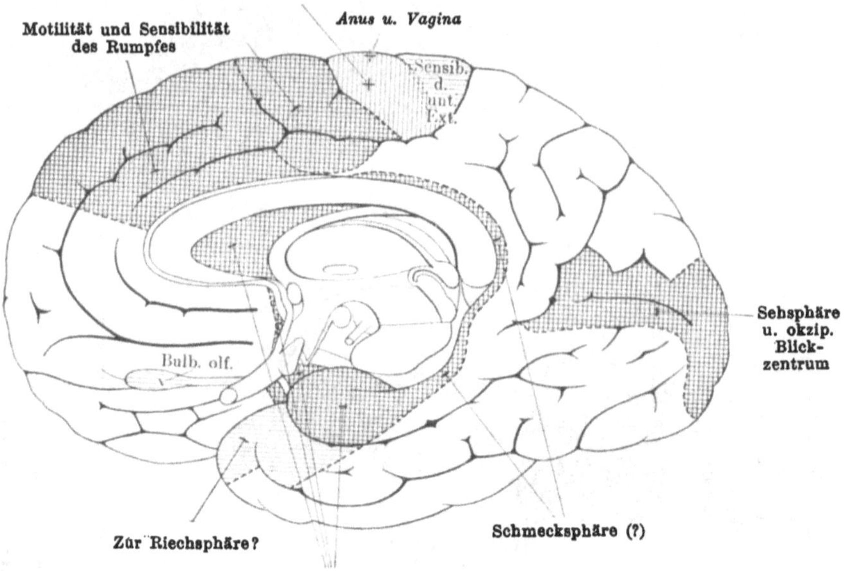


Fig. 46.
Lokalisation in der Großhirnrinde des Menschen (Innenfläche).

oder nur eine einzige Bewegung, z. B. die Bewegung des Daumens, betreffen kann, je nach der Ausdehnung, welche die Zerstörung in der Rinde angenommen hat (v. MONAKOW).

## B. Die sensorischen Rindenfelder.

Wenn man den Hinterhauptslappen (Hund, Affe) in bestimmtem Umkreise doppelseitig ausschneidet, so werden die Tiere trotz Unversehrtheit ihrer Augen dauernd vollständig blind. Ebenso werden die Tiere dauernd taub, wenn man den oberen Schläfenlappen doppelseitig abgetragen hat. Man nennt diesen Ausfall Rindenblindheit bzw. Rindentaubheit und setzt voraus, daß in diesen Feldern auf Grund der dort landenden Licht- oder Gehörsempfindungen die optischen und akustischen Erinnerungsbilder entstehen und aufgestapelt werden (H. MUNK).

Seelenblindheit oder Seelentaubheit treten nach teilweiser Entfernung jener Stätten ein; eine Störung, welche dadurch gekennzeichnet ist, daß die so operierten Tiere die Objekte ihrer Umgebung zwar sehen und nirgends gegen sie anstoßen, aber dieselben als solche nicht erkennen und ihre Bedeutung vergessen haben. Nach einigen Wochen soll dieser Ausfall wieder vollständig verschwinden. Analoges besteht für das Gehör.

Auch für den Menschen gilt der Hinterhauptslappen als Sitz der Sehsphäre und der erste Schläfenlappen als solcher der Hörsphäre.

Schließlich hat man auch ein Rindenfeld für den Gefühlssinn des Körpers im weitesten Sinne (Tast-, Temperatur-, Druck-, Muskel- und Gelenkempfindungen) gefunden (Körperfühlsphäre), welches zwar in die Gegend der motorischen Region fällt, aber vornehmlich die hintere Zentralwindung und den Parietallappen einnimmt, während die vordere Zentralwindung nur wenig beteiligt ist (Mensch, Affe). Beim Hunde fällt das sensorische Feld mit dem motorischen zusammen (sensomotorische Zentren).

Wenn man bei Säugetieren die Sehsphäre einer Seite (z. B. links) abträgt, so tritt homonyme Hemianopsie auf, d. h. die im rechten Gesichtsfelde des Tieres gelegenen Objekte werden nicht erkannt, da die latrale Hälfte der linken und die mediale Hälfte der rechten Netzhaut gegen Licht unempfindlich geworden sind: jede Sehsphäre hat also gesetzmäßige Beziehungen zu beiden Augen (Munk). Nach einseitiger Abtragung der Hörsphäre (Hund) tritt Taubheit auf dem gegenüberliegenden Ohre auf, ebenso wie die Fühlsphäre vornehmlich zu der gegenüberliegenden Seite in Beziehung steht. Für letztere gilt noch weiter, daß die Ausschneidung eines Focus wohl die isolierten oder Sonderbewegungen (z. B. die Bewegung einer Pfote) schädigt, aber die Gemeinschafts- oder Prinzipalbewegungen (z. B. die Bewegung jener Pfote in Gemeinschaft mit den anderen) ungestört läßt (H. Munk).

Die Riechsphäre verlegt man in den Gyrus hippocampi; die Schmecksphäre liegt vielleicht im Operculum.

Es sei hier bemerkt, daß, wie man durch Reizung der Fühlsphäre Bewegungen der willkürlichen Muskulatur auslöst, so auch durch Reizung der Seh- und Hörsphäre Bewegungen erzielt werden, welche im Interesse ihrer Funktionen liegen und zwar treten bei Reizung der Sehsphäre konjugierte Augenbewegungen und Kopfbewegungen, bei Reizung der Hörsphäre Ohrenbewegungen auf.

Da die Rindenfelder die letzten Zentralstätten für die betreffenden Sinnesempfindungen darstellen, so kann man sie mit Recht als Sinneszentren der Großhirnrinde oder als kortikale

Sinneszentren bezeichnen (kortikale Sinneszentren, Sinnessphären und Rindenfelder sowie sensomotorische Zentren sind im wesentlichen identische Bezeichnungen).

## C. Das Rindenfeld für die Sprache.

Der Großhirnrinde des Menschen kommt als besondere und eigentümliche Bildung ein Rindenfeld für die Sprache zu, dessen Zerstörung kortikale Sprachstörungen hervorruft, welche man als Aphasie (aphasische Störungen) bezeichnet. Dieselbe besteht darin,

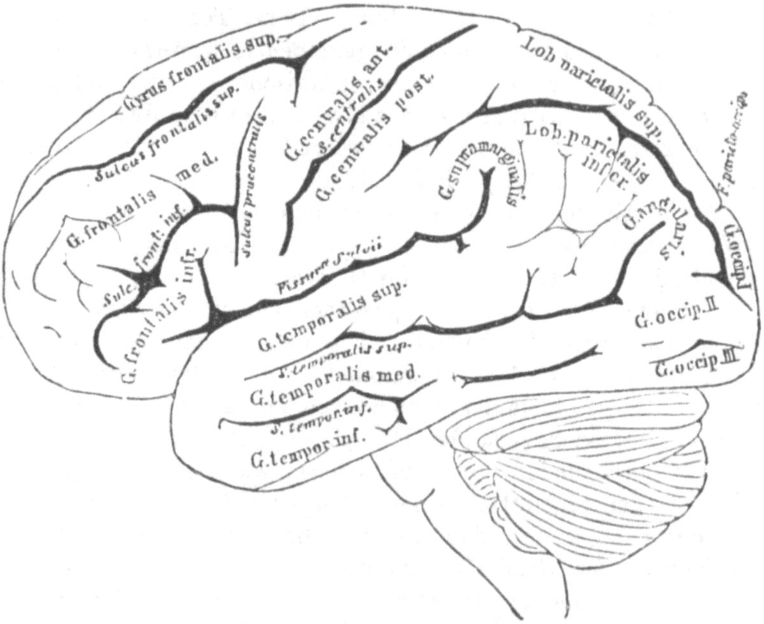


Fig. 47.
Ansicht des Gehirns des Menschen von der linken Seite (nach Ecker).

daß solche Individuen trotz vollen Bewußtseins und voller Beweglichkeit der Zunge bei ungestörter Seh- und Gehörfunktion das Sprachvermögen oder das Sprachverständnis oder beides verloren haben.

Das Rindenfeld für die Sprache umfaßt den ganzen Windungszug, welcher in und um die Fossa Sylvii herum liegt, insbesondere die dritte Stirnwindung (Brocasche Windung), die Insel, die erste Schläfenwindung (Wernickesche Windung). Dasselbe liegt auffallenderweise nur auf der linken

Seite, während es rechterseits fehlt, so daß die Zerstörung der symmetrischen rechtsseitigen Hirnrinde keine Aphasie nach sich zieht.

Die Aphasie gibt im einzelnen ein vielgestaltetes klinisches Bild, wovon hier nur die beiden hauptsächlichsten Formen erwähnt werden mögen, nämlich die motorische und die sensorische Aphasie, welche theoretisch darauf zurückzuführen sind, daß diesen Individuen

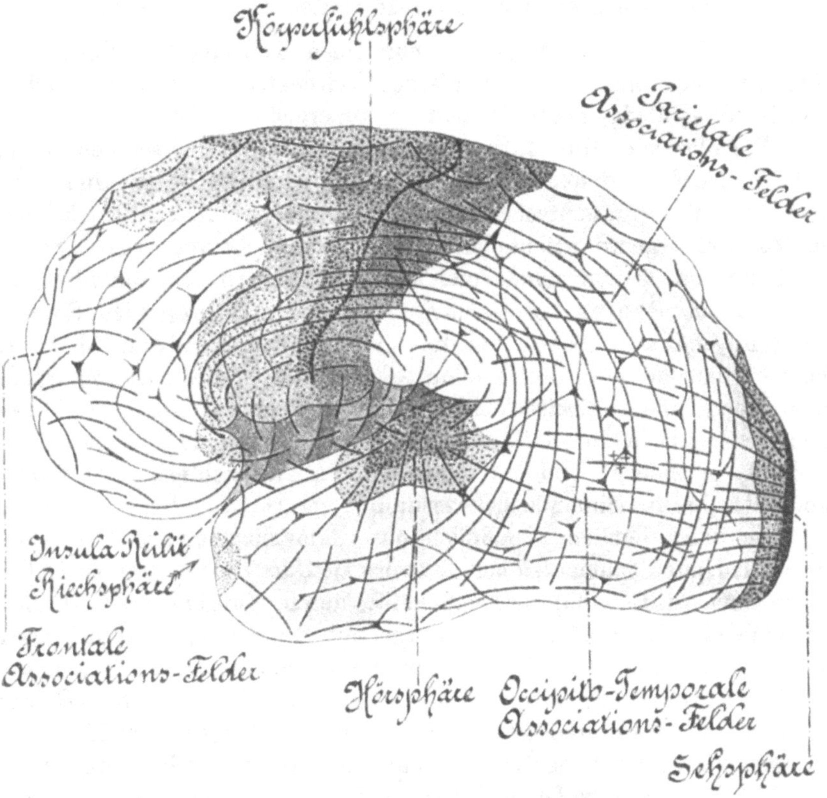


**Fig. 48.**
**Darstellung der Sinnes- und Assoziationsfelder der Hirnrinde des Menschen; die Sinnesfelder sind punktiert, die in Hirnwindungen eingezeichneten Striche stellen Assoziationssysteme dar (nach Flechsig).**

die Vorstellung der Sprachbewegungen oder der Klangbilder der Sprache verloren gegangen ist (Wernicke). Im ersten Falle ist das Individuum außerstande, die einfachsten Bezeichnungen für bekannte Gegenstände zu finden, noch Worte nachzusprechen, trotz vollen Sprachverständnisses; im anderen Falle ist das Sprachverständnis aufgehoben (Worttaubheit), während das Sprachvermögen erhalten ist.

Die Existenz der kortikalen Sinneszentren auf der Großhirnrinde kann man auch in folgender Weise darstellen. Setzt man je eine unpolarisierbare Elektrode auf die beiden Sehsphären z. B. eines Hundes und läßt plötzlich einen Lichtstrahl in ein Auge fallen, so zeigt das in den Kreis aufgenommene Galvanometer eine elektrische Schwankung. Die Schwankung fehlt, wenn unter den gegebenen Bedingungen statt des Lichtes ein Geräusch als Reiz benutzt wird. Dasselbe gilt für die übrigen Sinnessphären (v. Fleischl, Beck).

## D. Die Assoziationsfelder der Hirnrinde.[1]

Da die fünf Sinneszentren nur einen Teil der Oberfläche der Großhirnrinde einnehmen, so bleiben Zwischenstücke von erheblicher Ausdehnung übrig, deren Bedeutung zu ergründen ist.

Verfolgt man die Markentwicklung im Großhirn, so sieht man, daß, während in den Sinnessphären eine mächtige Entwicklung von Projektionsfasern anzutreffen ist, in den Zwischenstücken Projektionsfasern von irgend erheblicher Menge sich nicht vorfinden. Somit erscheint die Großhirnrinde aus zweierlei Feldern zusammengesetzt, nämlich aus Projektions- oder Stabkranzfeldern (den Sinneszentren) und aus Assoziations- oder Binnenfeldern, d. h. es besteht eine anatomische oder tektonische Dualität der Großhirnrinde, indem gewisse Teile eine direkte Verbindung mit der Körperperipherie durch Stabkranzfasern besitzen, andere diese Beziehung entbehren und nur mit den Stabkranzfeldern oder untereinander durch Binnenfasern verknüpft sind.

Zu dem gleichen Ergebnis führt die myelogenetische Felderung der Hirnrinde, nach welcher letztere sich in Felder von typischer Lage und Ausdehnung zerlegen läßt, deren Zufuhr- und Abfuhrsysteme sich in gesetzmäßiger Weise mit Mark umhüllen und zwar die Fasern desselben Systems zu etwa gleicher Zeit (Flechsigs myelogenetisches Grundgesetz — s. auch S. 386). Solcher Felder kann man 36 unterscheiden, von denen 14 Projektionsfelder, die übrigen 22 Binnenfelder sind. Jene sind durch frühzeitige Entwicklung (vor der reifen Geburt), diese durch späte Entwicklung (nach der reifen Geburt) ausgezeichnet. Die Binnenfelder bilden drei zusammenhängende Gruppen, welche frontal, parietal und temporal liegen. Endlich aber zeigen die einzelnen Rindenbezirke eine deutliche Verschiedenheit ihres histologischen Baues und ihrer Gliederung.

Während die Funktion der Projektionsfelder als Sinneszentren ganz klar erwiesen ist, sollen die Binnenfelder den höheren geistigen

[1] P. Flechsig, Gehirn und Seele. Leipzig 1896, Die Lokalisation der geistigen Vorgänge, insbesondere der Sinnesempfindungen des Menschen. Leipzig 1896, Untersuchungsmethoden der Großhirnrinde. Archiv f. Anat. u. Phys. 1905. Anat. Abtlg.

Funktionen dienen, bei denen kombinierte Assoziationen eine hervorragende Rolle spielen, weshalb man ihnen den Namen der Assoziationszentren gegeben hat.

## E. Das Großhirn als Organ der Seele.

Die Seele ist der Inbegriff des gesamten Geistes- und Gefühlslebens eines Individuums. Daß das Großhirn der Sitz der Seele ist, geht schon aus den bisher mitgeteilten Beobachtungen hervor; dazu treten noch folgende Tatsachen: 1) Nach Abtragung der Großhirnlappen verfallen die Säugetiere (Hund) in einen schlafsuchtartigen oder passiven Zustand, in welchem keine Bewegung ohne äußeren Antrieb ausgeführt wird; selbst die Nahrung nehmen sie nicht spontan und sterben vor der gefüllten Schüssel den Hungertod. 2) Zufällige Verletzungen oder Kompressionen des Gehirns sowie Erkrankungen desselben (Mensch) führen in der Regel zu sehr ähnlichen Zuständen, namentlich sind die sogenannten geistigen Funktionen, der Denkprozeß, erheblich gestört. 3) Störungen des Hirnwachstums während des Embryonallebens aus unbekannten Gründen oder infolge reichlicher Wasseransammlung (Mikrocephalie oder Hydrocephalus) beeinträchtigen die geistigen Fähigkeiten außerordentlich (Blödsinn). 4) In der Tierreihe nimmt mit der Entwicklung des Großhirns (Zunahme seiner Windungen und seines Gewichtes gegen das des Körpers) die geistige Entwicklung der Individuen zu.

Die Abtragung des Großhirns in der Wirbeltierreihe führt zu sehr verschiedenen Störungen: Bei Knochenfischen bleibt die willkürliche Bewegung ebenso erhalten, wie die spontane Nahrungsaufnahme; dieselben zeigen also gar keine Störung. Knorpelfische (Haifische) schwimmen zwar tadellos, bedürfen aber hierzu mehr der Anregung und nehmen ihre Nahrung nicht mehr spontan. Doch tritt dieselbe Störung ein, wenn man statt des Großhirns nur die mächtigen Riechlappen zerstört hat (Steiner). Von den Amphibien zeigt der Frosch folgende Erscheinungen: er hüpft ganz normal und setzt über Hindernisse, wenn sie nicht zu hoch sind (Renzi); ins Wasser gebracht, sucht er sofort den Ort, wo er gewandt ans Land springen kann; eine schiefe Ebene klettert er geschickt in die Höhe und übersteigt die hohe Kante; er vermag spontan seine Nahrung nicht zu finden. Von den Reptilien pflegt die Eidechse (Lacerta viridis) ganz normale Bewegungen zu machen und Hindernisse geschickt zu umgehen, doch flieht sie nicht mehr ihren Verfolger und nimmt spontan keine Nahrung, die sie nicht zu erkennen scheint; sie zeigt also die Störung, welche man als Seelenblindheit bezeichnet (Steiner). Unter den Vögeln schreiten Huhn und Taube, ohne Großhirn, angestoßen ganz sicher einher und wissen auf der Stange ihres Käfigs sehr gut ihr Gleichgewicht zu behaupten, ebenso wenn man sie auf der Hand balancieren läßt. Wirft man sie in die Luft, so breiten sie sofort die Flügel aus und erreichen in vollständig normalem Fluge den Boden. Doch sollen sie blind sein und ihre Nahrung spontan nicht finden nach der einen Erfahrung (Munk), nach der anderen Erfahrung sehend bleiben und ihre Nahrung finden können (Schrader). Bei den Säugetieren (Hund) ist die spontane Bewegung herabgesetzt, doch werden regelmäßige und koordinierte Bewegungen ausgeführt, wenn die Tiere angestoßen werden. Indes bemerkt man gegen normale Tiere einen deutlichen Unterschied, der darin besteht, daß jene beim Betreten eines glatten Bodens häufig ausgleiten, sowie beim Steigen einer Treppe leicht stolpern und sonst ungewohnte Lagerungen ihrer Gliedmaßen unbeanstandet dulden. Die Gefühlsempfindung der Haut ist herabgesetzt; die Tiere stoßen überall an, sie sind blind, taub, ohne Geruch und müssen gefüttert werden, da sie spontan ihre Nahrung nicht finden. Doch bleiben noch gewisse Gefühle von Lust und Unlust erhalten, denn der Hunger setzt den großhirnlosen Hund in lebhaftere Bewegung und nach Stillung desselben tritt Ruhe und Befriedigtsein auf (Goltz).

Daß das Großhirn das Seelenorgan ist, darüber haben Zweifel niemals bestanden. Umstritten war aber die Frage, ob nicht andere Teile des Zentralnervensystems, etwa das Mittelhirn oder das Rückenmark, gleichfalls seelische Funktionen ausüben.

Diese Frage ist, wie aus den vorstehenden Mitteilungen über die Folgen der Abtragung des Großhirns hervorgeht, für das Mittelhirn ganz direkt zu bejahen, doch sei bemerkt, daß der Anteil an dem Seelenleben des Mittelhirns um so größer ist, je tiefer das Tier in der Reihe steht. Aber selbst der Mensch fällt hier nicht aus der Reihe, denn, während das Großhirn des neugeborenen Kindes noch ganz unentwickelt und funktionell geringwertig ist, gibt dieses Individuum durch Schreien, Lust- und Unlustgefühle kund, welche schwinden, wenn die körperlichen Bedürfnisse befriedigt sind.

Viel umstrittener ist die Frage nach der Rückenmarksseele, welche Pflüger bei geköpften Fischen (Aal), Fröschen und Amphibien aus der Zweckmäßigkeit der Bewegungen erschlossen hatte, welche diese Präparate bei gewissen an ihrer Körperoberfläche angebrachten Reizen machten (am meisten überzeugend erschien der geköpfte Aal, welcher der dem Körper genäherten Flamme stets zweckmäßig auswich).

Als man aber die Voraussetzung ablehnte, daß eine zweckmäßige Bewegung auch eine bewußte Bewegung sein müsse, konnte die Rückenmarksseele nicht gehalten werden.

Nun lehren aber neuere Versuche, daß das Rückenmark von niederen Wirbeltieren aus allgemeinen Gründen Sitz der Seele sein müsse und folgender Versuch scheint diesen Schluß zu bestätigen: Wenn man einen Haifisch durch einseitige Abtragung des Mittelhirns in die Kreisbewegung zwingt (s. S. 406), ihn darin wenigstens 10 Stunden beläßt und dann köpft, so setzt das Rückenmark dieselbe Kreisbewegung fort, obgleich sonst kein Mittel vorhanden ist, das Rückenmark direkt zu dieser Bewegung zu zwingen. Das Rückenmark hat also in den 10 Stunden jene Bewegung erlernt (Steiner).

## 2. Die Funktion der Hirnganglien.

Man unterscheidet Vorder-, Zwischen- und Mittelhirnganglien. Zu dem ersten zählt der Streifenhügel mit seinen zwei Abteilungen, dem Nucleus caudatus und dem Nucleus lentiformis. Dem Zwischenhirn gehört der Sehhügel und dem Mittelhirn gehören die Vierhügel an.

Was die Funktion des Streifenhügels betrifft, so lehrte das Tierexperiment, daß nach Zerstörung desselben eine Lähmung der gegenüberliegenden Seite (Ausfall der willkürlichen Bewegung) auftrete (Nothnagel); dasselbe sollte die pathologische Beobachtung bestätigen, wonach die Lähmung besonders die obere Extremität trifft (Meynert), doch wird anderseits angegeben, daß im Nucl. caudatus und lentiformis Erweichungen vorkommen können, ohne daß im Leben die geringsten hemiplegischen Störungen beobachtet worden waren (Charcot); in den positiven Fällen handelt es sich wohl um Beteiligung der dicht daneben liegenden inneren Kapsel (s. unten).

Die Sehhügel stehen nach übereinstimmenden Erfahrungen zu dem Sehakt in näherer Beziehung, denn in pathologischen Fällen sind Störungen im Gesichtssinne (Hemianopsie) beobachtet worden, wenn der äußere Kniehöcker und das Pulvinar zerstört waren. Ferner fand man, daß Kaninchen nach Zerstörung der Sehhügel ihre Vorderpfoten nach vorn ziehen lassen, ohne sie wieder zurückzuziehen (Nothnagel).

Die Vierhügel stehen in direkter Beziehung zu dem N. opticus und oculomotorius. Nach ihrer Zerstörung sind die Tiere (Fische bis zu den Vögeln hinauf und die Nager) durchaus blind, und der Reflex von seiten der Retina auf die Pupille bei Lichteinfall in das Auge hat aufgehört. Reizung der Vierhügel gibt bei diesen Tieren assoziierte Augenbewegungen (Steiner). Ferner fand Flourens auf Reizung der Vierhügel Verengerung der Pupillen in beiden Augen; wird nur das vordere Vierhügelpaar gereizt, so treten Drehungen beider Augen nach entgegengesetzten Seiten ein (Adamük). Anders beim Menschen, wo die hinteren Zweihügel für den Sehakt gar keine Bedeutung haben, während bei Zerstörung der vorderen Zweihügel zwar eine Herabsetzung der Sehschärfe auftritt, welche aber Lesen und Farbensehen nicht hinderte. Doch wird auch hier die Reaktion der Pupille auf Licht und auf die Akkommodation gestört, sowie eine Beschränkung der Augenbewegungen, ein- oder doppelseitig, beobachtet. Der hintere Zweihügel steht in Beziehung zum N. acusticus (s. unten).

## 3. Das Kleinhirn.

Während bei Fischen und Amphibien (Frosch) die vollständige Abtragung des Kleinhirns keine irgendwie deutlichen Störungen der Bewegungen erzeugt (Steiner), treten solche ein bei Vögeln und Säugetieren (Affen), die um so intensiver sind, je tiefer die Zerstörung in das Kleinhirn eindringt. Sie besteht darin, daß die Tiere wie taumelnd herumstolpern (Luciani). In dieser Richtung am Menschen angestellte Beobachtungen führen zu dem übereinstimmenden Resultate, daß als Folge von Kleinhirnzerstörungen, namentlich des Wurmes, ein Gang im Zickzack auftritt, wie wenn die Personen betrunken wären; eine Bewegungsstörung, welche man als Ataxie bezeichnet, die sich namentlich auf den Rumpf und die Unterextremitäten erstreckt, während die Oberextremitäten frei bleiben. Man nennt diese Ataxie zum Unterschiede von der spinalen (s. S. 390) die cerebellare Ataxie. Jede Kleinhirnhälfte wirkt auf die gleichseitige Körperhälfte, die Wirkung ist also ungekreuzt.

Es ist nicht wahrscheinlich, daß im Kleinhirn eine selbständige Bewegungs- oder Gefühlszentrale vorhanden ist, sondern es befinden sich in demselben wohl nur wichtige Komponenten für das Zustandekommen des Gleichgewichtes (v. Monakow).

## 4. Die Lehre von den Zwangsbewegungen.

Man versteht unter Zwangsbewegungen solche anomale Bewegungen, welche nach einseitiger Verletzung gewisser Hirnteile auftreten. Es sind drei Formen deutlich zu unterscheiden, nämlich:

1. Die Kreis- oder Manègebewegung: das Tier bewegt sich in der Peripherie eines Kreises.

2. Die Rollbewegung oder Schraubenbewegung: das Tier rollt um seine Längenachse unter gleichzeitiger Kreisbewegung.

3. Die Uhrzeigerbewegung: das Tier bewegt seinen Vorderteil um seinen feststehenden Hinterteil.

Die drei Formen unterscheiden sich zunächst dadurch, daß die dritte vergänglich ist, während die beiden anderen Formen dauernd sind. Wenn man so verletzte Tiere vor jedem Reize schützt, so treten die Zwangsbewegungen nicht auf; sie beginnen immer erst auf Einwirkung eines Reizes und hinterlassen als Nachwirkung eine mehr oder weniger ausgeprägte Zwangsstellung, die sich allmählich ebenfalls verliert (Schiff). Der Wille hat auf die Erzeugung dieser Bewegungen nur insofern Einfluß, als er eine Reizquelle darstellt, von der aus Erregungen eingeleitet werden können.

Die Richtung, in welcher die Zwangsbewegungen erfolgen, ist wechselnd nach der Lokalität, wo die Verwundung angebracht worden ist. Im allgemeinen erfolgen die Kreisbewegungen nach der zur verwundeten Seite entgegengesetzten Richtung, die Rollbewegung nach der Seite der Verwundung; die Uhrzeigerbewegung je nach dem Orte der Verletzung nach derselben oder der entgegengesetzten Seite.

Die Organe, nach deren einseitiger Verletzung Zwangsbewegungen auftreten, sind die motorische Zone der Hirnrinde, der Pedunculus cerebri, der Streifenhügel, der Sehhügel, das Nackenmark und das

Kleinhirn. Im allgemeinen kommen Zwangsbewegungen durch einseitige Verletzung solcher Teile des Gehirns und Nackenmarkes zustande, welche in unmittelbarer Beziehung zur Lokomotion stehen. Die Ursache der Zwangsbewegungen liegt daher in dem Ausfall der zentralen Innervation der einen Seite, welcher infolge der bilateral symmetrischen Anordnung des Wirbeltierleibes notwendig die normalen geradlinigen in krummlinige Bewegungen umwandeln muß (Steiner). (Die Rollung bei der Rollbewegung [Frosch] hängt wahrscheinlich von der Verletzung des N. acusticus bzw. seines Vestibularastes ab).

Auch bei Menschen sind ähnliche Zwangsbewegungen beobachtet worden, und aus ihren Aussagen hat man erfahren, daß diese Personen in der Regel eine falsche Vorstellung von der Lage ihres Körpers gegenüber den Außendingen erhalten haben und diese Bewegungen ausführen in der Meinung, die richtige Beziehung wieder herzustellen.

## 5. Die Leitungsbahnen des Gehirns.[1]

Im Anschluß an die Lokalisation der Sinnesfunktionen auf der Großhirnrinde müssen wir folgerichtig voraussetzen, daß in den Sinnessphären die Bahnen landen, in denen die Impulse von den Sinnesapparaten zur Hirnrinde fließen (corticopetale Bahnen), sowie daß von dort solche Fasern ausgehen, welche die Impulse an die Peripherie zu den willkürlichen Muskeln tragen (corticofugale Bahnen). Man nennt die Gesamtheit dieser Fasern, welche, rein morphologisch betrachtet, von der Hirnrinde ausstrahlend nach dem Hirnstamme und weiterhin zur Brücke zu konvergieren, den Stabkranz.

Ein ansehnlicher Teil der Fasern, welche im Stabkranze des Großhirns über einen weiten Raum ausgedehnt ist, erscheint in den Großhirnstielen, den Pedunculi cerebri, in eine enge Bahn zusammengedrängt, die sich anatomisch in die durch die Substantia nigra getrennte Basis (Pes) und die Decke (Tegmentum) teilen, welche man als Fuß und Haube des Großhirnschenkels bezeichnet (s. Fig. 49); Teile, welche sich auch physio-

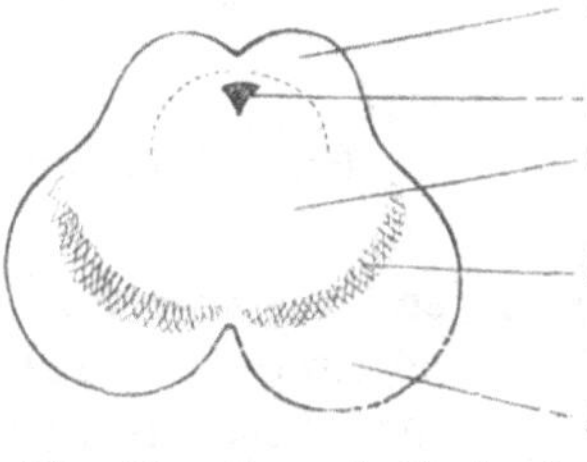


Fig. 49. Querschnitt durch Vierhügel und Hirnstiele (Gegenbaur).

[1] P. Flechsig, Die Leitungsbahnen im Gehirn und Rückenmark des Menschen. Leipzig 1876; L. Edinger, Vorlesungen über den Bau der nervösen Zentralorgane des Menschen und der Tiere 1, 7. Auflage. Leipzig 1904.

logisch so unterscheiden, daß im allgemeinen (die Ausnahmen s. weiterhin) in der Haube sensible, im Fuß motorische Bahnen enthalten sind.

Das wichtigste System, das aus dem motorischen Rindenfelde stammt, ist die Pyramidenbahn (corticospinales System), in welcher die Anregung zu den willkürlichen Bewegungen nach der Peripherie getragen wird. Diese Bahn gelangt aus der Gegend der vorderen Zentralwindung in die innere Kapsel, weiter zum Großhirnschenkelfuß, durch die Brücke zum Nackenmark, wo sie in der Pyramidenkreuzung eine unvollständige Kreuzung erfährt, durch welche der größere Teil der Fasern auf die entgegengesetzte Seite in die Pyramidenseitenstrangbahn des Rückenmarkes eintritt, während der kleinere Teil ungekreuzt auf derselben Seite als Pyramidenvorderstrangbahn weiterzieht. Beide treten von da an die grauen Vorderhörner. Diese Bahn ist eine ganz direkte Bahn, welche die grauen Hörner des Rückenmarkes vom motorischen Rindenfelde aus ohne jede Unterbrechung erreicht.

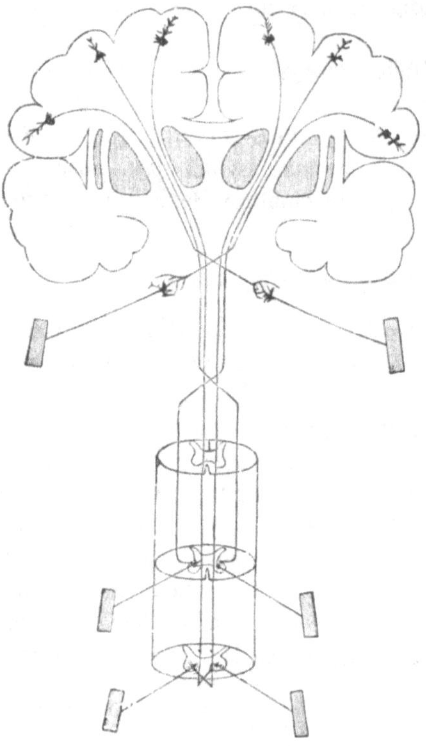

Fig. 50.
Schema des Verlaufs der Pyramidenbahnen.

Einen Teil der Pyramidenbahn bilden die motorischen Hirnnervenbahnen (die ebenso direkt von der Rinde zu den entsprechenden Kernen ziehen), von denen sich jene aus dem Nackenmark (Facialis und Hypoglossus) schon früher und zwar in der Brücke kreuzen (s. Fig. 50).

Unterbrechung dieser Bahn an irgend einer Stelle ihres Verlaufes durch das Gehirn gibt jedesmal Lähmung an der gegenüberliegenden Seite, welche eine vollständige (Hemiplegie) sein wird, mit teilweiser Beteiligung der Gesichts- und Zungenmuskulatur, wenn die Unterbrechung da stattfindet, wo die Bahn dichtgedrängt zusammensteht (Capsula interna), während Verletzungen weiter oben,

z. B. in der Hirnrinde selbst, je nach der ergriffenen Stelle, Lähmungen einzelner Glieder (Monoplegie) des Beines, des Armes u. a. geben.

Korrespondierend zu den Pyramidenbahnen stehen jene sensiblen Bahnen, welche den Gefühlssinn der Haut im weitesten Sinne vermitteln. Von ihnen wissen wir, daß sie in den sensiblen Nerven durch die hinteren Rückenmarkswurzeln in das Zentralorgan eintreten und daß sie in der Körperfühlsphäre der Hirnrinde landen. Diese Bahn, welche jene beiden Endpunkte verbindet, ist aber, was besonders betont werden muß, eine indirekte, denn sie erleidet Unterbrechungen durch graue Kerne, welche sie im Nackenmark und im Mittelhirn zu durchsetzen hat. Im einzelnen ist ihr Verlauf so gestaltet, daß die sensible Faser nach geschehener Teilung in den Hintersträngen nach oben zieht, um zunächst in den Kernen des zarten Stranges und des Keilstranges, welche in der Höhe der Pyramidenkreuzung erscheinen, zu enden. Aus diesen Kernen gelangen zahlreiche Fasern durch die graue Substanz nach vorn als Fibrae arcuatae internae, um sich über der Pyramidenkreuzung mit den Fasern der anderen Seite zu kreuzen. Diese Kreuzung nennt man die Schleifenkreuzung, weil diese Fasern nach der Kreuzung neben der Mittellinie liegend zur Schleifenschicht werden, welche letztere auch Olivenzwischenschicht heißt und das ganze Areal zwischen den Oliven einnimmt. Weiter aufwärts durch die Brücke gelangt die Bahn in die Schleife (Hauptschleife), welche als Bestandteil der Haube unter den Vierhügeln liegt. Von da erreicht sie den ventrolateralen Kern des Thalamus, welcher ein Knotenpunkt in der Bahn der hinteren Wurzeln zur Großhirnrinde ist, da hier alles

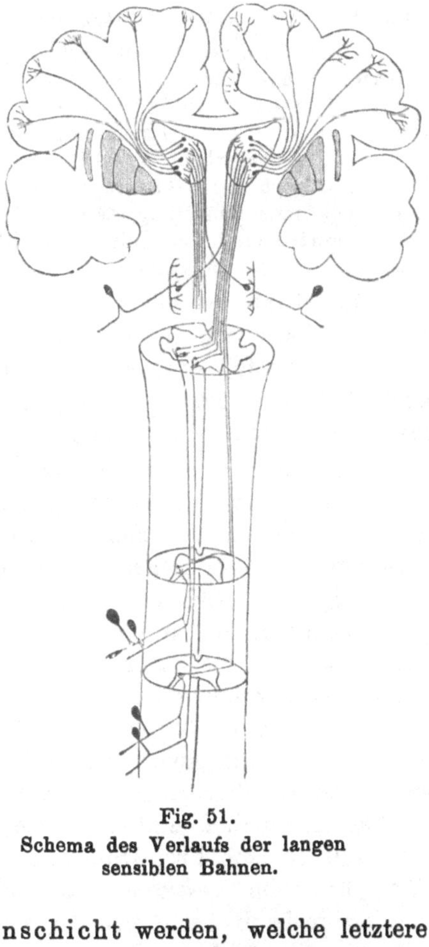

**Fig. 51.**
**Schema des Verlaufs der langen sensiblen Bahnen.**

zusammenliegt, was von ihnen corticopetal zieht. Vom Thalamus geht der Weg in die innere Kapsel und von da zur Körperfühlsphäre (FLECHSIG).

Durch diesen Knotenpunkt laufen zum Teil auch die sensiblen Hirnnerven (Riechen, Schmecken, Sehen, Hören), so daß der Sehhügel geradezu eine sensibel-sensorische Schaltstation zwischen den sensiblen Rückenmarksbahnen, den sensiblen Hirnnerven und der Zentralzone darstellt (s. Fig. 51).

Neben der direkten motorischen Pyramidenbahn, welche durch den Hirnschenkelfuß das Rückenmark erreicht, bestehen noch andere corticospinale Bahnen, Extrapyramidenbahnen (PRUS), welche durch den Linsenkern, den roten Kern, die Formatio reticularis, das Vierhügelgrau nach unten gelangen. Daher ist es natürlich, daß Rindenreizung auch nach Durchschneidung der Pyramiden noch die bekannte kontralaterale Wirkung hervorruft (ROTHMANN), wenn auch unter Benutzung stärkerer Reize. Selbst für den Menschen scheint die Pyramidenbahn nicht die ausschließliche Vermittlerin der willkürlichen Bewegung zu sein (A. PILCZ).

Der Hörnerv, dessen primäres Zentrum im Acusticuskern des Nackenmarkes sich befindet, läuft zentral weiter hinauf durch die laterale Schleife, von da zum hinteren Vierhügel und dem Corp. geniculat. internum, um doppelseitig, aber wesentlich in der gekreuzten Hörsphäre zu enden.

Der Sehnerv, welcher sich in dem Chiasma mit dem der anderen Seite partiell kreuzt, erscheint im Tractus opticus wieder, dessen Fasern direkt zum äußeren Kniehöcker und von da zum vorderen Vierhügel ziehen, um durch die innere Kapsel in der Sehstrahlung die Sehsphäre zu erreichen. Aus dem äußeren Kniehöcker tritt außerdem ein ansehnliches Bündel in das Pulvinar des Sehhügels, welches als Stabkranz des äußeren Kniehöckers sich weiterhin der Sehstrahlung beigesellt.

Die innere Kapsel ist eine Markmasse, welche zwischen Streifenhügel, Linsenkern und Sehhügel liegend den gesamten Stabkranz der Großhirnrinde aufnimmt, zugleich aber auch Züge von tieferen Hirnteilen enthält, welche in das Großhirn übergehen. Sie stellt so eine Projektion aller dieser Bahnen dar, welche nach ihrer Funktion gesonderte Bündel repräsentieren und zwar so, daß am meisten nach vorn die Pyramidenbahn mit ihren drei Abteilungen (Kopf, Arm, Bein) zu liegen kommt; dann folgt das sensorische Bündel für die Körperfühlsphäre; hieran schließt sich das Acusticusbündel und schließlich die Sehstrahlung (wahrscheinlich auch Riech- und Schmeckbahnen).

Tritt eine Unterbrechung der Leitung in der ganzen Kapsel ein (Erweichungsherd), so folgt vollständige Hemiplegie und Hemianästhesie der gegenüberliegenden Seite, nebst Hemianopsie und öfter auch Störungen im Gehör, Geruch und Geschmack der anderen Seite. Da die Bahnen in der inneren Kapsel dicht gedrängt nebeneinander stehen, so kommt es, im Gegensatz zur Hirnrinde, hier niemals zu Monoplegien, sondern es handelt sich stets um ausgedehntere Störungen.

Das Kleinhirn steht in vielfacher Verbindung mit dem Großhirn 1) durch die mediale (frontale) Großhirnrinden-Brückenbahn, welche aus dem unteren Drittel der vorderen Zentralwindung und vielleicht aus der ersten Stirnwindung entspringt, durch die innere Kapsel in den Großhirnschenkelfuß (ARNOLDsches Bündel) und von da zur Brücke gelangt, bis wohin ihre Fasern absteigend degenerieren. Aber sie scheinen weiter durch die Brückenarme zur Rinde des Kleinhirns zu gelangen, denn bei angeborenem Kleinhirndefekt fand man diese Bahn atrophiert (FLECHSIG). 2) Die laterale (temporale) Großhirnrinden-Brückenbahn, welche von der Hörsphäre und der Sehsphäre entspringt, gelangt durch den basalen Teil der inneren Kapsel ebenfalls in den Hirnschenkelfuß (TÜRKsches Bündel) und von hier zur Brücke. Auch diese Fasern scheinen in das Kleinhirn, namentlich in die mittleren Teile desselben einzutreten, denn bei einem Neugeborenen mit totalem Kleinhirnmangel waren sie nicht nachzuweisen. Die Bindearme des Kleinhirns stammen zum größten Teile aus dem Nucl. dentati des Kleinhirns und münden großenteils in den roten Kernen der Haube, was dadurch bewiesen wird, daß Bindearme und rote Kerne in dem Falle von angeborenem Mangel des Kleinhirns vollkommen fehlen. Die Verbindung des Kleinhirns zum Nackenmark bilden: 1) die Kleinhirnseitenstrangbahn, welche aus der Rinde des Wurmes zum Strickkörper zieht, dessen Hauptmasse sie bildet. Von da gehen sie in den Seitenstrang und in die Zellen der CLARKEschen Säulen. Sie verbinden das Kleinhirn mit den hinteren Wurzeln des Rückenmarkes. 2) Fasern vom Kleinhirn zu den großen Oliven, welche nach unten keine Fortsetzung erkennen lassen, deren Zusammenhang dadurch festgestellt ist, daß bei kongenitaler Atrophie des Kleinhirns jene ebenfalls atrophiert gefunden werden.

## 6. Der Plan des Zentralnervensystems der Wirbeltiere.[1]

Wenn man den Plan des Zentralnervensystems verstehen lernen will, so muß man von den verwickelten Verhältnissen der höheren

[1] J. STEINER, Die Funktionen des Zentralnervensystems und ihre Phylogenese. Braunschweig 1885—1900.

Wirbeltiere absehen und sich zunächst an die niederen und primitiven Wirbeltiere wenden, wo man einfache Verhältnisse voraussetzen kann.

Die primitivsten Wirbeltiere sind die Haifische (Gegenbaur). Wenn man einen Haifisch (Scyllium) so köpft, daß der Schnitt durch das obere Halsmark geht, so macht der übriggebliebene Rumpf im wesentlichen die gleichen Ortsbewegungen, wie das unversehrte Tier. Man kann das Rückenmark noch in weitere Teile zerlegen, die alle die gleiche Ortsbewegung ausführen. Wenn man den einzigen Acranier, der uns bekannt ist (Amphioxus lanceolatus), in zwei oder mehrere Teile zerschneidet, so macht jeder dieser Teile die gleiche Ortsbewegung, wie das ganze Tier, d. h. das primitive Rückenmark kennt nur eine Bewegung, nämlich die Ortsbewegung oder Lokomotion, welche ihm charakteristisch ist und die sich in einem Reflexbogen vollzieht, den jede Metamere besitzt. Die Lokomotion eines primitiven Rückenmarks setzt sich zusammen aus der koordinierten Tätigkeit von lauter gleichwertigen, lokomobilen Metameren, von denen keine über die anderen herrscht. Diese Einrichtung besteht wahrscheinlich beim Amphioxus und im Rückenmarke der Haifische.

An seinem Vorderende geht das Rückenmark des Haies in das Gehirn über, dessen Entstehung man sich so vorzustellen hat, daß in einem gewissen Stadium der phylogenetischen Entwicklung die Metameren des Rückenmarks anfangen, ihre Lokomobilität teilweise nach vorn abzugeben, wodurch die Leistung der vordersten Metamere so verstärkt wird, daß dieselbe in der Lage ist, die Führung über die übrigen Metameren zu übernehmen. Der objektive Ausdruck dieser Abgabe ist eine Wanderung der Funktion nach dem Vorderende, wo ein sekundäres Innervationszentrum entsteht, das als allgemeines Bewegungszentrum die animalen Bewegungen regelt, also führend wird und dem das Rückenmark durchaus untergeordnet ist. Letzteres wird dadurch bewiesen, daß einseitige Verletzung jenes Zentrums (d. i. des Mittelhirns) Kreisbewegungen erzeugt, welche man niemals durch einseitige Verletzung irgend einer Metamere des Rückenmark hervorzurufen vermag. (Man beachte, daß jeder animale Muskel eine primäre Insertion im Rückenmark und eine sekundäre im Mittelhirn hat.)

Zu irgend einer Zeit entstehen an dem Vorderende dieses Organismus Sinnesorgane (Geruch, Gehör, Gesicht), welche ihrerseits zu dem allgemeinen Bewegungszentrum in Beziehung treten und auf dasselbe zu wirken vermögen.

Hiermit ist aber das Gehirn gegeben, welches definiert ist durch das allgemeine Bewegungszentrum in Verbindung mit den Leistungen der höheren Sinnesnerven, wovon indes die Anwesenheit eines allein schon genügt, denn es gibt niedere Wirbeltiere, bei denen nur der Riechapparat vorhanden ist, während die anderen höheren Sinne untergegangen sind. Fügt man hinzu, daß auch die vegetativen Funktionen von gewissen, aber nicht so regelmäßig im Zentralnervensystem verteilten Zentren abhängig sind, so ist das Nervensystem des Haifisches analysiert, unter dessen Leitung er den Kampf ums Dasein erfolgreich kämpft und für die Fortpflanzung seiner Art zu sorgen imstande ist.

Während der Stamm der Wirbeltiere sich allmählich immer höher durch die Säugetiere bis hinauf zum Menschen entwickelt, gehen im Zentralnervensysteme wesentlich zwei Veränderungen vor sich, nämlich 1) die Bildung eines Großhirns aus dem vorhandenen Gehirn und 2) die allmählich wachsende Ausbildung des Großhirns dadurch, daß die s. Z. begonnene Wanderung der Funktionen nach vorn, an der jetzt auch die Sinne teilnehmen, sich weiter fortsetzt bis zum vordersten Ende, d. h. bis in die Großhirnrinde, wo wir sie als Sinnes- und Assoziationszentren antreffen, während die distalwärts liegenden Teile des Zentralnervensystems immer mehr an Selbständigkeit einbüßen.

Die Bildung des Großhirns geschieht durch Differenzierung aus einem Sinneszentrum, nämlich dem Riechzentrum, so daß also das Großhirn der Wirbeltiere sich phylogenetisch aus dem Riechzentrum entwickelt hat.

## Das zeitliche Verhalten psychischer Impulse.[1]

Man versteht unter „Reaktionszeit“ oder „physiologischer Zeit“ die Zeit, welche verfließt von dem Moment, in welchem eine Person irgend einen Sinneseindruck, z. B. eine Licht-, Gehör- oder Tastempfindung erhält bis zu dem Moment, wo sie darauf durch ein bestimmt verabredetes Signal mit einer Bewegung (Hand oder Fuß) reagiert.

Die folgende Tabelle, in welcher mit der rechten Hand reagiert worden ist, gibt eine Anzahl von Versuchen, welche in dieser Richtung an mehreren Sinnen ausgeführt worden sind.

---

[1] S. Exner, Physiologie d. Großhirnrinde, Hermanns Handbuch d. Physiologie II. 1879.

| Reizungsstelle und Art | Reaktionszeiten |
|---|---|
| Lichtempfindung, hervorgerufen durch direkte elektrische Reizung der Netzhaut | Sek. 0·1139 |
| Elektrischer Schlag in die linke Hand | 0·1276<br>0·1283 |
| Plötzliche Schallempfindung | 0·1360 |
| Elektrischer Schlag in die Stirnhaut | 0·1374 |
| „ „ „ „ rechte Hand | 0·1390 |
| „ Funke in gewöhnlicher Weise gesehen | 0·1506 |
| „ Schlag in die Zehen des linken Fußes | 0·1749 |

Die Reaktionszeit ändert sich unter verschiedenen Umständen; sie wechselt mit der **Individualität**: verschiedene Personen, selbst von gleichem Alter, können sehr verschiedene Reaktionszeit zeigen. Sie verringert sich mit der **Übung**, mit der **Intensität** des Reizes, nach dem Genuß von Kaffee und wenig Alkohol, sowie bei angegestrengter Aufmerksamkeit; sie vergrößert sich durch **Ermüdung**, nach reichlichem Alkoholgenuß und nach Aufnahme von Morphium.

Die Reaktionszeit umfaßt eine ganze Reihe von physiologischen Akten, welche uns zum Teil selbst numerisch, wie Ausbreitung der Erregung im Rückenmark sowie in den motorischen Nerven, aus früheren Untersuchungen bekannt sind.

Die „kleinste Differenz" nennt man das Zeitintervall, welches verfließen darf, damit zwei schnell aufeinander folgende Sinneseindrücke ihrer zeitlichen Lage nach noch richtig erkannt werden (Exner). Die Kenntnis dieser Zeit interessierte vor allem die Astronomen, welche bei der Bestimmung der Sternzeiten, welche von mehreren Beobachtern auf derselben Sternwarte gemacht worden waren, regelmäßige Differenzen untereinander konstatierten. Die Beobachtung geschah so, daß der Beobachter einerseits auf den Sekundenschlag einer astronomischen Uhr zu hören und andererseits zu beobachten hat, wenn der Stern durch den Faden des Fernrohres tritt. Auf diese Weise konnte die Zeit, in welcher der Stern den Faden passiert, auf Zehntelsekunden bestimmt werden. Als Beispiel werde hier nur angegeben die kleinste Differenz für Gesichtsempfindung und Gehörsempfindung (erstere nachfolgend) gleich 0·06 Sekunden. Analoge Beobachtungen, welche entweder mit Hilfe der Reaktionsmethode (bzw. Reaktionszeit) oder mit Hilfe der kleinsten Differenz ausgeführt wurden, führen regelmäßig zu Differenzen zwischen zwei Beobachtern *A* und *B*, welche in der Weise registriert werden $A - B = 0 \cdot 0 \ldots\ldots x$ Sekunden. Diese Gleichung nennen die Astronomen die „persönliche Gleichung“, welche in der Tat der Ausdruck einer physiologischen Erscheinung ist.

Mitbewegung. Als Mitbewegung bezeichnet man eine Bewegung, die, ohne vom Willen beabsichtigt zu sein, neben einer anderen beabsichtigten Bewegung auftritt, wie z. B. die Kontraktion der Gesichtsmuskeln, bei schwerer Arbeit.

Mitempfindung. Die Mitempfindung oder Irradiation der Empfindung ist eine Erscheinung, bei der eine Empfindung über die Punkte hinausgreift, welche direkt erregt worden sind (z. B. Schmerz der ganzen Gesichtshälfte bei einfachem Zahnschmerz).

In beiden Fällen handelt es sich nicht etwa um Miterregung von Nachbarfasern durch Querleitung, sondern es breitet sich die Erregung infolge ihrer Intensität über eine größere Gruppe von Ganglienzellen, die alle miteinander in Verbindung stehen (s. oben), aus.

## Der Schlaf.

Das Zentralnervensystem des Menschen und der höheren Tiere ist nicht ununterbrochen während des ganzen Lebens tätig, sondern es treten tägliche Unterbrechungen, namentlich der Tätigkeit des Großhirns, ein, welche man „Schlaf“ nennt, im Gegensatz zu dem tätigen, dem wachen Zustande. Der Schlaf, welcher in der Regel in die Nachtzeit fällt und kürzer oder länger anhält, versetzt das Individuum in einen Zustand, der völlig demjenigen gleicht, den wir an den des Großhirns beraubten Tieren beobachtet haben: es ist ausschließlich die Seelentätigkeit, welche aufhört, während geordnete Reflexbewegungen sowie die vegetativen Funktionen ihren normalen Fortgang nehmen. Die Atmung wird etwas verlangsamt, und die Atemzüge werden vertieft; die Pulsfrequenz ist verringert, und eine Anzahl von Sekretionen, darunter die Harnsekretion, ist vermindert; die Augen sind nach oben und außen gerichtet, die Pupillen verengt. Das Gehirn selbst scheint etwas anämisch. Der Schlaf kann sehr fest oder „tief“ sein oder er kann nur schwach oder „leise“ sein; in letzterem Falle ruht das Seelenorgan nicht vollständig, sondern es können eigenartige Vorstellungen, „Träume“, entstehen, die ihren Ursprung ebenso wie die Vorstellungen des wachen Zustandes peripheren Erregungen verdanken, deren Eigenartigkeit darin liegt, daß sie ins Unbegrenzte reichen und unabsehbare Phantasie- und Trugbilder entrollen.

Was die Ursache des Schlafes betrifft, so ist dieselbe wahrscheinlich in einer Ermüdung der grauen Substanz des Großhirns zu suchen, die, da sie während des Tages unausgesetzt tätig ist, ebenso ermüdet wie der Muskel nach angestrengter Tätigkeit. Die weitere Analogie zur Muskelermüdung, daß es sich beim Schlaf ebenfalls um die

Wirkung von im Laufe der Tätigkeit gebildeter Milchsäure handelt (Preyer), und daß man ein ausgeruhtes Gehirn durch Injektion von Milchsäure ermüden, in Schlaf versetzen kann, hat sich keine Anerkennung verschaffen können. Anderseits soll jedesmal Schlaf eintreten, wenn von dem Individuum alle zentripetalen Erregungen ferngehalten werden (Pflüger, Heubel).

Das Wahrscheinlichste ist, daß in erster Linie die Ermüdung des Seelenorganes den Schlaf induziert, und daß die Fernhaltung von zentripetalen Erregungen, da das Seelenorgan vielleicht niemals oder doch nur höchst selten vollständig unerregbar ist, dem Eintritt des Schlafes förderlich sein mag.

---

## Anhang.

## Das sympathische Nervensystem (N. sympathicus).[1]

Neben dem cerebrospinalen besitzt der Körper noch das sogen. sympathische Nervensystem, das vielfach in jenes hineinragt und am augenfälligsten aus den beiden symmetrischen Grenzsträngen und den Nervengeflechten besteht. Da indes hiermit der Sympathicus nicht erschöpft ist, so pflegt man zu ihm alle diejenigen zentrifugalen Nerven zu rechnen, welche Organe mit glatten Muskeln innervieren und man bezeichnet diese Nerven allgemeiner als vegetative oder viscerale Nerven. Die Elemente des Sympathicus sind Ganglienzellen und Nerven; die ersteren sind in kleinen Gruppen, als Ganglien, überall im Körper, vorzüglich in den Eingeweiden zerstreut; zu ihnen tritt aus den Zellen der grauen Substanz des Zentralnervensystems die schmale, markhaltige, präzelluläre oder präganglionäre Faser (Ramus communicans); aus der sympathischen Zelle kommt die marklose, postzelluläre oder postganglionäre Faser, die sich zu dem peripheren Gewebe begibt. Sensible (zentripetale) Nervenfasern befinden sich in den weißen Rami communicantes, namentlich sind solche im Grenzstrang vertreten, denn Reizung des zentralen Endes des durchschnittenen Astes gibt Reflexbewegung und Blutdrucksteigerung. Bei dieser Zusammensetzung besitzt der Sympathicus voraussichtlich die Funktionen eines Zentral- und eines Leitungsorganes.

Der Sympathicus als Zentralorgan. Bewußte Empfindung vermittelt der Sympathicus nicht, und die geringe Empfindlichkeit der Eingeweideorgane ist auf die Nervenfasern zu beziehen, die vom

---

[1] P. Schultz in Nagels Handbuch IV. 1905.

cerebronspinalen System dorthin gelangen. Ebensowenig ermittelt er sog. willkürliche Bewegung, dagegen automatische Bewegung, und zwar: 1) in den Herzganglien (s. S. 58) (ist fraglich), 2) in den Ganglien des Magens und Darmes (s. S. 159), 3) in den Ganglien der Ureteren (s. S. 140) und 4) in den Ganglien des Uterus (s. unten). Alle diese Zentren können auch von Nerven des cerebrospinalen Systems beeinflußt werden (s. an den entsprechenden Stellen).

Der Sympathicus als Leitungsorgan.[1] Im Halsteil des Sympathicus verlaufen: 1) Fasern für die Pupille (s. S. 324), 2) vasomotorische Nerven für die Gefäße des Ohres, der Zunge, der Epiglottis, der Mandeln, 3) vasodilatatorische Nerven für die Lippen, das Zahnfleisch, die Backen, die Gaumenschleimhaut, die Nasenschleimhaut und die entsprechenden Hautpartien des Gesichtes (diese Nerven gelangen im Trigeminus zu ihrem Bestimmungsgebiete), 4) Sekretionsfasern für die Speicheldrüsen (s. S. 112), 5) zentripetale Nerven, die das Vaguszentrum erregen (s. S. 62), 6) durch das unterste Halsganglion beschleunigende Fasern zum Herzen und endlich vom Herzen Fasern, die im N. depressor zum Gehirn aufsteigen und das vasomotorische Zentrum beeinflussen (s. S. 63). Im Brustteile treten durch das oberste Brustganglion die vasomotorischen Nerven für die Armgefäße (sie kommen aus dem untersten Teile des Hals- und obersten Teile des Brustmarkes). Aus dem unteren Teile des Rückensympathicus entspringen sowohl Konstriktoren als Dilatatoren für die Gefäße der unteren Extremität. Aus dem Brustteil entspringen der N. splanchnicus major et minor (sie stammen eigentlich aus dem Rückenmark, dem sie ihre Fasern durch den 2.—12. Brust- und den 1.—2. Lendennerven entnehmen); sie enthalten 1) Hemmungs- und Beschleunigungsfasern für die Darmbewegung (s. S. 159), 2) vasomotorische Nerven für den Magen, die Leber und den ganzen Dünndarm und 3) zentripetale Nervenfasern, die auf das Vaguszentrum wirken (S. 62). Im Bauchteil des Grenzstranges und dem Unterleibsplexus sind sowohl bewegende als vasomotorische Nerven für die übrigen Unterleibsorgane (Dickdarm, Milz, Blase, Uterus usw.) enthalten, denn Reizungen dieser Nervenpartien rufen verstärkte Bewegungen und Durchschneidungen, Zirkulationsstörungen, hervor.

Reizung des Halssympathicus macht den Druck in den Hirngefäßen steigen, doch ist dieser Einfluß bei verschiedenen

[1] Vulpian, Leçons s. l'appareil vasomoteur. Paris 1875; Dastre u. Morat, Rech. expériment. s. l. système nerveux vasomoteur. Paris 1884.

Tieren verschieden groß. Dyspnoe, Chloroform und Leuchtgas erweitern die Hirngefäße. Vagus und Depressor sowie faradische Reizung sensibler Nerven sind ohne Einfluß auf die Hirngefäße (Hürthle).

Wenn man ein Tier mit Nikotin vergiftet, so verliert der Halssympathicus seine Wirkung auf die Pupille und die Gefäße des Ohres, wenigstens für den Reiz, welchen man, wie regelmäßig zu geschehen pflegt, zwischen dem unteren und oberen Halsganglion anbringt. Reizt man aber oberhalb des oberen Ganglions, so treten jene Wirkungen noch ein. Es folgt daraus, daß die Fasern des Sympathicus durch das Ganglion nicht einfach durchtreten, sondern zu den Ganglienzellen in irgend einer Beziehung stehen müssen, welche durch das Nikotin aufgehoben wird (Langley u. Dickinson). Dasselbe wiederholt sich für ein vorgeschrittenes Stadium der Verblutung (O. Langendorff).

Vierter Abschnitt.

# Zeugung und Entwicklung.

Das Individuum geht nach kürzerer oder längerer Lebensdauer, entsprechend dem allgemeinen Gesetze von dem stetigen Wechsel alles Lebens, unter, es stirbt; für die Fortpflanzung der Art aber ist gesorgt durch die Zeugung neuer, entwicklungsfähiger Organismen (Embryonen), aus denen sich unter günstigen Bedingungen der Organismus bis zu seiner Vollendung aufbaut.

## § 1. Zeugung.[1]

Man unterscheidet zweierlei Arten von Zeugung, Urzeugung und elterliche Zeugung.

### Urzeugung.

Als Urzeugung (Generatio spontanea s. aequivoca) bezeichnet man die hypothetische Entstehung von Individuen durch Neuschöpfung (aus anorganischem Materiale) im Gegensatz zu der später zu betrachtenden elterlichen Zeugung. Man hat diese Art der Entstehung von Organismen aus dem Vorkommen von Tieren an Orten hergeleitet, zu denen man sich weder das Vordringen des entwickelten Tieres, noch das Einwandern eines Keimes hat erklären können, so insbesondere für die Eingeweidewürmer und die Infusorien. Indes ist durch die Entdeckungen über die Wanderung und den Generationswechsel der Entozoen auch ihr Ursprung auf eine Abstammung von gleichartigen Eltern zurückgeführt worden. Was ferner die höchst auffallende, massenhafte Entstehung von Infusorien, Gärungs- und Fäulnispilzen in „Aufgüssen", tierischen und pflanzlichen in Zersetzung begriffenen Flüssigkeiten, betrifft, so ist durch die Untersuchungen von Ehrenberg, Schwann, Schröder, Pasteur u. a. auf das überzeugendste dargetan, daß ausnahmslos sie selbst

[1] V. Hensen, Physiologie d. Zeugung, Hermanns Handbuch d. Physiologie. Bd. VI. 1881.

oder Keime von ihnen durch die Luft diesen Flüssigkeiten zugeführt werden, in denen, wenn sie einen geeigneten Boden finden, sie sich in kürzester Zeit auf dem Wege elterlicher Zeugung ansehnlich vermehren. Schließt man die Luft von einem solchen Aufguß, in dem durch vorheriges Kochen alle etwa bereits vorhandenen Keime ertötet sind, ab oder führt man nur solche Luft zu, in welcher durch Glühen, Überleiten über Schwefelsäure oder mittels Filtration durch einen Baumwollenpfropf alle lebenden Organismen und Keime sicher getötet bzw. ausgeschlossen sind, so entsteht niemals ein pflanzliches oder tierisches Gebilde.

Wie jede einzelne neugebildete Zelle aus einer vorhandenen Mutterzelle hervorgeht, so beherrscht die gesamte Reihe der Tier- und Pflanzenarten das Gesetz der kontinuierlichen Entwicklung (s. oben S. 8).

So wenig mithin das Vorkommen der Urzeugung auch nur durch eine einzige sichere Tatsache erwiesen ist, so kann doch ihre Möglichkeit nicht in Abrede gestellt werden, denn die Erzeugung eines ersten Organismus dürfte sich kaum anders als durch eine Urzeugung erklären lassen, oder vielmehr, sie ist ein philosophisches Postulat.

## Elterliche Zeugung.

Diese zerfällt in ungeschlechtliche und geschlechtliche Zeugung. Die ungeschlechtliche Zeugung geschieht:

1. Durch Teilung. Sie besteht darin, daß der mütterliche Organismus sich in zwei gleichwertige Stücke teilt, welche dauernd in diesem Zustande fortleben, da sie damit auch die Höhe ihrer Entwicklung erreicht haben.

Durch Teilung pflanzen sich fort: a) einzellige Organismen, wie Amöben usw.; b) die Zellen der Metazoen, daher das Gesetz: „Omnis cellula e cellula (R. Virchow), omnis nucleus e nucleo, omne centrosoma e centrosomate (Flemming)“.

2. Durch Abspaltung eines entwicklungsfähigen Teiles vom mütterlichen Organismus. Ist dieser abgespaltene Teil, der sich an einer Stelle des mütterlichen Organismus gebildet hat, ein Zellenhaufe, so nennt man diese Art der Zeugung die „Zeugung durch Knospung“. Ist die Knospe aber nur eine Zelle, so bezeichnet man diese Zelle als „Eizelle“ und die Art der Zeugung als „Zeugung durch Eibildung“.

Die Zeugung durch Knospung eines sich später ablösenden Zellenhaufens kommt namentlich bei den Pflanzen (woher auch der Name stammt), aber auch bei einzelnen anderen niederen Tieren vor. Bei den übrigen Tieren bis hinauf zum Menschen geschieht die Zeugung durch Eibildung.

Die geschlechtliche Zeugung besteht darin, daß die Samenzelle (Hoden) mit der Eizelle (Ovarium) eine direkte Verschmelzung (Konjugation) eingeht (Bütschli, Fol, Hertwig u. a.), durch welche ein neues entwicklungsfähiges Zellenindividuum entsteht. Man nennt diesen Akt die „Befruchtung".

Der Befruchtungsakt geschieht durch zwei Individuen, von welchen dasjenige, welches das Ei liefert, das weibliche, das andere, welches die Samenzelle liefert, das männliche Individuum ist. Geschieht die Befruchtung durch ein Individuum, das zugleich Ei und Samen liefert, so nennt man dasselbe hermaphroditisch (verschiedene wirbellose Tiere, namentlich Schnecken). (Die Befruchtung findet aber wohl meist wechselseitig statt.)

Die Parthenogenesis kommt nur neben geschlechtlicher Zeugung vor, bildet immer nur Individuen eines Geschlechtes, nämlich nur männliche oder nur weibliche Individuen, und ist überhaupt sehr wenig verbreitet, bisher nur bei den Bienen, Wespen und einigen anderen Tieren sicher festgestellt. Das bekannteste Beispiel der Parthenogenesis ist das der Bienen: Bei den Ausflügen aus dem Bienenstock wird die Königin von einer der männlichen Bienen (Drohnen) befruchtet und kehrt mit gefüllter Samentasche (Receptaculum seminis) in den Stock zurück. Die Eier, die sie in die Zellen (Honigwaben) legt, sind entweder befruchtet oder unbefruchtet; aus diesen entwickeln sich Drohnen, aus jenen aber Arbeiter (zeugungsunfähige Weibchen). Einige von den befruchteten Eiern geben jedoch, indem ihre Larven besonderer Pflege seitens der übrigen Bienen unterliegen, zeugungsfähige Weibchen, welche künftige Königinnen sind.

## Zeugung beim Menschen.

### Menstruation, Bildung und Ablösung des Eies.

Zur Zeit der Geschlechtsreife (in unserer gemäßigten Zone etwa mit 14 Jahren) tritt beim weiblichen Individuum die Menstruation ein, die darin besteht, daß 2—8 Tage lang reichlich mit Schleim gemischtes Blut aus den Genitalien fließt. Die Menstruation, die sich zirka alle vier Wochen wiederholt und zwischen dem 45.—50. Jahre vollkommen verschwindet (klimakterische Jahre), ist nur ein äußeres Zeichen für einen inneren, sehr wichtigen Vorgang, die Ablösung eines Eies aus dem Eierstock. Der Eierstock enthält nämlich in seiner Rindenschicht eingebettet die Graafschen Follikel, kugelförmige Blasen, daher Folliculi vesiculosi, die zur Zeit der Reife etwa erbsengroß sind. Die Hülle des Graafschen Follikels besteht aus einer gefäßhaltigen, bindegewebigen Membran, deren Innenfläche mit einem mehrschichtigen Epithel ausgekleidet ist, das die Membrana granulosa bildet. Diese ist durch Wucherung zu einer scheibenförmigen Verdickung, dem Discus oophorus, gewachsen, in welcher sich das Ei, Ovulum, eingebettet befindet. Der übrige Raum des Follikels ist mit einer eiweißhaltigen Flüssigkeit erfüllt, die fortwährend zunimmt, so daß die entstehende Spannung in dem Follikel die Zirkulation des Blutes in den Gefäßen hindert. Die Folge davon ist, daß die Follikelwand atrophisch wird, eine Zerreißung des Follikels eintritt und das Ei ausgestoßen wird. Die Eiablösung erfolgt alle vier Wochen und ist von einer Kongestion der Genitalorgane, namentlich des Uterus und seiner Schleimhaut begleitet, als deren Folge eben die Menstrualblutung auftritt, entweder durch Zerreißung kleiner Uterinschleimhautgefäße oder durch reichlichen Durchtritt von roten Blutkörperchen durch die unversehrte Gefäßwand. Das losgelöste Ei gelangt in die Tuben dadurch, daß das Tubenende zur Zeit der Berstung des Follikels den Eierstock mit seinen Fransen umfaßt. Von dort gelangt es durch die Flimmerbewegung der Tubenschleimhaut und wohl auch der Kontraktion der Tubenmuskulatur nach dem Uterus, wo es entweder unbefruchtet untergeht oder befruchtet zur Entwicklung gelangt.

Bei den Säugetieren geschieht die Eilösung nur ein- oder mehreremal während des Jahres zur Brunstzeit und ist ebenfalls von einer Blutung aus den Genitalien begleitet.

Die Eiablösung ist gewöhnlich mit einer Menstrualblutung verbunden, dieselbe kann aber auch fehlen. So pflegt während der Laktation die Menstruation auszubleiben, daß aber trotzdem auch während dieser Zeit Ovula vom Eierstock sich ablösen, geht aus der Tatsache hervor, daß dabei häufig genug Konzeption beobachtet wird.

Der geborstene Graafsche Follikel bildet sich zum Corpus luteum um, indem er sich durch reichliche Wucherung der Membrana granulosa zu einer kompakten Masse von gelber Farbe verwandelt (die gelbe Farbe verdankt das Corpus luteum dem Hämatoidin, das sich aus dem bei der Berstung in den Follikel gelangten Blutfarbstoff gebildet hat). Man unterscheidet das Corp. lut. verum und spurium; das erstere bildet sich, wenn auf die Eilösung eine Schwangerschaft gefolgt ist, das letztere, wenn eine solche nicht eingetreten ist. Das Corp. lut. spur. ist viel kleiner und schon nach 1—2 Monaten wieder völlig verschwunden, das Corp. lut. ver. wird sehr groß, ragt hoch über die Fläche des Eierstockes hervor und kann noch gegen das Ende der Schwangerschaft vorhanden sein. Später schrumpft es wieder zusammen und hinterläßt nur eine Narbe, so daß der Eierstock nach mehreren Schwangerschaften uneben wird.

## Der Samen.[1]

Der Samen, welcher im Hoden bereitet wird, ist eine zähe, weißliche, eigentümlich riechende Flüssigkeit von alkalischer Reaktion,

[1] Eberth, C. J., Die männlichen Geschlechtsorgane (12. Lieferung d. Handb. d. Anat. d. Menschen, herausgeg. von K. v. Bardeleben), Jena 1904.

die in einer Interzellularflüssigkeit die beweglichen Samenfäden (Spermatozoen, Spermatosomen, Spermien) suspendiert erhält. Die Samenfäden bestehen aus dem Kopfe, dem Hals (Centrosomenanteil) und dem Schwanzfaden; sie machen sehr lebhafte, schlängelnde Bewegungen, die durch peitschenartige Ausschläge des bei Urodelen mit einer undulierenden Membran versehenen Schwanzes hervorgebracht werden. Die Ursache dieser Bewegung ist vollkommen unbekannt. Auf dem Wege vom Hoden bis zum Penis werden dem Samen aus der Prostata und den Cowperschen Drüsen noch andere Flüssigkeiten zugemischt, so daß der an die Körperoberfläche entleerte Samen verdünnter ist und demnach relativ weniger Samenzellen enthält, als wenn er direkt aus dem Hoden gewonnen wird.

Die chemischen Bestandteile der Samenflüssigkeit sind Eiweißkörper (Serumalbumin und Alkalialbuminat), Nukleïn, Lecithin, Cholesterin, Fette, anorganische Salze, vorwiegend Alkalien an Chlor, Phosphorsäure und Kohlensäure gebunden und Wasser.

Die Samenbereitung beginnt erst mit dem Eintritt der männlichen Geschlechtsreife (Pubertät); die Entleerung des angesammelten Spermas geschieht nicht stetig, sondern unter besonderen Umständen, nämlich bei Reizung des Penis, wie beim Koitus, also reflektorisch, oder im Schlafe durch innere, vom Zentralorgan ausgehende Bedingungen. Diese Ejakulation des Samens ist jedesmal mit einem eigentümlichen Gefühl, das man als Wollustgefühl bezeichnet, verbunden. Die Entleerung in die Harnröhre geschieht durch peristaltische Kontraktionen der Samenleiter und Samenblasen, die Entleerung aus der Harnröhre durch periodisch wiederholte, plötzliche Zusammenziehungen des M. bulbo-cavernosus. Der reflektorischen Samenentleerung muß in der Norm jedesmal eine Erektion des Penis voraufgehen, wodurch der Penis gesteift und verlängert wird. Die Ursache der Steifung ist die strotzende Blutfüllung der drei Corpora cavernosa des Penis. In die Corpora cavernosa, die ein kommunizierendes Höhlensystem darstellen, münden die Arterien der Septa, während aus ihnen die Venen sich sammeln. Da die Septa glatte Muskelfasern enthalten, so kann jene Füllung der Corp. cavernosa verursacht sein durch einen vermehrten Zufluß von Blut oder durch Behinderung des Abflusses aus den Venen. Beide Momente scheinen mitzuwirken. Der vermehrte Zufluß kommt durch eine auf den Nervenreiz (Nn. erigentes) folgende „aktive" Erweiterung der kleinsten Arterien der Schwellkörper zustande. Der Abfluß aus den Venen kann behindert werden, da die Vv. profundae durch die Corp. cavernosa selbst hindurchgehen. Auch an eine Kompression der Vena dorsalis penis kann man denken. Das Zentrum für die Erektion des Penis liegt im Lendenmark, nach dessen Zerstörung die Erektion nicht mehr zustande kommt (GOLTZ). Aber auch mit dem Gehirn muß dieses Zentrum in Verbindung stehen, wie die Tatsache beweist, daß auch schon gewisse psychische Zustände Erektion hervorrufen, und die Beobachtung von Erektionen bei Erhängten dartut.

Die Nn. erigentes kommen beim Hunde aus dem 1. und 2. Sakralnerven, die in den Plex. hypogastricus eintreten, von wo aus Nervenfasern (Nn. erigentes) namentlich zur Pars membranacea urethrae treten (ECKHARD). Die Nerven der Samenleiter kommen aus dem Grenzstrang des Sympathicus, stammen aber aus dem vierten und fünften Lendennerven (BUDGE).

## Befruchtung.

Die Befruchtung geschieht durch den Koitus, der darin besteht, daß der erigierte Penis in die Vagina immittiert und in derselben spritzenstempelförmig so lange bewegt wird, bis die Ejakulation des Samens erfolgt („Begattung"). Die beweglichen Spermatozoen treffen irgendwo in dem Genitalkanal auf das Ei, in dessen Dotter sich dasjenige Zoosperm einbohrt, welches zuerst in senkrechter Richtung dem Ei am nächsten ist. Sobald dies eine Zoosperm in den Dotter eingetreten ist, verdichtet sich das Ei an seiner Oberfläche so, daß das Eindringen weiterer Spermatozoen unmöglich wird. Wenn durch irgendwelche Verhältnisse trotzdem mehrere Spermatozoen in das Eiplasma eindringen, so sollen sich diese Eier zu Mißbildungen entwickeln. (Bei vielen Seesternen und Seeigeln streckt sich dem nächsten Zoosperm ein vorgestülpter Fortsatz des Eiplasmas entgegen.) Die weiteren Vorgänge bei der Befruchtung s. unten S. 428.

Was den Ort der Befruchtung betrifft, so weist die Auffindung von Samenfäden auf dem Ovarium und die in seltenen Fällen vorkommenden Abdominal- und Tubenschwangerschaften darauf hin, daß Befruchtungen schon auf dem Ovarium und in den Tuben vorkommen können. Normal macht das befruchtete Ei seine Entwicklung im Uterus selbst durch; ob aber auch dort die Befruchtung stattgefunden hat, läßt sich nicht entscheiden.

Die Entwicklung der menschlichen Frucht dauert 270—280 Tage. Genauer läßt sich der Zeitraum nicht begrenzen, weil uns der Moment der Imprägnation durch den Samen unbekannt ist (KOLLMANN). Für die Praxis genügt im allgemeinen die Berechnung nach dem sog. Schwangerschaftskalender, wobei man als Beginn der Entwicklung der Frucht den Eintritt der zuletzt dagewesenen Menstruation („Periode") annimmt, und zu diesem Tage 9 Monate und 7 Tage hinzuzählt. Beispiel: Letzte Menstruation 1. Januar, Eintritt der

Geburt 8. Oktober. Als äußerste Grenzen für die Schwangerschaftsdauer, nach der reife Kinder geboren werden, können die Termine von 240 und 320 Tage gelten (KOLLMANN).

### Der Generationswechsel.

Der Generationswechsel (Metagenesis) besteht darin, daß je eine Generation durch geschlechtliche Fortpflanzung, die folgende (oder mehrere folgende) aber ungeschlechtlich durch Knospung fortgepflanzt werden: es wechseln also geschlechtlich sich fortpflanzende Generationen mit geschlechtslosen (Ammen) in steter Folge miteinander ab. Es können die Individuen beider Generationen zeitlebens ganz verschiedene Formen haben, so daß die Enkel den Großeltern, aber nicht den Eltern gleichen. Der Generationswechsel wurde zuerst bei den Salpen durch A. v. CHAMISSO entdeckt (1819), findet sich aber sonst noch bei den Polypen, Medusen, Trematoden und den Bandwürmern (J. STEENSTRUP). Ein Bandwurm (Taenia solium), der im Darme des Menschen vorkommt, entleert Eier, aus denen sich Embryonen entwickeln, die man „Larven" nennt und deren Weiterentwicklung in der Regel in einem neuen Wirt (das Tier, in dem er wohnt) vor sich geht. Dieser Wirt ist in der Regel das Schwein, in dem sich diese Larven zum Blasenwurm (Cysticercus cellulosae) entwickeln. Wird das Schwein vom Menschen verzehrt, so entwickelt sich dort aus dem Blasenwurm wieder durch Knospung der Bandwurm.

## § 2. **Entwicklung (Ontogenese).**[1]

### 1. Das Ei.

Das tierische Ei entspricht immer einer Zelle und zeigt alle wesentlichen Teile einer solchen (Fig. 52). Der Zelleib, das Protoplasma, wird mitunter Bildungsdotter genannt (Vitellus formativus); er besteht aus einer eiweißartigen, feinkörnigen Substanz, in welche bei den verschiedenen Abteilungen in sehr verschiedener Menge albuminöse Nährsubstanzen, die dem Aufbau des neuen Individuums dienen, eingelagert sind: Nahrungsdotter, Deutoplasma. Je nach der dazu nötigen Menge findet sich der Nahrungsdotter entweder in Form von Körnern, Kristalloiden usw. in das Protoplasma eingelagert oder er bildet eine vom Protoplasma gesonderte, höchstens von diesem in feiner Randschicht umgebenen Kugel, auf der das

[1] A. v. KÖLLIKER, Entwickelungsgeschichte d. Menschen usw. 2. Aufl. 1879. O. SCHULTZE, Grundriß d. Entw. d. Menschen u. d. Säugetiere, Leipzig 1896/97. O. HERTWIG, Lehrbuch d. Entwickelungsgeschichte d. Menschen und d. Wirbeltiere. 6. Aufl. 1898; C. S. MINOT, Lehrbuch d. Entwickelungsgeschichte des Menschen. Deutsche Ausgabe 1894. J. KOLLMANN, Lehrbuch d. Entwickelungsgeschichte des Menschen, Jena 1898.

erstere als „Keimscheibe“ aufliegt. Je nach der Menge des Nahrungsdotters haben die Eier der Wirbeltiere auch sehr verschiedene Größe; die kleinsten, wie die der Säuger und des Amphioxus, die nur Spuren von Deutoplasma enthalten, messen kaum 0·1 mm, die größten, wie der gelbe Dotter der Vögel (Straußenei) überschreiten die Größe einer Billardkugel.

Der Kern der Eizelle wird Keimbläschen genannt; seine Größe wächst mit der des Eies (freilich nicht proportional), so daß der Kern bei den großen, nahrungsdotterreichen Eiern der Amphibien, Reptilien und Vögel das enorme Maß von $^1/_3$ mm Durchmesser zeigt. Der Nucleolus des Eies heißt Keimfleck, Purkinjescher Fleck; in den großen Kernen sind sehr zahlreiche Nucleoli (über 100) vorhanden.

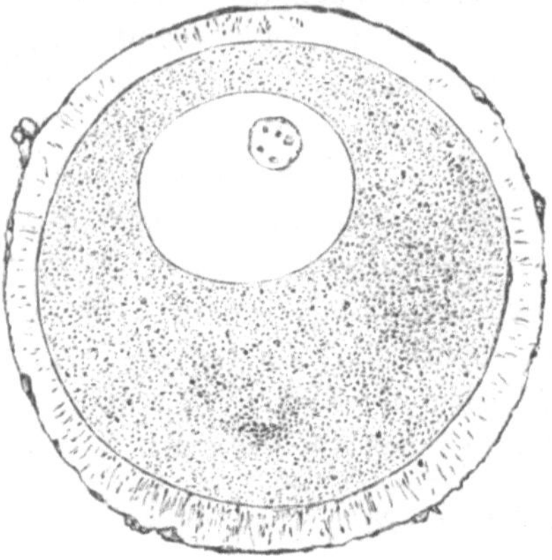

Fig. 52. Reifes Ei von Asterias glacialis (nach Fol).

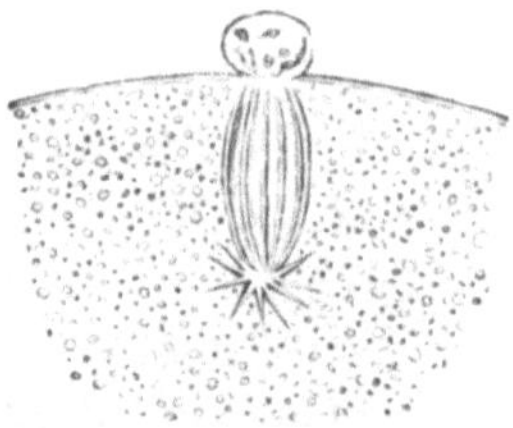

Fig. 53. Ein Teil des Eies von Asterias glacialis im Augenblick der Ausstoßung des ersten Polkörpers und der Zurückziehung des Restes der Spindel in das Ei. Pikrinsäurepräparat (nach Fol).

Die meisten Eizellen besitzen eine eigene, schon im Ovarium gebildete (ovarielle, primäre) Hülle, die als Dotterhaut bezeichnet wird. Bei vielen Wirbellosen (Arthropoden) und den Fischen ist diese Dotterhaut von einer beträchtlichen Dicke und Resistenz und nur an einer Stelle von einer feinen Öffnung, der Mikropyle, durchsetzt, die dann von dem befruchtenden Spermatosoma als Eingangspforte benutzt wird. Bei den Säugern heißt die gleichfalls relativ dicke, primäre Eihülle Zona pellucida. Sie zeigt eine radiäre Streifung, die der optische Ausdruck von Porenkanälchen ist, durch welche feinste Zellbrücken von den basalen Flächen der Follikelepithelzellen zum Körper der Eizelle sich erstrecken. Diese Zellbrücken stellen die Wege dar, auf denen die Eizelle Nahrungszufuhr erhält (Retzius).

Die Reifungserscheinungen des Eies. Ehe der eigentliche Akt der Befruchtung vollzogen wird, der, wie wir sehen werden, in einer Konjugation der Kerne der Geschlechtszellen besteht, macht das Ei eine Reihe von Veränderungen durch, die als „Reifungserscheinungen“ bezeichnet werden. Dieselben lassen sich kurz als eine zweimalige mitotische Teilung der Eizelle charakterisieren. Dabei wird der Kern unter den typischen Erscheinungen der Karyokinese bei beiden sogenannten Richtungsteilungen äqual, der Zellleib dagegen höchst ungleich geteilt, so daß bei jeder Richtungsteilung sich ein Körperchen vom Ei ablöst, das die Hälfte der Kernsubstanz, aber nur ein Minimum von Eiprotoplasma enthält. Dieser vom Ei abgelöste Teil heißt „Polkörperchen oder Richtungskörperchen“ (Fig. 53). Das zuerst abgelöste Polkörperchen kann sich noch einmal teilen, so daß schließlich aus der zweimaligen Richtungsteilung drei kleine und ein großes Teilstück hervorgehen. Die Polkörperchen, die man auch als Abortiveier bezeichnen kann (O. Hertwig), gehen bei der weiteren Entwicklung spurlos verloren, so daß durch diesen höchst merkwürdigen Prozeß, dessen Kenntnis wir Bütschli, Fol, Hertwig, van Beneden, Boveri u. a. verdanken, das Ei mit einer äußerst geringen Protoplasmamenge nicht weniger als die Hälfte seiner Chromosomen verliert. Von fundamentaler Bedeutung ist es, daß die Reifungserscheinungen der männlichen Keimzellen einen vollkommenen Parallelismus zum Vorgange der Eireifung insofern erkennen lassen, als es auch hier zu einer solchen „Reduktionsteilung“ (Weismann) kommt. Die Reifungserscheinungen des Eies können sich vor oder auch nach dem Eindringen der befruchtenden Spermie ins Ei abspielen. Es sei aber nochmals hervorgehoben, daß der eigentliche, wir möchten sagen intime Akt der Befruchtung nur nach vollendeter Bildung der Richtungskörper geschehen kann.

## 2. Die Vorkerne und die Befruchtung.

Der nach der zweiten (mitotischen) Richtungskörperchenteilung im Ei zurückbleibende Kernrest ist sehr viel kleiner als das Keimbläschen (der Unterschied ist natürlich um so augenfälliger, je größer das letztere war!); derselbe nimmt die Form eines runden Kernbläschens an; er wird weiblicher Vorkern genannt. Bei den meisten Tieren dringt nur eine Spermie in das Ei ein; das Ei schützt sich bei diesen Formen gegen das Eindringen weiterer Spermatozoen durch Zusammenziehung des Protoplasmas, Abscheidung einer Haut usw.; — nur bei erkrankten und geschwächten Eiern dringen mehrere Spermatozoen ein und rufen einen abnormen, nie zu einem regulären Ende führenden Umbildungs- und Teilungsprozeß hervor; bei diesen Eiern ist die Polyspermie also etwas Abnormes. Bei den großen Eiern einiger Wirbeltierfamilien (Selachier, Urodelen, Reptilien) dringen aber normal mehrere Spermatozoen in das Ei ein.

Die Polyspermie erscheint demnach hier normal, doch ist sogleich hervorzuheben, daß auch bei diesen nur eine bevorzugte Spermie den eigentlichen inneren Akt der Befruchtung vollzieht, während die übrigen zugrunde gehen. Aus dieser einen bevorzugten Spermatozoe geht der „männliche Vorkern" hervor, d. h. ein Kerngebilde, welches wesentlich durch blasige Umwandlung des Spermatozoenkopfes gebildet wird. Der Schwanz der Spermatozoe kann z. B. schon in der Mikropyle stecken bleiben, aber selbst wenn er mit ins Ei eindringt, geht derselbe späterhin zugrunde, ohne an den weiteren wichtigen Vorgängen Anteil zu haben. Das Mittelstück der Spermatozoe liefert ein sehr wichtiges Gebilde, das Centrosoma des männlichen Vorkerns, von dem in direkter Folge alle Centrosomen des neuen Organismus abstammen, da nach ziemlich übereinstimmenden neuesten Untersuchungen der weibliche Vorkern kein Centrosoma mitbringt.

Um den „männlichen" Vorkern tritt sehr früh durch entsprechende Anordnung der Dotterkörner eine Strahlung auf. Beide Vorkerne wandern aufeinander zu und gegen die Mitte des Eies hin (Fig. 54).

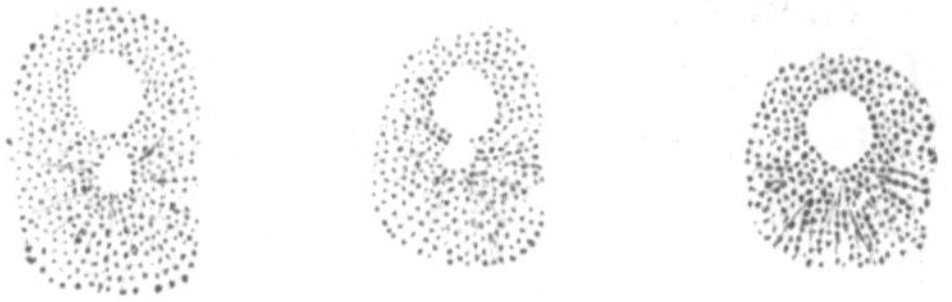

Fig. 54. Drei sukzessive Stadien in der Verschmelzung des männlichen und weiblichen Vorkerns bei Asterias glacialis (nach FOL).

Dort erreichen sie sich, wobei der weibliche Vorkern von der Dotterstrahlung des männlichen mit umgeben wird (Fig. 55 u. 56). Schließlich legen sich beide Vorkerne aneinander und verschmelzen (konjugieren sich) zu einem Kerne. Mit dieser Konjugation der beiden Vorkerne, von denen der eine von dem mütterlichen, der andere von dem väterlichen Erzeuger abstammt, ist der eigentliche innere Akt der Befruchtung beendet. Es ist klar, daß die Richtungsteilungen des Keimbläschens ganz allgemein den Zweck haben für die Aufnahme des Kernteiles der männlichen Geschlechtszelle Platz zu schaffen; über die interessante Geschichte und spezielle Theorie dieser Dinge muß in den betreffenden Spezialwerken nachgelesen werden.

Es ist aber hervorzuheben, daß bei der Verbindung der beiden gleichsam ergänzungsbedürftigen Vorkerne zu einem neuen Kerngebilde, dem sog. Furchungskern, die an Masse und Zahl gleichen, mütterlichen und väterlichen Chromosomen zu einem typischen Monaster sich anordnen, so daß nach der Längsspaltung derselben

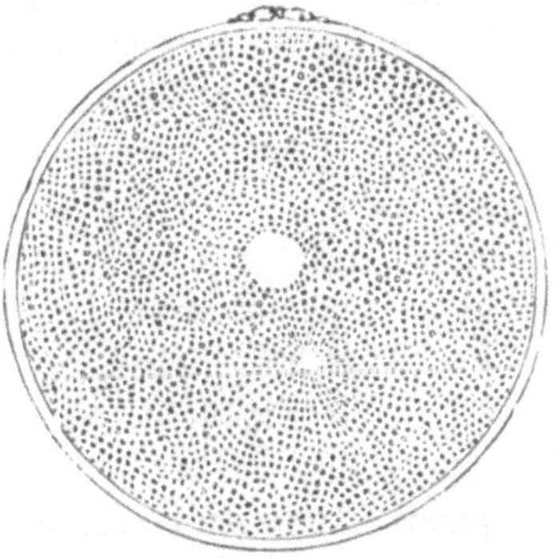

Fig. 55.
Ei von Asterias glacialis mit dem männlichen u. weiblichen Vorkern (nach FOL).

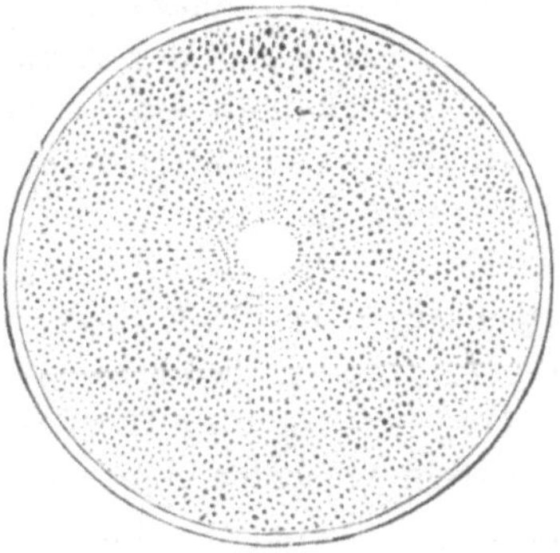

Fig. 56.
Ei von Asterias glacialis nach der Verschmelzung des männlichen u. weiblichen Vorkerns (nach FOL).

die beiden neuen Kerne, die der ersten Blastomeren, genau die gleiche Menge Chromatin mütterlicher und väterlicher Provenienz erhalten (VAN BENEDEN). Die für die übrigen Gewebskerne hieraus sich ergebende Konsequenz liegt auf der Hand.

## 3. Furchung; die allgemeinen ersten Entwicklungsvorgänge.

Mit der Beendigung der Befruchtung beginnt die Entwicklung des Eies; nur bei Wirbellosen kommt eine parthenogenetische Entwicklung des Eies vor.

Die Entwicklung setzt sich in erster Linie aus zwei Prozessen zusammen: Zellvermehrung und Zelldifferenzierung. Zellvermehrung geschieht durch Teilung der ersten Zelle des neuen Individuums, durch Teilung der Eizelle. Würden die durch Teilung der Eizelle entstehenden Zellgenerationen keine neuen Stoffe von außen oder aus Vorräten innerhalb des Eies (Nahrungsdotter) aufnehmen, so würden die Zellen im Verlaufe der Entwicklung immer kleiner werden müssen. Durch Nahrungsaufnahme aus den beiden erwähnten Quellen wird ein Wachstum der neugebildeten Zellen ermöglicht, das schließlich zu einem Wachstum des ganzen Eies bzw. des aus demselben hervorgehenden Embryos führt. Doch erreichen auch durch das Wachstum die späteren Zellgenerationen fast nie die Größe des Eies und seiner ersten Teilprodukte.

Die ersten drei Teilungen des Eies geschehen bei allen Eiern, bei denen keine Trennung zwischen Protoplasma und Deutoplasma (s. oben) stattgefunden hat und die eine kuglige Form besitzen, in drei aufeinander senkrechten Ebenen, von denen bei den polar differenzierten Eiern der Amphibien usw. die ersten beiden vertikal stehen. Bei den großen Amphibieneiern bemerkt man als Ausdruck der eingetretenen Teilung auf der Oberfläche Furchen, daher die Bezeichnung des ganzen Teilungsvorganges als Furchung, der Teilprodukte als Furchungsstücke oder Furchungskugeln. Bei weiterem Fortschreiten der Teilung (Furchung) bildet sich bei allen Wirbeltieren im Innern des Eies eine Höhle, die Furchungshöhle, aus.

Bedeutung der Furchung. — Nach Roux u. a. bedeutet die Furchung schon eine geordnete Zerlegung des im Ei (d. h. wahrscheinlich im Kern desselben) enthaltenen, formbestimmenden Materials, so daß z. B. die erste Teilungsebene rechts und links, die zweite vorn und hinten usw. scheidet (Theorie der organbildenden Embryonalbezirke von His, Mosaiktheorie von Roux). Bei Zerstörung einer Furchungskugel erster Ordnung (die beiden ersten Blastomeren des Froscheies vollständig voneinander zu trennen, war leider nicht möglich) erhielt Roux aus vielen der operierten Eier seitliche Halbembryonen (Hemiembryones laterales), bei anderer Anordnung des Versuches Hemiembryones anteriores. Nach Driesch, Hertwig u. a. ist die Furchung eine gleichgültige Zerkleinerung des Eimaterials, wobei die einzelnen Teilstücke vorerst unter sich und mit dem ganzen Ei gleichwertig bleiben. Letztere Anschauung stützt sich namentlich auf den bemerkenswerten Fund, den Driesch zuerst bei Echinodermen gemacht hat und der seither bei vielen anderen Tierklassen (auch bei Wirbeltieren, Amphioxus, Amphibien) bestätigt worden ist, daß aus den Teilstücken erster, ja auch aus den Teilstücken zweiter Ordnung, wenn sie aus dem regulären Verbande gelöst werden, sich ein ganzer, nur entsprechend kleinerer Embryo entwickelt. Für gewisse Hemiembryonen des Frosches hat Roux selbst festgestellt, daß es zu einer späteren „Reorganisation" der operierten Hälfte kommen kann. Driesch nennt daher die frühesten Blastomeren „totipotent", Roux nimmt für die sich reorganisierenden Froschembryonen eine „Postgeneration" an, die sich nach mehreren Modi vollziehen kann. Man hat daher „zwei Arten von Entwicklung zu unterscheiden, die normale ‚direkte' Entwicklung und eine ‚indirekte' postgenerative (oder regenerative) Entwicklung. Die erste oder direkte ist das Ergebnis der Selbstdifferenzierung der frühesten Blastomeren und der Vielgestaltigkeit ihrer Abkömmlinge. Die zweite oder indirekte ist das Ergebnis einer engen Korrelation, welche zu einem unvollkommenen Ganzen die fehlenden Teile hinzufügt" (MORGAN). Näheres über diese und ähnliche entwicklungsmechanische Probleme s. bei MORGAN, Die Entwicklung des Froscheies. Eine Einleitung in die experimentelle Embryologie. Übersetzt von B. SOLGER, Leipzig 1904. — Freilich ist nicht zu vergessen, daß nach ROUX u. a. beim Frosch und anderen Tieren, bei Zerstörung einer Furchungskugel erster Ordnung, aus der anderen sich ein richtiger Halbembryo entwickelt. Diese entwicklungsmechanischen Probleme können hier nur angedeutet werden.

Die näheren Vorgänge wollen wir nur für das Säugetierei, im speziellen für das Kaninchenei, beschreiben. Bei diesem tritt die Furchungshöhle exzentrisch auf und dehnt sich sehr rasch aus; durch dieselbe wird die ganze innere Zellmasse an einer kreisrunden Stelle der Oberfläche zusammengedrängt, während in der ganzen übrigen Peripherie eine einzige Schicht platter Zellen übrig bleibt. Es resultiert daraus also eine einzellige Blase, die an einer kreisrunden Stelle eine mehrschichtige Verdickung, die Keimscheibe, zeigt. Nur aus einem zentralen Teile der Keimscheibe schnürt sich der Embryo ab, während der übrige Teil des Eies zu einem freilich leeren Dottersacke wird; es ist dies eine deutliche Reminiszenz daran, daß das Ei der Säugetiere aus einem dotterreichen (Sauropsiden) Ei entstanden ist; die niedrigsten Säuger (die Monotremen) haben noch solche große dotterreiche, von einer Schale umschlossenen Eier.

## 4. Keimblätterbildung und Gastrulation.

Innerhalb der Keimscheibe sondert sich eine einzige Schicht platter Zellen, der Hypoblast, von den darüber liegenden Lagen höherer Zellen dem Epiblast ab; der Epiblast der Keimscheibe hängt mit der übrigen einzelligen Blasenwand zusammen, die demnach auch zum Epiblasten zu rechnen ist. Diese Absonderung der ersten beiden „Keimblätter" bzw. Keimschichten voneinander ist der erste augenfällige Differenzierungsvorgang im Ei, obgleich andere minder sinnfällige diesem schon sicher vorausgegangen sind. Der Hypoblast vervollständigt sich nun dadurch, daß er von der Keimscheibe aus an der Innenfläche der epiblastischen Blasenwand bis zu dem „Gegenpole" herumwächst, so daß dadurch schließlich die ganze Eiblase zweiblätterig wird.

Zu den beiden primären Keimblättern 1) dem Ektoblast = (Ektoderm = äußerem Keimblatt = animalem Blatt) und 2) dem Entoblast (Entoderm = innerem Keimblatt = vegetativem Keimblatt) tritt noch ein drittes, mittleres Keimblatt, der Mesoblast (Mesoderm) hinzu. Die Bildungsweise desselben ist eine höchst eigentümliche: In der hinteren, schmäleren Hälfte der birnförmig gewordenen Keimscheibe tritt ein medianer, dunkler Längsstreifen auf, der Primitivstreifen; auf der Mitte desselben findet sich eine Rinne, die Primitivrinne. Der dunkle Streifen beruht auf einer entsprechenden Verdickung des Ektoderms; vom Grunde der Rinne aus brechen lockere Zellen aus dem Verbande des Ektoderms aus und verbreiten sich seitwärts und nach vorn zwischen den beiden primären Keimblättern; diese neu auftretende mittlere Schicht ist das Mesoderm.

Danach könnte es scheinen, als stamme dieses vom Ektoderm ab; eine genaue, vergleichende Analyse lehrt aber, daß der Primitivstreifen einen seitlich zusammengeschobenen und verwachsenen Gastrulamund (Blastosperm) darstellt, daß das Mesoderm sich also bei den Säugern (d. h. eigentlich bei allen Amnioten) von den Lippen des Gastrulamundes aus, wie zum Teil auch bei den niederen Wirbeltieren, ausbreitet. Der ganze Vorgang der Primitivstreifenbildung ist also als rudimentäre und veränderte Gastrulation aufzufassen. Von der Gastrulahöhle, der ursprünglichen Darmhöhle (der Anamnien) sind bei den Säugern freilich nur Reste in Form eines am vorderen Ende des Primitivstreifens sich findenden Durchbruchs (Canalis neurentericus) nachzuweisen usw.; die Furchungshöhle ist an Stelle der Gastrualhöhle getreten und geht in die Darmhöhle über; wie das bei den Vorläufern der Reptilien zustande gekommen sein mag, ist hier nicht zu erörtern.

Die drei Keimblätter stellen histologische Primitivorgane dar: das äußere und innere Keimblatt, die Grenzblätter, sind rein epithelialer Natur und liefern nur epitheliale sowie diesen gleichwertige Gebilde.

Das mittlere Keimblatt liefert alle nicht epithelialen Stütz- und Ernährungsgewebe, außerdem aber noch die Epithelien des Coeloms und Urogenitalapparates.

Im speziellen stellt sich die Produktion der drei Keimblätter folgendermaßen: 1) Das äußere Keimblatt, das Ektoderm (der Ektoblast) liefert die Epithelien der äußeren Haut (Epidermis) mit allen ihren Derivaten, das sind die Epithelien der Schweißdrüsen, Talgdrüsen usw.; das Haar (natürlich mit Ausnahme der bindegewebigen Papille); die Nägel; die Epithelien der Einsenkungen der äußeren Oberfläche (Mundhöhle, Nasenhöhle, Konjunktivalsack, äußerer Gehörgang usw.) mit den in diese einmündenden Drüsen, mit den dort befindlichen Haaren und dem Schmelz der Zähne. Ferner bildet sich vom Ektoderm die Linse des Auges, das ganze Zentralnervensystem und die aus diesem auswachsenden Nerven und Ganglienmassen. Die Sinnesepithelien der großen Sinnesorgane nehmen wie die des Ohres, der Nase und des Mundes entweder direkt ihren Ursprung aus dem Ektoderm oder indirekt wie die des Auges (Retina), indem sie dem Gehirn entstammen. 2) Das innere Keimblatt (Entoderm, der Entoblast) liefert sämtliche

Epithelien des Darmrohres und seiner Anhänge, also vor allem die des ganzen Atemrohres; ferner die Epithelien aller auf diesen Schleimhäuten ausmündenden Drüsen und die derjenigen drüsigen Gebilde, welche wenigstens in der Anlage mit diesen Schleimhäuten zusammenhängen, wie Thyreoida, Thymus (ursprünglich), drüsiger Teil der Hypophysis. Endlich sind entodermalen Ursprungs die Epithelien der Harnblase, des Sinus urogenitalis und die Zellen des embryonalen Stützorganes, der Chorda dorsalis, die aus dem Entoblast „ausgeschaltet“

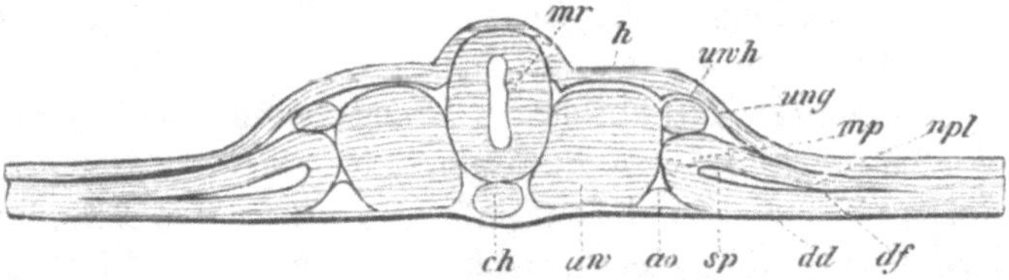


**Fig. 57.**
Querschnitt durch den Urkeim eines bebrüteten Hühnchens vom zweiten Brüttage.
*mr* Medullarrohr, *h* Hornplatten, *uw* Urwirbelplatten, *df* Darmfaserplatte, *sp* Spalt der Pleuroperitonealhöhle, *mp* Mittelplatte, *ung* Urnierengänge, *ao* primitive Aorten, *ch* Chorda dorsalis, *npl* Hautfaserplatte.

werden. 3) Aus dem mittleren Keimblatt (dem Mesoderm, Mesoblast) entstehen alle Bindesubstanzen (Bindegewebe, Knorpel, Knochen), Blut, quergestreifte und glatte Muskelfasern, die Endothelien der Blutgefäße, der Lymphgefäße, der Schleimbeutel. Außerdem gehören hierher aber noch die Epithelien des ganzen Urogenitalapparates, der Drüsen wie der Ausführungsgänge, da diese von dem epithelialen Belege des Coeloms, der primären großen Körperspalte, ihren Ursprung nehmen.

## 5. Die ersten Organbildungen.

Die ersten Organbildungen finden in der noch flach ausgebreiteten Keimscheibe statt. Letztere hat sich inzwischen weiter ausgedehnt, ferner hat sich von ihr ein innerer, biskuitförmiger, hellerer Abschnitt (Area pellucida) von einem diesen umgebenden dunkleren Rande gesondert (Area opaca). Innerhalb der Area pellucida und zwar in deren vor dem Primitivstreifen gelegenen axialen Teile spielen sich alle folgenden Veränderungen ab.

Die erste Sonderung zeigt sich im Ektoderm, es ist die Anlage des Zentralnervensystems. Vor dem vorderen Ende des Primitivstreifens treten zwei parallele Falten im Ektoderm auf, die Medullarfalten (Medullarwülste), die eine Rinne, die Medullarrinne, zwischen sich fassen und vorn in einem Schlußbogen ineinander übergehen. Die medialen Schenkel dieser Ektodermfalten erscheinen erheblich verdickt (Medullarplatten); die lateralen bleiben dünn. Diese Falten erheben sich allmählich immer stärker und neigen sich gegeneinander, bis schließlich die Faltenscheitel einander berühren und verschmelzen. Dann lösen sich die verschmolzenen äußeren Faltenschenkel von den zu einer Röhre vereinigten inneren Schenkel ab. Die so gebildete Röhre (Fig. 57) ist die Anlage des Rückenmarkes und Gehirns; die Epithelien produzieren Nervenzellen (Neuroblasten), sowie Gliazellen (Spongioblasten). Die Entwicklung der Neurofibrillen wird weiter unten besprochen werden.

Noch in der flach ausgebreiteten Keimscheibe treten am vorderen Ende der Medullarröhre drei hintereinander folgende Auftreibungen, die primären drei Gehirnblasen auf. Der Rest des Ektoderms — nach Absonderung der Medullarröhre — wird Hornblatt genannt. Aus der Schlußlinie der Medullarröhre wachsen die „Ganglienleisten“ aus, welche die erste Anlage der Intervertebralganglien und der diesen homologen Ganglien der Gehirnnerven darstellen und auch die Anlage der sympathischen Ganglien enthalten, so daß sämtliche Nervenzellen aus dem Medullarrohr abzuleiten sind.

Unter dem Medullarrohre sondert sich aus der Mitte des Entoderms als strangförmige Verdickung die Anlage der Chorda dorsalis ab; ursprünglich geschieht die Bildung derselben durch Abfaltung.

Die der Medullarröhre angelagerten medialen Abschnitte des Mesoderms sondern sich von den lateralen niedrigen Abschnitten, den Seitenplatten, als die verdickten Urwirbelplatten. Zwischen Seitenplatten und Urwirbelplatten bleibt jederseits eine schmälere Verbindungsplatte, die Mittelplatte. Während dieser Differenzierung spalten sich die Seitenplatten durch eine horizontale Spalte in eine obere und untere Lage; diese Spalte in den Seitenplatten ist die Coelom- oder Pleuroperitonealspalte; — die obere Lage der Seitenplatte heißt die Hautfaserplatte (Somatopleura), sie liefert die fibrösen und glattmuskulären Bestandteile der Körperwand; — die untere Lage der Seitenplatte heißt die Darmfaserplatte (Splanchnopleura), aus der die fibrös-muskulöse Darmwand entsteht. Die Zellschichten der Somatopleura und Splanchnopleura, welche zunächst die Coelomspalte bekleiden, persistieren als epitheliale Auskleidung dieser Spalte (der Pleuroperitonealhöhle). Die Urwirbelpatte zerlegt sich im Rumpfteile des Körpers durch Querteilung in hintereinander folgende würfelförmige Stücke, die Urwirbel. In gewissen Stadien läßt sich die Coelomspalte durch die Mittelplatte hindurch bis in den Urwirbel hinein verfolgen. Jedenfalls enthält der Urwirbel ursprünglich eine

Höhle, die Urwirbelhöhle. Diese wird später durch Wucherung der unteren Urwirbelwand wieder ausgefüllt. Aus der gelockerten Zellmasse dieser unteren, gewucherten Urwirbelwand geht das axiale Bindegewebe (später Knorpel und Knochen) hervor, das sich, seine epitheliale Abgrenzung verlierend, allmählich in der ganzen Umgebung ausbreitet, und als sog. Sklerotom Chorda, Rückenmark, sowie die gleich zu erwähnenden Muskelplatten umhüllt (letztere auch durchsetzt, und sich seitlich mit den von den Seitenplatten gelieferten Bindegewebsmassen verbindet). Aus den dorsalen Hälften der Urwirbel gehen durch eine besondere Differenzierung die Muskelplatten hervor, aus deren Ausbreitung und Auswüchsen die ganze quergestreifte metamere Muskulatur des Rumpfes, sowie auch der Extremitäten entsteht, während die übrig bleibende laterale dem Ektoderm zugekehrte Platte (Cutisplatte) an der Muskelbildung sich nicht beteiligt (Rabl, Kollmann).

Aus den Mittelplatten entsteht als erster Abschnitt des Urogenitalapparates der Wolffsche Gang, der von seiner Bildungsstätte im Bereiche der vordersten Urwirbel in der dreieckigen Lücke zwischen Seitenplatte, Urwirbel und Hornblatt strangförmig nach hinten auswächst, wobei er sich mit seinem hintersten Ende von Strecke zu Strecke mit dem Ektoderm verbindet (Andeutung einer ursprünglichen Ausmündung auf der Körperoberfläche). Das vordere Ende (die primäre Bildungsstelle aus den Urwirbelplatten) behält zunächst seine offene Verbindung mit der Coelomspalte bei.

Es sei besonders betont, daß die ganze Embryonalanlage während dieser ersten Sonderungen noch rein epithelialen Charakter hat, daß erst am Ende dieser Periode (zugleich mit der Ausbildung der Blutgefäße) sich Bindegewebe (s. oben die Bildungsstellen) zwischen den epithelialen Anlagen, dieselben verklebend, ausbreitet.

Die ersten „Blutinseln" entstehen bei den Säugern, wie bei den Sauropsiden, außerhalb des Embryos im Bereiche der Area opaca, die damit zur Area vasculosa wird, und wachsen von dieser primären Bildungsstätte aus in den Embryo hinein. Eine Darstellung der Entwicklung des Gefäßsystems folgt unten.

### 6. Abschnürung des Säugetier-Embryos von der Keimblase, Bildung der embryonalen Eihüllen und der Allantois.

Nach der bisherigen Darstellung war nur die Keimscheibe dreischichtig, die ganze übrige Eiblase aber zweischichtig. In der Folgezeit breitet sich allmählich auch das Mesoderm und mit ihm das Gefäßsystem weiter auf der Eiblase aus.

Inzwischen aber greift der wichtigste Vorgang, die Abschnürung der Embryonalanlage von der Eiblase ein. Diese Abschnürung geschieht durch Falten, welche die Embryonalanlage samt dem Primitivstreifenrest am hinteren Ende vorn seitlich und hinten umgreifen und durch alle drei Schichten der Keimscheibe hindurchgehen. Der so abgeschnürte Teil, die Embryonalanlage, erscheint anfänglich als ein kleiner Anhang am Rest der Keimblase, der jetzt Dottersack heißt. Bei dem ungemein raschen Wachstum der Embryonalanlage kehrt sich dies Verhältnis aber sehr rasch um und der Dottersack erscheint als unbedeutender, langgestielter Anhang des mächtig gewachsenen Embryos.

Bei der Abschnürung des Embryos bildet sich natürlich an seiner unteren Seite ein vom Entoderm umkleidetes, vorn und hinten blind geschlossenes Rohr, das sich mit seiner rinnenförmigen Mitte breit, später mit langem engen Stiel (dem Dottergang, Ductus omphalomesent.) in der Höhle des Dottersackes fortsetzt, das Darmrohr. Das vordere blinde Ende des Darmrohres wird Kopfdarm oder Vorderdarm genannt; es erreicht an der unteren Seite des nunmehr frei abgesetzten Kopfes das Ektoderm, so daß hier Ektoderm und Entoderm direkt aneinander stoßen. Diese anfänglich oberflächlich gelegene Stelle wird durch Verdickung der Umgebung rasch in den Grund einer Vertiefung — der Mundbucht — eingesenkt; dann reißt der epitheliale Abschluß im Grunde der Mundbucht, die primitive Rachenhaut, ein und damit hat das Darmrohr seine vordere Öffnung erhalten.

Aus dem Gesagten geht hervor, daß diese Öffnung nicht der Mundöffnung entspricht, sondern daß ihre spätere Stelle in der Tiefe der Mundhöhle zu suchen ist und daß demgemäß die epitheliale Auskleidung der Mundhöhle mit ihren Derivaten (Zahnschmelz, Speicheldrüsen usw.) ektodermatischen Ursprungs ist.

Ähnliche Prozesse spielen sich auch am hinteren Ende des Darmrohres ab. Auch die „Beckendarmhöhle" ist zuerst blind geschlossen und die „Kloakenöffnung" ein sekundärer Durchbruch (die spätere Mastdarmöffnung ist nur ein Teil der ursprünglichen Kloakenöffnung).

Je weiter die Abschnürung des Embryos fortschreitet, um so enger schließt sich die Stelle zusammen, an der an der ventralen Seite der Dottergang heraustritt (Leibesnabel).

Während derselben Zeit setzt die Bildung der embryonalen Hülle, des Amnions und Chorions ein, die von den Reptilien an in der Wirbeltierreihe auftreten und den Embryo in die Tiefe wassergefüllter Säcke versenken, um ihm bei den Sauropsiden Schutz vor Eintrocknung zu geben, bei den Säugern Druckschutz zu gewähren. Um die Embryonalanlage herum tritt ein länglicher Faltenring auf, die Amnionfalten; diese unterscheiden sich aber von den den Embryo abschnürenden Falten leicht dadurch, daß

1) ihr Scheitel nach oben (dorsalwärts) gerichtet ist,

2) daß in ihnen nicht die ganze Keimscheibe eingefaltet wird, sondern nur das Ektoderm mit dem Hautfaserblatt. In diese Falten tritt demgemäß eine Fortsetzung des „extraembryonalen“ Coeloms ein (Fig. 58—60).

Die Amnionfalten erreichen sich über dem Rücken des Embryos und verwachsen daselbst (im Amnionnabel), während gleichzeitig eine Trennung ihrer nun verschmolzenen inneren und äußeren Blätter eintritt. Die äußeren Blätter der Amnionfalten bilden so die

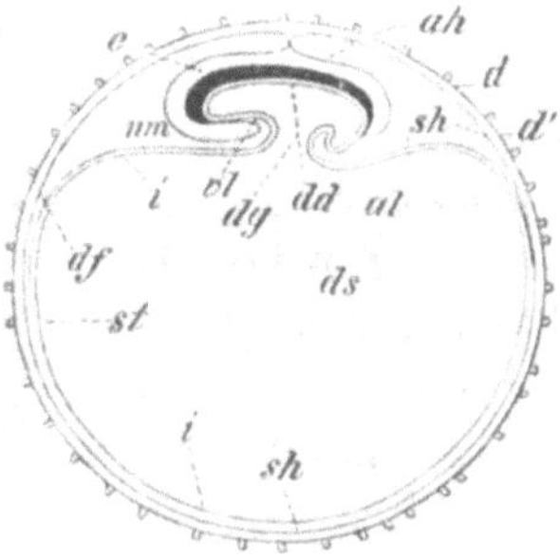


Fig. 58.

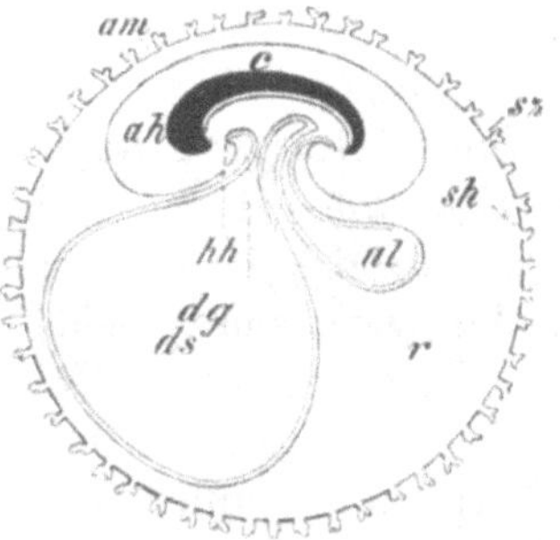


Fig. 59.

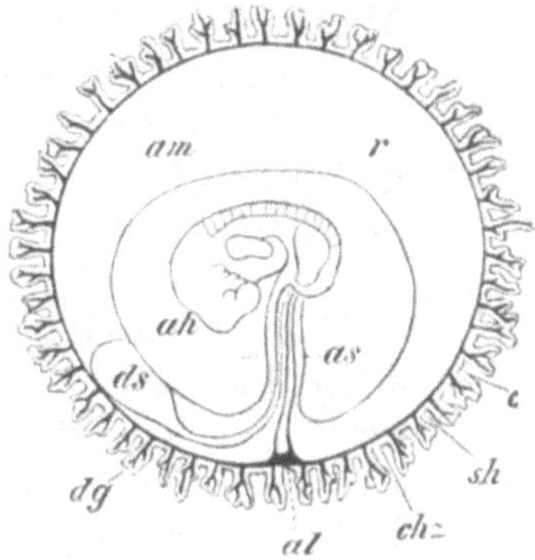


Fig. 60.

Schematische Darstellung der Bildung der Eihüllen und der Entstehung der Allantois bei Säugetieren.

*am* Amnionfalte, *sh* Keimblase, *al* Allantois (Harnsack), *ds* Nabelbläschen.

äußerste oder seröse Hülle (Chorion) des Eies, dann folgt eine Spalte, die nach Obigem der Höhle der Amnionfalten (dem Exocoelom) entspricht und darauf folgt eine zweite Hülle, das Amnion. Der Entstehung nach ist die seröse Hülle, die Chorion genannt wird, wenn sie Zotten trägt, außen vom Ektoderm, innen vom Mesoderm (Hautfaserblatt) gebildet, beim Amnion ist die Schichtenfolge umgekehrt. Das Amnion geht unmittelbar in die Haut des Embryos über. Zwischen Amnion und Embryo wird bei dem Zusammenwachsen der Amnionfalten die Amnionhöhle abgeschlossen.

Dadurch, daß sich das Mesoderm allmählich weiter um die Eiblase herum ausbreitet und gleichzeitig durch Coelombildung gespalten wird, wird das Chorion um das Ei herum vervollständigt.

Nach dem Schema (bei keinem Säugetier je in Wirklichkeit) wird so ein Stadium erreicht, wo das Ei aus folgenden Schichten besteht (von außen nach innen gezählt): Außen findet sich ein vollständiges, blasenförmiges Chorion; dieses umschließt eine mit Flüssigkeit gefüllte Höhle, das Exocoelom, und in diesem schwebt frei der Embryo, umgeben von Amnion (zwischen ihm und dem Amnion die mit dem Fruchtwasser gefüllte Amnionhöhle), das am Leibesnabel in die Haut des Embryo übergeht, während aus derselben Öffnung der Dottersack heraushängt.

Bei der von den Reptilien an durchgeführten Einsenkung des Embryos in mit wässeriger Flüssigkeit gefüllte Blasen (Chorion, Amnion) bedarf es der gleichzeitigen Ausbildung eines besonderen Atmungsorganes, das den Luftaustausch des in die Tiefe versenkten Embryos mit der Oberfläche vermittelt; dies geschieht durch die Allantois; die Amnioten (Reptilien, Vögel, Säuger) sind also gleichzeitig auch Allantoidea.

Die Allantois ist eine Ausstülpung an der ventralen Seite des Enddarmes, die hinter dem Dottergang abgeht und mit demselben zum Leibesnabel heraustritt. Sie gelangt so in das Exocoelom und legt sich schließlich breit an die seröse Hülle an. Die Allantois enthält als Fortsetzung des Darmrohres beide Schichten desselben: innen Entoderm, außen Darmfaserblatt. Mit letzterem gelangen Gefäße an den extraembryonalen Teil der Allantois und damit auch an die Oberfläche des Eies, dicht unter die seröse Hülle, wo ihr Blut mit der umgebenden Luft (Sauropsiden) oder mit dem Blute der Mutter (Säuger) in respiratorischen Gasaustausch treten kann. Der intraembryonale Teil der Allantois (vom Enddarm bis zum Nabel) erleidet besondere Umbildungen; der erweiterte Anfangsteil wird zur Harnblase (auf die sehr frühzeitig vom Enddarme die Ausführungsgänge des urogenetischen Systems übertreten), die verschmälerte Fortsetzung bis zum Nabel heißt Urachus (späteres Ligam. vesicale mediale). Wegen dieses direkten Zusammenhanges mit dem Harnreservoir führt die Allantois auch den alten Namen Harnsack.

Bei den Säugern entwickelt der der serösen Hülle anliegende Teil der Allantois eine Menge äußerst blutreicher, weitverzweigter Zotten, die sich mehr oder weniger tief in die mütterliche Schleimhaut einsenken, so daß dadurch die Berührungsfläche zwischen mütterlichem bluthaltigen Gewebe und kindlichem bluthaltigen Gewebe ganz immens vergrößert wird. Wie nahe dabei die fötalen und mütterlichen Blutströme aneinander treten, ist bei verschiedenen Säugern sehr verschieden, ebenso die daraus resultierende Innigkeit der Verwachsung der beiderseitigen Gewebe; das höchste Maß wird beim Menschen erreicht. Die Gesamtmasse der fötalen, durch die Allantois gefäßhaltigen Chorionzotten bildet die Placenta foetalis.

das dieselben umgebende, ebenso äußerst blutreiche Gewebe der mütterlichen Uterusschleimhaut die Placenta materna; beide zusammen stellen den Mutterkuchen, die Placenta, dar.

Bei den Säugern (mit Ausnahme der am niedrigsten stehenden Aplacentalia, der Monotremata und Marsupialia) dient die aus dem Ende der Allantois gebildete Placenta foetalis nicht nur zum Gasaustausch mit dem mütterlichen Blute, sondern auch zur Aufnahme der flüssigen Nahrungsbestandteile, aus denen der Embryo seinen Leib aufbaut.

Zugeführt wird der Placenta das gemischte Blut durch die Enden der Bauchaorten, die auf die Allantois übertreten, die Art. allantoides = umbilicales; abgeführt wird das (nun arterielle und an Nahrungsstoffen reiche) Blut durch anfangs zwei, später eine Vena allantoidea = umbilicalis, die, ehe sie das venöse Ende des Herzens erreicht, den größeren Teil ihres Blutes durch die inzwischen gebildete Leber durchpassieren läßt. Ihren Eintritt in den Körper nehmen diese Gefäße natürlich zusammen mit der Allantois und dem Dottergang durch den Leibesnabel.

## 7. Erste Entwicklungsstadien und Einpflanzung des menschlichen Eies.

Man kennt aus leicht begreiflichen Gründen keine menschlichen Eier aus den Tuben, sondern nur solche aus dem Uterus; infolgedessen kennen wir die Furchungsstadien, sowie das Primitivstreifenstadium des menschlichen Eies nicht aus direkter Anschauung; es ist aber nach Analogie mit den nächstverwandten Säugern über die Beschaffenheit desselben wenig Zweifel möglich. Die jüngsten bekannten menschlichen Eier entstammen der zweiten Woche. Es sind kleine Bläschen (von 5,5 : 3,3 mm), die auf einem beschränkten, kreisförmigen Bezirk mit Zöttchen besetzt sind. In dem allerkleinsten (Reichertsches Ei u. a.) fand sich keine deutliche Embryonalanlage. Da aber Eier, die nur wenig größer sind, einen deutlichen und weit entwickelten Embryo enthalten (Speescher Embryo), so erscheint es zweifelhaft, ob die Eier der ersten Art normal, bzw. ob sie genügend untersucht worden sind.

Als charakteristische Merkmale der jüngsten menschlichen Eier können folgende gelten: 1) das Amnion wird ungemein frühzeitig gebildet und geschlossen (bei noch ganz flachen Medullarwülsten); 2) das Exocoelom, der Raum zwischen Amnion und Chorion ist daher anfänglich immer groß; 3) es ist niemals eine freie Allantoisblase vorhanden; das hintere Ende der Embryonalanlage bleibt wahrscheinlich von vornherein (bei der Amnionbildung) mit der serösen Hülle durch einen rundlichen Strang in Verbindung. In diesen mesodermatischen Stiel (Bauchstiel) wächst der Allantoisgang hinein. Er wird später zu dem mit einer Amnionscheide umhüllten, frei umgreifbaren Nabelstrang.

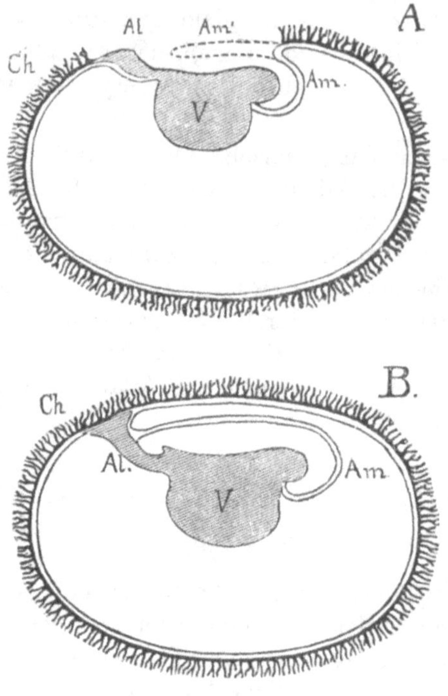


Fig. 61.
Schematische Darstellung der His schen Theorie von der Bildung des menschlichen Amnion und des Bauchstiels. (MINOTs Figur 198, S. 335).

*A* Erstes Stadium, *B* Zweites Stadium, *Am* Amnion, *Al* Allantoisstiel samt Mesodermhülle oder Bauchstiel, *Ch* Chorion, dessen Zotten auf dem Bilde kleiner und zahlreicher sind als in Wirklichkeit, *V* Dottersack.

Menschliche Eier, die man im Uterus gefunden hat, lagen niemals frei in dessen Höhle, sondern innerhalb der Wand in einer Schleimhautkapsel eingeschlossen. Offenbar gerät das Ovulum, wenn es aus der Tube in den Uterus übertritt, sogleich in eine Vertiefung der Schleimhaut und wird von dem umgebenden Schleimhautwall überwachsen.

Man bezeichnet die Schleimhaut des schwangeren Uterus, da sie bei der Geburt größtenteils mit ausgestoßen wird, als Decidua; und zwar heißt derjenige Teil derselben, welchem das Ei angelagert ist, Decidua serotina = Placenta materna; der Teil, welcher über das Ei hinweggewachsen ist, wird Decidua reflexa oder capsularis genannt, während der übrige Teil der Uterusschleimhaut, der primär nichts mit dem Ovul. zu tun hat, als Decidua vera bezeichnet wird. Die Decidua vera nimmt bis zum ersten Drittel der Schwangerschaft enorm an Dicke zu (bis 1 cm); von der Mitte der Schwangerschaft an legt sich die durch Ausdehnung des Eies schon vorher verdünnte (ursprünglich auch Drüsen- und gefäßhaltige) Decidua reflexa an die schon etwas verschmälerte Vera an, so daß nunmehr das Ei nicht mehr gewissermaßen als wandständige Geschwulst des

Uterus erscheint, sondern den Uterus vollständig ausfüllt; damit unterliegt auch die Vera dem Drucke des Eies und nimmt von nun an (in der zweiten Hälfte der Schwangerschaft), während sie mit der Reflexa untrennbar verklebt, an Dicke so weit ab, daß beide Häute bei der Geburt eine kaum 1 mm dicke, atrophische Schicht auf dem Ei bilden.

Charakteristisch sind für die Decidua in den ersten Monaten die großen (30—40 $\mu$) epithelähnlichen Decidualzellen.

Während im Bereiche der Reflexa die Chorionzotten rasch an Größe abnehmen (Chorion laeve), entwickeln sie sich gegenüber der Serotina sehr rasch kolossal (Chorion frondosum). Diese mächtig entwickelten Chorionzotten ragen in mit Blut gefüllte Räume (intervillöse Räume) hinein, die von der Decid. serotina und von dieser abgehenden Septen umgrenzt werden und in welche die uteroplacentalen Gefäße der Mutter einmünden, so daß die Chorionzotten direkt in mütterliches Blut eintauchen. Die Erweichung ist erst das Resultat eines Wachstums- und Ausdehnungsprozesses der fötalen Chorionzotten und der mütterlichen Blutgefäße in der Serotina, bei dem das zwischen beiden gelegene Serotinagewebe schwindet.

Die Höhle der Allantois schwindet beim Menschen sehr zeitig. Bei der Ausdehnung des Amnions umhüllt dasselbe die Allantois-(Umbilikal-)Gefäße zugleich mit dem Dottergang in einem Strange, dem Nabelstrang, dessen schleimige Bindesubstanz (WHARTONsche Sulze) von dem Darmfaserblatt der Allantois abstammt. Derselbe inseriert gewöhnlich in der Mitte der Placenta (seltener marginal, noch seltener an den Eihäuten, velamentös) und erreicht eine durchschnittliche Länge von etwas über $^1/_2$ m.

Am Anfang des dritten Monates legt sich das Amnion unter Verdrängung des Exocoeloms an das Chorion an: Der Liquor Amnii, das Fruchtwasser, beträgt im 5. bis 6. Monat bis zu zwei Liter, gegen Ende meist nur noch ein Liter; dasselbe enthält etwa 1 $^0/_0$ feste Bestandteile und gleicht einem verdünnten Blutserum.

## 8. Bildung der Rücken- und Bauchwand.

Die Rückenwand bildet sich in folgender Weise: Ursprünglich liegt auf der Rückenseite direkt unter dem Hornblatte das Medullarrohr, das sich aus dem mittleren Teile des äußeren Keimblattes gebildet hatte. Später wachsen die Urwirbelplatten zwischen Hornplatten und Medullarrohr von beiden Seiten hinein, um über dem Markrohr in einer Naht zu verwachsen, die mit der Mittellinie des Rückens zusammenfällt. So wird das Medullarrohr von dem Wirbelrohr umschlossen und kommt ganz nach innen zu liegen, während hiermit die Bildung der Rückenwand beendet ist. Die Bildung der Bauchwand geht in ähnlicher Weise vor sich. Die Hautfaserplatten, welche mit der Hornplatte die oben beschriebenen Amnionfalten bilden, krümmen sich nämlich gegen die Bauchseite hin sehr stark und wachsen einander von rechts und links entgegen. Zur Zeit, wo sich das Darmrohr schließt, tritt auch die Schließung der Bauchwand ein, indem die entsprechenden Teile von allen Seiten her sich im „Nabel" vereinigen. So bildet sich eigentlich ein doppelter Nabel, der Darmnabel und der Hautnabel. Der erstere ist die definitive Verschlußstelle der Darmwand, durch welche die Kommunikation zwischen der Darmhöhle und der Nabelblase aufgehoben wird; der letztere ist die Verschlußstelle der Bauchwand, welche beim erwachsenen Menschen als Grube sichtbar bleibt. Zwischen beiden bleibt ein Raum, durch den die Leibeshöhle mit dem Exocoelom in Verbindung steht.

Die Urwirbelplatten, welche bisher von den Seitenplatten getrennt waren, vereinigen sich mit denselben wieder, und es beginnen die Muskelplatten, die Spinalnerven und die Wirbelbogen (Teile, die sich aus den Urwirbelplatten gebildet haben) in die Hautfaserplatte der Bauchwand so hineinzuwachsen, daß sie die Hautfaserplatten in einen äußeren dickeren und einen inneren dünneren Teil spalten. So besteht die Bauchwand aus folgenden Schichten: 1) der Hornplatte, 2) dem äußeren dickeren Teile der Hautfaserplatte oder der Anlage der Cutis, 3) der Muskelplatte oder der Anlage der visceralen Muskeln (Interostales usw.), 4) und 5) der Anlage der Rippen und der Nn. intercostales, 6) dem inneren dünneren Teile der Hautfaserplatte oder der Anlage der Serosa der Pleuroperitonealhöhle.

Die Bildung der Rücken- und Bauchwand verläuft also in ganz ähnlicher Weise: auf der Rückenseite entsteht zuerst aus dem äußeren Keimblatte das Medullarrohr, um welches sich konzentrisch aus den Urwirbelplatten das Wirbelrohr herumlegt; der Verschluß erfolgt in der Rücken-Mittellinie. Auf der Bauchseite entsteht in ähnlicher Weise aus dem inneren Keimblatte das Darmrohr, um das sich ebenfalls konzentrisch die Bauchwand herumlegt. Die Wirbelsäulenanlage bzw. Chorda dorsalis ist der feste Stab, um den diese doppelt-röhrenförmige Anlage des Wirbeltierkörpers sich gruppiert. Auf diesem Entwicklungsstadium tritt uns der Bauplan des Wirbeltierkörpers in seiner einfachsten Form entgegen.

## 9. Die definitive Entwicklung des Individuums.

Die bisher betrachteten Entwicklungsvorgänge nehmen nur den kleinsten Teil der Entwicklungszeit in Anspruch, welche das Ei bis zur Geburt zu durchlaufen hat. Da bis zur völligen Entwicklung des menschlichen Eies 40 Wochen verfließen, so gehen in der übrigen Zeit alle die Bildungen vor sich, welche aus jener einfachen Anlage das entwickelte Individuum in seiner vielfachen Gliederung herstellen.

Oben wurde geschildert, wie durch Durchbruch der „primitiven Rachenhaut" in die „Mundgrube" sich die vordere Darmöffnung und wie sich in ähnlicher Weise auch die hintere Darmöffnung bildet. Die nächste, wichtigste Veränderung ist nun, daß sich jederseits hinter der Mundöffnung seitliche Durchbrüche des Darmrohres gegen die äußere Hautoberfläche hin ausbilden, die Kiemenspalten. Diese bei den Amnioten nur embryonal auftretenden, seitlichen Spalten sind in der Tat den fungierenden Kiemenspalten der Anamnia (Fische und Amphibien) homolog, obgleich sie bei jenen niemals zur Kiemenatmung benutzt werden. Die Gewebsbrücken vorn, zwischen und hinter den Spalten verdicken sich zu den „Kiemenbogen" (Schlundbogen) und in diese treten (wie bei den Anamnien, nur ohne Auflösung in Kapillaren), die aus dem Aortenbulbus hervorgehenden primären Aortenbögen ein, um sich dorsalwärts zu den Rückenaorten zu vereinigen. Bei den Säugern (auch beim Menschen) treten vier solcher Kiemenspalten (Schlundspalten) auf; nur die erste von diesen erhält sich als Höhlung, aber mit Funktionswechsel; sie wandelt sich in das Zuleitungsrohr für das Ohr (äußerer Gehörgang, Paukenhöhle, Tube) um. Von den übrigen Schlundspalten bleiben nur von ihrem Epithelüberzug abstammende Drüsen übrig, und zwar leitet sich von der dritten die Thymus, von der vierten die „laterale Anlage" der Thyreoidea her, während die mediane Anlage der Thyreoidea aus dem Darmrohr selbst in der Höhe der zweiten Schlundbogen auswächst. Letztere Stelle ist beim Erwachsenen noch als Foramen coecum an der Zunge erkennbar, woraus zugleich hervorgeht, daß der Zungengrund aus der ventralen Vereinigung der zweiten Kiemenbogen entsteht, während der Zungenkörper aus einem besonderen Felde zwischen ersten und zweiten Kiemenbogen gebildet wird. Auch bei den Säugern kommen in dem Kiemenbogen knorplige Skeletteile zur Entwicklung, die aber auch Funktionswechsel erlitten haben; aus ihnen gehen die Gehörknöchelchen hervor; aus dem letzten vielleicht Teile der Kehlkopfknorpel.

Eine besondere Behandlung erfordert noch der erste mit seinem Hauptteil (dem Unterkieferfortsatz) vor der ersten Kiemenspalte und zugleich am hinteren Rande der Mundöffnung gelegene Kiemenbogen. Aus seiner dorsalen Wurzel wächst unter der Anlage des Auges am vorderen Rande der Mundöffnung ein Fortsatz nach vorn.

der Oberkieferfortsatz. Derselbe tritt in Beziehung zur „Nasengrube“.

Diese entsteht in Form einer vor der Mundöffnung an der Unterfläche des Großhirns gelegenen Delle, die mit einer Verdickung des Ektoderm (Nasenfeld His, Riechplacode Kupffer) ausgekleidet ist. Die anfangs flache Grube wird in eine tiefe Tasche verwandelt, dadurch, daß sich an ihrer äußeren und inneren Seite Verdickungen die „äußeren und inneren Nasenfortsätze“ bilden. Unter dem äußeren Nasenfortsatz wächst der Oberkieferfortsatz nach vorn, bis er mit ihm zusammen eine Rinne (die Nasenrinne) von außen begrenzt, deren innere Umgrenzung den inneren Nasenfortsatz bildet. Schließlich wird diese Rinne von den Fortsätzen überwachsen und damit ist ein (wie bei den Amphibien dauernd!) dicht hinter dem Eingang in die Mundhöhle aus dieser zur Nasenhöhle führender Gang hergestellt; die „primitive Choane“. Später wachsen dann aus den inneren Flächen der Oberkieferfortsätze die „Gaumenplatten“ heraus und in der Medianebene untereinander und mit dem Sept. narium zusammen, wodurch die Choane immer weiter nach hinten verlegt wird — sekundäre Choane, Gaumenbildung. Störungen in diesen Verwachsungsprozessen führen zu den als Hasenscharte, Wolfsrachen usw. bekannten Mißbildungen.

Zwischen den letzten Kiemenspalten wächst aus der ventralen Seite des Darmrohres ein anfänglich einfacher hohler Gang, ventralwärts und nach hinten aus, der sich bald in zwei große Äste teilt, von denen sich der rechte in drei, der linke in zwei Zweige zerlegt. Soweit macht der Mesodermüberzug die Teilung mit; die weiteren, rasch folgenden, meist dichotomischen Teilungen werden vom Epithelrohr allein ausgeführt. So entstehen als ventraler Auswuchs des Darmrohres Kehlkopf, Trachea, Bronchien und die weiteren Verästelungen der Luftwege.

Der Bauchteil des Darmrohres wächst sehr viel rascher, als die ihn einschließenden Körperwände, er legt sich daher in eine große Anzahl komplizierter Windungen und Schlingen, wobei seine dorsale Anheftung zu einem mehr oder minder langen Mesenterium ausgezogen wird. Die Einzelheiten können hier unmöglich verfolgt werden, nur soviel sei erwähnt, daß die definitiven Mesenterialverhältnisse sich, wie Toldt nachgewiesen hat, durch eine Reihe komplizierter Verklebungen ursprünglich freier Mesenterien mit der hinteren Bauchwand herstellen.

Die Epithelien der großen Darmdrüsen bilden sich als Auswüchse des Darmepithels aus. Die Leber tritt sehr zeitig auf in Form zweier primärer Lebergänge, von deren Zweigen sich Zellbalken loslösen, die ein Netzwerk bilden. In den Maschen dieses Netzwerkes treten sogleich kapillare Äste der großen Bauchvenen (erst der Omphalomesenterialvenen, später der Umbilikalvenen) ein. Wie aus der netzförmigen Struktur der embryonalen Leber sich die „lappige" der Erwachsenen bildet, ist noch wenig bekannt.

Für das Pankreas sind drei ursprünglich getrennte epitheliale Anlagen nachgewiesen.

Die Milz ist wohl eine rein mesodermale Bildung.

Oben wurde schon erwähnt, daß die ersten Gefäße und das erste Blut außerhalb des Embryos im Gefäßhofe gebildet werden und von hier aus in den Embryo hineinwachsen. Beim Kaninchen und bei anderen Säugern sind primär zwei primitive, seitlich gelegene, gerade Herzschläuche vorhanden, die erst sekundär (mit der Abschnürung des Kopfes) unter dem Darmrohr aneinander gelagert werden und verschmelzen. Beim Hühnchen treten die Pulsationen des Herzens am zweiten Tage der Bebrütung nachweislich vor der Ausbildung von Muskelfasern in demselben auf. In das hintere Ende des einfachen, wenig gekrümmten Herzschlauches, dessen Muscularis und Serosa von dem Darmfaserblatt geliefert wird, münden die beiden Venae omphalo-mesentericae, die ihm das Blut aus dem Gefäßhofe zuführen; aus dem vorderen Herzende gehen die ersten beiden Aortenbögen hervor, die den Darm seitlich umgreifen und an dessen Dorsalseite nach hinten als Rückenaorten verlaufen. Quer aus diesen heraustretende Äste sind die Art. omphalo-mesent., die das Blut aus dem Körper herausführen und im Kapillargebiet des Gefäßhofes verteilen; so entsteht der erste Embryonalkreislauf (der „Dottersackkreislauf").

Da der Dottersack bei den höheren Säugern aber keinen Dotter enthält, spielt bei ihnen auch der Dottersackkreislauf keine erhebliche Rolle, sondern wird bald durch den Placentarkreislauf in den Hintergrund gedrängt.

Der anfangs gerade Herzschlauch krümmt sich rasch zu einer nach rechts ausgebogenen Schlinge zusammen, wobei sich seine dorsalen und ventralen Anheftungen (Mesocardium dors. und ventr.) lösen. Dann tritt in der Länge desselben durch zwei Einschnürungen eine Gliederung in drei erweiterte Röhrenstücke, die getrennt und nacheinander pulsieren, in Vorhofssack, Kammerschlinge und Aortenbulbus, auf.

Der Vorhofsack, der zeitig zwei seitliche Ausbuchtungen, die Herzohren, erkennen läßt, tritt dorsalwärts hinter den Aortenbulbus. Die inzwischen ausgebildeten Venen vereinigen sich zu einem dem Vorhofssack angefügten, später teilweise in denselben einbezogenen

Sinus venosus. Das erste Septum (S. primum) wächst im Vorhofssacke von der oberen, hinteren Wand herab bis in den Canalis auricularis, der diesen mit der Ventrikelschlinge verbindet und teilt das bisher einfache Ostium atrioventriculare in das dextrum und sinistrum; während des Herabwachsens bekommt das Sept. prim. an seiner Basis ein Loch, das Foramen ovale, das, oben von einem sekundär gebildeten Sept. secund. umrahmt, bis nach der Geburt offen bleibt. Im Ventrikel wächst ein Septum interventriculare herauf, das sich einesteils mit dem unteren Rande des Vorhofsseptums, andernteils mit einem Bulbusseptum, das im Aortenbulbus herabsteigt, verbindet. Aus dem Aortenbulbus haben inzwischen jederseits fünf Aortenbögen ihren Ursprung genommen, von denen aber immer nur drei gleichzeitig bestehen, d. h. die ersten und zweiten werden undurchgängig, wenn die vierten und fünften gebildet werden. Das Bulbus-Septum nimmt seinen Anfang so zwischen der Abgangsstelle des vierten und fünften Aortenbögen vom Bulbus, daß dieser in zwei Röhren zerlegt wird, von denen die eine nur zu dem fünften Aortenbogen, die andere zu allen übrigen von dem vierten an aufwärts führt; das Bulbus-Septum verbindet sich dann so mit dem oberen Rande des Interventrikularseptums, daß die erste, nur zu dem fünften Aortenbogen leitende Röhre als Art. pulm. zum rechten Ventrikel, die andere zu den übrigen Aortenbögen leitende Röhre als Aortenstamm zum linken Ventrikel hinabführt.

Der vierte linke Aortenbogen erhält sich als bleibender Aortenbogen. Der fünfte rechte Aortenbogen obliteriert, der Stamm des linken fünften Bogens erhält sich als der der Art. pulmonalis, aus dem die Äste zu beiden Lungen auswachsen; die weitere Fortsetzung dieses Bogens jenseits der Abgangsstelle der Lungenäste bis zur Rückenaorta hin bleibt als Ductus Botalli während des Fötallebens erhalten. Wie sich aus dem rechten vierten, den dritten Aortenbögen und den erhaltenen ventralen und dorsalen Enden der beiden ersten Bögen die Anonyma, die Subclaviae und Carotiden bilden, muß in speziellen Werken nachgelesen werden.

Jedenfalls steht für das vom Sinus venosus her ins Herz einströmende, von der Placenta her teilweise arterialisierte Blut, während des ganzen Fötallebens durch das offene Foramen ovale und den Ductus Botalli der Weg von rechts nach links durchaus offen. Es ist wohl anzunehmen, daß schon in den Vorhöfen eine vollständige Mischung des Blutes stattfindet. Erst nach der Geburt entsteht der dritte postembryonale Kreislauf, der durch das ganze Leben bleibt, indem das Foramen ovale und der Ductus Botalli sich schließen und alles Blut durch die Art. pulmonalis in die Lungen geht, um erst dann in die linke Kammer und die Aorta zu gelangen.

In entsprechender Weise hat sich das Venensystem entwickelt. Zunächst besitzt der Embryo vier Körpervenen, zwei vordere, die Vv. jugulares, die das Blut aus dem Kopfteil, und zwei hintere, die Kardinalvenen, die das Blut aus dem Hinterteil zum Herzen zurückführen. Diese stehen mit dem Herzen jederseits durch einen Ductus Cuvieri in Verbindung. Diese münden mit den vom Darme und seinen Anhängen (Nabelblase, Allantois, Placenta) kommenden Venensystem zusammen in den Sinus venosus (s. oben). Der vom Darm zum Herzen führende Stamm, der je nach dem Entwicklungsstadium als Fortsetzung der Omphalomesenterialv., der Umbilikalv. und zuletzt der Darmvene (Pfortader) erscheint, löst sich, wie erwähnt, frühzeitig bei Bildung der Leber in ein zu dieser führendes Astwerk — Venae advehentes = den späteren Zweigen der Pfortader auf. Die aus der Leber herausführenden Zweige, die Venae revehentes, werden zu den V. hepaticae, die sich in die inzwischen ausgebildete Vena cava inferior ergießen.

Nur der rechte Ductus Cuvieri erhält sich beim Menschen als Cava sup.; das Blut der linken oberen Körperhälfte wird durch eine Anastomose (V. anonyma sinistra) nach rechts hinübergeleitet. Das Ende des linken Duct. Cuv. bleibt als Sinus venosus cordis bestehen. Die Card. dextra wird zur Azygos, ein Rest der Card. sinistra zur Hemiazygos, ein großer Teil des peripheren Gebietes der Cardinales wird durch Anastomosen auf die Cava inf. übernommen. Ein Teil des durch die Umbilicalis von der Placenta her dem Körper zugeführten arteriellen Blutes passiert das Kapillarsystem der Leber nicht, sondern geht durch eine früh gebildete Anastomose, den Ductus venosus Arantii, direkt zur Cava infer.

Kreislauf des Fötus. Die Nabelvene führt das in der Placenta arteriell gewordene Blut in die V. omphalo-mesenterica, von wo aus es direkt durch den Duct. venosus Arantii und indirekt durch das Pfortadergebiet der Leber zur Hohlvene und zum rechten Herzen gelangt. Vom rechten Herzen fließt es durch die Art. pulmonalis und den Duct. Botalli sowie durch das Foramen ovale in die Aorta. Der weitere Weg geht durch die Aorta descendens in die Aa. iliacae, aus denen die beiden Aa. umbilicales entspringen, welche Blut zur Placenta wieder zurückleiten, während ein anderer Weg durch die Körpervenen zum rechten Herzen führt.

Harn- und Geschlechtsorgane. Von dem Auftreten des Wolffschen Ganges (Urnierenganges) war schon die Rede (vgl. Fig. 57, S. 433). Er ist als der Ausführungsgang eines bei Amnioten nur als Rudiment nachweisbaren und bald schwindenden, allen Wirbeltierembryonen gemeinsamen Exkretionsorgans, der Vorniere

(Kopfniere) anzusehen. Mit diesem Gang verbinden sich die Kanälchen der Urniere (Mesonephros), die ursprünglich als Ausstülpungen des Coelomepithels entstehen, erst sekundär. Bei den Säugern geht die Verbindung der Kanälchen der Urniere mit dem Peritoneum frühzeitig verloren, bei niederen Vertebraten (Amphibien, Selachier) erhalten sich diese Kommunikationen. An den Kanälchen der Urniere bilden sich MALPIGHIsche Kapseln, es findet sicher eine Sekretion statt; das Sekret wird durch die WOLFFschen Gänge zur Allantois abgeleitet. Aus dem Ende der WOLFFschen Gänge sproßt der Ureter heraus und als Äste dieses bilden sich die Zweige des Nierenbeckens, die Sammelröhren usw. Ob das eigentliche sezernierende Parenchym der bleibenden Niere (Metanephros) denselben Ursprung hat, oder von den Urnierenkanälchen abzuleiten ist, steht noch nicht fest.

Die inneren Geschlechtsorgane sind hermaphroditisch angelegt. An der inneren Seite der WOLFFschen Körper nach außen von der Wurzel des Mesenteriums bilden sich zwei mit erhöhtem Coelomepithel (Keimepithel) bekleidete Mesodermleisten, die Genitalleisten; — diese sind die ersten Anlagen der Geschlechtsdrüsen. Schon im Keimepithel treten vergrößerte, helle, großkernige Zellen auf, die kleinen Eiern ähnlich sehen, die sogenannten Ureier. Ureier und unveränderte Keimepithelien wachsen in Form von Zapfen und Strängen (PFLÜGERsche Schläuche) in das unterliegende, mesodermale Gewebe ein. Beim männlichen Geschlecht wandeln sich diese Stränge in die Canaliculi seminiferi um, beim weiblichen zerteilen sie sich zu den GRAAFschen Follikeln, bei beiden Geschlechtern verlieren sie ihren Zusammenhang mit dem oberflächlichen Keimepithel. Inzwischen hat sich neben dem WOLFFschen Gang ein neuer Gang gebildet, der oben, wie jener, mit dem Coelom kommuniziert, unten in den Anfang der Allantois ausmündet: der MÜLLERsche Gang. Beim männlichen Geschlechte vergeht der MÜLLERsche Gang wieder bis auf einen kleinen Rest, der zum Uterus masculinus und der Vesicula prostatica, wird; die Geschlechtsdrüse dagegen tritt mit einem Teile des WOLFFschen Körpers in Verbindung, der zum Nebenhoden wird, während der WOLFFsche Gang sich zum Samenleiter umbildet, an dessen unterem Ende sich als Auswüchse die Samenbläschen entwickeln. Beim weiblichen Geschlechte dagegen verschwindet der WOLFFsche Körper und sein Gang vollständig bis auf den kleinen Rest, der zum Nebeneierstock wird, während die MÜLLERschen Gänge zu eigentlichen Geschlechtsgängen werden, indem sie mit ihren unteren Enden zur Scheide und zum Uterus verschmelzen, während die oberen Teile getrennt bleiben und zu Eileitern werden. Der unterste Teil des Urachus oder der späteren Harnblase, in den die Öffnungen der Harn- und Geschlechtsorgane münden, heißt der Sinus urogenitalis.

Die äußeren Geschlechtsorgane entwickeln sich folgendermaßen: In der vierten Woche zeigt sich am hinteren Leibesende eine einfache Öffnung, welche die gemeinsame Mündung des Urachus, bzw. der Harnblase und des Darmes, die man Kloake nennt, enthält. In der sechsten Woche erhebt sich vor der Kloakenmündung ein unpaarer Fortsatz, der Geschlechtshöcker, dessen untere Seite von einer seichten, nach der Kloake hin verlaufenden Rinne durchzogen wird, in welche sich eine epitheliale Lamelle einsenkt. Durch Auseinanderweichen dieser Lamelle längs der Medianebene entstehen zwei Falten, die Geschlechtsfalten, welche nunmehr jene Rinne (Urethralrinne) zwischen sich fassen. Geschlechtshöcker und Geschlechtsfalten werden lateralwärts von je einem Wulst eingefaßt. Durch seitliche Falten, die sich zum Perineum vereinigen, wird nun die Kloake in die Afteröffnung und die Harngeschlechtsöffnung (Sinus urogenitalis) getrennt usw. Beim männlichen Geschlecht bildet sich aus dem Geschlechtshöcker und den Geschlechtsfalten der Penis, aus den Geschlechtswülsten unter gleichzeitiger Verschmelzung das Scrotum, in dem die Raphe, Naht, die Stelle der Verwachsung anzeigt. Die Harnröhre, welche an der Spitze des Penis mündet, entsteht dadurch, daß die an der unteren Seite des Geschlechtshöckers befindliche Rinne sich zum Kanal schließt; den hinteren Teil dieses Kanales bildet der Sinus urogenitalis. Im achten Monat der Schwangerschaft ist der Descensus testiculorum in das Scrotum, der im 3. Monat begann, nahezu vollendet. Bezüglich der Einzelheiten dieses auch praktisch bedeutsamen Vorganges und seiner Störungen muß auf die Lehrbücher der Anatomie und Entwickelungsgeschichte verwiesen werden. — Beim weiblichen Geschlechte bleibt die Öffnung des Sinus urogenitalis frei; die Geschlechtswülste werden zu den großen Schamlippen, der Geschlechtshöcker wird zur Klitoris, die Geschlechtsfalten zu den kleinen Schamlippen. In den Sinus urogenitalis (Vestibulum vaginae) münden die kurze Harnröhre und die Vagina.

Zentralvervensystem. Die vom Ektoderm stammenden zelligen Elemente des Medullarrohres, aus denen die gesamten nervösen Gebilde samt der Glia hervorgehen, sondern sich dementsprechend zunächst in zwei Kategorien von Zellen, in Neuroblasten und indifferente Stützzellen. Auf welche Weise die aus Fibrillen sich aufbauenden Neuriten (Achsenzylinder) entstehen, ist noch nicht entschieden. His läßt den Neuriten durch Auswachsen des einen Pols eines Neuroblasten, also auf unizellulärem Wege zustande kommen; die Verbindung mit seinem peripheren Endorgan wäre somit eine sekundäre. Nach HENSEN u. a. ist eine derartige Verbindung jedoch schon in der ersten embryonalen Anlage durch Zellbrücken gegeben, während eine dritte, von BALFOUR, VAN WIJHE, DOHRN u. a. vertretene Hypothese („Zellkettentheorie", DOHRN) den Neuriten einen polyzellulären Ursprung zuerkennt. Ganz neuerdings zeigte HELD, daß diese verschiedenen Anschauungen nicht unvereinbar sind. Nach ihm gibt es außer den HISschen Neuroblasten noch andere Zellen, welche Neurofibrillen bilden und vortreiben; solche vorgeschobene Ursprungsganglien finden sich stellenweise auch im Ektoderm. Die Fibrillenleitungen folgen primär bestehenden Interzellularbrücken, welche die Elemente der drei Keimblätter miteinander verknüpfen, und passieren gelegentlich auch die Oberfläche anderer, dem Bindegewebe zugehöriger Zellen, die er als „Leitzellen der Neurofibrillen" bezeichnet. Doch gibt es auch Neuriten, deren Fibrillen nur auf dem Wege eines außerordentlichen Längenwachstums aus Neuroblasten entstehen. Es sind dies bisher unbekannte, bei Fischen und Amphibien selbständig bleibende „dorsalste Wurzeln" des Medullarrohres, welche das embryonale Zentralnervensystem mit dem Ektoderm in Verbindung setzen, und deren physiologische Bedeutung erst noch festzustellen ist. Diese erste Anlage der weißen Substanz wird aber auch durch Fasern verstärkt, die von den Intervertebralganglien aus in das Rückenmark hineinwachsen. Der anfänglich hohe und weite Zentralkanal wird teilweise durch Obliteration verengt. Später bleibt das Rückenmark im Längenwachstum gegen die Wirbelsäule zurück, dadurch rückt sein unteres Ende relativ höher hinauf. Die Fasern des Rückenmarkes werden ebenso wie die des Gehirns „systemweise" markhaltig (FLECHSIGsche Regel).

Von der vordersten der drei primären Gehirnblasen schnüren sich zuerst seitlich die „primären Augenblasen" ab. Dann treibt der Rest der ersten Gehirnblase eine Ausstülpung nach vorn, die sich bald durch eine von vorn und oben einschneidende Falte in zwei Blasen — die beiden Großhirnblasen — zerlegt. Der Rest der primären ersten Gehirnblase, nach Absonderung der Großhirnblasen, wird Zwischenhirn genannt. Die dritte primäre Gehirnblase sondert sich in zwei hintereinander liegende sekundäre Blasen, indem an der vorderen Hälfte die Decke sich zu einer starken Masse, dem Kleinhirn, entwickelt (diese vordere Hälfte wird „Hinterhirn" genannt), während in der hinteren Hälfte, dem Nachhirn, die Decke dünn bleibt. Schon bei Beginn dieser Sonderungen beginnen die „Krümmungen" des Gehirnrohrs, da dieses viel rascher wächst als seine Umgebung. Zwei davon, die „Scheitelkrümmung" und „Nackenkrümmung“ sind ventralwärts konkav; die Brückenkrümmung ist ventralwärts konvex.

Nach diesen Sonderungen kann man fünf (sekundäre) Gehirnblasen unterscheiden, auf die sich die Teile des Gehirns der Erwachsenen folgendermaßen verteilen: 1) Großhirnblase = die beiden Hemisphären; dazu gehörig: die Ganglienmassen der Basis, der Streifenhügel; als sekundäre Kommissuren: Balken, Comissura baseos alba, Commissura antr. und Fornix., — endlich sind die sogenannten Nervi olfact. der Entstehung nach nichts anderes als ursprünglich hohle Ausstülpungen des Großhirns. 2) Zwischenhirnblase: Höhle des dritten Ventrikels; Decke Ependym, Seitenwand die Thalami optici, Boden, Lamina terminal. bis Substantia perf. post. Ausstülpungen des Zwischenhirns sind der nervöse Teil der Hypophysis und die Epiphysis; die Augen, welche als Ausstülpungen der ungeteilten primären ersten Gehirnblasen entstanden, hängen später durch ihre Stiele mit dem Zwischenhirnboden zusammen. 3) Mittelhirnblase: Höhle Aquaeductus; Decke Corpora quadrig., Boden die Pedunculi. 4) Hinterhirnblase: Decke Kleinhirn, Boden Pons. 5) Nachhirnblase: Decke Ependym, Boden Medulla obl. — Die Höhle für 4) und 5) ist der vierte Ventrikel.

Das Labyrinth, d. h. das Epithel desselben, entsteht ähnlich wie die Nase, als flache Delle im Ektoderm, die mit hohem Sinnesepithel ausgekleidet ist. Diese Delle wird rasch tiefer, schnürt sich aber dann (im Gegensatz zur Nasenanlage) als Labyrinthbläschen ganz vom Elektoderm ab und senkt sich in die Tiefe. Durch lokales Auswachsen, Einschnürungen und Durchbrechungen entsteht aus diesem einfachen birnförmigen Säckchen der komplizierte epitheliale Kanal des Ohres, an dem sich im Bereich der Maculae, Cristae und der Papilla cochlearis hohes Sinnesepithel mit (in der Papilla sehr komplizierten) Stützzellen entwickelt, während im übrigen das Epithel sich abflacht. Im umgebenden Mesoderm entstehen Lymphspalten, (perilymphatische Räume), Bindegewebe, Knorpel- und schließlich steinharte Knochenkapseln.

Die primäre Augenblase wird bei der Abschnürung des ektodermatischen „Linsensäckchens“ zu einem doppelwandigen Becher eingestülpt. Das innere Blatt desselben liefert die sog. Gehirnschicht und das Sinnesepithel, das äußere Blatt, das einschichtig bleibt, wird später zum Pigmentepithel der Retina; die Höhle der primären Augenblase verschwindet dabei. Der Rand des Augenbechers wächst vor die Linse als Uvea der Iris heraus, während das Stroma der Iris mesodermatischen Ursprungs ist. Die Augenkammer ist eine Lymphspalte in dem Mesoderm, das zwischen abgeschnürter Linse und Ektoderm hineingewachsen ist; der dem Ektoderm anliegende Teil dieses Mesoderms liefert die Cornea. Der Glaskörper ist nicht einheitlichen Ursprungs, man muß vielmehr einen primitiven (epithelialen) und einen sekundären (mesodermatischen) Anteil unterscheiden, die aus verschiedenen Quellen stammen und auch histologisch voneinander differieren. Der zuerst auftretende primitive Glaskörper, der ein Produkt der distalen Lamelle des Augenbechers darstellt, ist von faserigem Bau; zu ihm gesellen sich später Mesodermzellen hinzu, die in Gemeinschaft mit Blutgefäßen, den späteren Vasa centralia, durch die Becherspalte in den, bisher nur vom primitiven Glaskörper erfüllten Raum hinter der Linse einwachsen. Choroidea und Sklera sind die Differenzierungen des den Augenbecher umgebenden Mesoderms. Ebenso, wie die primäre Augenblase, wird auch der hohle Augenstiel von der unteren Seite her eingestülpt; dadurch kommen die Vasa centralia in den N. optic. hinein.

Knochen und Muskeln entwickeln sich in der schon oben angedeuteten Weise zu ihrer definitiven Formation.

Die Extremitäten sprossen als warzenartige, später in die Länge wachsende Fortsätze aus dem mittleren Keimblatte hervor, nehmen aber gleichzeitig Überzüge von dem Hornblatte mit.

## 10. Der Geburtsakt.

Während das Ei sich entwickelt, wird der Uterus immer stärker ausgedehnt, und seine Wandungen nehmen durch Neubildung von Muskelfasern an Dicke erheblich zu. Gegen Ende der Schwangerschaft (vierzig Wochen) ist die Ausdehnung des Uterus derart geworden, daß auch der Uterushals völlig verstreicht und in der Uterushöhle aufgeht. Zugleich erfolgt jetzt die Ausstoßung der reifen Frucht durch schmerzhafte, von der Bauchpresse unterstützte Kontraktionen des Uterus, die „Wehen" genannt werden.

Die Uterinnerven verlaufen in den Sakralnerven und in einem sympathischen Zweige, welcher der Aorta folgt, denn Reizung des peripheren Endes dieser Nerven ruft Bewegungen des Uterus hervor. Im Lendenmark befindet sich das Zentrum für die Uterusbewegungen (Goltz), und eine Abtrennung des letzteren vom Rückenmark ließ den Geburtsakt ungestört vor sich gehen. Nach Reizungen auch noch anderer Markteile, verschiedener Teile des Rückenmarkes, des Nackenmarkes, des Kleinhirns und der Brücke sind Uterusbewegungen beobachtet worden (Körner).

Der Uterus scheint, wie der Darm, in seinem Parenchym liegende Zentren zu besitzen, welche analog verschiedenen andern Zentren durch dyspnoisches Blut erregt werden (Oser und Schlesinger).

# Physiologische Methoden.

1) Kardiograph von CHAUVEAU u. MAREY. Die Herzbewegung sowie ihre einzelnen Phasen können durch den „Kardiograph" genannten Apparat von CHAUVEAU u. MAREY sehr genau aufgezeichnet werden: Eine feine, mit Luft aufgeblasene Kautschukblase steht durch einen langen Gummischlauch mit einer Metallkapsel in Verbindung, deren obere Seite mit einer Kautschukmembran, auf welcher ein federnder Hebel ruht, überzogen ist (Trommel). Führt man die Kautschukblase durch die V. jugularis eines Pferdes in das Herz (Vorhof oder Ventrikel) ein, so wird durch die Kontraktion des Herzens die Luft in der Blase zusammengedrückt; dieser Druck teilt sich der Trommel mit und bewirkt eine Erhebung der Membran, durch welche der aufliegende Hebel in Bewegung gerät, die er auf einen berußten, mit konstanter Geschwindigkeit rotierenden Zylinder vergrößert aufzeichnet. Der mit dem Schreibhebel in Verbindung stehende Luftbehälter, der vielfach in der Physiologie als Registrierapparat Verwendung findet, heißt MAREYS „Tambour enregistreur" oder „Registriertrommel"[1] (s. Fig. 62: $T =$ Trommel, $H =$ Hebel).

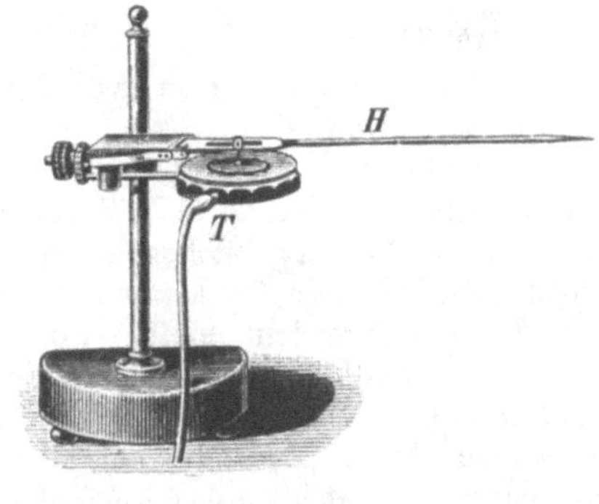

Fig. 62. MAREYS Registriertrommel.

Um den Herzstoß des Menschen aufzuzeichnen, benutzte MAREY dasselbe Instrument, wandte aber anstatt der Kautschukblase eine Kapsel an, in welcher eine mit einem Elfenbeinplättchen, Pelotte, versehene Feder sich befindet. Die Kapsel paßt luftdicht mit ihren Rändern auf die Herzgegend, und das federnde Elfenbeinplättchen wird genau auf den Punkt eingestellt, wo der Herzstoß am deutlichsten fühlbar ist. Die Elfenbeinplättchen wird nun durch den Herzstoß in Bewegung gesetzt, wodurch die Luft in der Kapsel in Schwingungen gerät, die sich der Registriertrommel mitteilen und von derselben aufgezeichnet werden. Die vom Kardiographen aufgezeichnete Herzstoßkurve heißt „Kardiogramm".

2) Sphygmograph. Durch jede Pulswelle wird das Arterienrohr, wovon man sich mit bloßem Auge an einer freigelegten Arterie überzeugen

---

[1] Vgl. MAREY, Du mouvement dans les fonctions de la vie. Paris 1868 und La méthode graphique dans les sciences expérimentales. Paris 1878.

kann, erweitert, um nach Ablauf der Welle zu seiner ursprünglichen Weite zurückzukehren. Genauer als durch die direkte Betrachtung wird der Vorgang bei der Fortpflanzung der Pulswelle durch den Sphygmographen wiedergegeben: ein Elfenbeinplättchen, das auf eine oberflächlich gelegene Arterie angedrückt wird, teilt durch eine elastische Feder die durch die ankommende Pulswelle bewirkten Hebungen und Senkungen einem Fühlhebel mit, dessen langer Arm die Pulsbewegungen auf einen rotierenden Zylinder (Vierordts Sphygmograph) oder auf eine mit gleichmäßiger Geschwindigkeit vorüberbewegte Scheibe (Mareys Sphygmograph) aufzeichnet.

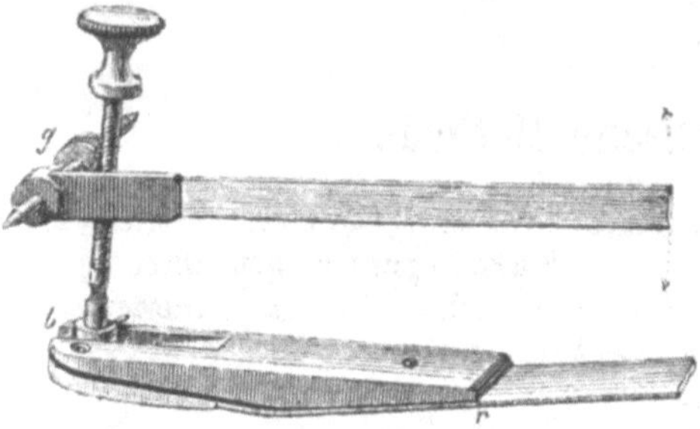

Fig. 63. Mareys Sphygmograph.

3) Methoden zur Bestimmung des Blutdruckes. Der Blutdruck wurde zuerst von Hales (1748) bestimmt, der das Blut in einer mit dem Gefäß in Verbindung stehenden Röhre so lange steigen ließ, bis der Druck der Blutsäule im Manometer der Spannung des Blutes im Gefäßrohr das Gleichgewicht hielt. Poiseuille wandte eine U-förmige, mit Quecksilber gefüllte Röhre an, die durch einen Schenkel mit dem Blutgefäß in Verbindung gesetzt wird; er nannte dies Instrument „Hämodynamometer“. Dasselbe leidet an dem Übelstande, daß das Blut darin sehr leicht gerinnt und das Auge den vielfachen Schwankungen des Quecksilbers nur unsicher folgt. Ludwig wandte dasselbe Quecksilbermanometer an, indem er den mit dem Blutgefäße in Verbindung stehenden Schenkel mit einer die Gerinnung hemmenden Flüssigkeit (konzentriertes kohlensaures Natron) füllte und auf das Quecksilber im freien Schenkel einen Schwimmer setzte, der mit einem horizontalen Arme, welcher in eine Zeichenspitze ausläuft, versehen, die Schwankungen der Quecksilbersäule auf einen rotierenden Zylinder aufschreibt. Die Ordinaten der so erhaltenen Kurven geben die Höhe des Blutdruckes, die Abszissen die Zeit an. Dies Instrument ist das „Kymographion“, welches in Fig. 64 dargestellt ist: *C* ist das Quecksilbermanometer, welches durch den Schenkel *D* mit dem Blutgefäße in Verbindung steht; in dem anderen Schenkel *E* befindet sich der Schwimmer, der oberhalb der Hülse *F* in den horizontalen Arm *G* ausläuft, dessen Spitze die Druckschwankungen auf der berußten Trommel *A* zeichnet, welche durch ein darunterliegendes Uhrwerk mit dem Pendel *B* in Rotation versetzt wird. Dieses Instrument bietet zwar den großen Vorteil, daß es die absolute Höhe des Blutdruckes angibt, dagegen werden Schwankungen desselben wegen der großen Trägheit des Quecksilbers weniger genau wiedergegeben. Diese letztere Aufgabe erfüllt das von Fick nach dem Prinzipe des Bourdonschen Federmanometers konstruierte „Federmanometer“, das seinerseits nicht den absoluten Druck, sondern nur Druckschwankungen zeichnet. Dasselbe besteht aus einer *C*-förmig gebogenen hohlen, mit Alkohol gefüllten Blechröhre, welche an ihrem

unteren Ende mit dem Gefäß, am oberen Ende mit einem schreibenden Hebel so in Verbindung gesetzt ist, daß derselbe jede stärkere Erhebung des *C*, wie sie durch den sich aus dem Gefäße fortpflanzenden Druck bewirkt wird, auf den rotierenden Zylinder schreibt.

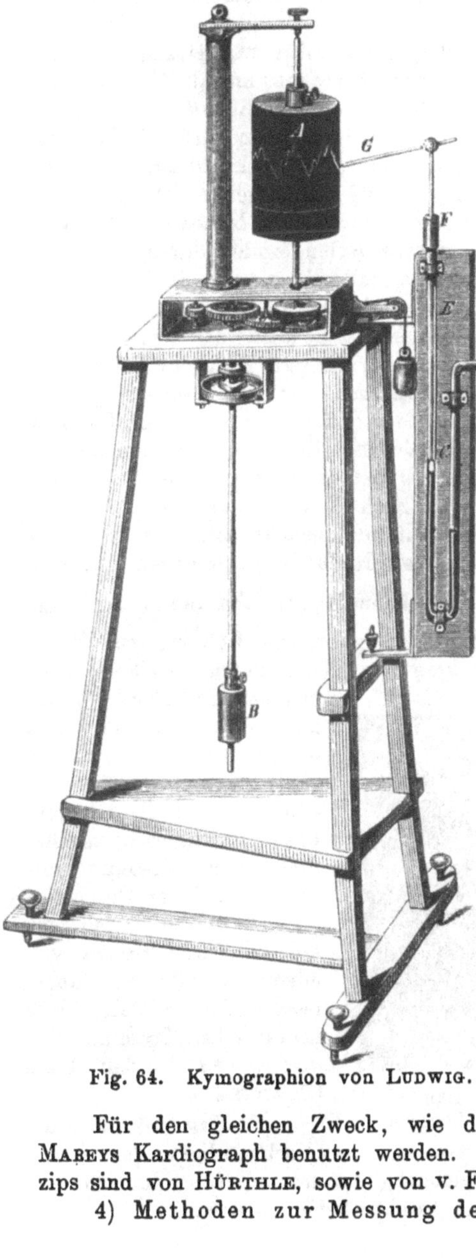


Fig. 64. Kymographion von Ludwig.

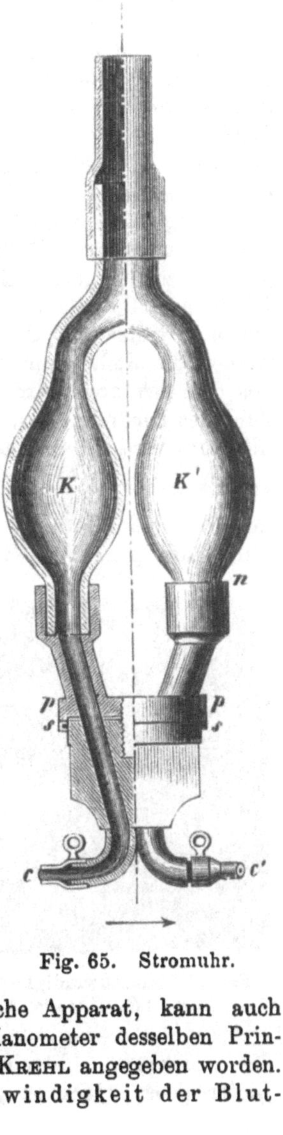


Fig. 65. Stromuhr.

Für den gleichen Zweck, wie der Fickсche Apparat, kann auch Mareys Kardiograph benutzt werden. Andre Manometer desselben Prinzips sind von Hürthle, sowie von v. Frey und Krehl angegeben worden.

4) Methoden zur Messung der Geschwindigkeit der Blut-

strömung. Das „Hämodromometer" besteht aus einer haarnadelförmig gebogenen Glasröhre, deren freie Enden wasserdicht in eine Messingröhre eingefügt sind. An dieser befinden sich zwei Hähne, die je in das zentrale und periphere Ende eines durchgeschnittenen Blutgefäßes eingesetzt werden können. Werden die Hähne so gestellt, daß der Blutstrom seinen Weg durch die Glasröhre zu nehmen genötigt ist, so verdrängt er die darin enthaltene Sodalösung. Aus der Zeit, die das Blut zum Durchlaufen der Glasröhre, deren Länge bekannt ist, braucht, berechnet man die Geschwindigkeit des Blutstromes. — Die „Stromuhr" ist eine Modifikation des vorigen Instrumentes. Sie besteht aus zwei birnförmigen, oben verbundenen Glasgefäßen *K* und *K'* (Fig. 65), deren Rauminhalt genau bekannt ist. Dieselben sind unten in eine Scheibe *p* eingefügt, die auf einer zweiten Scheibe *s* luftdicht aufgeschliffen und leicht drehbar ist. Durch diese beiden Scheiben hindurch führen zwei metallene, die Glasgefäße verlängernde Röhren, die unten gegen die Achse des ganzen Instrumentes senkrecht gebogen in die Kanülen *c* und *c'* enden, die mit Hähnen versehen in das zentrale und periphere Ende des Blutgefäßes eingefügt werden können. Nachdem das Glasgefäß *K'* und die metallenen Röhrenstücke mit defibriniertem Blute und das Glasgefäß *K* mit Öl gefüllt sind, wird das Instrument in die Arterie eingesetzt. Fließt nun der Strom von *c* nach *c'*, so steigt das Blut in das Gefäß *K* auf und treibt das Öl nach *K'*. Sobald dasselbe in *n* angekommen ist, werden die Gefäße um 180° gedreht, so daß *K* an die Stelle *K'* kommt; aus dem letzteren wird das Öl wieder nach *K* verdrängt usw. Aus der Zahl der Umdrehungen, welche die Stromuhr gemacht hat, berechnet man die Blutmenge, die in einer bestimmten Zeit durch sie geströmt ist, und nach der Formel $v = \frac{m}{q}$ (s. oben) ihre Geschwindigkeit. An Stelle der Glaskugeln setzt PFLÜGER zwei zylindrische graduierte Röhren, mit deren Hilfe man genau die Zeit messen kann, in denen gleiche kleinere Blutmengen ausfließen. — Das „Hämotachometer" und der „Hämodromograph" sind Strompendel, die in den Lauf des Blutstromes beweglich eingeschaltet sind und von diesem entsprechend ihrer Geschwindigkeit Ablenkungen erfahren, deren Größe von einem Gradbogen abgelesen oder mittels einer MAREYschen Trommel aufgeschrieben werden kann (CHAUVEAU).

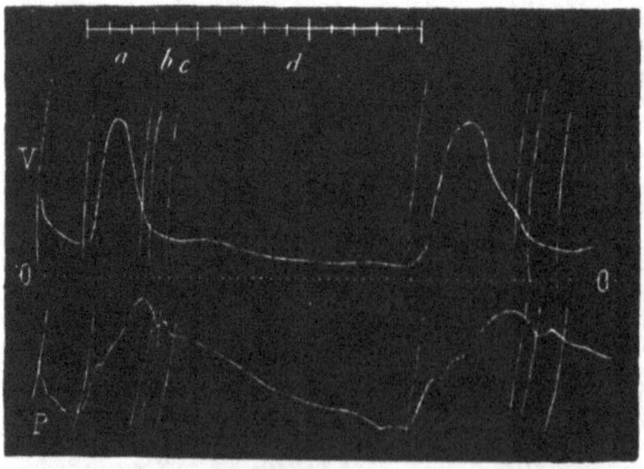


**Fig. 66. Geschwindigkeits- (*V*) und Blutdruckkurve (*P*), Karotis, Pferd. Nach LORTET.**

In Fig. 66 sind die Geschwindigkeitskurve und die Druckkurve übereinander gezeichnet; die mit *a*, *b*, *c* bezeichneten Linien geben synchron geschriebene Punkte beider Kurven an.

Um die Strömungsgeschwindigkeit des Blutes beim Menschen zu ermitteln, bedient man sich des Plethysmographen (Mosso), bei welchem der ganze Vorderarm in einen mit Wasser gefüllten Glaszylinder gelegt wird, welcher wasserdicht abgeschlossen mit einem Kymographion in Verbindung steht. Das Kymographion verzeichnet die Schwankungen des Wasserniveaus in einer Kurve, welche plethysmographische Kurve genannt wird. Die plethysmographische Kurve ist, weil durch die Schwankungen einer Extremität bedingt, eine Volumkurve. Unter der Voraussetzung, daß die Strömung in den peripheren Venen eine kontinuierliche ist, hängen die Schwankungen nur von der arteriellen Zufuhr ab, welche um so schneller eintreten werden, je schneller das Blut in die Arterien einströmt. Unter Berücksichtigung der Steilheit der in der Kurve auftretenden Veränderungen läßt sich aus der Volumkurve die Geschwindigkeitskurve berechnen (A. Fick).

Nach dem Verfahren von v. Kries kann man die Geschwindigkeit messen, wozu der Apparat in Fig. 67 dient. Der Arm liegt in dem

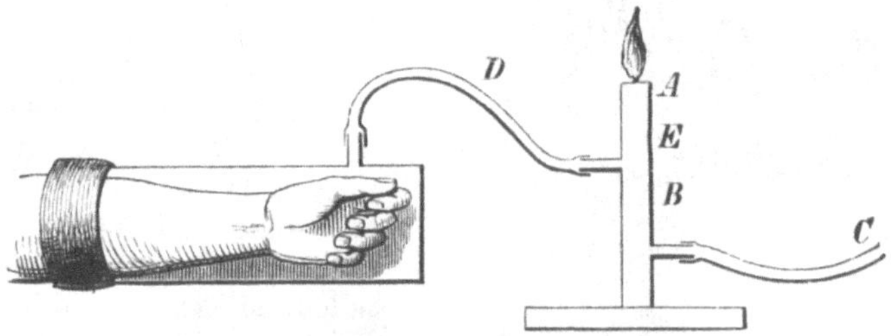


**Fig. 67. Gastachograph von v. Kries.**

gewöhnlichen, mit Luft gefüllten Plethysmographen, welcher durch den Schlauch *D* mit einem Bunsenbrenner in Verbindung steht, dessen Gaszufluß durch das Rohr *C* geschieht. Nimmt das Volum des Armes zu und wird Luft aus dem Plethysmographen in den Brenner *A* getrieben, so schnellt die Gasflamme in die Höhe, um bald wieder auf ihre frühere Höhe zurückzukehren. Wenn die Öffnung des Brenners so weit ist, daß sie der Ausströmung des Gases kein Hindernis bereitet, so

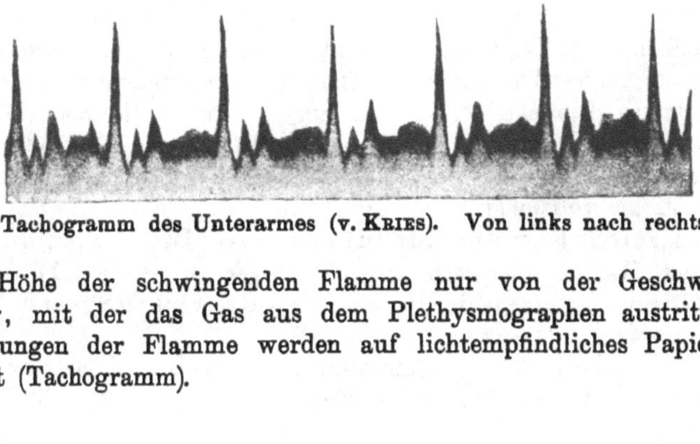

**Fig. 68. Tachogramm des Unterarmes (v. Kries). Von links nach rechts zu lesen.**

ist die Höhe der schwingenden Flamme nur von der Geschwindigkeit abhängig, mit der das Gas aus dem Plethysmographen austritt. Diese Schwankungen der Flamme werden auf lichtempfindliches Papier photographiert (Tachogramm).

5) Methoden zur Gewinnung der Blutgase. Die Methoden, um die Blutgase zu gewinnen, beruhen darauf, daß man das Blut mit einem luftverdünnten Raume in Verbindung setzt, in welchen die Gase entweichen. Die für diesen Zweck konstruierten Apparate sind die Quecksilberluftpumpen. LUDWIGS Pumpe ist eine Modifikation des TORICELLIschen Vakuums. Zwei Gasballons sind durch einen langen Gummischlauch (HELMHOLTZ) *F* miteinander in Verbindung; der eine Ballon *C* ist ein für allemal befestigt und an dem einen Ende durch einen Glashahn verschließbar, während der andere Ballon *D* mit Quecksilber gefüllt ist und abwechselnd gehoben und gesenkt werden kann, so daß das Quecksilber in den ersten Ballon überfließt und die Luft aus demselben verdrängt. Schließt man jetzt den Hahn und senkt den zweiten Ballon, so fließt das Quecksilber aus dem ersten in den zweiten Ballon wieder zurück, und der erste Ballon wird luftleer. Der Ballon ist weiterhin durch ein Glasrohr, das seinerseits durch einen Hahn verschließbar ist, mit dem Blutrezipienten *A* in Verbindung, einem kleinen Glasballon, in dem sich das Blut befindet, und der auf Blutwärme erhalten wird. Öffnet man den Hahn und setzt den Blutrezipienten mit dem luftleeren Ballon *C* in Verbindung, so beginnt sofort die Gasentwicklung in das Vakuum. Die hier aufgefangenen Gase werden nach den bekannten gasanalytischen Methoden untersucht. PFLÜGER hat an dieser Pumpe eine Verbesserung angebracht, indem er das Vakuum mit einem Gefäße, dem Trockenraume *B*, in Verbindung setzte, in welchem einerseits Schwefelsäure, anderseits mit Schwefelsäure getränkte Bimmsteinstückchen liegen, damit die dem Blute entweichenden Wasserdämpfe aufgenommen würden. Das Blut läßt PFLÜGER direkt aus der Ader in das Vakuum eintreten, um die Entgasung möglichst schnell zu vollziehen.

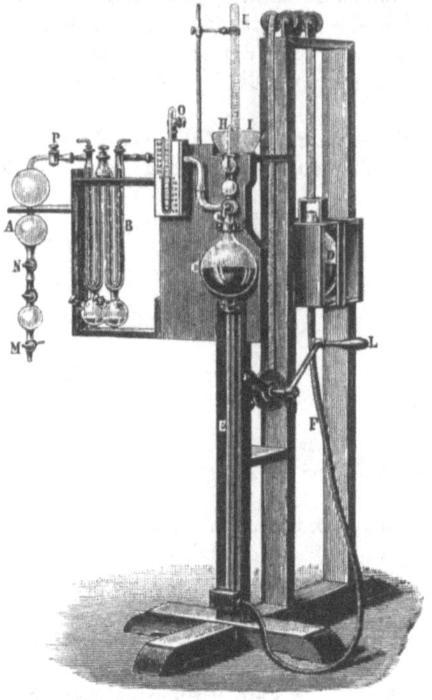

Fig. 69. PFLÜGERsche Luftpumpe.

6) Aufzeichnung der Zuckungskurve. Den Verlauf der Muskelzuckung hat HELMHOLTZ nach zwei Methoden ermittelt: 1) durch das Myographion, 2) durch die Methode der Überlastung und der Zeitmessung nach POUILLET.

1) Ein vertikal anfgehängter und mit einem kleinen Gewichte belasteter Muskel, der an seinem unteren Ende einen Schreibhebel trägt,

wird zur Verkürzung gebracht, die er auf einen um seine vertikale Achse rotierenden Zylinder oder auf eine vertikal stehende in horizontaler Richtung vorbeigehende Glasplatte aufschreibt. Das eine ist HELMHOLTZ' Zylindermyographion, das andere DU BOIS-REYMONDS Federmyographion.

2) Die Methode der Überlastung und der Zeitmessung nach POUILLET siehe unten.

Die Fortpflanzungsgeschwindigkeit der Zusammenziehung des Muskels mißt man durch Bestimmung seiner Dickenkurve. Der horizontal ausgestreckte kurarisierte Muskel wird mit zwei Paar Elektroden versehen, um an zwei voneinander entfernten Stellen gereizt werden zu können. Setzt man auf die Stelle, wo sich das eine Elektrodenpaar bebefindet, einen Schreibhebel, der die Zusammenziehung des Muskels aufschreibt, und reizt das eine Mal dio Stelle unter dem Hebel, das andere Mal die dem letzteren entfernte Stelle des Muskels, so erhält man zwei Kurven, von denen die zweite sich später von der Abszisse abhebt als die erste. Die Größe der Verschiebung der beiden Kurven gegeneinander ist gleich der Fortpflanzungsgeschwindigkeit der Kontraktion von der einen zur anderen Reizstelle (AEBY, J. BERNSTEIN).

Die Bestimmung der Fortpflanzungsgeschwindigkeit der Nervenerregung machte HELMHOLTZ mit dem Myographion und der zeitmessenden Methode nach POUILLET. Diese letztere beruht darauf, aus der Größe der Ablenkung, welche ein Galvanometer zeigt, wenn ein kurzdauernder Strom durch dasselbe geleitet wird, seine Dauer zu berechnen. Es ist nämlich die Größe des Ausschlages der Nadel proportional der Stärke des Stromes und seiner Dauer; da man die beiden ersten Werte immer kennt, so ist der dritte Wert leicht zu berechnen. Um diese Methode für den vorliegenden Zweck verwenden zu können, handelt es sich darum, einen Strom zu schließen in dem Augenblick, wo der Nerv gereizt wird, und ihn zu öffnen in dem Moment, wo der Muskel zu zucken beginnt („zeitmessender Strom"). Reizt man den Nerven einmal an einer nahen, das andere Mal an einer zweiten, dem Muskel fernen Stelle, so wird die Öffnung des Stromes, da die Erregung jetzt einen längeren Weg zum Muskel zurücklegen muß, später erfolgen, als im ersten Versuch, und die Differenz gibt die Zeit an, welche die Erregung gebraucht hat, um jenen Weg im Nerven zurückzulegen. Die Fig. 70 stellt die Vorrichtung dar, mit welcher der Versuch ausgeführt wird. Wird der Schlüssel $s$ mit einer Platinspitze $b$ auf die Platinspitze $b'$ der Wippe $a'b'$ heruntergedrückt, so wird der zeitmessende Strom $B$ geschlossen und im Galvanometer $g$ die Größe des Ausschlages gemessen. Wenn aber $B$ geschlossen wird, so wird der reizende Strom $k$ dadurch, daß die Wippe $b'a'$ bei $a'$ in die Höhe schnellt, unterbrochen und in der sekundären Spirale $J_1$ ein Öffnungsschlag induziert, welcher den Nerven des in der Zange $z$ befestigten Muskels bei $n$ reizt. Der Muskel hebt, sobald er sich kontrahiert, den im Drehpunkt $d$ beweglichen Hebel, an den er angreift, von seiner Unterlage ab und damit auch die beiden Kontakte $q$ und $p$, so daß in diesem Augenblick der zeitmessende Strom wieder geöffnet wird. Die Dauer dieses Vorganges, d. h. die Zeit vom Moment der Reizung des Nerven bis zum Beginn der Zuckung, wo der zeitmessende Strom wieder geöffnet wurde, läßt sich nun aus der Größe der Galvanometerablenkung berechnen. Damit aber, wenn die Muskelzuckung aufgehört hat, die Kette *b* nicht wieder geschlossen wird, ist der Kontakt bei *q* von Quecksilber, dessen konvexer Meniskus zu einem Faden ausgezogen ist, und dieser wird bei der Erhebung des Muskels zerrissen, so daß, wenn der Hebel in seine erste Lage wieder zurückkehrt, die Spitze *q* die Oberfläche des Quecksilbers nicht mehr erreicht und die Kette *B* offen bleibt. Wird in einem zweiten Versuche

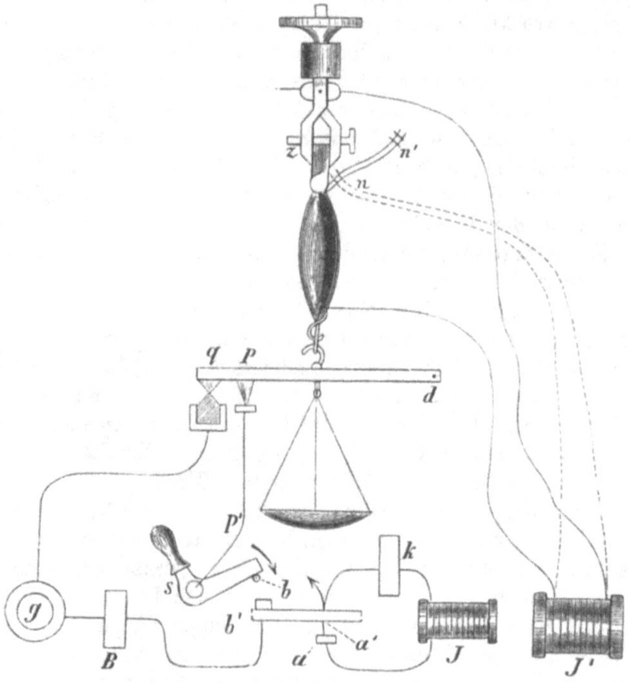


**Fig. 70. Schema der Messung der Fortpflanzungsgeschwindigkeit der Erregung in Nerv und Muskel.**

der Nerv bei *n'* gereizt, so läßt sich in der oben angegebenen Weise die Geschwindigkeit berechnen.

Die beiden ausgezogenen Linien, welche von $J_1$ direkt zum Muskel führen, stellen Drähte dar, durch welche der Strom zu dem Muskel geleitet wird, um ihn direkt zu reizen. Das Gewicht, welches der Muskel bei seiner Zusammenziehung zu heben hat, ist so angebracht, daß er im Ruhezustande durch dasselbe nicht gedehnt wird („Überlastung"), und das er erst hebt, wenn seine Energie so weit gewachsen ist, daß sie der Überlastung gleich ist. Je größer die Überlastung ist, um so länger dauert diese Zeit, welche in der angegebenen Weise gemessen werden kann. Wenn man die so gefundenen Werte als Abszissen und die denselben entsprechenden Überlastungen als Ordinaten aufträgt, so erhält man eine Energiekurve, welche mit der oben am Myographion erhaltenen Kurve im wesentlichen übereinstimmt.

Die Fortpflanzungsgeschwindigkeit an zentrifugalleitenden Nerven des Menschen bestimmte Helmholtz, indem er auf die kleinen Muskeln des Daumballens einen Hebel aufsetzte, der seine bei der Kontraktion entstehende Dickenkurve auf eine rotierende Trommel aufschrieb; die Reizung des Nerven geschah einmal in der Nähe des Handgelenkes, das andere Mal nahe am Schultergelenk. Der ganze Arm wird, um ihn zu immobilisieren, eingegipst; für die angegebenen Punkte bleiben Fenster offen.

In den zentripetalleitenden Nerven bestimmt man die Fortpflanzungsgeschwindigkeit dadurch, daß zwei vom Gehirn verschieden weit entfernte Hautstellen nacheinander gereizt werden und man die Versuchsperson ein Zeichen geben läßt, wenn sie die Erregung fühlt. Man erhält so zwei Zeiten, deren Differenz gleich ist der Zeit, welche die Erregung gebraucht hatte, um von der dem Gehirn entfernt gelegenen Reizstelle zu der demselben nahe liegenden Reizstelle zu gelangen.

Die Fortpflanzungsgeschwindigkeit der negativen Schwankung ist von J. Bernstein mit Hilfe des Differential-Rheotoms bestimmt worden, das im Prinzip folgende Einrichtung besitzt: Ein schnell rotierendes Rad veranlaßt bei seiner Umdrehung auf der einen Seite die Reizung einer bestimmten Nervenstelle, auf der gegenüberliegenden Seite (die beiden Stellen entsprechen den Endpunkten des Rad- bezw. Kreisdurchmessers) die vorübergehende Schließung des Längsschnittquerschnittstromes. Geschieht Reizung und Schließung des Stromes, wie oben angegeben, in demselben Augenblick, so ist der Nervenkreis schon geöffnet, bevor die abgeleitete Strecke die negative Schwankung begonnen hat. Da die beiden Reizstellen aber gegeneinander so verschiebbar sind, daß die Schließung des Nervenkreises kürzere oder längere Zeit nach der Reizung erfolgen kann, so findet man schließlich solche Stellungen auf, bei denen die negative Schwankung in der abgeleiteten Strecke eben entsteht, wenn der Nervenkreis geschlossen wird oder sehr kurze Zeit nachher. Die Größe dieser Verschiebung ist proportional der Entfernung der gereizten von der abgeleiteten Nervenstelle und ihre Fortpflanzungsgeschwindigkeit bei gleichzeitiger Kenntnis der Anzahl der Radumdrehungen in der Minute zu berechnen.

7) Methoden zur Darstellung von Blut- und Häminkristallen.

a) Blutkristalle. Alle Methoden, Hämoglobin zu kristallisieren, beruhen darauf, die Blutkörperchen zu zerstören (Wasser, Chloroform usw.), um das Hämoglobin vom Stroma zu befreien. Zur Darstellung von Blutkristallen im kleinen bringt man einen Tropfen Blut auf einen Objektträger, setzt etwas Wasser zu und überläßt denselben der Verdunstung. Man sieht nach einiger Zeit im Mikroskop rhombische Kristalle.

b) Häminkristalle (Teichmannsche Blutkristalle). Das durch Abschaben eines Blutfleckens erhaltene trockene Pulver wird mit ein paar Kochsalzkristallen verrieben, auf einen Objektträger gebracht und ein Tropfen Eisessig zugesetzt. Wird nun recht langsam über einer Spirituslampe erwärmt, so sieht man nach dem Erkalten unter dem Mikroskope braune rhombische Plättchen von salzsaurem Hämatin bzw. Hämin. Geschieht die Erwärmung zu rasch, so entstehen nur kleine Stäbchen.

Von den chemischen Zeichen oder Symbolen und von den chemischen Formeln. Die Elemente werden durch die Anfangsbuchstaben ihres lateinischen oder griechischen Namens bezeichnet. Fangen mehrere Elemente mit demselben Buchstaben an, so wird zu ihrer Unterscheidung noch ein zweiter Buchstabe aus ihrem Namen hinzugefügt; es bedeutet z. B. C Carboneum (Kohlenstoff), Ca Calcium, Cl Chlor. Diese Symbole drücken nicht nur die Art des Elementes, die Qualität, sondern auch dessen Atomgewicht, die Atomgewichtmenge oder Quantität, aus. — Die Zusammensetzungsverhältnisse der chemischen Verbindungen werden durch Zusammenstellung der Symbole ihrer Elemente ausgedrückt, z. B. HCl Chlorwasserstoff oder Salzsäure. Diese Zusammenstellung nennt man eine chemische Formel Das Zeichen jedes in der Anzahl von mehreren Atomen im Molekül enthaltenen Elementes wird nur einmal geschrieben und die Atomanzahl durch Beifügung der betreffenden Ziffer rechts unterhalb des Atomsymbols ausgedrückt. Die Formel HCl, Chlorwasserstoff, besagt also, daß ein Molekül besteht

| | | | |
|---|---|---|---|
| aus 1 Atom Wasserstoff | H = | 1 | Gewichtsteil |
| 1 „ Chlor | Cl = | 35,5 | Gewichtsteile |
| 1 Molekül | HCl = | 36,5 | „ |

$H_2O$ bedeutet 1 Molekül Wasser, bestehend

| | | | |
|---|---|---|---|
| aus 2 Atomen Wasserstoff | $H_2$ = | 2 | Gewichtsteile |
| 1 Atom Sauerstoff | O = | 16 | „ |
| $H_2O$ Molekulargewicht | = | 18 | „ |

Eine vor einer Formel stehende große Zahl oder hinter einer eingeklammerten Formel stehende kleine Zahl bezieht sich auf die ganze Formel, z. B. $4\,FeSO_4$ oder $(FeSO_4)_4$ bedeutet 4 Moleküle Eisenvitriol.

# Atomgewichte der Elemente.

O = 16·00.

| Name | Zeichen | Atom-gewicht | Name | Zeichen | Atom-gewicht |
|---|---|---|---|---|---|
| Aluminium . | Al | 27·10 | Nickel . . | Ni | 58·70 |
| Antimon . | Sb | 120·2 | Niobium . . | Nb | 94 |
| Argon . . | A | 39·9 | Osmium . . | Os | 191·0 |
| Arsen . . . | As | 75·0 | Palladium . | Pd | 106·5 |
| Baryum . . | Ba | 137·43 | Phosphor . | P | 31·0 |
| Beryllium . | Be | 9·1 | Platin . . | Pt | 194·8 |
| Blei . . . | Pb | 206·91 | Praseodym . | Pr | 140·5 |
| Bor . . . | B | 11·0 | Quecksilber. | Hg | 200·0 |
| Brom . . . | Br | 79·960 | Radium . . | Ra | 225 |
| Cadmium . | Cd | 112·4 | Rhodium . | Rh | 103·0 |
| Cäsium . . | Cs | 132·9 | Rubidium . | Rb | 85·5 |
| Calcium . . | Ca | 40·13 | Ruthenium . | Ru | 101·7 |
| Cerium . . | Ce | 140·25 | Samarium . | Sa | 150·3 |
| Chlor . . . | Cl | 35·453 | Sauerstoff . | O | 16·000... |
| Chrom . . | Cr | 52·12 | Scandium . | Sc | 44·1 |
| Eisen . . . | Fe | 55·88 | Schwefel . | S | 32·06 |
| Erbium . . | Er | 166 | Selen . . . | Se | 79·2 |
| Fluor . . . | F | 19·05 | Silber . . | Ag | 107·934 |
| Gadolinium. | Gd | 156 | Silicium . . | Si | 28·4 |
| Gallium . . | Ga | 70·0 | Stickstoff . | N | 14·04 |
| Germanium. | Ge | 72·5 | Strontium . | Sr | 87·64 |
| Gold . . . | Au | 197·2 | Tantal . . | Ta | 183 |
| Helium . . | He | 4·0 | Tellur . . | Te | 127·6 |
| Indium . . | In | 115·0 | Terbium . . | Tb | 160 |
| Iridium . . | Ir | 193·0 | Thallium . | Tl | 204·1 |
| Jod . . . | J | 126·97 | Thorium . . | Th | 232·5 |
| Kalium . . | K | 39·15 | Thulium . . | Tu | 171 |
| Kobalt . . | Co | 59·00 | Titan . . . | Ti | 48·14 |
| Kohlenstoff . | C | 12·00 | Uran . . . | U | 238·5 |
| Krypton . . | Kr | 81·8 | Vanadin . . | V | 51·2 |
| Kupfer . . | Cu | 63·60 | Wasserstoff. | H | 1·0076 |
| Lanthan . . | La | 138·9 | Wismut . . | Bi | 208·5 |
| Lithium . . | Li | 7·03 | Wolfram . | W | 184·0 |
| Magnesium . | Mg | 24·36 | Xenon . . | X | 128 |
| Mangan . . | Mn | 55·0 | Ytterbium . | Yb | 173·0 |
| Molybdän . | Mo | 96·0 | Yttrium . . | Y | 89·0 |
| Natrium . . | Na | 23·05 | Zink . . . | Zn | 65·40 |
| Neodym . . | Nd | 143·6 | Zinn . . . | Sn | 119·0 |
| Neon . . | Ne | 20 | Zirkonium . | Zr | 90·6 |

# Register.

Kolibri 360 GmbH
Ferdinand-Jühlke-Straße 7
99095 Erfurt, Deutschland
produktsicherheit@kolibri360.de